临床心脑交集性疾病

主编 陈 蕾 ————————————

编 委（以姓氏汉语拼音为序）

陈 蕾 四川大学华西医院
陈阳美 重庆医科大学附属第二医院
陈艺莉 中山大学附属第一医院
陈玉成 四川大学华西医院
邓 伟 浙江大学医学院附属精神卫生中心/杭州市第七人民医院
范景秀 四川大学华西医院
冯培民 成都中医药大学附属医院
韩雁冰 昆明医科大学附属第一医院
胡 越 重庆医科大学附属儿童医院
李娅姣 四川大学华西医院
梁树立 首都医科大学附属北京儿童医院
孙 伟 首都医科大学宣武医院
唐梦琳 四川大学华西医院
王晓琴 四川大学华西第二医院
于云莉 贵州医科大学附属医院
曾 锐 四川大学华西医院
赵志伟 四川大学基础与法医学院
朱 曦 成都市第三人民医院

秘 书 陈正举 四川大学华西医院

人民卫生出版社
·北京·

图书在版编目（CIP）数据

临床心脑交集性疾病/陈蕾主编. —北京：人民
卫生出版社，2023.1
　　ISBN 978-7-117-34055-7

　　Ⅰ.①临…　Ⅱ.①陈…　Ⅲ.①心脏病-诊疗②神经系
统疾病-诊疗　Ⅳ.①R541②R741

中国版本图书馆 CIP 数据核字（2022）第 219054 号

人卫智网	www.ipmph.com	医学教育、学术、考试、健康，购书智慧智能综合服务平台
人卫官网	www.pmph.com	人卫官方资讯发布平台

临床心脑交集性疾病

Linchuang Xin-nao Jiaojixing Jibing

主　　编：陈　蕾
出版发行：人民卫生出版社（中继线 010-59780011）
地　　址：北京市朝阳区潘家园南里 19 号
邮　　编：100021
E - mail：pmph @ pmph. com
购书热线：010-59787592　010-59787584　010-65264830
印　　刷：廊坊一二〇六印刷厂
经　　销：新华书店
开　　本：787×1092　1/16　印张：21　插页：2
字　　数：524 千字
版　　次：2023 年 1 月第 1 版
印　　次：2023 年 1 月第 1 次印刷
标准书号：ISBN 978-7-117-34055-7
定　　价：108.00 元

打击盗版举报电话：010-59787491　E - mail：WQ @ pmph. com
质量问题联系电话：010-59787234　E - mail：zhiliang @ pmph. com
数字融合服务电话：4001118166　E - mail：zengzhi @ pmph. com

主编简介

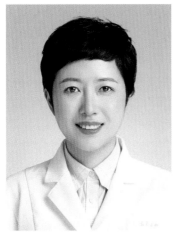

陈　蕾

医学博士,神经内科教授,博士研究生导师,现任四川大学华西医院副院长,高原健康联合研究所所长。长期从事神经系统常见病和疑难病诊治,尤其擅长癫痫、先天性心脏病相关神经疾病、围孕期神经系统疾病诊治。系四川省卫生健康委学术技术带头人、国际抗癫痫联盟教育委员会委员、中国抗癫痫协会青年委员会副主任委员、中国医疗保健国际交流促进会神经病学分会青年委员会副主任委员、中华医学会医学科学研究管理学分会临床研究管理学组副组长、四川省抗癫痫协会理事、世界华人生存质量学会常务委员、四川省医学会心身专委会常务委员、四川省医学会伦理委员会委员、四川省高原医学会专委会常务委员。先后赴日本弘前大学和美国哈佛大学医学院附属麻省总医院神经内科做访问学者。发表学术论文近百篇,先后主持纵向科研项目20项,包括国家自然科学基金项目4项,参编多部“十二五”“十三五”规划教材、参编多部专业指南及共识,主编/主译学术专著4部,申请国家发明专利9项,以第一完成人获四川省杰出青年科技创新奖、中华医学科技青年奖、四川省医学科技奖一等奖(青年奖)、美国神经科学会和美国医学研究联盟颁发的两项国际学术奖。被评为“四川省优秀青年女性人才”“成都市优秀女性人才”。

序 言 一

人们对心脏和脑关系的关注具有悠久的历史渊源，虽然公元前400年医学之父希波克拉底就提出脑是人类思维的器官，但在他之后，以亚里士多德为代表的哲学家则认为心脏才是人类思想和情绪的源泉，这种观点无论在东方还是西方都持续了很长的时间，产生了深远影响，并充分体现在了我们的语言中。

随着现代科学和医学的发展，人们对心脏和脑的功能有了更精准的认识，在医学上，脑疾病和心脏疾病时常被当作完全独立的疾病对待。但事实上，心脏和脑确实存在密切关联。首先，大脑虽然只占我们体重的2%，但它却消耗了身体20%的氧和70%的葡萄糖（非运动状况下），因此是对血供需求最大、对缺氧缺血损伤最敏感的器官。而保障血供的心血管系统一旦出现问题，首当其冲受损的器官就是大脑。其次，脑细胞和心脏细胞都是可兴奋细胞，离子通道的功能对这两个器官的活动至关重要，因此，一些先天性离子通道疾病以及离子通道药物都会同时影响到这两个器官的功能。最后，大脑通过周围神经、自主神经和内分泌系统调控身体的所有器官的活动，而心血管系统则是受自主神经调控最敏感的器官。脑疾病和功能紊乱时常常会对心血管系统产生重要影响。例如，当我们的大脑长期处于负性情绪状态下时，就可以表现出各种躯体功能紊乱的疾病，包括心血管系统，而这方面目前还没有给予足够的重视。

现代医学的发展分工越来越细化、亚专科化，往往会忽略了机体各系统的关联性。因此，在未来的科研工作、临床实践中用整体观系统地看待心、脑相交集的疾病至关重要。在此情况下，我国神经病学、心脏病学及中医方面的专家共同携手编写了此书，囊括了全球心、脑疾病的相关研究、临床总结、前沿研究等，期望能为临床诊疗工作带来帮助，也为我国开展心脏、脑疾病研究提供新的思路，为人类生命健康作出新贡献。本书作者以多学科合作的方式共同撰写，突出了交叉学科中的重点及难点，这样的写作方式值得推崇。本书不仅有丰富扎实的理论知识也具有更实用的临床操作性，将多学科、多领域的心、脑体系疾病深层次的交叉融合，也是一本值得推荐的交叉学科人才培养的教材，相信对未来医学的发展、医学研究工作能够提供新的方向。

中国科学院院士

段树民

2022年6月

序 言 二

随着人们生活水平的提高,心、脑血管疾病已成为影响我国群众健康的重大疾病。我国心血管病目前患病人数约 3.3 亿,近年来患者人数不断攀升,出现年轻化趋势和农村地区发病率上升的趋势。脑血管疾病也呈明显的发病增高态势,且常常与心血管疾病交集伴发。心、脑血管疾病具有高患病率、高致残率、高复发率和高死亡率的特点,带来了沉重的社会及经济负担,然而大部分心、脑血管疾病,都是可以预防和改善的。本书通过对主要心、脑疾病及其交集关系进行详细阐述,为广大医学工作者及医学生对心、脑血管疾病提供更详尽更具深度的认识,也为该类疾病如何防治并重提供了新的思路。

针对心血管疾病日益严峻的防控形势,国内外学者逐渐认识到单个疾病研究的局限性,因此该书将心、脑等共同致病的部分相联系,从发病机制、临床表现、诊断、治疗等方面综合阐述,对各个系统相交联的疾病有更深刻的见解,同时也符合我们提出的"泛血管疾病"概念,是对心、脑血管疾病发生规律及特征系统性地重新认识。它革新了以往"头痛医头、脚痛医脚"的理念,把患者作为一个整体去看待,从源头上预防血管性疾病的发生。心、脑血管疾病主要的病因是动脉粥样硬化,而动脉粥样硬化与多种因素有关,如高血脂、高血压、糖尿病、心脏疾病、吸烟等,这些高危诱因都是可以加以预防的。作为医学工作者,我们有义务对心、脑血管疾病的防治进行推广和普及。

陈蕾教授是一位走在学科前沿的德艺双馨的青年医师,她与多个高校及医院的心脏病学、神经病学、影像学等方面的专家、学者合作,从临床中发现问题、提出疑问并解决问题,在临床中不断探索和创新,不断积累临床诊疗经验,以新的思考方式诠释心、脑血管疾病,并撰写成书与广大医学者分享,体现了医务工作者的担当与使命,同时这也是一本集多学科及交叉学科领域不可多得的好书。

《临床心脑交集性疾病》一书结合临床及经典文献,从心、脑系统交联出发,覆盖了心、脑交集疾病、心脏神经系统疾病、遗传性神经心脏疾病、心脏神经系统治疗技术等多方面作了详细介绍,令人耳目一新。在"十四五"时期,遏制心脑血管疾病上升趋势仍是一项巨大的挑战,亟须更多的医学工作者、心脑血管患者以及社会各界的共同关注与努力。因此,相信本书的出版必将促进我国心脑血管疾病的防治,为相关研究者提供启迪与参考,同时为相关领域的医学者提供学习及探索的方向。

中国工程院院士

2022 年 6 月

序 言 三

　　本书是结合临床实践、临床研究以及国内外已有的研究基础撰写的一本专著。专门阐明国内经常面临的神经与心脏共患病、神经疾病的心脏并发症以及心脏疾病的神经并发症的诊断、治疗规范、指南和进展，是我国首部仅针对心脑交集性疾病的专著。该书的出版将可能引起针对临床医生、基础医学专家及医工结合专家对心脑疾病交互作用的重视。

　　该书从心脑解剖及病理生理、心脏疾病相关神经系统疾病、神经系统疾病相关心脏病变，到遗传性神经心脏疾病、心脑交集性疾病的中医学理论与发展等各个方面对心脑交集性疾病进行全面阐述，深刻体现了心脑交集性疾病状态下二者的差异、相互影响和关联。祖国医学早有"脑心同治"的意识，属于"异病同治"的范畴。近年来，众多医者在继承、发掘和发扬祖国医学遗产的基础上，结合临床经验，对"异病同治"进行深化和创新，创立并提出了"脑心同治"理论。然而现代医学对此关注并不够，针对心、脑交叉学科关联的认识缺乏的情况下，此书首次从现代医学的角度诠释心脑相关性及差异性，不仅为医学相关人员提供参考，同时为医工结合交叉学科的发展提供思路。

　　《临床心脑交集性疾病》的出版体现了青年人才对医学交叉学科的追逐，医学学科相互交叉才能推进学科的进步和医疗的发展，同时此书也警示我们在培养医学人才时也应注重学科交叉，才能对疾病进行全面的认识和诊治。此书中也引出现代医学上目前未能解决的问题，这些问题对传统医学和现代医学提出了挑战。此书的撰写有一定难度，陈蕾教授带领医疗青年人才已经走在前面，他们已经考虑到心脑疾病的相关性及诊治差异性，这是值得赞扬的事情。同时，医学科学与工程技术结合是大势所趋，特别是在多学科、交叉学科领域，医工结合可以解决新的科学问题、发展新的理论、引导新的学科认识。陈蕾教授能从新的视角组织专家撰写此书，也体现了该领域的专家及我国青年人才的创新性和对疾病的新认识。本书针对人体不同器官、不同系统，特别是"中国脑科学"方面的研究将为医疗工作和研究工作在"十四五"期间大步前进提供助力。

中国科学院院士

宁建成

2022 年 6 月

序 言 四

心脏和脑是紧密联系的人体最重要的两个器官,心脏的病理生理变化必然会引起神经系统的病理生理变化,反过来,神经系统又通过各种途径和方式对心脏功能有调控作用,因此,很有必要出版一本专业著作来专门阐明二者之间的必然联系,尤其是在疾病状态下二者的相互影响和联系,如何通过正确的认识来选择有效的手段处理心脑疾病,让心脑同病和心脑同治的观念能够真正指导临床工作的顺利开展。例如,目前国际上最新热点,以前不被重视的先天性疾病之一卵圆孔未闭已被认为可引起青年人脑梗死,并明确是一种脑血管疾病的危险因素,同时,卵圆孔未闭也被大多数学者认为是发生偏头痛的原因之一,并且在心脏、神经领域也逐渐被认为“心脏是脑的后门”,由此,心脑同病的说法开始成为热门话题。但目前尚未有专门针对心脏和神经系统疾病相关性的著作出版,即便是在心脏病学或者神经病学的专著里面也几乎没有专门的章节来阐述心脏疾病伴发神经系统疾病或者神经系统疾病合并心脏疾病的临床特点和处理建议等。

《临床心脑交集性疾病》便是选择了神经系统和心脏这两个人体最重要部分的交互作用进行详细的阐述和未知领域的探究。该专著在国内首次系统地撰写心脏疾病和神经系统疾病的相关性,该书组织了神经内、外科医生和心脏内、外医生共同完成,将交叉学科中的难点和重点构成本书的核心内容。本书将临床医生感兴趣但尚无科学证据的知识点呈现出来,以引导读者们向相关方向开展研究,这样的写作方式值得推崇,对未来医学交叉研究提供了合作模式和研究思路。本书的主要内容包括先天性心脏病、风湿性心脏病、冠心病等与神经系统相关疾病的联系以及中枢神经系统疾病、周围神经系统疾病、发作性心脏疾病等与心脏病变相关疾病的鉴别及治疗策略等。

非常开心受邀能为年轻的陈蕾教授及全国的神经、心脏科专家共同编著的《临床心脑交集性疾病》一书作序。在强调学科交叉的背景下,我相信本书将大大推进我们对心脏和神经的系统性、整体观认识,让更多的医务工作者、教学者、研究者从中获益,也能够培养新时期学生的创新思想和能力。

2022 年 6 月

前　言

　　20 世纪 60 年代初,脑科学(神经科学)作为一门独立的综合性学科诞生了。1990 年,美国就曾把 20 世纪 90 年代命名为"脑的十年",并执行了相应的科学计划。进入 21 世纪以来,随着知识的积累,科技的更新,美国、日本、欧盟等国家和地区先后启动了脑研究计划。2016 年,我国脑科学研究开始作为重大科技项目相继被纳入国家"十三五""十四五"规划,并且在脑计划"一体两翼"结构布局中研发脑重大疾病的诊治新手段是重要一部分。脑科学的一项重大任务就是为我国健康服务。如何维持健康的大脑发育以及智力发育,维持大脑的正常功能,延缓大脑退化,是非常重要的社会问题也是健康生活所必需的。

　　心脏和脑作为支撑人体生命最关键的两个器官,脑的思维活动、正常功能必然需要心脏血氧的正常供应,心脏的生理病理变化必然会引起脑的生理病理变化,两者功能紧密联系。虽然心脑交集性疾病目前有相关研究,但并不成体系,无法深入阐述疾病间的关联。目前,脑科学的研究多在分子、细胞、信号通路网络、影像学等方面开展进行。随着人们对不同器官之间的交互作用的研究越来越多,我们也充分认识到,聚集人类某一个器官的疾病或者某种亚健康状态,也绝不是单个器官的研究就能够找到最根本病因或最佳治疗手段的,而应当把人体的不同系统看成一个整体,甚至也应将人体与外界环境和自身行为运动方面的一些交互作用和关联性分析纳入脑科学的研究范畴之内。

　　我国《黄帝内经》中就曾提出"异病同治"的观点,后续众多医家在继承发扬祖国医学遗产的基础上,对"异病同治"进行深化和创新,提出了"脑心同治"的理论。由此可见,在未来的科研工作、临床实践中用整体观系统地看待心、脑相交集的疾病至关重要。在此情况下,我们组织了国内脑科学、心脏及中医领域的专家共同携手编写了《临床心脑交集性疾病》,在本书的编写过程中我们不仅征求了神经内外科、心脏内外科医生的意见,还邀请了内分泌、精神科、呼吸科等其他专科的专家共同讨论修改。在此书即将面市时,我想提出人体健康的"环球说",也就是未来医学发展需要更多的交叉学科,认识人体的健康应该从解剖结构、生理、化学、遗传、行为、环境等多维度互作出发(图 1)。

　　本书从心、脑疾病的交集性层面去解析了神经系统和心血管系统两个系统的相关机制、疾病关联、诊治规范及最新进展,希望能更好地为医务工作者及医学生们提供相关证据,引导并激发其对心脑交集性疾病的新认识和新思路,相信对未来医学的发展、医学研究工作能够提供新的方向,也为提高医学人才培养质量将产生积极推动的作用。

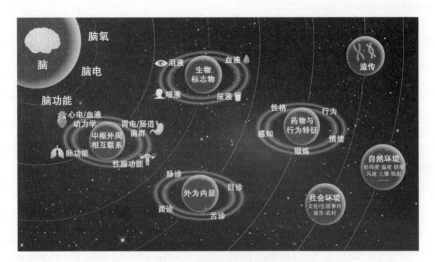

图 1　人体健康的"环球说"

2022 年 9 月

目 录

第一章　心脑解剖及病理生理

第一节　心脑发育学

一、心脏的发生

心脏发生于生心区,即胚盘边缘口咽膜前方的中胚层。

(一)心管的发生

胚胎发育第18~19天,位于口咽膜头端的生心区出现腔隙,称围心腔;围心腔腹侧的间充质细胞集聚形成细胞索,为生心索;随着头褶的发生,原来位于口咽膜头端的围心腔和生心索逐渐转向咽的腹侧,生心索由围心腔的腹侧转向背侧,同时生心索内出现腔隙,形成头尾方向纵行、左右并列的两条纵管,称心管。随着胚胎侧褶的发育,左、右心管逐渐向中央靠拢,第22天融合成一条心管。围心腔不断扩大并向心管的背侧扩展,致使心管背侧与前肠腹侧之间的间充质由宽变窄,形成心背系膜,心管借该系膜悬于围心腔背侧壁。随后系膜中部退化消失,心管游离于围心腔内,其头端和尾端仍保留有心背系膜,围心腔即发育为心包腔。

(二)心脏外形的演变

心管的头端与动脉相连,尾端与静脉相接,由于心管各段生长速度不同,由头端向尾端出现心球、心室、心房和静脉窦4个膨大。心球的头端连于动脉干,动脉干与弓动脉的起始端相连。静脉窦的末端分为左、右角,两角分别与同侧脐静脉、总主静脉和卵黄静脉相连。由于心管两端固定,其游离端生长比围心腔快,致使心管弯曲成U形,进而变成S形。之后,心房和静脉窦移至心球和动脉干后方,逐渐上移和扩大,膨出于心球和动脉干的两侧。当左、右心管合并时,心管内皮形成心内膜的内皮层,心管周围间充质增厚,形成心肌外套层,以后分化为心肌膜和心外膜。最初,在心管内皮和心肌外套层之间有一层疏松的间充质,称为心胶质,心胶质将形成内皮下层及心内膜下层的结缔组织。

(三)心脏的内部分隔

人胚第4周,管状心脏分隔成4腔心,具体介绍如下。

1. 房室管的分隔　从心脏外形可见心房和心室之间有一缩窄环,与其相应的心腔也形成狭窄管道,称房室管。在房室管背侧和腹侧正中线,心内膜组织增厚形成心内膜垫。人胚第5周,背侧、腹侧两个心内膜垫相互靠拢愈合,将房室管分隔成左、右房室管。左、右房室管处的心内膜局部增厚,形成左侧的二尖瓣和右侧的三尖瓣。

2. 心房的分隔　在心内膜垫发生的同时,心房头端背侧壁正中线处发生第一房间隔,并向心内膜垫方向生长,其下缘与心内膜垫之间形成第一房间孔。第一房间孔逐渐变小,在其封闭之前,于第一房间隔上部又出现第二房间孔,与此同时,第一房间隔的下缘与心内膜垫愈合,使第一房间孔封闭。人胚第5周末,第一房间隔右侧发生第二房间隔,向心内膜垫方向生长,逐渐遮盖第二房间孔。第二房间隔上留有一卵圆形孔,称卵圆孔。卵圆孔位于第二房间孔尾侧,两孔上下交错,第一房间隔由左侧下方遮盖卵圆孔,由于第一房间隔薄而软,所以第一房间隔相当于卵圆孔的瓣膜。出生前,右心房的血液可经卵圆孔流入左心房,但左心房的血液不能进入右心房,出生后,卵圆孔逐渐闭锁,成为完全的房间隔。

3. **心室的分隔** 人胚第4周末,心室底壁心尖处发生一肌性隔膜,即室间隔肌部,并向心内膜垫方向生长,其游离缘与心内膜垫之间留有一室间孔,连接左、右心室,直至第7周末,此孔被室间隔膜部所封闭。室间隔膜部是由心球嵴、室间隔肌性部、心内膜垫,相互延伸并愈合而成。室间孔封闭后,形成一个完整的室间隔,肺动脉干与右心室相通,主动脉与左心室相通。

4. **心球与动脉干的分隔** 人胚第5周,在动脉干和心球内面心内膜局部增厚形成纵嵴,称为动脉干嵴和心球嵴。嵴呈螺旋状走行,两个相对的嵴相互愈合形成主动脉肺动脉隔,此螺旋状纵隔将动脉干和心球分隔成互相缠绕的肺动脉干和升主动脉。这两条动脉起始处的心内膜组织增厚并逐渐演变为半月瓣。

二、神经系统的发生

神经系统起源于神经外胚层,由神经管和神经嵴分化而成。神经管分化为中枢神经系统、神经垂体和松果体等;神经嵴分化为周围神经系统和肾上腺髓质等。

（一）神经管和神经嵴的发生及早期分化

1. **神经管的发生** 人胚第3周,出现由神经外胚层构成的神经板。随后神经板逐渐长大并形成神经沟。在相当于枕部体节平面,神经沟首先愈合成管,逐步向头、尾两端进展,最后在头、尾两端形成前、后神经孔。第25天左右,前神经孔闭合;第27天左右,后神经孔闭合,形成完整的神经管,其前段衍化为脑,后段衍化为脊髓。

2. **神经嵴的发生** 在神经沟愈合为神经管的过程中,神经沟边缘与表面外胚层相延续处的神经外胚层细胞形成左、右两条与神经管平行的细胞索,称神经嵴。神经嵴分化为周围神经系统的神经节和神经胶质细胞、肾上腺髓质的嗜铬细胞、黑色素细胞、滤泡旁细胞、颈动脉体Ⅰ型细胞等。

3. **神经管的早期分化** 神经板由单层柱状上皮构成,称神经上皮。神经管形成后,管壁变为假复层柱状上皮,基膜较厚,称外界膜。神经上皮细胞不断分裂增殖,部分细胞迁至神经上皮的外周,称成神经细胞。随后神经上皮细胞又分化出成神经胶质细胞,也迁至神经上皮的外周。至此在神经上皮的外周形成由成神经细胞和成神经胶质细胞构成的套层,原位的神经上皮停止分化,变成一层立方形或矮柱状细胞,称室管膜层。套层的成神经细胞起初为圆球形,很快长出突起,突起逐渐增长并伸至套层外周,形成一层新的结构,称边缘层。随着成神经细胞的分化,套层中的成神经胶质细胞也分化为星形胶质细胞和少突胶质细胞,并有部分细胞进入边缘层。成神经细胞一般不再分裂增殖。在神经元的发生过程中,最初生成的神经细胞数目远比以后存留的数目多,那些未能与靶细胞、组织建立连接的神经元都在一定时间内死亡。神经胶质细胞的发生晚于神经细胞,但始终保持分裂增殖能力,对于其起源,至今尚有争议。

（二）脊髓的发生

神经管的下段分化为脊髓,其管腔演化为脊髓中央管,套层分化为脊髓的灰质,边缘层分化为白质。神经管的两侧壁由于套层中成神经细胞和成胶质细胞的增生而迅速增厚,侧壁的腹侧部增厚形成左、右两个基板,背侧部增厚形成左、右两个翼板。

基板形成脊髓灰质的前角,其中,成神经细胞分化为躯体运动神经元。翼板形成脊髓灰质后角,其中的神经细胞分化为中间神经元。若干成神经细胞聚集于基板和翼板之间,形成脊髓侧角或中间角,其内的成神经细胞分化为内脏传出神经元。至此,神经管的尾端分化成脊髓,神经管周围的间充质分化成脊膜。

（三）脑的发生

1. **脑泡的形成和演变**　人胚第 4 周末,神经管头段形成 3 个膨大,由前向后分别为前脑泡、中脑泡和菱脑泡。至人胚第 5 周时,前脑泡的头端向两侧膨大,形成左、右两个端脑,尾端则形成间脑。中脑泡变化不大,演变为中脑。菱脑泡演变为头侧的后脑和尾侧的末脑,后脑演变为脑桥和小脑,末脑演变为延髓。随着脑泡的形成和演变,神经管的管腔也演变为各部位的脑室。前脑泡的腔演变为左、右两个侧脑室和间脑中的第三脑室;中脑泡的腔形成狭窄的中脑水管;菱脑泡的腔演变为宽大的第四脑室。脑壁的演化与脊髓相似,其侧壁上的神经上皮细胞增生并向外侧迁移,分化为成神经细胞和成胶质细胞,形成套层。由于套层增厚,使侧壁分成翼板和基板。

2. **大、小脑的发生**　大脑皮质由端脑套层的神经细胞迁移、分化而成。最早出现的是原皮质,继之为旧皮质和新皮质。海马和齿状回是最早出现的皮质结构,相当于种系发生中的原皮质。人胚第 7 周时,在纹状体的外侧,大量成神经细胞聚集分化,形成梨状皮质,相当于种系发生中的旧皮质。旧皮质出现不久,神经上皮细胞分裂增殖、分批分期地迁至表层并分化为神经细胞,形成了新皮质,这是大脑皮质中出现最晚、面积最大的部分。

小脑起源于后脑翼板背侧部的菱唇。左、右两菱唇在中线融合,形成小脑板,即小脑的始基。人胚胎第 12 周时,小脑板的两外侧部膨大,形成小脑半球;板的中部变细,形成小脑蚓。之后,由一条横裂从小脑蚓分出了小结,从小脑半球分出了绒球。由绒球和小结组成的绒球小结叶是小脑种系发生中最早出现的部分,故称原小脑,仍然保持着与前庭系统的联系。

（作者:赵志伟;审校:陈蕾）

第二节　神经解剖

神经系统主要包括中枢神经系统和周围神经系统两部分。

一、中枢神经系统

（一）脑

脑位于颅腔内,与脊髓相连接。脑可接受来自躯干和四肢的信息,并调控活动。脑通过与其相连的 12 对脑神经保持与头颈部主要结构的联系。脑可以分为端脑、间脑、脑桥、延髓和小脑。通常将延髓、脑桥和中脑合称为脑干,位于枕骨和蝶骨基底部(斜坡)之上。延髓是脑干最尾侧,在枕骨大孔水平之下与脊髓相延续。脑桥位于延髓的头侧,通过与小脑联系的大量横行纤维与延髓区分。中脑在脑桥头侧,是脑干中较短的部分。小脑位于颅后窝,在脑干背侧,小脑与脑干各部分有丰富的纤维联系。

间脑包括上、下、底、后和背侧丘脑,端脑主要由两个大脑半球构成,也称大脑。间脑几乎完全被埋入大脑半球内,从外面很难看到。两侧大脑半球充满颅前窝和颅中窝,表面以沟回盘绕,由表面的灰质和深部的白质构成。内囊是大脑白质中最重要的成分之一,含有往来于脑皮质和中枢较低水平的传入纤维和大脑皮质发出至皮质下结构的传出纤维。基底核由几个大的灰质团块构成,部分包被于皮质下白质内。连接两侧大脑半球的神经纤维穿过联合中线与对侧相连,其中胼胝体为最大的联合纤维。

在胚胎发育中,神经管的管壁显著增厚,在前脑和后脑两个脑区内,其顶壁不能产生神经细胞,变薄并折叠成为具有高度血管化的分泌组织薄片,即脉络丛,可分泌脑脊液,填充于脑室。

(二) 脊髓

脊髓位于脊柱的椎管内,其头侧与延髓相连续。其主要功能为接受来自躯干和四肢的感觉传入纤维,并参与控制躯干和四肢的各种功能。连接身体外周神经和脊髓的传入、传出纤维汇合为成组排列的前根丝和后根丝,根丝合并形成前根和后根,前根和后根结合构成脊神经。后根和前根功能不同,前根走行的主要是脊髓灰质内神经元胞体发出的运动神经纤维,而后根内走行的主要是位于后根神经节的感觉神经元胞体所发出的一级感觉神经纤维。

脊髓内部由中央部的灰质和周围部的白质构成。灰质轮廓为 H 形,其中突出部分为前角和后角。一般来说位于前角的神经元大多与运动功能相关,而位于后角的神经元主要与感觉功能相关。在脊髓的胸段、上腰段及骶段还有一个较小的侧角(或相当于侧角的位置),是交感和副交感神经节前神经元胞体所在位置。作为脑室系统退化的中央管可在脊髓灰质中央贯穿全长。而脊髓的白质由很多上行和下行的纤维束构成,这些纤维束不仅将脊髓各节段互联一体,还连接了脊髓与脑。

(三) 上行感觉传导通路

感觉类型通常分为一般感觉和特殊感觉两大类。特殊感觉是指嗅觉、视觉、味觉、听觉和平衡觉。其传入信息是由高度特化的感觉器官编码,再通过第 I、第 II、第 VII、第 VIII 和第 IX 对脑神经传递到大脑。

一般感觉通常包括触觉、压觉、振动觉、痛觉、温度觉和本体感觉(位置觉和运动觉)。来自身体外部和内部环境的各种刺激,激活位于皮肤、内脏、肌肉、肌腱和关节内的各种不同感受器。来自躯干和四肢的传入冲动可经脊神经传至脊髓,而来自头面部的感觉则经脑神经传到脑。简单来说,上达意识层面的各种一般感觉和复杂传导通路大致会按照一定的、具有共性的解剖学分布原则进行传导。

一般躯体感觉,从周围的感受器到达其中枢部位,由三级神经元组成。初级感觉神经元的周围端分布于各种感受器,其胞体位于后根神经节或某些脑神经的感觉神经节内,中枢突经脊神经或脑神经进入中枢神经系统。在中枢神经系统内于同侧的次级神经元胞体形成突触。

躯干四肢的痛温觉和粗触觉、压力觉的初级传入纤维,进入脊髓后即终止于附近的脊髓灰质后角。来自头面部的同源神经纤维终止于脑干内的三叉神经感觉核。次级感觉细胞的胞体位于脊髓后角或三叉神经感觉核内,发出的次级纤维分别组成脊髓丘脑束或三叉丘脑束,交叉上行,终止于对侧丘脑的腹后核,与核内的三级神经元胞体形成突触,再由其发出的纤维通过内囊上行至大脑皮质,终止于中央后回即第一躯体感觉区。

躯干四肢的本体感觉和精细触觉的信息初级传入神经纤维,入脊髓后在同侧脊髓后索内形成薄束和楔束上行,与位于薄束核和楔束核内的次级神经元形成突触而终止,并由薄束核、楔束核发出的二级纤维在延髓内交叉上行,组成内侧丘系终止于丘脑腹后核,与此核内的三级神经元胞体形成突触,后由其发出纤维经内囊上行至大脑皮质,终止于第一躯体感觉区,来自头面部的同源感觉神经纤维也以类似的方式投射至对侧大脑皮质。

(四)下行运动传导通路

大脑皮质传出纤维通过内囊下行并经脑干,部分纤维可在此终止支配脑干内的脑神经核团和其他核团,如红核、下橄榄核等,形成所谓的皮质核束。而皮质脊髓束则发自大脑皮质广泛区域,以躯体倒立的布局方式定位对侧身体的各部的代表性区域。皮质脊髓束的纤维下行穿过脑干,在延髓锥体部,大部分纤维交叉至对侧,小部分不发生交叉,分别形成皮质脊髓侧束和前束,终止于脊髓前角的中间神经元和运动神经元。皮质核束和皮质脊髓束的主要功能是控制和协调随意精细运动。

上、下运动神经元的概念是临床神经学科的重要基础,不同类型的损伤,患者的运动状态和症状均表现不同。一般来说,锥体细胞及其轴突的损伤为上运动神经元损伤,脑干运动核和脊髓运动神经元或其轴突的损伤为下运动神经元损伤。

下运动神经元损伤导致相关的肌肉瘫痪,运动丧失范围一般较小,多为一块或几块肌的瘫痪,肌张力降低,反射消失或减弱,肌萎缩明显,若仅损伤周围神经则为周围性瘫。上运动神经元损伤引起的瘫痪或运动麻痹是失去高级控制后的表现,通常会导致随意运动消失或不同程度减弱,特点是肌群性瘫痪,肌张力增高,腱反射亢进,部分浅反射减弱,病理反射阳性,早期肌萎缩不明显。

上运动神经元损伤表现其病理学基础复杂,除皮质核束和皮质脊髓束外,还有部分下行通络也可影响下运动神经元的活动,包括穿过内囊下行至脑干的皮质网状纤维、皮质脑桥纤维等,及脑干核团发出的下行通路,如网状脊髓纤维、前庭脊髓纤维等。不同高度和部位的上神经元损伤,波及的这些通路亦会不同。

参与运动调控的另外两个重要系统是基底核和小脑。基底核与大脑皮质、丘脑、底丘脑和脑干之间均有广泛的联系,他们的功能与选择适当的行为模式有关。基底核功能紊乱可导致运动障碍,同时伴有震颤和肌张力异常。传统解剖学把基底核归为"锥体外运动系统"的重要组成部分,以方便区分锥体外系(基底核病变)和锥体系(皮质脊髓系)损伤产生的不同症状。但事实上,锥体系和锥体外系在功能上有紧密的相互联系,其病理生理学很难以锥体系与锥体外系加以区分。小脑与脑干(尤其是网状核和前庭核)以及与丘脑之间有着广泛的联系,参与协调运动。

二、周围神经系统

(一)脑神经

脑可通过脑神经接受来自头颈部和部分胸、腹部内脏的感觉信息,并通过脑神经调控其活动。脑神经有 12 对,与脊神经不同,只有部分脑神经的功能是混合性的,其他则是单纯感觉性或单纯运动性的。第 1 对脑神经(嗅神经)发生上比较古老,只有感觉成分,也是唯一不经过丘脑而直接投射到大脑皮质的脑神经。接受嗅觉传入的大脑皮质区仍保留较古老的细胞构筑,是边缘系统的一个重要组成部分,而边缘系统则与情感行为方面的活动密切相关。第 2 对脑神经(视神经)由第 II 级视神经元轴突组成,并终止于丘脑。后 10 对脑神经都与脑干直接相连,组成这些脑神经的纤维大多起自或止于脑干内的脑神经核团。

每个脊神经和脑神经内的感觉纤维都有其特定的周围分布区,但彼此间常有重叠,由一个特定脊神经或脑神经所支配的区域常称为皮节,而特定的周围神经支配的皮肤区域,常被称为皮神经分布区。相邻的脊神经皮节间有明显的重叠,其中从第2胸神经到第1腰神经间的皮神经分布节段特别明确、清晰。皮节分布图有个体差异,但总体来说,感觉重叠区沿着相邻脊神经分布的边缘分布,主要集中在中轴线处,越过中线仅有很少或没有感觉重叠发生。每个脊神经和脑神经的运动纤维神经支配的解剖学走向,以及相关骨骼肌群的功能,均与肌节相关。

(二)脊神经

中枢神经系统可通过脊神经接受躯干和四肢的感觉信息,也可通过它支配躯干和四肢的活动。脊神经有31对,均为混合性神经,一般含有内脏、躯体感觉和内脏、躯体运动四种纤维成分。脊神经经相应的椎间孔由椎管穿出。随即分开形成粗大的前支和细小的后支。脊神经后支(第二颈神经后支除外)一般都较前支细、分布区域较小、节段性相对明显。脊神经后支发出后,于椎间关节外侧,在相邻横突之间后行,大部分后支可分为内侧支(一般为感觉纤维)和外侧支(主要为运动纤维),分布于枕、项、背、腰、臀(部分)等部的皮肤及项部和背部的深层肌。

脊神经前支根部一般会发出脊膜支,经椎间孔返回椎管,分布于硬脊膜。第一胸神经至第三腰神经前支与交感干之间有灰白两种交通支,其余脊神经前支与交感干之间往往只有灰交通支。各脊神经前支除胸神经外,一般均与邻近的前支吻合成神经丛,由神经丛发出的脊神经包含2~4个甚至更多的前根纤维,即几个不同的前根纤维可共同支配一块肌,同时几块肌亦可接受同一前根纤维的支配。

三、自主神经系统

(一)概述

自主神经系统代表神经系统的内脏部分,亦可分为中枢部和周围部。其功能是通过对内脏、心血管系统和腺体的支配完成与躯体神经系统的紧密结合。

内脏运动有别于躯体运动,其从低级中枢到达效应器至少含两个神经元,即所谓的节前神经元和节后神经元。节前神经元胞体位于脑干的内脏运动核和脊髓灰质侧角内,其轴突多为薄髓纤维,经相应的脑神经和脊神经出中枢神经系统至周围神经节与节后神经元形成突触联系。节后神经元通常为无髓神经纤维,其数量远大于节前神经元,1个节前神经元可与15~20个节后神经元形成突触联系,致使其分布范围更加广泛。

交感神经、副交感神经和肠神经它们的分布和结构不同,但功能上却紧密相关。绝大多数自主神经系统支配的结构均接受交感神经纤维和副交感神经纤维的双重支配,而肠神经系统则是位于胃肠道壁内的固有神经元网络。交感神经和副交感神经在功能上相互拮抗,以维持内脏功能和内环境稳态。相对副交感神经,交感神经分布更广泛。交感神经兴奋可以使皮肤动脉收缩(以增加对心脏、肌肉和脑的血供)、心率加快、血压升高、括约肌收缩以及胃肠蠕动减慢,以促进能量释放,活动增强。副交感神经则可使心率减慢、肠腺分泌增多以及胃肠道蠕动增强,促进能量储备。

一般内脏感觉并不能诱发一般内脏运动。例如,很多情形下引发的交感神经兴奋是由躯体感觉特别是来自特殊感觉或皮肤的一般感觉刺激所致。内脏运动是在脑干和大脑内的较高水平整合的,包括脑干网状结构核团、丘脑、下丘脑、边缘叶和前额叶新皮质,这些结构通过上行和下行传导通路相互联系在一起。

传统解剖学认为,交感、副交感神经节前神经元及副交感神经节后神经元均属于胆碱能神经,而交感神经系统的节后神经元则是去甲肾上腺素能神经。现证明在自主神经系统内,神经元可生成和释放多种物质也符合神经递质或神经调质的定义,这些发现增加了自主神经系统内的神经药理学概念的复杂性。

1. 交感神经 交感干位于脊柱两旁,上自颅底下至尾骨。神经节借灰白交通支与脊神经相连。节前纤维经白交通支连至交感干,而节后神经元轴突则形成灰交通支离开交感干。颈部交感干位于颈动脉鞘和颈椎横突之间,胸部交感干则位于肋骨头前方,在腹部交感干位于腰椎前外侧,至盆部后交感干转行至骶前孔内侧。两侧交感干汇聚于尾骨前单一的终末神经节。通常来说神经节在颈部 3 个,胸部 10~12 个,腰部 4 个,骶部 4~5 个。而颈上神经节头端可发出颈内动脉神经,作为交感干向上的延续,伴随颈内动脉进入颅内。

交感神经节前神经元胞体位于脊髓全部胸节和上 2~3 个腰节的灰质侧角内,其节前纤维为有髓纤维。由脊髓经相应的前根进入脊神经,随后经白交通支进入交感干。类似的神经元在脊髓胸、腰部以上和以下节段的侧角内也存在,所发出的少量纤维经其他的前根离开。

进入交感干的节前纤维主要去向见下:①终止于相应的椎旁节,并换神经元;②在交感干内上升或下降,终止于上方或下方的椎旁节,一般认为来自脊髓 T_1~T_6 节段的节前纤维,在交感干内上升至颈部椎旁节换元,来自脊髓 T_6~T_{10} 节段的节前纤维,在交感干内上升或下降到其他胸部椎旁节换元,脊髓 T_{11}~L_2 的节前纤维在交感干内下降至腰骶部椎旁节换元,一个节前纤维可以终止在一个神经节内,也可以通过其侧支与几个神经节内的神经元形成多突触联系;③离开交感干,向前内行至椎前节换神经元。一般来说一个节后神经元可以同时与多个节前纤维形成突触,但肾上腺是交感节前神经元直接支配的。

交感神经节后神经元的胞体,大部分位于椎旁节和椎前节。除了盆腔脏器,交感神经节后纤维一般长于节前纤维。节后纤维为无髓纤维,由交感干神经节发出的节后纤维,可经灰交通支返回脊神经,再经脊神经的前、后支分布到其支配区的血管、汗腺和立毛肌等结构;交感神经的节后纤维则可经神经节的内侧支直接到达特定的脏器或支配附近的血管;节后纤维也可攀附动脉,在动脉外形成神经丛,随动脉分布到所支配的器官。

一般来说,脊髓 T_1~T_5 节段中间外侧核节前纤维,换元后,其节后纤维支配头、颈、胸腔脏器和上肢的血管、汗腺、竖毛肌。脊髓 T_5~T_{12} 节段中间外侧核的节前纤维,换元后其节后纤维支配肝、脾、肾和结肠左曲以上消化管。脊髓上腰段中间外侧核节前纤维,换元后,其节后纤维支配结肠左曲以下的消化管、盆腔脏器和下肢血管、汗腺、竖毛肌。每个单一的节前纤维,可能只与一种效应器系统的节后神经元形成突触,也即意味着不同效应器支配是分开的。

2. 副交感神经 副交感神经节前神经元胞体位于脑干副交感神经核、脊髓 S_2~S_4 节段的灰质中间带。其传出神经为从中枢神经系统发出的有髓纤维,走行于动眼神经、面神经、舌咽神经和迷走神经和第 2~4 骶神经内。副交感神经的节前神经元属胆碱能神经元。

其节后神经元胞体大多远离中枢,位于所支配器官附近或壁内,被称为器官旁节或壁内节。在头面部有睫状神经节、翼腭神经节、下颌下神经节和耳神经节,此四节除副交感神经换元外,还可穿行感觉神经纤维、特殊内脏运动神经纤维和交感神经的节后纤维等,但不在神经节内换元。副交感神经节后纤维通常是无髓纤维,且比交感神经的节后纤维更短。

3. 内脏感觉神经 内脏感觉不同于躯体感觉,其传入途径比较分散,即一个脏器的感觉纤维经过多个节段的脊神经进入中枢,而一条脊神经又包含来自几个脏器的感觉纤维。因此内脏感觉不如躯体感觉确切,内脏疼痛往往也是弥散的,定位不准确。内脏感觉纤维的数目相对较少,又以细纤维常见,痛阈较高,对一般强度的刺激不产生意识性感觉,故引起的内脏效应都以反射性为主。由于内脏感觉传入分散,因此一条内脏传入通路可能既可以向中枢传递信息产生感觉,又参与引起一定的反射性活动。

内脏的传入纤维主要表现为参与内脏反射、内脏感觉和痛觉的传导,这些传导来自胸腹盆腔脏器的感觉纤维,为一般内脏传入纤维,还有一些内脏神经传入纤维,传导嗅觉和味觉,称之为特殊内脏传入纤维,一般来说内脏传入纤维往往与内脏传出纤维伴行,即在交感和副交感神经中均有内脏传入纤维,故又可分为交感内脏传入纤维和副交感内脏传入纤维,有研究发现在局部区域中经副交感神经的传入纤维数量显著高于经交感神经的传入纤维数量,甚至可达到3:1。

内脏器官内感受器分布广泛,接受刺激可产生神经冲动,由传入纤维传导,进入脊髓或脑干后,一部分纤维可更换神经元,冲动沿上行通路上升到大脑,可产生意识性内脏感觉或痛觉,但通常较为弥散不能准确定位。许多内脏传入纤维在脊髓、脑干等各级中枢形成反射性联系,参与各种反射活动(内脏-内脏反射、内脏-躯体反射等)。正常情况下,体内重要的内脏活动如:心反射、主动脉反射、排尿反射等,其反射弧的传入纤维均在副交感神经内,属于调节性反射,通常来说交感神经的传入纤维对内脏器官的调节性反射不是主要的,所以交感神经的切除一般不产生严重的内脏功能障碍。

内脏感觉器对触、切割及冷热刺激不敏感,但内脏浆膜层对手术操作及牵拉十分敏感,主要在于引起内脏痛的有效刺激与躯体痛不同,空腔器官的扩张,管壁平滑肌痉挛收缩,循环障碍突然引起的缺血缺氧、炎症及对实质性器官的突然牵拉均易引起内脏痛。

一般内脏传入神经的初级神经元,是假单极神经细胞,位于脑神经节与脊神经节内。中枢突跟随相应的脑神经和脊神经进入到脑干和脊髓。周围突构成内脏传入纤维,随交感神经节前、节后纤维,分布至颈、胸、腹、盆腔脏器,中途通过内脏神经节不换元,直接同内脏感受器联系,传导内脏传入冲动。随交感神经传入的内脏初级传入神经元的胞体位于胸、腰髓上段的脊神经节内;随副交感盆神经传入的来自盆腔内脏的初级传入纤维的胞体位于骶髓的后根节中,随面神经、舌咽神经和迷走神经的副交感纤维传入纤维的内脏初级传入神经元的胞体则分别位于各神经的感觉神经节,即膝神经节、岩神经节和结状神经节。

内脏感觉神经元的中枢支随着迷走神经走行进入延髓而止于孤束核,随交感神经和盆内脏神经走行的进入脊髓止于后角。由孤束核或脊髓后角发出上行传导束至丘脑,再达大脑皮质。但部分内脏感觉纤维进入脊髓后,可直接或间接与同侧或对侧侧角交感神经元和前角运动神经元形成突触,从而组成内脏-内脏反射和内脏-躯体反射反射弧。如内脏有病变时,可引起一定区域的皮肤潮红、出汗等自主神经症状;急腹症时,也可引起腹肌强直性收缩,或在内脏病变时引起一定皮肤区域的牵涉性痛。

4. 肠神经系统和固有神经元 许多周围自主神经节所含的神经元与经典的交感神经元和副交感神经元来源不同,其来自胚胎发育中的神经嵴。这些固有神经元可通过复杂的联系和局部反射机制,维持和调节内脏活动。肠神经系统由数以百万计的这种神经元和肠胶质细胞,集聚成含神经节的神经丛,分布于整个消化管壁的肌层和黏膜下层。肠神经系统的固有环路介导了包括消化道肌层的收缩、胃酸分泌、水和电解质的肠内转运、黏膜血流量调控在内的多种反射功能。虽然肠神经系统与交感神经系统和副交感神经系统之间联系复杂,但其仍相对独立,可完成和维持局部的基本反射活动,所以在进行器官移植时,虽然局部的交感和副交感神经被切断,但其仍可保持基本的生物活性。

（二）内脏神经中枢部对心血管运动的调节

1. 脑干内的心血管运动中枢　延髓结构复杂,其中调节心血管运动中枢有:心抑制、加速中枢,血管收缩、舒张中枢。其中,心抑制中枢和血管收缩中枢在生理调节上更为重要。延髓的心抑制中枢位于迷走神经背核和疑核区域。该处的神经元为节前神经元,其轴突经心神经丛入心,与心内神经节(节后神经元)的细胞形成突触。节后神经纤维末梢释放乙酰胆碱,作用于心肌细胞膜上的胆碱能 M 型受体,导致心率减慢、心房收缩力减弱和不应期缩短、房室传导速度减慢等负性变时、变力、变速作用。直接电刺激迷走神经背核可引起心搏减慢或停止,破坏该核,迷走神经对心脏活动的抑制性调节消失。

脑干内除上述的解剖学定位明确的内脏神经调节中枢外,尚有界限不太明确的内脏神经调节中枢。早期报道电刺激延髓网状结构背外侧,可致动脉血压急剧上升,而电刺激延髓网状结构腹内侧,能使动脉血压急剧下降,并分别把这两个区域命名为"加压区"和"减压区"。刺激"加压区",可引起几乎全身交感神经系统的兴奋,包括心率加快、心肌收缩力增强、血管收缩、肾上腺素释放增多、瞳孔扩大,等等。因此,这个区域实际上是交感神经中枢,即心加速中枢和血管收缩中枢。

重复电脉冲刺激延髓腹外侧部,可引起明显的血压升高和心率加快。在延髓腹外侧部注射谷氨酸钠,可作用于细胞膜上特异性受体,致使血压升高、肾交感神经放电增加以及外周血管阻力增加。损伤双侧延髓腹外侧部神经元,血压显著降低,甚至可低至相当于脊髓休克时水平。同时形态学上显示延髓腹外侧部的神经元可发出轴突下行投射到脊髓灰质中间带外侧柱的交感节前神经元。

免疫组织化学的研究证明,延髓腹外侧部含有两组儿茶酚胺能神经元。其中,含有多巴胺-β-羟化酶和去甲肾上腺素的神经元,分布在延髓腹外侧部的尾侧端,称为 A1 区;而含苯乙醇胺氮位甲基移位酶和肾上腺素的神经元,集中分布在 A1 区嘴侧端,称 C1 区,相当于巨细胞旁核,该区肾上腺素神经元发出轴突下行投射到脊髓灰质中间外侧核的交感节前神经元。而 A1 区去甲肾上腺素能神经元的轴突末梢与 C1 区神经元形成突触,对该区的肾上腺素能神经元产生抑制作用。因此,当刺激 A1 区时,可使交感神经活动受抑制,引起血压下降。

关于舒血管中枢在延髓定位尚有争议,先后有人提出,延髓腹内侧网状结构(内侧网状核)、延髓第四脑室尾端的闩附近和最后区是降压区。降压区包括 1/3 延髓尾侧或 1/2 网状结构内侧及腹侧的一大区域,但刺激此区域引起的血压下降,不是由于兴奋了舒血管神经,而是由抑制了缩血管中枢交感神经元的兴奋活动。该区域可能是降压神经元传入和高位中枢下达的冲动会聚的部位。

延髓缩血管中枢的活动,受内环境中理化因素影响,如中枢神经组织中 CO_2 含量可调节缩血管中枢的兴奋性,引起血管和血压变化。进入中枢的各种传入冲动,如经颈动脉窦和主动脉弓压力感受器等的传入冲动,对延髓缩血管中枢的活动有调节作用。此外,更高级的中枢如下丘脑和大脑皮质均对延髓缩血管中枢产生影响,调节其活动。

延髓腹外侧部是心血管活动的最基本的中枢结构,在延髓以上的脑干内尚有一些结构参与血管活动的调节。如脑干中缝核的 5-羟色胺能神经元、小脑中脚(又称脑桥臂)旁核和上橄榄核肯外侧的去甲肾上腺素能神经元等,都参与对血压的调节。

2. **间脑对心血管的调节**　下丘脑是大脑皮质下调节心血管活动的最重要的整合中枢。位于下丘脑近中线两旁的腹内侧区与情绪反应的生理活动控制相关,电刺激该区可发现类交感神经性反应。实际上,当情绪发生变化时,如发怒或恐惧时,往往伴随心率、血压和呼吸等交感神经性改变。由此有人认为,杏仁核、下丘脑、中脑水管周围灰质和延髓腹外侧部等结构组成了脑内防御系统,同时对维持血管紧张性和正常的血压水平等心血管效应起重要作用。

下丘脑视前区内心血管反应区与体温发散区在同一区域内,联系紧密,以温热刺激下丘脑前部可引起皮肤血管舒张。而刺激下丘脑也可引起皮肤和小肠血管扩张,可能是由于下丘脑内抑制血管收缩纤维下行终止于延髓和脊髓内血管运动神经元所致,在下丘脑和中脑中均发现了减压点的存在。

此外,在下丘脑外侧区,发现有血管收缩神经细胞群向下延伸,经中脑中央灰质入中脑被盖。下丘脑视上核和室旁核可分泌血管升压素,经由下丘脑垂体束输送入神经垂体释放入血,对心血管活动有重要调节作用。室旁核后部小细胞区内有血管升压素神经元,发出轴突在脑干中下行,分别止于蓝斑、疑核、孤束核、迷走神经背核、延髓腹外侧部和最后区等,也可直接投射到脊髓中间带外侧柱,这些神经纤维联系可能在血压的调节过程中着重要的作用。

3. **大脑皮质对心血管的调节**　大脑皮质不仅调节和控制躯体运动和躯体感觉,而且参与对内脏运动和感觉的功能调控。在中枢神经系统下丘脑是内脏神经功能活动的汇集、整合站,但下丘脑又是在大脑皮质的控制下进行这种调节的。去皮质动物实验显示,失去大脑皮质控制后下丘脑对情绪的整合调节可出现一系列内脏神经性和躯体神经性活动相对亢进的情绪反应,如心跳加速,血压升高。推测大脑皮质对心血管活动有明显的抑制作用。

电刺激实验动物大脑半球外侧面皮质 4 区,发现骨骼肌收缩的同时,还可产生呼吸、血管运动和血压上升等变化。刺激 6 区,可致竖毛与出汗并伴有上下肢血管的舒缩反应;上肢血管反应的区域与上肢躯体运动代表区相对应,下肢血管反应区域与下肢躯体运动代表区相对应。此外,刺激狗的运动区皮质后部,引发骨骼肌运动的同时伴有骨骼肌内血管扩张,局部作用乙酰胆碱,可致血压下降。人大脑皮质也有类似躯体的内脏神经功能代表区,且分布和躯体运动代表区分布有一致的地方,但排列不精确。

边缘系统皮质包括古皮质(海马和齿状回)、旧皮质(梨状区)和新皮质(海马旁回后部和扣带回等)中发展较停滞的中间皮质,刺激边缘系不同部位可引起的心血管活动变化。

刺激颞叶、岛叶、扣带回和眶回等,可观察到血管运动的改变。刺激扣带回前部可出现呼吸抑制、心血管运动的变化、胃肠运动增强、瞳孔扩大或缩小。刺激杏仁核,可引起呼吸、消化运动变化、心率变慢、瞳孔扩大。刺激隔区出现血压下降或上升、呼吸暂停或加强。刺激眶回及海马旁回钩,导致血压升高或下降、脉搏加速或减慢、外周循环减慢、呼吸停止以及恶心等。相对刺激初级中枢刺激边缘系统的结果变化复杂。

4. **小脑和纹状体对心血管的调节**　总体来说,小脑可能兴奋了副交感神经或抑制了交感神经,对内脏活动与副交感神经的反应相似。而纹状体是躯体和内脏活动的高级中枢,是皮质下重要的运动整合中枢之一,损伤可致体温调节紊乱,进而引起心血管系统的相应变化。而刺激纹状体可导致血管平滑肌收缩。

四、中枢神经系统血供

（一）脑血供

人脑的血供非常丰富,对缺氧十分敏感。脑动脉壁较薄,静脉壁缺乏平滑肌、无瓣膜,不与动脉伴行,形成独特的硬脑膜窦,血液与神经元间有血脑屏障。

脑的动脉血供来自颈内动脉和椎动脉。颈内动脉供应同侧大脑半球的额叶、顶叶、部分基底核、丘脑前小半及丘脑下部大部分、眼及眼副器、额及部分鼻部,形成颈内动脉系;椎基底动脉主要供应脊髓上部、脑干和小脑、枕叶、颞叶部分、丘脑后大半、丘脑下部的小部分。

脑静脉系通过深、浅静脉形成一个复杂的引流系统。静脉无瓣膜,壁薄、缺乏肌组织,穿过蛛网膜和硬脑膜内层开口于硬脑膜静脉窦。

（二）脊髓血供

脊髓动脉来源广泛,可来自椎动脉、颈深动脉、肋间动脉、腰动脉、髂腰动脉和骶外侧动脉等。其中椎动脉除发出脊髓前、后动脉外,可与上述其他动脉形成根动脉,营养脊髓。脊髓本身的静脉主要经脊柱的静脉回流至上、下腔静脉系。

（作者:赵志伟;审校:陈蕾）

第三节　心脏解剖

一、心腔

（一）右心房

右心房以界嵴分为腔静脉窦和右心耳。上腔静脉口位于右心房的后上部,没有瓣膜。下腔静脉口位于最下部,开口前缘为下腔静脉瓣,此瓣有时不显著或缺如。腔静脉口可变以促进静脉血回流或防止心房血液反流。在下腔静脉口与右房室口之间,有冠状窦开口,冠状窦口前缘有冠状瓣,可防止血液逆流。此外,还有一些小静脉(心最小静脉)直接开口于右心房。

右心房后内侧壁的前部,和主动脉瓣后瓣及右前瓣紧密相邻轻微凸起,称为主动脉隆突,是通过房间隔插入心导管时的常用标志。主动脉根部与右心房后内侧壁贴近,故主动脉窦动脉瘤溃破,血液可流入右心房。

房间隔位于右心房后内侧壁的后下部、与正中线左侧呈45°角。下腔静脉口左上为卵圆窝。房间隔下缘和三尖瓣隔侧尖附着缘之间恰位于右心房和左心室之间,故称房室间隔或膜性房室隔。

（二）右心室

右心室部分肉柱呈索状游离,一端附着在室间隔,另一端连于右室前壁乳头肌根部,称为节制索或隔缘肉柱;乳头肌,可分为前、后、隔三组。隔侧不发达,可缺如。右心室靠近肺动脉口为漏斗或动脉圆锥,光滑。此部与右心室其余部分之间被室上嵴分隔。功能上流入道、流出道长度比约为2:3,呈60°角。

右房室口位于肺动脉口的右下方,周围附有三尖瓣。各尖可分为基底区、透明区和粗糙区。其中粗糙区为瓣膜关闭时各尖的接触面;透明区与粗糙区之间的交界处有一明显的嵴,为瓣膜闭合线。右心房、纤维环、三尖瓣、腱索、乳头肌以及右心室等相互作用进行调控,形成三尖瓣复合体。其中任何一部分功能失常,均可能导致血流动力学障碍。肺动脉口,位于右心室腔上端,三个瓣膜,游离缘凹陷,指向动脉腔,中部有半月瓣小结。

(三)左心房

左心房构成心底的大部分,食管直接与其后面毗邻,升主动脉根部与其前壁相接,右心房位于它的右前方。左心室则居于它的左前下方。一般从胸前壁触诊不易触及,正位的 X 线片不易观察。左心房内腔后部光滑,前部粗糙。左右两侧为肺静脉,开口于后外侧壁。肺静脉在左心房入口处无瓣膜,但心房壁环形肌束,可环绕肺静脉口,起着括约肌样作用,防止心房收缩血液逆流。心最小静脉也可开口于左心房。房间隔为左、右心房间中隔,为左心房右前壁。与卵圆窝相对应部分有一不明显浅窝,窝的前下缘稍隆起,凹缘向上,为胚胎时遗迹,称中隔镰。

(四)左心室

左心室室腔上部为主动脉前庭,室壁光滑。其余部分室壁粗糙,由多数肉柱密集而成。乳头肌比右室的粗大,分为前、后两组。前、后两组乳头肌发出的腱索均连于左房室口瓣膜的边缘和室面。

左房室口位于主动脉口的左下方,周围为二尖瓣。前后尖均分基底区、透明区和粗糙区三部分。透明区与粗糙区交界,为前、后尖关闭时紧密接触处,称闭锁缘,粗糙区指向心腔,为游离缘。后尖游离缘可分为中间、外侧和后内侧扇贝,二尖瓣脱垂时,常见后尖的一个或多个扇贝向心房脱出。

左室腔可分为流入道和流出道。左心房、纤维环、二尖瓣、腱索、乳头肌以及左心室等相互作用调控,构成二尖瓣复合体。

主动脉口有左、右和后半月瓣。上缘游离,中央为半月瓣小结,下缘附着于主动脉根部,半月瓣与主动脉壁之间形成主动脉窦。左、右冠状动脉分别起自左前窦和右前窦。

室间隔与正中矢状面约呈 45°角,可分为肌性部和膜性部。室间隔膜部向上与右纤维三角相续,是室间隔缺损好发部位。

二、心血供

(一)心动脉系统

冠状动脉,左、右冠状动脉分别发自升主动脉左后窦和前窦。冠状动脉口多数与主动脉瓣边缘相平或高于叶瓣边缘。左右冠状动脉之间的吻合在胎儿期很丰富,至 1 岁末显著减少。在缺氧情况下或冠状动脉疾病时,吻合支之间的侧支循环会逐渐明显,纵隔、心包和支气管小动脉分支也可提供附加的侧支循环。在 1~6 个月儿童,左、右冠状动脉的直径与出生时重量、身高和体表面积相关。

通常认为右冠状动脉供应右心全部(前室间沟右侧的小区域除外)、左心室膈面的一部分、室间隔后下 1/3 区、右心房和部分左心房以及心传导系直至左、右束支的近侧部等区域。与右冠状动脉相对应,左冠状动脉则分布于左心室大部分、右心室的一条窄长区域、室间隔前 2/3 和左心房大部分。窦房结通常由右冠状动脉供应,只有不到 10% 的窦房结受双边供应。房室结通常是由右冠状动脉供血。冠状动脉系统的变异主要发生在心室膈面,与"优势型"相关。

心脏的侧支循环为冠状动脉血供的自然补充。动脉主干近侧少有吻合,吻合处血流可双向流动,其直径、数量变化较大。吻合常见于心尖、右心室胸肋面和左心室膈面、房间和室间沟以及窦房结与其他心房血管之间,可对慢性心脏病理状况提供有效代偿。吻合结构形式多样,正常吻合相对较直,冠脉闭塞时吻合多呈盘曲状。

此外,冠脉分支与胸廓内其他动脉之间亦有吻合,称心外血管吻合。以支气管动脉和胸廓内动脉间的吻合常见。也可与心包膈动脉分支、前纵隔内小动脉、肋间动脉或食管动脉之间吻合,但较少见。心包后部也可接受来自支气管动脉的直接供应。涉及支气管动脉的心外冠状动脉吻合通常在心包反折处,左冠状动脉的旋支通过心包后与支气管动脉在肺门内吻合最为常见。病理状况,特别是心包粘连,可通过血管化心包与心外血管进行吻合。

与心外血管吻合也存在于冠脉心房支,特别是窦房结支。冠状动、静脉及冠状动脉分支与心腔间众多吻合,可能导致"心肌窦状隙"和"小动脉心腔小管"。

(二)心静脉系统

心静脉系统分为两部分:大回流系统,由位于心外膜下、心肌层的大型静脉组成,回流大部分心肌外层血液,注入冠状窦前这些静脉位于室间沟内并向内延伸至心肌层表面。冠状窦及其属支、心前静脉系统、心室间隔和心房静脉间彼此可相互交通,回流除了右心室前方区域及心房和左心室少数不定局域外大部分心自身血液(含间隔部)至右心房,其中右缘静脉和心前静脉可直接由右心室前方注入右心房。

小回流系统,主要回流心肌内层血液,然后就近直接开口于心壁注入各心腔。最小静脉可与心壁内动脉和静脉、毛细血管网、心内膜下窦状隙相互连通,收纳、回流心内膜下心肌层的血液。

心静脉吻合,在心静脉循环的各个水平上都存在着广泛的吻合,可形成静脉丛。在心尖及其前后面附近区域静脉吻合最为丰富。像冠状动脉一样,心静脉与心外血管的联系,主要通过与心相连大血管本身的营养血管来实现。

三、传导组织

心肌细胞不同于骨骼肌,它具有自发性收缩和舒张的特性。心房细胞收缩和舒张均快于心室细胞。正常生理状态下,这两种心肌细胞收缩和舒张频率均被窦房结和房室结的起搏组织,以及由心房到心室的传导组织和室间传导通路这一特化传导系统纤维同步化。

(一)传导系统概述

在所有的心肌细胞中,窦房结的细胞产生电冲动的频率最快,成为整个心动周期的起搏点。窦房结内的细胞产生电冲动,通过节间束传到房室结。冲动在房室结延迟约40ms后向下传递到心室。冲动延迟保证心室收缩前心房能收缩泵出所有血液,同时控制传至心室的收缩频率上限。

过渡细胞介于结细胞和心房收缩性肌细胞之间,在结构上连接细胞与一般心肌细胞,在功能上接受结细胞冲动刺激,再传导到浦肯野细胞。浦肯野细胞组成的传导束和其分支的冲动传导速率很快(2~3m/s,一般的心肌细胞0.6m/s),冲动可优先到达心尖,再由此处产生整个心室肌肉同步收缩射血。心的工作效率取决于其内部互相依存的各种结构在心动周期各时相的精准配合。心房和心室在舒张期被动性充血,接着窦房结自发产生电冲动刺激心房收缩,完成舒张期对心室血量的灌注。由于房室延迟,左、右心房在心室收缩前同步完成兴奋和收缩,然后心室的收缩再按照精准的时间顺序进行。

心肌的收缩始于特化的心肌细胞,但神经系统可以调节固有心率快慢,以适应机体功能的需求。所有心肌细胞都具有兴奋性,细胞膜都会自发规律地去极化和复极化,电刺激传导都能借由相邻细胞间的缝隙连接传播开,细胞内肌动蛋白-肌凝蛋白复合体都产生兴奋-收缩偶合。但不同类型的心肌细胞表现不同,就去极化和复极化的速率而言,心室肌最慢,心房肌居中,窦房结的心肌细胞最快。窦房结的放电频率抑制慢节律的心肌细胞,是正常节律的起搏点。然而,就传导速度而言心室传导系统速度最快,普通的收缩性心肌细胞传导速度居中,窦房结细胞最慢。心传导系统包括窦房结、房室结、房室束及其左、右束支和浦肯野纤维网。冲动传导方向具有单向性,窦房结产生,从心房经房室结和房室束传向心室,然后在心室内传导至所有的心室肌。兴奋的传导速度很快,但不同部位的兴奋在时间上稍有差异。传导系统故障不会阻断心肌的收缩,但会使收缩协调性下降或丧失。如有多个自发性收缩出现或传导系统内有断点,形成次级起搏点,可干扰正常节律,导致心率变慢。在结间和左、右房间缺乏特化的传导通路,从窦房结产生的兴奋则由心房肌细胞传至心房肌和房室结,沿界嵴和卵圆窝缘有密集、规律排列的心房肌纤维,以确保边缘部位传导速度快于心房肌其他部位。

(二)心传导

1. **窦房结** 窦房结位于右心房静脉与固有心房交界处,自右心耳嵴右侧延伸至界沟上部,偶可见其呈马蹄形围绕上腔静脉口下半。窦房结动脉可为其标志,结细胞围绕窦房结中央动脉聚集,并和动脉外膜致密的胶原纤维网交织在一起。

窦房结分为头、体、尾三部分,并可伸出 5~8 支短指状结构,朝向上腔静脉、心外膜下区和界嵴,途中贯穿心房肌层。在结的外周部分,结细胞间混杂异质性过渡"连接"细胞。过渡细胞形态介于结细胞和一般心房细胞之间。自主神经节细胞仅会出现在窦房结外的前、后方,不出现在结内,在窦房结内可看见神经纤维穿行且多为副交感神经。

2. **结旁区** 结旁区位于界嵴内,介于窦房结细胞和心房工作细胞之间,兼具窦房结和一般心房细胞特性,其精细功能不详,可能通过调控起搏节律参与正常心房的收缩。

结间心房肌,从前曾认定窦房结和房室结间应存在特化的传导通路,但尚无明确证据。窦房结产生的冲动传导速度,在心房肌垂直轴方向快过横轴。传导到房室结的主要通路,即垂直走向的界嵴和卵圆窝缘,而传导到左心房的通路主要是 Bachmann 束,其次可通过卵圆窝缘、冠状窦和左心房间的肌性连接。

3. **房室结** 房室结,位于肌性房室隔的心房部,与心室心肌间以房室沟内绝缘结缔组织隔开,Koch 三角的边界可作为定位房室结的解剖学标志。该三角由右房室瓣隔侧尖附着缘、冠状窦口、Todaro 腱围成,房室结位于 Koch 三角的尖部,朝心房面突起,表面由心房肌纤维覆盖。房室结左缘凹陷,紧邻中心纤维体上面;底端突入心房肌,前下端进入中心纤维体,成为穿越中心纤维体的房室束。

房室结分为中心致密区和外周过渡区,其间交织着排列不规则、包裹心肌细胞的胶原纤维网。中心致密区由结细胞构成。来自左、右心房壁和房间隔的心肌细胞直接插入致密区(同时也传入电刺激)。外周过渡区包被致密区,由伸展延长的过渡细胞组成,其功能与形成传导延迟有关。

房室结内的结细胞延伸出的过渡细胞,沿三尖瓣环朝冠状窦方向走行,构成慢传导路径;在 Koch 三角前部靠近房室结致密部往房间隔前上部延伸构成快路径;以及左心房延伸至二尖瓣环方向的第三条路径。临床上房室结折返性心动过速即与快、慢路径冲动传导异常有关。在窦房结和房室结,结细胞间和结细胞与过渡细胞间的细胞间缝隙连接数量比闰盘或正常相邻心肌细胞间要少得多,可能与 connexin 43 缺乏相关,是结细胞兴奋邻近过渡细胞较慢的原因之一。同样房室延迟在很大程度上也是因为细胞间缺乏缝隙连接,在一定程度上干扰电位散布、延迟冲动。此外,过渡细胞的狭长结构亦不利于房室传导,会进一步促成延迟。

4. **房室束**　房室束是房室结的直接延续,进入中心纤维体内被绝缘组织包被,穿过中心纤维体后在室间隔肌部的嵴处分叉,分叉中的束支位于室间隔膜部和肌部之间。

右束支是狭窄而独立的纤维束,起初行于心肌内,然后在心内膜下走向心室尖,进入隔缘肉柱并沿其到达前乳头肌。右束支在室间隔的行程中几乎没有分支进入心室壁,但在前乳头肌起始处,反复分支形成许多细小的心内膜下细束支,先分叉包绕乳头肌,再返回心内膜下,分支分布于心室壁各部心肌。

左束支由多条细束组合而成,这些细束离开左束支的左缘形成一扁平丛,沿室间隔肌部的嵴下走行。扁平丛中的细束继而在室间隔左侧心内膜下向心尖方向下行,并在心内膜下分为前支、隔支和后支。各细小分支均形成心内膜下网,首先包绕乳头肌,再弯曲返回心内膜下,分支分布于左心室各部心肌。

房室束主支借结缔组织被膜与周围的心肌隔开,直到心内膜下传导纤维终末分支处,传导肌细胞才与普通肌细胞形成大量功能性接触,兴奋心肌细胞。因此,乳头肌先兴奋并开始收缩,接着兴奋收缩波由心室尖传向动脉流出道,由于浦肯野纤维网位于心内膜下,心室肌兴奋过程是由心肌的心内膜面至心外膜面。

(三)心传导系血液供应

冠状动脉分支梗塞或损伤,可引起相应部位的心肌缺血、坏死,同时也会产生心传导系血供障碍,导致心律失常。

1. **窦房结的血液供应**　窦房结由窦房结支供应,窦房结支除供应窦房结外,可发分支供给右房或左房心肌的大部分、房间隔以及界嵴等部分。此动脉常起自右冠动脉,其次为左冠动脉旋支,偶有同时由左、右冠动脉发出。

窦房结支从右冠状动脉发出,以逆时针环绕上腔静脉口或在其前缘分为两支,一支上行,另一支进入界嵴和窦房结,两支共同环绕上腔静脉口;窦房结支亦可单支顺时针环绕上腔静脉口,末端达上腔静脉内侧。少数窦房结支由右房中间支延续而成,沿右房外侧上升至上腔静脉根部进入窦房结。右冠脉终支也可分布于窦房结,但较少见。

如窦房结支起自左冠状动脉,多为左房前支延续,发出部位距左冠状动脉起点常在1.5cm以内。少数为左房中间支延续,极少数为左旋支末端延续。

窦房结支沿途分支供应心房肌,并与其他心房支吻合,通常可贯穿窦房结中央。窦房结支在结内分支丰富,多与血管主干平行。大部分小支离开窦房结分布于心房壁或与其他心房支吻合。窦房结细胞功能活跃,其动脉血管的密度大约是窦房结横断面积的14%,远高于邻近心房壁。且窦房结支进入结后,血管壁中膜外肌层消失,并以结细胞代替外膜。窦房结静脉与同名动脉伴行,无主干,直接注入右心房或上腔静脉。

2. **房室结区的血液供应**　房室结区由房室结支、左房后支以及房间隔前支等供应。房室结支多为1支,可缺如。多在房室交点起自右冠状动脉U形弯曲顶端,少数可从左冠状动脉旋支发,左、右冠状动脉均发分支供应房室结区的罕见(0.7%)。房室结支沿室间隔上缘向前,从房室结的后端穿入结内,至结的中部转向下,穿经右纤维三角进入室间隔上部,并前行进入房室束内,有时房室结支主干不入结,只发细小分支供应房室结。左房后支主要起自左冠状动脉旋支,自冠状窦口前方进入房室结区,主要供应房室结区的心房扩展部,也可发细支至房室结。房间隔前支,从右冠状动脉或左旋支的起始段发出,有时为窦房结动脉的分支,自房间隔的前方分支进入房室结区。上述动脉相互吻合,互为消长,故房室结动脉阻塞,只出现房室结区的暂时性血供障碍,呈现一时性房室传导阻滞。

3. 房室束和束支的血液供应　房室束和左、右束支近侧段的数毫米,主要由房室结支和前室间支的室间隔支供血。房室束的前部由前室间隔支供应,房室束的后部由房室结支供应。个别房室束可完全由房室结支供血。

左束支主干前半、左束支前上支、间隔支以及后下支前部纤维由左冠状动脉前室间支的室间隔支供血;左束支主干后半和左束支后下支后半部则由右冠状动脉发出的房室结支脉以及后室间隔支供应。由于左束支前上支仅由前室间隔支供血,故左冠状动脉的前室间支阻塞时,易引起左束支前上支阻滞。左束支后下支由于是双重血液供应很少发生传导阻滞。

右束支的上段位于室间隔的上 1/3,主要由房室结支和前室间隔支供血,中段位于圆锥乳头肌的后方,仅由前室间隔支供血;下段行于隔缘肉柱内,由前室间隔支和右室前支供应。由于右束支主要由前室间隔支供应,左冠状动脉前室间支梗塞可引起右束传导阻滞。左、右束支的静脉与同名动脉伴行,回流入心大静脉或心中静脉。

通常右冠状动脉或左冠状动脉旋支阻塞引起下壁心肌梗死时,房室结区易暂时性缺血,发生一过性房室传导阻滞。前室间支阻塞引起前间壁心肌梗死时,容易引起束支阻滞,若发生房室传导阻滞,往往系左、右束支广泛病变所致。

四、心脏的神经支配

心脏接受丰富的交感神经和迷走神经支配,在心壁还有发达的心内神经系统。

(一)迷走神经和交感神经

二者在心脏相互分离,交织少。右侧心交感神经共 3 支:右星状心神经,起自腹侧锁骨下祥或星状神经节;右胸背内侧心神经,由颈中神经节发出;右胸背外侧心神经,也由颈中神经节发出,有时可有腹侧锁骨下祥来的分支。而左侧心交感神经有 5 支:左星状心神经,来自星神经节,在左心耳进入心脏,即心下神经;腹侧心神经,起自颈中神经节;左胸背内侧心神经,为颈中神经节中线支的内侧延续;左胸背中间心神经,起自颈中神经节或气管前神经节;左胸背外侧心神经,也起自颈中神经节,走向房室区背侧。

右迷走神经有 3 支:喉返神经返心支;胸颅侧迷走心神经,从胸迷走神经发出;胸尾侧迷走心神经,自胸下部的迷走神经发出。左迷走神经来自喉返神经的近心支(内侧支、外侧支及若干细支)。

心浅丛:在主动脉弓下,右肺动脉前。由左交感颈上神经节发出的心上神经和迷走神经的心下支组成。

心深丛:位于气管分权的前方,主动脉弓后方,肺动脉分权处的上方。由颈部和上胸部交感神经节发出的心神经及迷走神经干、喉返神经心支组成。

心丛到达心脏后进一步分支形成左、右冠状丛,沿冠状动脉分支走行。其中右冠状动脉丛伴随右冠状动脉,发出分支至右心房和右心室;左冠状动脉丛伴随左冠状动脉至左心房和左心室。

支配心脏的迷走神经与交感神经均具有传出和传入两种纤维成分。其中支配心脏的交感纤维一般认为其起源于上 5~6 个胸段脊髓侧角,经交通支至相应交感神经节及颈上、中、星状神经节,换元后节后纤维组成心神经,分布于心房、心室及心底部大动脉。

交感神经传入纤维中,传统认为传导心绞痛的交感传入纤维位于心中神经、心下神经和胸心神经,通过白交通支进入胸1~5脊神经后根。

支配心脏的迷走节前纤维起自迷走神经背核,而其传入纤维则走行于迷走神经心内支,其胞体位于迷走神经下节,主要感受心肌压力、牵张刺激,参与心血管反射,但是否参与传导伤害性刺激引起的疼痛尚不清楚。

心丛进入心脏后分别到达并支配心脏传导系统、心肌及冠状血管壁等结构。

1. 心传导系统的内脏神经分布 心传导系接受丰富的交感、副交感神经和感觉神经纤维的支配。窦房结、房室结和房室束的神经供给丰富,束支及浦肯野纤维则相对较少。一般认为右侧迷走神经和交感神经主要分布并支配窦房结,而左侧的则主要分布于房室结。交感神经兴奋可提高起搏点的自律性和房室传导的传导性,副交感神经的作用则相反。

2. 心肌的内脏神经支配 心肌纤维束间具有丰富的神经纤维,分布于心外膜下的主要是无髓神经纤维及较少的有髓神经纤维组成的神经丛,神经丛发出的纤维与心内神经节发生联系。由神经丛及神经节发出的神经纤维束穿肌束在整个心肌层内分支,形成稀疏网状结构走行在肌束之间并缠绕血管,心房心室均接受交感及迷走神经的支配。

3. 冠状动脉的内脏神经支配 冠状动脉接受交感、副交感神经支配,冠状动脉壁上有丰富的感觉神经纤维。分布于冠状动脉中膜内丰富的细小无髓纤维中大部分为交感纤维。冠状动脉主干上的神经纤维沿其分支可延伸至小动脉。虽然冠状动脉接受交感副交感的双重支配,但其小分支小动脉主要由副交感神经支配。

4. 心瓣膜的内脏神经支配 主要为存在于瓣膜上的胆碱能及肾上腺素能神经纤维。

5. 心包的内脏神经支配 心包接受交感、副交感神经支配。交感神经来自星状神经节、主动脉丛、心丛及膈丛;副交感神经来自迷走神经、左喉返神经和食管丛。心包有丰富的感觉性神经,主要来自膈神经的心包膈支及肋间神经分支,从心包后面及两侧进心包。

(二)心内神经系统

心内神经系统为广泛分布于心内的神经节、散在的神经细胞及其神经纤维构成的神经节丛,各丛之间构成相互联系的复杂的心内神经网络。心内神经节几乎全部分布于心房外膜下近心肌处,以心房后壁、房间隔和冠状沟和大血管根部多见。心内神经节大小及细胞数目差异极大,其中较大的神经节分布于窦房结和房室结周围,较小的则分布于左心房上表面、房间隔和心房心耳交界处。在大血管根部及冠状沟附近也有神经节分布。按形态学特征及功能,心内神经节细胞可分为以下几类。

1. 主细胞 即心内副交感节后神经元。但其不仅可与迷走神经前纤维形成突触,亦可与交感神经、肽能神经、嘌呤能神经纤维以及其他心内神经节细胞的纤维终末形成突触。因此,该类细胞类似于脊髓前角运动神经元,为支配心脏的神经系统的最后通路。

2. 嗜铬细胞 散在或呈团分布于心内神经节中,该细胞体积小与铬亲和。据其生理作用可分为中间神经元、神经内分泌细胞和感觉性神经元。

3. 心内感觉神经元 嗜银染色发现心内神经节中有假单极神经元、双极神经元,这类神经元在功能上应属感觉性神经元,可双向投射至心室及颈星状神经节。

4. 跨器官支配肺的心内神经元 部分心内神经元电位变化与呼吸频率同步,神经追踪剂发现,心内有含气体性递质NO的神经元入肺门、肺内支气管后支配肺组织。

根据电生理及形态学特征心内神经节细胞又可分为:

(1)S细胞:该细胞很少接受迷走神经的突触传递,即使有迷走神经突触传递,该细胞也只产生阈下兴奋,不产生动作电位。动作电位由局部刺激诱发,并且在超极化后瞬间发生。S 细胞形态较小,为单极神经元。因不受副交感神经的影响,而受心内投射纤维的影响,故 S 细胞可能与心功能调节的外周反射有关。

（2）SAH 细胞:该细胞接受副交感神经的突触传递,产生超极化后延迟的动作电位,因此认为 SAH 细胞可能是中枢神经系统支配心脏的中继神经元。另外,这类细胞也接受心内投射纤维的兴奋性突触而产生阈下兴奋,当阈下兴奋叠加达到阈电位时,也可产生动作电位,因而 SAH 细胞也可能参与心脏功能调节的外周反射。

（3）P 细胞:电生理特征在诸多方面与 SAH 细胞相同,类似于起搏细胞,可检测到节律性动作电位的发放。P 细胞不接受任何纤维的投射,可能属感觉性神经元,并且发出突起投射到 S 细胞和 SAH 细胞,调节它们的活动。心内神经系统功能复杂,主要表现为:①心内神经细胞接受迷走副交感节前纤维,发出节后纤维到达心脏特别是心肌细胞、心传导系统及冠状动脉,在中枢神经系统调节心脏功能过程中起重要的中继作用。②心内神经节细胞接受交感神经节后纤维,在协调交感神经和副交感神经对心脏功能的共同调节中起主要的闸门及最后通路作用。③心内神经节的感觉神经元参与心脏信息感受、综合和反馈调节。④心内神经节内的双极和假单极神经元构成不依赖中枢的外周短反射环路,或发出突起投射到邻近的神经元或神经节构成心内局部反射环路,实现多层次心功能调节。⑤支配肺的心内神经节细胞参与肺功能及心肺功能的调节。心内神经系统亦被称为心脏的微脑系统。

（作者:赵志伟;审校:陈蕾）

第四节　心脑病理生理学

心血管和脑血管疾病常具有共同的危险因素,并存在空间、时间和直接相互作用。心血管疾病可诱发脑血管疾病,而脑血管疾病也可导致心血管病变。

一、脑源性心脏病的病理生理

心脏是一个中空器官,内部分为左、右心房和左、右心室四个腔。心脏的主要功能是通过四个腔室节律性的舒缩活动,来推动机体的血液循环,使血液到达全身组织器官,以满足组织细胞的代谢需求。此外,心脏细胞还具有分泌功能,可分泌多种生物活性物质,调节自身和远隔器官的功能。影响心脏泵血功能的基本因素包括前负荷、后负荷、心肌收缩力、心率以及心肌收缩协调性。

大脑可直接通过自主神经系统的分支包括交感神经分支和副交感神经分支来控制心脏,心脏功能可因心脏和中枢的自主神经的反射激活而发生改变。多种中枢神经系统疾病,包括缺血性卒中、蛛网膜下腔出血、脑内出血、癫痫发作、帕金森病、颅脑外伤、脑膜炎或脑炎等,可直接或间接引起心血管系统疾病,如心律失常、心肌梗死、心力衰竭等,常称为脑源性心脏病。

【发病机制】

心脏交感神经起源于脊髓上胸段的交感节前神经元。交感神经节后纤维释放去甲肾上腺素和神经肽 Y,支配心脏的传导系统及心肌收缩性。去甲肾上腺素与心脏 β_1 肾上腺素受体结合,使受体活化,从而增加细胞内环磷酸腺苷（cAMP）水平。窦房结的心肌细胞是生理性心脏起搏点,cAMP 水平的增加可通过超极化激活环核苷酸门控通道,增加阳离子内流,进而加速舒张期去极化。因此,心脏周期的缩短与交感神经放电频率几乎成线性关系。心脏周期缩短本身可增加心室收缩性和舒张速度,cAMP 水平的升高可进一步增强此效应,具体机制为 cAMP 通过促进蛋白激酶 A 依赖性的膜磷蛋白的磷酸化,进而增加肌质网 ATP 依赖性钙离子的内流。交感神经系统也通过促进肾上腺髓质释放肾上腺素来控制心脏。

参与心功能调控的副交感节前神经元位于延髓迷走神经背核和疑核。支配心脏的副交感神经即迷走神经,广泛支配心脏传导系统及心房和心室的工作心肌。当迷走神经兴奋时,其节后神经末梢释放乙酰胆碱和肠血管活性肽,乙酰胆碱可与心肌细胞膜上的 M2 毒蕈碱受体结合降低心肌细胞中的 cAMP 水平。此外,M2 毒蕈碱受体活化后,还可提高细胞膜上钾离子通道的通透性,促进钾离子的外向流动,从而导致心肌兴奋性下降、心率减慢、房室传导速度减慢、心肌收缩性下降等。心脏周期的增长与副交感神经的放电频率几乎成线性关系。

神经退行性疾病可导致自主神经主要是交感神经进行性衰竭,导致多种临床症状,如直立性低血压等,机体的代偿作用可能会使这些效应不很明显。然而,自主神经系统的血管性、炎症性或创伤性损伤通常可引起急性自主神经过度活跃的症状,可表现为对心血管系统的异常过度控制。多种慢性神经系统疾病,尤其是睡眠障碍,可导致持续的慢性自主神经系统功能亢进。急性和慢性自主神经功能亢进,均是心血管疾病发生发展的一个危险因素,也可能会导致心源性猝死,主要机制如下。

1. **儿茶酚胺类物质释放增加** 神经系统疾病导致的交感神经兴奋性增高,导致儿茶酚胺类物质分泌增加,可引起心肌肥大、心律失常、心电图改变以及与心肌梗死不同特征的心肌病理改变,如心肌细胞嗜酸性增加,甚至是心肌细胞胞质完全转化为致密嗜酸性横带。受损严重区域,坏死的碎片常被单核细胞浸润,还可伴有出血。

心肌受损,导致心肌细胞变性甚至死亡,导致心肌细胞数量减少,并且收缩蛋白数量减少,因此,心肌收缩性下降,心排血量下降。此外,心脏的各部、左-右心之间、房-室之间以及心室本身各区域的舒缩活动处于高度协调的状态,四个腔室有序收缩,心房先于心室,而左右心房和左右心室舒缩各自具有同步性。心脏的舒缩的高度协调性,是心脏有效泵血和维持正常心排出量的基本要求。一旦心脏舒缩活动的协调性被破坏,心脏泵血功能会发生紊乱,导致心排血量下降。心肌过度肥大时,肌丝与线粒体等细胞器呈现不平衡的增长方式,心肌收缩力下降。此外,细胞外基质过度增生和纤维化,胶原含量增加,使细胞间质与心肌比值增大,发生纤维化。心脏受损时,其各部分的变化是不均一的,这种不均一性改变是造成心脏收缩能力降低及心律失常的结构基础。

2. **应激反应** 早在 1958 年,赛里就提出应激反应可导致心脏病变,并且发现一些类固醇,如氟氢可的松和甲状腺激素等也能引起相同的心脏病变,包括肌原纤维变性。肌原纤维变性是心脏损伤的早期表现形式。因为肌原纤维主要是位于心内膜下,因此,可能会累及心脏的传导系统,导致心律失常。此种损伤,加上儿茶酚胺的致心律失常作用,可能会引起严重的心律失常。同时,儿茶酚胺水平的升高,会导致冠状动脉痉挛与收缩,心肌缺血,甚至心肌梗死。上述可能是蛛网膜下腔出血、卒中、癫痫、头部外伤、心理应激及颅内压增高等多种神经系统疾病患者猝死的主要机制。

3. **神经系统刺激** 刺激神经系统,如刺激下丘脑,可导致心脏损伤,并且在组织学上,与儿茶酚胺和应激反应导致的心脏损伤没有区别。刺激外侧下丘脑,可导致高血压和心电图改变。C_2 脊柱段和星状神经节的切除或者抗肾上腺素能药物如普萘洛尔的应用,同时保留迷走神经,可阻止下丘脑刺激对血压和心电图的影响,说明心电图改变和心肌损伤机制是因为交感神经激活,而不是副交感神经。刺激下丘脑前部可产生心动过缓,迷走神经切断术可阻止这种作用。单侧下丘脑刺激不会导致心肌损伤,但双侧下丘脑刺激会导致肌原纤维变性。刺激边缘皮质、中脑网状结构、星状神经节和主动脉弓也可产生类似的心脏病变。在肾上腺切除动物身上,也可出现神经源性心脏病变,但没那么明显,表明神经源性心脏病并不是单纯由激素导致的。循环系统中大量儿茶酚胺的存在,可以加重心电图变化及心肌损伤。

二、心源性脑病的病理生理

大脑是控制运动、产生感觉及实现高级脑功能的高级神经中枢,在保持机体内部各器官系统、机体与外部环境的协调中处于主导地位。人类长期生产劳动和社会生活,促进了大脑的高度发展,成为了语言文字、学习记忆、思维意识、认知情感等精神活动的结构基础。脑功能不全时,对人的精神、情感、行为、意识以及几乎所有的脏器功能都会产生不同程度的影响,导致认知障碍。认知障碍又称为认知缺陷,指上述几项认知功能中的一项或者多项受损,从而引起学习、记忆障碍,可同时伴有失语、失认、失用、失行等病理改变过程,影响患者的日常社会能力。心血管疾病会引起心排血量减少,进而导致脑血流量的不足,引起脑组织缺血性坏死和神经功能缺损。

【发病机制】

认知功能是大脑皮质高级神经功能活动的反映,其结构基础是大脑皮质,任何导致大脑皮质结构或功能损伤的因素均可引起认知障碍。其中,心血管疾病导致患者认知功能障碍的机制主要是心血管疾病引起脑低血流灌注,导致脑组织损害,引起大脑皮质神经元障碍和数量减少,导致认知障碍,具体机制如下。

1. **能量缺乏和酸中毒**　中枢神经细胞的能量储备极少,对缺血、缺氧非常敏感,完全缺血 5 分钟即可导致神经元的不可逆性死亡。在缺血、缺氧状态下,ATP 生成减少,细胞出现能量耗竭。此外,低氧供状态下会引起无氧酵解增强,大量乳酸生成,引起代谢性酸中毒,导致神经细胞膜上 Na^+-K^+-ATP 酶的活性降低,细胞膜的通透性增加,细胞内 K^+ 外流增加,同时 Na^+、Cl^- 及 Ca^{2+} 大量进入细胞内引起的细胞损伤。

2. **兴奋性氨基酸毒性作用**　谷氨酸是脑内含量最丰富的中枢神经系统兴奋性神经递质,突触间隙过多的谷氨酸积聚对神经元有很强的毒性作用。脑缺血时,神经细胞膜上 Na^+-K^+-ATP 酶的活性降低,导致氨基酸,特别是谷氨酸的释放增多和再摄取减少,在突触间大量积聚,过度激活其受体,使突触后神经元过度兴奋并最终死亡,损害学习记忆能力。

3. **细胞内钙离子超载**　脑缺血加速神经细胞膜去极化,引起谷氨酸的释放,导致"电压依赖性"和"受体门控性"Ca^{2+} 通道开放,Ca^{2+} 内流增加,导致神经细胞 Ca^{2+} 超载,通过下述机制导致细胞死亡:①大量的 Ca^{2+} 干扰线粒体氧化磷酸化过程,能量生成减少;②激活细胞内 Ca^{2+} 依赖性酶类,导致细胞成分异常分解;③激活磷脂酶,使膜磷脂降解,产生大量的游离脂肪酸及其代谢产物,特别是花生四烯酸、白三烯等,激活血小板,促进微血栓形成,加重脑缺血。

4. **氧化应激损伤**　脑缺血时,ATP 减少,氧供应下降,造成自由基蓄积而引起脑损伤。

5. **炎症细胞因子损害**　脑缺血后,受损的脑细胞产生多种细胞因子,如致炎因子肿瘤坏死因子-α(TNF-α)和白介素-1β(IL-1β)等,会直接或间接造成神经元损伤。

6. 常见慢性心血管疾病 如高血压、冠状动脉粥样硬化性心脏病、肺源性心脏病等可因脑血液的供应减少,导致长期慢性脑缺氧引起继发性脑功能降低而导致认知障碍。

(作者:陈军利;审校:陈蕾)

参 考 文 献

［1］ SUSAN S,NEEL A,ROLFE B,et al. GRAY'S Anatomy［M］. 42nd ed. Amsterdam:Elsevier Limited,2021.

［2］ HANS J,TEN D. Clinical Neuroanatomy(Brain Circuitry and Its Disorders)［M］. Berlin Heidelberg:Springer-Verlag,2011.

［3］ 李和,李继承. 组织学与胚胎学［M］. 3 版. 北京:人民卫生出版社,2015.

［4］ FINSTERER J,WAHBI K. CNS-disease affecting the heart:brain-heart disorders［J］. J Neurol Sci,2014,345(1-2):8-14.

［5］ COOTE J H. Myths and realities of the cardiac vagus［J］. J Physiol,2013,591(17):4073-4085.

［6］ PATAKA A,RIHA R L. Continuous positive airway pressure and cardiovascular events in patients with obstructive sleep apnea［J］. Curr Cardiol Rep,2013,15(8):385.

［7］ PESSOA L. Understanding brain networks and brain organization［J］. Phys Life Rev,2014,11(3):400-435.

第二章　心脏疾病相关神经系统疾病

第一节　先天性心脏病相关神经系统疾病

一、概述

先天性心脏病(congenital heart disease,CHD),简称先心病,是新生儿最常见的疾病之一,是心脏血管胚胎发育过程障碍所致的心脏血管形态、结构、功能、代谢异常。

先天性心脏病的发病率为 0.7%~0.8%,居每年活产新生儿出生缺陷的首位。目前一致认为先天性心脏病是由遗传因素、环境因素单独作用或共同作用所导致的,其中由遗传及环境因素共同作用所致的先天性心脏病占总数的 75%~90%。其中简单型先天性心脏病包括室间隔缺损(ventricular septal defect,VSD)、房间隔缺损(atrial septal defect,ASD)、动脉导管未闭(patent ductus arteriosus,PDA)和肺动脉瓣狭窄(pulmonary stenosis,PS)等,复杂型先天性心脏病包括法洛四联症(tetralogy of fallot,TOF/F4)、肺动脉闭锁(pulmonary artery atresia,PA)、右室双出口(double outletright ventricle,DORV)、大动脉转位(transposition of great arteries,TGA)、左心室发育不良(left ventricular dysplasia,LVD)、主动脉弓离断(interruption of aortic arch,IAA)等。

随着介入治疗技术、心脏外科直视手术和体外循环技术的不断进步,先天性心脏病患者尤其是复杂先天性心脏病患儿的长期存活率不断提高,但先天性心脏病合并神经系统异常的情况日益突出。既往认为神经系统的损伤多归因于外科手术的操作、体外循环中脑组织血液灌注不足、血氧供应不良及术后微小血栓形成等。但目前研究发现,大部分先天性心脏病患者在行外科手术治疗前即可存在神经功能障碍。神经系统损伤一旦造成,多不可逆,部分在早期表现不明显,中远期才显现出来。因此,早期发现、诊断和评估先天性心脏病相关神经系统疾病并及时给予相应处理和治疗尤为重要。

先天性心脏病相关神经系统疾病临床表现多样,主要包括以下几种:脑血管病(cerebrovascular disease,CVD)(其中缺血性卒中最常见)、偏头痛(migraine)、癫痫(epilepsy,EP)、脑白质病变、脑脓肿(brain abscess)、认知功能障碍(cognitive dysfunction)等。先天性心脏病相关的神经系统疾病发病机制多样,诊断及治疗方法各异,将在本节以下内容中详细阐述。

二、临床特征与治疗

(一)先天性心脏病与脑血管病

先天性心脏病是儿童及年轻成人脑卒中常见的危险因素,其缺血性脑卒中发生的风险是一般人群的 9~12 倍,先天性心脏病可通过未闭导管、异常血液分流、心律失常等异常,明显增加缺血性卒中风险;伴有严重心脏病的个体,例如法洛四联症、大动脉转位或者左心发育不良综合征,缺血性卒中发生的风险便更高;反过来,12%~31%的脑卒中患者都存在心源性病因,如室间隔缺损(ventricular septal defect,VSD)、继发孔型房间隔缺损(secundum atrial septal defect,S-ASD)及动脉导管未闭(patent ductus arteriosus,PDA)、卵圆孔未闭(patent foramen ovale,PFO)。

【发病机制】

先天性心脏病分为紫绀型与非紫绀型,非紫绀型通常肺循环血流增加,氧合正常,但是如果异常心血管系统形成的血液分流逐步增加肺血管的压力和阻力,最终可能导致右向左分流形成,则出现紫绀型。目前,先天性心脏病导致缺血性脑卒中的可能机制包括以下几个方面。①反常栓塞:正常情况下,肺毛细血管床起到过滤作用,阻止静脉栓塞物质进入动脉循环。然而,从右到左的分流允许栓子进入动脉循环而不穿过肺,这种现象称为反常栓塞,是先天性心脏病患者最常见的脑卒中机制之一。②高黏滞血症:由红细胞增多症和代偿性红细胞增多症所致。紫绀型先天性心脏病与红细胞增多症相关,血细胞比容有时超过70%,这可能会导致高黏滞血症,减少氧气输送,增加血栓事件。③感染性心内膜炎:先天性心脏病也增加了感染性心内膜炎和卒中的风险,心脏解剖结构的改变可能导致感染性赘生物的形成。如果先天性心脏病患者血液绕过肺循环,感染可能通过分流进入动脉循环从而导致栓塞。④心腔扩大:先天性心脏病患者可能因高动力循环状态而导致心腔扩张,从而在心房或心室内形成血液淤滞和血栓,如果再合并心房颤动(atrial fibrillation),更容易出现心腔内血栓形成或栓塞,从而增加脑卒中风险。

【临床表现】

患者可同时出现先天性心脏病与脑血管病(cerebrovascular disease,CVD)的症状。患者可无心脏相关的症状,也可表现为运动不耐受(exercise intolerance)、发绀(cyanosis)、生长发育迟缓(growth retardation)、呼吸窘迫(respiratory distress)等症状。脑血管病的症状可表现为局灶性神经功能缺损(focal neurological deficit,FDA)。脑栓塞通常在活动中突然发病,神经功能缺损表现在发病初期即达到高峰,不同部位的血管栓塞会造成相应的神经功能缺损。与其他原因造成的脑梗死相比,心源性栓塞容易复发和伴发出血,由于栓塞所致的突然血流中断,使大脑难以产生足够的侧支循环,故临床表现一般较严重,致死率、致残率较高。

【诊断】

先天性心脏病的诊断可基于其特征性临床表现以及体格检查作出初步判断,当前,对于绝大部分先天性心脏病的确诊还离不开超声心动图(echocardiogram,ECHO)检查,必要时结合心血管电子计算机断层扫描(computed tomography,CT)和磁共振成像(magnetic resonance imaging,MRI)明确诊断,而心导管检查(cardiac catheterization)是确诊复杂先天性心脏病的最后手段。超声右心声学造影(echocardiography of right heart)有助于检测潜在房水平右向左的分流,由搅动的生理盐水或回声造影剂产生的回声微泡作为静脉注射的造影剂。进入肺循环的气泡通常会被肺过滤,但有分流的气泡会进入左心和动脉循环,在那里可以通过超声心动图或经颅多普勒超声(transcranial doppler,TCD)检测到;如果没有发现气泡,患者咳嗽或采用瓦尔萨尔瓦动作(valsalva maneuver)会增加胸腔内压,并可能诱发右向左分流。另外,经食管超声心动图(transesophageal echocardiography,TEE)在鉴别左心房内血栓和潜在分流方面优于采用经胸超声心动图(transthoracic echocardiography,TTE)。

脑血管病的诊断包括病史、体格检查结合颅脑 CT/MRI 或 MRA、DSA 等检查发现相应的病灶或相关的疾病证据。影像学的特征为 CT/MRI 显示缺血性脑梗死或出血性脑梗死改变,梗死灶一般大于1.5cm,可为多发性梗死灶,大多位于颈内动脉系统,少数位于椎基底动脉系统。

【治疗】

治疗先天性心脏病所致脑卒中的关键是控制反常栓塞,反常栓塞的治疗应同时考虑血栓预防和分流纠正,如果患者出现深静脉血栓形成、肺栓塞(pulmonary embolism)或房颤,则应进行抗凝(anticoagulation)治疗;对于常见分流性先天性心脏病的治疗,需仔细评估分流量大小进行手术决策。值得注意的是,先天性紫绀型心脏病导致的反常栓塞不能完全靠手术修复,经常需要额外的治疗。

大多数血栓形成发生在静脉系统,虽然静脉切开术通常用于预防高黏滞血症,但在先天性心脏病患者中,该手术可导致红细胞缺铁和继发性球形细胞增多,从而加剧血液黏度和卒中风险;羟基脲则已被尝试作为静脉切开术的替代品,但目前并未作为常规治疗。

(二)先天性心脏病与偏头痛

偏头痛(migraine)是一种常见的慢性神经系统疾病,其特征是发作性、多为偏侧、中重度搏动样头痛,常伴有恶心、呕吐和/或畏光、畏声。简单性先天性心脏病患者易出现不明原因的偏头痛,且部分伴反向分流的心脏病患者接受封堵术后,偏头痛的症状可能缓解,也可能加重,无偏头痛的患者在术后可能出现新发偏头痛。

在一般人群中,偏头痛的患病率为14.7%,而在先天性心脏病患者中,偏头痛的患病率约为45%,为一般人群的3~4倍。并且,对于无心脏内左向右分流以及右向左分流的先天性心脏病患者,偏头痛的患病率无显著差异。在房间隔缺损的患者中,偏头痛的患病率24%~34%,女性患者的偏头痛患病率高于男性。

【发病机制】

对于房间隔缺损、室间隔缺损以及动脉导管未闭的患者,在疾病的初始阶段,以左向右的分流为主,随着病情的进展,可出现明显的肺动脉高压或严重的右心功能不全,右心室压力可达到或超过体循环水平,导致分流逆转为右向左。在房间隔缺损的患者中,在运动或Valsalva动作时,也可出现短暂的心内右向左分流。正常情况下,静脉血中微血栓及血管活性物质(如5-羟色胺)可进入肺循环,在肺组织中过滤或代谢,而存在右向左的分流时,这些物质会避开肺循环直接进入体循环,作用于颅内血管,导致偏头痛的发生。即使没有明显的右向左分流,先天性心脏病患者心房压力变化导致的心房钠尿肽增多,也可扩张血管,引起偏头痛发作。另外,有研究认为,遗传因素可能使某些患者发生先天性心脏病和偏头痛的风险都升高。

【临床表现】

患者可同时出现先天性心脏病与偏头痛症状。先天性心脏病临床表现可参照上述"先天性心脏病与脑血管病"相关内容。偏头痛的临床表现与一般人群无明显差异,一般人群中先兆偏头痛约占偏头痛患者的10%,但先天性心脏病合并偏头痛患者中先兆偏头痛的比例更高。最常见的先兆为视觉先兆(visual aura),如视物模糊(blurred)、暗点(scotoma)、闪光(photopsia)或视物变形(metamorphopsis);其次可以有感觉先兆(aura of sensation),言语和运动先兆少见。头痛在先兆同时或先兆后1小时内逐渐形成,常伴恶心、呕吐、畏光或畏声、苍白或出汗等。

【诊断】

在先天性心脏病诊断基础上,对于有头痛症状的先天性心脏病的患者,根据发作类型、家族史和神经系统检查,可作出偏头痛临床诊断,但仍需进一步结合头颅 CT、MRI、CTA 等技术,排除脑血管疾病、颅内占位以及颅内动脉瘤等器质性疾病。

【治疗】

对于先天性心脏病相关的偏头痛患者,需根据相应的手术指征,决定是否进行手术治疗。部分分流性心脏病患者接受心脏封堵术(occlusion)后,偏头痛的症状可能缓解。除此以外,对于不能接受心脏手术治疗的偏头痛患者,仍然可以采取药物治疗和非药物治疗。药物治疗包括发作期止痛治疗,如非甾体抗炎药、阿片类药物、麦角类药物等,以及非发作期的预防性治疗,如 β 受体阻滞剂、钙离子通道拮抗剂、5-羟色胺受体拮抗剂等;非药物治疗主要是教育患者进行生活方式的调整以及避免头痛诱因等。

(三)先天性心脏病与癫痫

随着心脏介入治疗、心脏外科直视手术和体外循环技术的发展和进步,先天性心脏病患儿的存活率得到不断提高,但先天性心脏病合并神经系统损伤的现象也日益突出,其中癫痫(epilepsy,EP)发作是其常见的神经系统合并症之一。

【发病机制】

先天性心脏病导致癫痫发作有多方面的原因。①先天性因素:常见的先天性因素为基因异常,基因异位或缺失会影响心脏和脑的发育,如 21-三体综合征(trisomy 21 syndrome)和小头畸形(microcephaly)等;其次胎儿期心脏发育异常也会影响胎儿的脑血供,从而导致继发胎儿脑部缺氧而形成脑软化灶。②获得性因素:包括手术时机的选择、多次手术史、深低温体外循环的影响、免疫炎性反应等因素都可能导致癫痫发作。据报道,先天性心脏病手术患儿在术后的癫痫发生率为 4%~10%,复杂型先天性心脏病术后的癫痫发生率更高。

【临床表现】

合并癫痫的先天性心脏病患者中,室间隔缺损、法洛四联症(tetralogy of fallot,TOF/F4)、完全性大动脉转位(complete transposition of great arteries,CTGA)及单心室(single ventricle,SV)等复杂型先天性心脏病(complex congenital heart disease,CCHD)较多,同时,患儿会伴有癫痫发作。癫痫发作类型多样,可表现为全面性发作(generalized seizure)或部分性发作(partial seizure)。此外,遗传因素导致的先天性心脏病和癫痫发作的患者还可表现出除心脏与神经系统症状以外的表现,如 21-三体综合征。

【诊断】

在先天性心脏病诊断的基础上,癫痫的诊断主要依靠病史以及头颅 MRI 和脑电图(electroencephalogram,EEG)检查。先天性心脏病伴发癫痫患者的头颅 MRI 改变多为脑发育畸形(developmental malformation of brain)、脑缺血(cerebral ischemia)、脑软化灶(encephalomalacia)、脑白质损伤(cerebral white matter damage)等。先天性心脏病患儿的脑电图背景多为慢波活动,术前 EEG 表现为痫样放电的患儿通常有阳性的神经系统体征,并且这种放电大部分在先天性心脏病术后仍可继续存在。

【治疗】

癫痫是先天性心脏病患儿常见的神经系统合并症之一,且癫痫发作被视为先天性心脏病患儿神经系统损伤远期预后的指标之一。因此,在对先天性心脏病进行治疗时,应关注其致痫的潜在可能性,借助各种检查技术以监测患儿脑功能的变化,早期对先天性心脏病患儿进行脑保护及预防癫痫发作。对已有癫痫发作的患儿,按照癫痫的诊疗原则首先进行药物治疗,对难治性癫痫(intractable epilepsy)的患儿,可进行癫痫外科手术的评估。

（四）卵圆孔未闭相关神经系统疾病

卵圆孔是胎儿期脐静脉血液自右心房流入左心房位置的胎儿血液循环生理通道,新生儿出生时,卵圆孔发生功能性闭合,1 年内达到解剖性闭合。大于 3 岁卵圆孔仍不闭合称为 PFO。成人中,PFO 的发生率为 27% ~ 29%。在进行 Valsalva 动作、尖叫、咳嗽、排便等导致胸腔压力增加的动作时,PFO 可导致明显的右向左分流,从而导致一系列神经系统症状或疾病,具体见下。

1. **脑血管病** PFO 的平均直径为 4.9mm(1 ~ 19mm),从中通过的栓子足以栓塞大脑中动脉主干(3mm)以及脑动脉皮质支(1mm)。PFO 患者出现新发脑卒中的比例远大于非 PFO 患者,即使给予有效的抗凝治疗,出现卒中的风险仍较高。在原因不明的隐源性缺血性卒中患者中,伴有 PFO 者高达 32% ~50%。PFO 相关隐源性卒中(cryptogenic stroke)的发生往往与 PFO 合并房间隔膨出瘤(atrial septal aneurysm,ASA)、反常性栓塞(paradoxical embolism,PE)、心房功能障碍(atrium dysfunction)等有关。PFO 相关脑卒中,后循环卒中较前循环卒中更常见,且 PFO 相关卒中多位于皮质区或多发散在小病灶,而房颤相关卒中病灶多位于皮质下。

2. **偏头痛** PFO 患者可发生偏头痛,特别是先兆性偏头痛(migraine aura)。研究表明,PFO 患者发生偏头痛的风险较普通人群增加 2.5 倍,发生先兆偏头痛的风险则为 3.4 倍。在近一半的先兆性偏头痛患者中,可发现 PFO 造成的右向左分流。PFO 相关偏头痛的发生还与特殊代谢产物如血清素、内皮缩血管肽等或亚临床栓子通过 PFO 刺激三叉神经或进入脑循环系统等相关。很多隐源性卒中的青年患者也同时患有偏头痛。

3. **减压病** 减压病(decompression illness,DCI)是由于在高压环境作业后减压不当,体内原已溶解的气体超过了过饱和界限,在血管内外及组织中形成气泡所致的全身性疾病。研究表明,PFO 是减压病的重要危险因素。PFO 阳性的潜水员患减压病的风险是正常人的 5 倍,PFO 直径越大,减压病风险越高。由高压转入正常气压过程中,体内的组织会形成许多气泡,经肺泡排出体外,由于 PFO 患者存在右向左分流,可使小气泡扩散至动脉系统,导致小动脉空气栓塞,从而引起大脑、骨骼等组织缺血性损害。

4. **低氧血症(hypoxemia)** PFO 右向左分流是该病最常见的心内分流,当右向左分流量增大时,部分静脉血未经肺循环的气体交换直接与动脉血混合,使血氧饱和度明显降低。其中斜卧呼吸-直立性低氧血症是一种罕见的以直立时呼吸困难、动脉去饱和作用为特征的疾病。有此类低氧血症的患者由卧位变为直立位时,右向左分流量较卧位增大,动脉氧分压下降,低氧血症及气短症状加重,恢复卧位时症状可改善。慢性阻塞性肺疾病(chronic obstructive pulmonary disease,COPD)、肺动脉高压(pulmonary arterial hypertension,PAH)等慢性肺疾病患者通气血流比例失调,如果合并 PFO,低氧血症会进一步恶化。通过吸氧可明显改善这种低氧血症的肺动脉高压和肺动脉氧含量。

PFO 的治疗一直存在争议,大部分研究证实卵圆孔封堵术(patent forament ovale occlusion)联合抗血小板治疗可使 PFO 相关隐源性卒中患者缺血性事件发生率明显减低,并且认为卵圆孔封堵术治疗优于内科保守治疗。现有国内外指南推荐对隐源性卒中合并卵圆孔未闭的患者可采用经导管封堵术(transcatheter occlusion)替代长期的抗血小板治疗。对于合并偏头痛特别是先兆偏头痛的患者,进行经导管 PFO 封堵也是可选择的治疗方案,但卵圆孔封堵术会轻度增加患者房颤的风险。针对 PFO 可能合并的其他潜在神经疾病的治疗是否获益还有待进一步研究。因此,对于 PFO 患者,如何权衡手术和药物治疗的优缺点,作出最佳的决策,需充分依赖心脏专科和神经专科医生的联合评估,谨慎选择。

（五）先天性心脏病相关的其他神经系统病变

1. 脑脓肿　脑脓肿(brain abscess)按其感染源可分为耳源性、外伤性、心源性、隐源性感染等。随着医学影像及治疗手段的进步,脑脓肿的发病率和病死率大幅降低。儿童先天性心脏病并发脑脓肿较为少见,因其早期症状不典型及原发疾病的掩盖,发现一般较晚。儿童先天性心脏病,尤其是右向左分流的患儿,长期缺氧,多合并红细胞增多症,血液黏稠度增加,由于细菌栓子避开了肺滤过,且脑内血流减慢,易发生颅内小血管栓塞,造成细菌滞留。先天性心脏病患儿机体抵抗力弱,常伴血脑屏障破坏,栓子易着床,是脑脓肿好发的重要因素。CT 的广泛应用使心源性脑脓肿的诊断趋于简单准确。由于心源性脑脓肿发现较晚,其脓腔多有包膜形成,内科药物保守治疗多无明显改善,且先天性心脏病患儿多伴有心力衰竭(heart failure,HF,简称心衰)、贫血(anemia)等症状,脓肿手术切除风险大,故早期穿刺引流术(puncture drainage)是治疗心源性脑脓肿的最佳手段。在脑脓肿恢复期,宜早期手术治疗先天性心脏病以去除脑脓肿再发的可能。

2. 脑白质病变(white matter lesion,WML)　随着心脏外科技术的显著提高,先天性心脏病患儿生存率明显提高,但神经后遗症仍常见,较多先天性心脏病患儿会出现脑白质损伤,主要表现为脑室周围白质软化(periventricular leukomalacia,PVL)。研究表明,儿童先天性心脏病术后脑白质损伤率高达 25% ~ 55% ,这种脑白质损伤可能是患儿术后中远期乃至成年期神经行为发育异常的原因。相当一部分患儿在术前即出现脑白质病变。复杂型先天性心脏病患儿的脑白质损伤风险较简单先天性心脏病患儿更高。脑白质病变的原因有以下几方面:①先天性心脏病患儿的脑发育不成熟导致脑白质易损性增加;②胎儿期循环异常造成脑白质缺血缺氧损伤;③体外循环全身炎症反应综合征和停循环相关性脑白质病变。脑白质损伤的临床表现多样,新生儿可出现运动不对称、喂养困难、肌张力过高或过低、视觉定向差,心脏手术后出现运动技能差、认知损害等;青春期则表现为认知功能及社会能力的下降;成年期抑郁症和焦虑症发病率较高。MRI 是检测脑白质损伤的主要手段。目前脑白质损伤的防治多处于理论推测和试验探索阶段,主要集中于体外循环脑白质损伤的保护,然而由于先天性心脏病患儿在出生前即存在脑白质损伤的风险,因此,除了在术中对患者进行脑保护外,更全面防治措施应当在出生前开始,以增强神经可塑性和对损伤的耐受性。

（六）复杂型先天性心脏病相关神经系统损伤

脑损伤是复杂型先天性心脏病常见的心外并发症,心脏病变主要通过以下几个方面的机制影响大脑。

1. 遗传因素　染色体水平上,唐氏综合征(Down syndrome)、迪格奥尔格综合征(Di-George syndrome)这部分染色体异常的先天性心脏病患儿在生长发育早期即出现精神发育迟滞,同时还可能出现脑组织坏死、脑室周围白质软化及小头畸形等。基因水平上,先天性心脏病目前被认为是一种多基因遗传病,常常会观察到有基因缺陷的先天性心脏病患儿脑损伤程度明显重于无基因缺陷者。

2. 异常血流动力学状态　患有先天性心脏病的胎儿在生长发育过程中,心血管畸形导致的异常血流动力学状态持续存在,必然会或多或少地影响大脑发育。同样,患儿出生后,持续的血流动力学异常及紫绀型先天性心脏病的低氧血症进一步促进了脑损伤的发展。研究表明,超过 1/3 的复杂型先天性心脏病患儿存在术前脑损伤,主要表现为脑卒中和脑白质损伤。

3. **手术和体外循环** 1/3 无术前脑损伤的复杂型先天性心脏病患儿常常在术后发生了脑白质损伤、脑卒中、癫痫和认知障碍等，其中，脑白质损伤最常见。在单心室、主动脉畸形及术前动脉血氧饱和度低的患儿中更明显。复杂型先天性心脏病患儿由于术前营养状况不良、术中主动脉阻断时间和体外循环时间较长、低流量及深低温停循环的机会多等原因，术中容易发生弥漫性缺血缺氧损伤(diffuse ischemic hypoxia injury)、脑栓塞(cerebral embolism)和脑出血(cerebral hemorrhage)等，术后易出现认知功能和运动功能损伤。

4. **环境与社会** 认知功能和精神活动损伤主要在于脑组织的受损，但后天运动缺乏、个人情感特质(焦虑/抑郁)、父母过度保护、反复住院治疗等原因也会影响患儿的认知功能发育。

复杂型先天性心脏病相关脑损伤的临床表现也多样。近期脑损伤以术后缺血缺氧性损伤为主，重症患者可出现术后昏迷、癫痫发作等；轻型患者表现为精神症状，如嗜睡、烦躁、易激惹等；中远期脑损伤在约 50% 的术后先天性心脏病患者中存在，包括认知功能障碍(记忆力、注意力、理解力、语言能力及逻辑思维能力等)、运动功能障碍(精细动作、运动的平衡能力及协调能力等)、视听功能障碍及继发性癫痫(secondary epilepsy)等。

病史、临床表现及影像检查是正确诊断先天性心脏病脑损伤的关键。头颅 CT 对脑出血较敏感；头颅 MRI 检查可进行病变定位，对脑白质损伤、缺血损伤、局灶性坏死具有较高的诊断意义；EEG 检查也是癫痫确诊的重要辅助手段之一。由于认知功能及精神运动功能损伤起病缓慢，其诊断依赖于各种评估量表。

复杂型先天性心脏病相关脑损伤的防治应根据患者病情进行综合考虑，包括手术时机的选择，尽早纠正血流动力学异常及机体缺氧状态。在根治或姑息性手术中要严格把握复杂畸形的手术适应证及时机，在手术过程中采用有效的脑保护措施，尽量缩短手术时间，加强术后监护等。

（七）先天性心脏病关键技术及对神经系统的影响

1. **封堵手术** 先天性心脏病介入封堵术(transcatheter closure)，即在 X 线或超声的指引下，通过穿刺血管将导管及封堵器送至病变部位，将缺损部位封堵的一种微创方法，主要包括房间隔缺损封堵术(atrial septal defect occlusion)、室间隔缺损封堵术(ventricular septal defect occlusion，VSDO)、动脉导管未闭封堵术(patent ductus arteriosus occlusion，PDAO)等。封堵术具有创伤小、风险小、效果可靠等特点，已成为部分先天性心脏病首选治疗手段。心脏内血液从右向左的分流可导致脑卒中的发生。封堵术可阻碍异常血液分流，防止静脉中的小栓子从右心系统进入左心系统导致体循环栓塞，可以降低脑栓塞性事件，预防脑栓塞的复发。并且，多项研究证明，封堵术对脑血管病复发的预防作用优于药物治疗。

封堵术与偏头痛的关系尚存在一定争议。有研究表明，对于伴有偏头痛的简单型先天性心脏病患者，封堵术可阻挡心脏右向左分流，降低偏头痛的发病频率，减低偏头痛的症状，甚至彻底治愈偏头痛。然而也有研究发现封堵术对偏头痛并没有明显的缓解作用，甚至可能使偏头痛的症状加重或出现新发的偏头痛。最近的一些大型临床研究和 meta 分析显示，对于顽固性偏头痛(pertinacity hemicrania)特别是有先兆的偏头痛患者，PFO 封堵有助于症状缓解，减少药物依赖。因此，当前国内外指南对于 PFO 合并先兆偏头痛患者推荐进行介入治疗，当然，在术前患者选择中需经过神经专科以及心脏科专科医生共同评估决定。

2. **体外循环** 体外循环(extracorporeal circulation，ECC)又称心肺旁路术(cardiopulmo-

nary bypass,CPB），是一种将患者的血液从心肺转流到体外的一种循环形式，主要应用于心脏以及大血管手术。患者心肺的正常生理功能，如血液循环、呼吸、氧合等，暂时由体外循环机替代。脑损伤是体外循环的主要并发症之一，可导致认知损害、记忆力下降、脑栓塞等。

体外循环脑损伤机制包括缺血性损伤和炎性因素损害。一方面，主动脉插管部位的斑块脱落、心内血液中的气体栓子、手术异物等进入脑血管，造成脑组织缺血缺氧性损害，可形成脑卒中，引起局部脑组织的缺血缺氧。并且，术中低温环境可以使脑血管发生舒张功能障碍，引起脑血管痉挛，造成脑组织一过性的缺血缺氧，引起脑损伤。另一方面，术中由于血液接触体外循环管道、缺血再灌注损伤、抗凝药物的使用、低温等因素，可激活全身的炎性反应，导致全身炎性反应综合征，机体释放大量的炎性因子、补体等，进而损伤脑细胞。

加强术中的血流监测，优化手术装置、改良体外循环管道，适当使用糖皮质激素等免疫抑制剂，术中温度管理，以及术后高压氧治疗，可有效预防体外循环技术对脑的损害。

3. **深低温停循环** 深低温停循环（deep hypothermic circulatory arrest,DHCA）1953 年问世，1959 年首次运用于心脏直视手术。由于 DHCA 可以增加术中视野，使手术可以在"无血"状态下进行，已经广泛应用于婴幼儿复杂先天性心脏病等心内直视手术。但由于 DHCA 期间提供的是缺血缺氧的环境，中枢神经系统损伤是 DHCA 技术在临床应用中一个不可避免的并发症。

研究表明，直肠温度 18℃、停循环时间>40 分钟，患者即可出现神经系统并发症，近期表现包括手足徐动、短暂惊厥，远期并发症包括精神运动发育迟滞、认知障碍等。关于 DHCA 脑损伤机制主要包括以下几方面。①能量代谢耗竭：深低温可以通过降低人体代谢率从而降低脑耗氧量，但并不会完全抑制脑代谢。大脑是高耗能器官，其 90% 的能量来源于血液循环中的氧和线粒体释放的 ATP，而 DHCA 期间脑组织无血供，这造成了大脑缺氧缺血，进而导致可逆或不可逆的脑损伤。再灌注时部分微循环再通障碍，使大脑能量储备下降及结构损伤加重。②神经元内钙超载：随着 DHCA 时间的延长，ATP 等高能底物供应不足，此时 Na^+-K^+-ATP 酶活性下降，导致神经元内 Na^+ 增多，而 Ca^{2+} 不能及时泵出细胞外，导致神经细胞膜离子梯度破坏及膜除极、膜通透性增加，顺浓度梯度内流，至细胞内 Ca^{2+} 增多。Ca^{2+} 超载可致细胞内酸中毒、加重组织微循环障碍、激活一氧化氮合酶及 NO 生成增加，进而导致细胞水肿、脑组织水分增多。③兴奋性氨基酸毒性：兴奋性氨基酸（excitatory amino acid,EAA）被认为在 DHCA 脑损伤中起主要作用。EAA 是神经传导介质，主要以谷氨酸、天冬氨酸及甘氨酸为主。在脑缺血缺氧时，氧和能量不足，导致神经元和胶质细胞除极，突触前膜电压依赖性 Ca^{2+} 通道开放，谷氨酸大量释放到突触间隙，同时突触前膜对谷氨酸重摄取受到抑制，甚至运输方向发生逆转。大量 EAA 聚集可以造成以 Na^+、Cl^-、H_2O 内流，细胞水肿为特征的急性损伤过程；亦通过激活 EAA 受体，使细胞贮存 Ca^{2+} 释放增加，细胞内钙超载造成迟发性神经元变性坏死的迟发性损伤过程。

随着对 DHCA 脑损伤的不断深入研究，出现了各种 DHCA 条件下的脑保护方法。主要包括经上腔静脉逆行脑灌注（retrograde cerebral perfusion,FRCP）和选择性顺行脑灌注（selectiveantegrade cerebral perfusion,SACP）。此外，脑保护液、麻醉药物等也成为脑保护的研究方向。

（作者：孙伟 陈蕾；审校：陈蕾）

—————— 参 考 文 献 ——————

［1］贾建平,陈生弟.神经病学［M］.8 版.北京:人民卫生出版社,2018:204-207.

［2］LANZ J,BROPHY J M,THERRIEN J,et al. Stroke in Adults With Congenital Heart Disease:Incidence,Cumulative Risk,and Predictors［J］. Circulation,2015,132(25):2385-2394.

［3］ATTAR H,SACHDEVA A,SUNDARARAJAN S. Cardioembolic Stroke in Adults With a History of Congenital Heart Disease［J］. Stroke,2016,47(5):e79-e81.

［4］KHOSHNOOD B,LELONG N,HOUYEL L,et al. Prevalence,timing of diagnosis and mortality of newborns with congenital heart defects:a population-based study［J］. Heart,2012,98(22):1667-1673.

［5］STEINER T J,STOVNER L J,BIRBECK G L. Migraine:the seventh disabler［J］. the Journal of Headache and Pain,2013,14(1):1.

［6］CALVERT P A,RANA B S,KYDD A C,et al. Patent foramen ovale:anatomy,outcomes,and closure［J］. Nat Rev Cardiol,2011,8(3):148-160.

［7］KHAN A R,BIN ABDULHAK A A,SHEIKH M A,et al. Device closure of patent foramen ovale versus medical therapy in cryptogenic stroke:a systematic review and meta-analysis［J］. JACC Cardiovasc Interv,2013,6(12):1316-1323.

第二节　心脏瓣膜病相关神经系统疾病

一、概述

心脏瓣膜病(valvular heart disease,VHD)是由于多种病因引起的心脏瓣膜的瓣口狭窄和/或关闭不全等结构性改变所致的心脏疾病。常见病因有先天性畸形、退行性改变、获得性瓣膜病等。在获得性心脏瓣膜病中,主要包括免疫相关性瓣膜病［如急性风湿热(acute rheumatic fever,ARF)］、感染相关性瓣膜病［如感染性心内膜炎(infective endocarditis,IE)］,以及缺血性坏死、创伤等原因所致的瓣膜疾病。

在我国,心脏瓣膜病以风湿性心脏病最为常见。风湿性心脏病是风湿性炎症所致的瓣膜损害,主要累及 40 岁以下人群,二尖瓣受累者约为 70%。此外,近年来随着人口老龄化的加剧,退行性瓣膜病的发病率在全球范围内呈现逐年上升趋势,现已成为老年人瓣膜置换的主要原因之一。由于介入技术的发展,人工心瓣膜置换术(cardiac valve replacement)、器械植入术以及各种血管内检查操作的增加,感染性心内膜炎也呈现出显著增长趋势。

心脏瓣膜病相关神经系统疾病临床表现多样,主要包括:脑血管病［其中缺血性卒中(ischemic stroke)最常见］、感染性动脉瘤(infected aneurysm)、舞蹈病(chorea)等。心脏瓣膜病相关的神经系统疾病发病机制根据累及瓣膜的不同、病因的差异,诊断及治疗方法各异。本章将对以上内容进行详细阐述。

二、临床特征与治疗

（一）先天性心脏瓣膜病相关神经系统疾病

心脏瓣膜的先天畸形多种多样,表现为缺如、狭窄、裂缺、位置异常等,常见的先天性心脏瓣膜病包括主动脉瓣二叶式畸形(bicuspid aortic valve)、先天性二尖瓣狭窄(congenital mitral valvular stenosis,CMVS)等。随着产前影像以及超声心动图技术的进步,先天性心脏病的诊断率显著提高。在新生儿及 ≤6 个月婴儿中,需手术治疗的先天性心脏病的诊断率由 2006 年的 26% 上升至 2012 年的 42%。一部分患者由于瓣膜严重梗阻在儿童期即出现严重的血流动力学障碍,导致死亡;其余部分患者虽然存在明显的瓣膜狭窄或反流,但不伴有临床症状或症状轻微,直至老年期才出现严重临床表现。下面将介绍同时累及神经系统与心脏瓣膜的综合征。

1. **LEOPARD 综合征**　LEOPARD 综合征(LEOPARD syndrome)是一种罕见的、累及全身多系统的常染色体显性遗传病,主要临床表现:全身多发雀斑样痣、头面部畸形、心血管系统异常、生长发育迟缓、认知功能异常、生殖器畸形、感音性耳聋等。主要病因为 *PTPN11* 基因突变。由于 LEOPARD 综合征和 NOONAN 综合征发病机制相似,临床症状高度重叠,亦有学者将 LEOPARD 综合征称为多发雀斑样痣型 NOONAN 综合征。其心血管系统异常主要包括心肌肥厚(myocardial hypertrophy)、瓣膜异常(常为二尖瓣病变)、房间隔缺损(atrial septal defect,ASD)等。大部分患者预后较好,无须特殊处理,需长期随访。

2. **NOONAN 综合征**　NOONAN 综合征(NOONAN syndrome)是一种常染色体显性遗传病,伴多器官系统受累。目前发病率为 1/2 500~1/1 000。主要表现为:特殊面容、先天性心脏病、身材矮小、发育迟缓、神经行为和认知功能障碍、凝血功能障碍等。现已明确有 8 个相关致病基因,包括 *PTPN11*、*KRAS*、*NRAS*、*SOS1*、*RAF1*、*BRAF*、*SHOC2* 和 *CBL*。80% 的患者合并心血管系统病变,最常见表现为肺动脉瓣狭窄(pulmonary stenosis,PS),其次为孤立或伴发的房间隔缺损。患者往往伴有语言、运动发育迟缓、学习障碍、视力听力障碍、肌力低下、抽搐、周围神经病等表现。目前以对症治疗为主,肺动脉瓣狭窄重者需评估经皮肺动脉瓣球囊成形或瓣膜切开术。

3. **RUBELLA 综合征**　RUBELLA 综合征(RUBELLA syndrome)是由于孕早期风疹感染导致的新生儿器官畸形和功能障碍,该病为新生儿宫内感染的最常见疾病。主要表现是小于胎龄儿、白内障(cataract)、视网膜病(retinopathy)、耳聋(deafness)、先天性心脏病、智力迟缓(mental retardation)等,其中先天性心脏病以动脉导管未闭多见,其次为肺动脉瓣狭窄(pulmonary valve stenosis)。目前以对症治疗为主,应加强对于育龄女性对风疹病毒的预防措施,如疫苗全面接种覆盖。

（二）退行性心脏瓣膜病相关神经系统疾病

近年来随着老龄化社会的到来,退行性瓣膜病(degenerative valvular disease)的发病率在全球及国内范围内均处于逐年上升趋势,已成为瓣膜置换的主要原因之一。退行性瓣膜病又称为老年钙化性心瓣膜病(senile calcific valve disease),是指在原有正常或轻度异常的瓣膜基础上,随着瓣膜纤维层的退行性病变及钙盐沉积,导致瓣膜增厚、变硬、变形,瓣膜狭窄或关闭不全。临床通常表现为主动脉瓣和二尖瓣环的钙化。约有 30% 的老年人存在主动脉瓣硬化(aortic valve sclerosis),且患病率随年龄增加。

【发病机制】

心脏瓣膜退行性病变的基本过程包括脂质积聚、炎症反应、细胞外基质重构、新生血管形成以及钙化。钙化从瓣叶基底部向瓣叶进展,导致瓣叶活动和有效瓣膜面积下降,但无瓣叶粘连。对于主动脉瓣狭窄者,运动时外周血管扩张,加之狭窄的主动脉瓣口导致心排量降低,休息时可能由于一过性的心律失常如[房颤(atrial fibrillation,AF)、房室传导阻滞(atrioventricular block)等],均可导致心排量骤减,最终导致体循环压力下降,脑循环灌注减低,出现晕厥等神经系统症状。

【临床表现】

劳力性呼吸困难(exertional dyspnea)、心绞痛(angina)、晕厥(syncope)为典型主动脉瓣狭窄三联征。症状在活动量不大的老年患者中可不明显。在有症状的患者中约30%出现过晕厥,多发生于运动时、运动后即刻、直立时,少数患者休息时可发生。

【诊断】

退行性瓣膜病的诊断可基于其特征性临床表现以及体格检查做出,通过超声心动图可确诊。胸部X线片和心电图可辅助诊断。

【治疗】

无症状患者转归良好,需密切随访;有症状患者如不及时处理流出道梗阻则生存率低。回顾性研究提示,出现晕厥的患者生存期为3年,出现心绞痛的患者为5年,心力衰竭患者为2年。目前药物治疗不可延缓疾病进程,有症状患者需充分评估后行手术治疗。

(三)获得性心脏瓣膜病相关神经系统疾病

1. 免疫相关性心脏瓣膜病与舞蹈病 免疫相关性心脏瓣膜病是较为常见的一种瓣膜疾病,风湿热(rheumatic fever)、获得性免疫缺陷综合征(acquired immune deficiency syndrome)、川崎病(Kawasaki disease)、系统性红斑狼疮(systemic lupus erythematosus,SLE)、抗磷脂综合征(antiphospholipid syndrome)、血清阴性脊柱关节病(seronegative spondyloarthropathies)等免疫相关疾病均可导致瓣膜损害,引起瓣膜狭窄或反流。风湿热是由于A组β-溶血性链球菌(group A beta-hemolytic streptococci,GABHS)感染引起的异常自身免疫反应所致瓣膜损伤,通常发生在儿童期,是我国最常见的瓣膜病病因。在发达国家及地区,风湿性瓣膜病发病率极低;而在欠发达地区,风湿性心脏病(rheumatic heart disease)每年至少导致20万~25万人过早死亡,是发展中国家儿童和年轻人心血管疾病死亡的主要原因。

急性风湿热通常发生在GABHS感染3周后,主要累及心脏、关节、皮肤、动脉和大脑。Sydenham舞蹈病(Sydenham chorea)是风湿热在神经系统的特征性表现,其发病率占风湿热患儿的7%~28%。舞蹈病通常出现于GABHS感染后的1~6个月。风湿热在致病过程中可同时累及心脏及神经系统。多达1/3的舞蹈病患者合并心瓣膜炎表现,有时合并心包炎或心肌炎。

(1)发病机制:Sydenham舞蹈病的病理机制可能是由于基底核与GABHS表位发生免疫交叉反应有关,过量的多巴胺神经递质传递增加,胆碱能、γ-氨基丁酸能递质在基底神经节传递减少。风湿热导致心脏瓣膜损害的机制主要为链球菌感染后的异常免疫炎症反应。在渗出期,胶原出现纤维蛋白样变性,在心室内膜出现炎症反应,伴有淋巴细胞、巨噬细胞浸润,少数情况伴浆细胞、多形核白细胞、嗜酸性粒细胞、肥大细胞浸润;在增生期,瓣膜组织和心内膜、心肌及心包组织内可发现Aschoff小体。

(2)临床表现:急性风湿热发生前通常有急性上呼吸道感染的表现。风湿热临床表现多样,有5个主要表现,包括游走性多发性关节炎(migratory polyarthritis)、心脏炎(carditis)、皮下结节(subcutaneous nodule)、环形红斑(erythema annulare)、舞蹈病(chorea),以上表现可单独或合并出现。

Sydenham舞蹈病表现为无意识的、不自主的躯干或肢体快速运动,包括伸舌歪嘴、挤眉弄眼、耸肩缩颈、肢体伸直和屈曲、内收和外展、旋前和旋后等无节律的交替动作,兴奋或注意力集中时加剧,入睡后消失。

心脏炎的表现差异较大,轻者无明显症状,重者可出现心力衰竭。常见表现为运动后心悸、气短、心前区不适等。病程中可能并发房性心律失常、栓塞事件或感染性心内膜炎等。心瓣膜炎最常累及二尖瓣,其次为主动脉瓣,造成瓣膜关闭不全。持续复发的瓣膜炎症会导致瓣口闭合处融合、粘连,从而形成瓣口狭窄。严重的二尖瓣反流者若没有及时干预,往往会导致急性心力衰竭(acute heart failure),甚至顽固性心力衰竭(refractory heart failure)。

（3）诊断:风湿热迄今尚无特异性诊断方法。目前临床使用最广泛的诊断标准是由美国心脏协会 1992 年修订的 Jones 诊断标准(表 2-2-1)。随着近年来大量证据的积累,2015 年美国心脏学会对 Jones 诊断标准再次进行了修订,根据人群风险程度的高低设立了 2 套不同的诊断标准(表 2-2-2)。

表 2-2-1　Jones 诊断标准(1992 年)

标准		内容
主要表现	临床表现	心脏炎、多发性关节炎、舞蹈症、环形红斑、皮下结节
次要表现	临床表现	关节痛[a]、发热
	实验室检查	急性期反应物升高:红细胞沉降率,C 反应蛋白;PR 间期延长[b]
链球菌感染证据		咽拭子培养或快速链球菌抗原试验阳性;链球菌抗体滴度升高

注:[a] 如关节炎已列为主要表现,则关节痛不再作为 1 项次要表现;[b] 如心脏炎已列为主要表现,则心电图异常不再作为 1 项次要表现。

如有前驱的链球菌感染证据,并有 2 项主要表现,或 1 项主要表现加 2 项次要表现者,高度提示可能为急性风湿热。但对以下 3 种情况,又找不到风湿热病因者,可不必严格遵循上述诊断标准,即:以舞蹈病为唯一临床表现者;隐匿发病或缓慢发生的心脏炎;有风湿热史或现患风湿性心脏病,当再感染 A 组链球菌时,有风湿热复发高度危险者。

表 2-2-2　2015 年美国心脏病学会修订的 Jones 诊断标准

诊断标准		有前驱链球菌感染证据者
标准		
主要表现	低危人群[a]	心脏炎:临床和/或亚临床[b],关节炎:多发性关节炎[c],舞蹈病,环形红斑,皮下结节
	中-高危人群	心脏炎:临床和/或亚临床,关节炎:单发性或多发性关节炎、多关节痛[d],舞蹈病,环形红斑,皮下结节
次要表现	低危人群	多关节痛,发烧(≥38.5℃),第一个小时 ESR≥60mm 和/或 CRP≥3.0mg/dL[e],PR 间期延长(校正年龄变异性后)[c]
	中-高危人群	单关节痛,发烧(≥38℃),ESR≥30mm/h 和/或 CRP≥3.0mg/dl PR 间期延长(校正年龄变异性后)
诊断		
首次发作 ARF		2 项主要表现或 1 项主要表现加 2 项次要表现
再次发作 ARF		2 项主要表现、1 项主要表现加 2 项次要表现或 3 项次要表现

注:ARF,急性风湿热;CRP,C 反应蛋白;ESR,红细胞沉降率;
[a] 低危人群是指每年学龄儿童 ARF 发病率≤2/10 万或全年龄风湿性心脏病患病率≤1/1 000 人年;
[b] 亚临床心脏炎是指超声心动图提示存在瓣膜炎;
[c] 在同一患者中,关节表现和心脏表现(心脏炎或 PR 间期延长)在主要或次要表现中只能占一项,不能同时考虑两项;
[d] 在中-高危人群中,排除其他原因所致之后,多关节痛可被认为一项主要表现;
[e] CRP 值必须大于正常值上限。由于 ESR 可能在 ARF 过程中演变,应使用 ESR 峰值。

（4）治疗：急性风湿热的治疗主要包括以下几个方面。

1）风湿热的治疗：GABHS 检测阳性的细菌性咽炎患者，在化脓期应尽早使用抗菌治疗，此后尽早进行抗生素二级预防。若无心脏炎，抗生素预防使用时间为 5 年，或直至 21 岁（选择二者中时间较长者）。

2）风湿性心脏病的治疗：卧床休息，在症状缓解后逐渐开始活动。针对风湿性心脏病的并发症进行治疗，如房颤、缺血性栓塞事件、感染性心内膜炎、心衰等。目前现有证据显示，水杨酸盐、类固醇或免疫球蛋白并不能改善心脏结局。严重的瓣膜病变伴有症状时，需要手术干预（介入或外科手术）。需慎重选择瓣膜置换术（cardiac valve replacement）的人工瓣膜［机械人工（mechanical prosthesis）或生物人工瓣（bioprosthesis）］类型，要充分考虑患者的年龄、潜在的怀孕可能和持续抗凝治疗的可能性等情况。此外，风湿热伴心脏炎且伴瓣膜性心脏病患者需长期使用抗生素行二级预防，预防使用时间为 10 年，或直至 40 岁（选择二者中时间较长者）。

3）舞蹈病的治疗：舞蹈病通常呈良性自限性病程（持续数月至 2 年时间），无须特殊治疗；但有约 1/4 的患者病程迁延，需长期治疗。治疗上可使用丙戊酸钠刺激分泌 γ-氨基丁酸抑制患者异常运动；若丙戊酸钠治疗无效或麻痹性舞蹈病患者，可使用氟哌啶醇、匹莫齐特、苯巴比妥、卡马西平等阻断多巴胺能受体减少舞蹈病症状；水杨酸盐、糖皮质激素可抑制脑组织免疫反应，但由于不良反应明显，糖皮质激素仅适用于麻痹性舞蹈病，或传统药物治疗无效或不可耐受其不良反应者。有小型研究使用血浆置换、静脉丙球治疗，证实症状持续时间在治疗后有缩短，其效果有待大型试验进一步研究。舞蹈病痊愈后一般不留严重后遗症，少数遗留一些轻微的神经体征如突发性随意动作、动作不协调等；舞蹈病患者合并心脏瓣膜损害者的预后主要取决于心脏并发症的转归。

2. 感染相关性心脏瓣膜病与神经系统并发症　感染相关性心脏瓣膜病包括感染性心内膜炎（infective endocarditis，IE）、梅毒性心脏病（syphilitic heart disease）等。IE 是由于病原微生物循血行途径引起的心内膜、瓣膜、大动脉内膜的感染，其特征性病变为形成富含血小板、纤维蛋白、组织碎片、炎性细胞的赘生物。IE 的患病率尚难以估计，各国资料存在差异，目前尚缺乏 IE 在我国确切的流行病学数据。在欧洲，IE 年患病率为（3~10）/10 万，老龄、人工瓣膜或心内装置、静脉注射毒品、糖尿病或免疫抑制者发病率更高。IE 可发生于正常的瓣膜，但更多见于先天性、退行性或风湿性心脏病所致瓣膜异常的基础上。随着近年来我国人口的老龄化，老年退行性心瓣膜病患者增加，人工心瓣膜置换术、植入器械术以及各种血管内检查操作的增加，IE 呈显著增长趋势。IE 总体预后不佳，院内死亡率为 15%~20%，1 年死亡率接近 40%。此外，并发脑卒中（16.9%）、非卒中栓塞（22.6%）、心力衰竭（32.3%）、心内脓肿（14.4%）等临床情况十分常见。

神经系统并发症是左心 IE 最常见的心外并发症，发生率为 20%~55%。IE 患者住院期间行头颅 MRI 扫描发现患者中高达 80% 存在神经系统异常。大多数病例在 IE 诊断前或诊断时即出现神经系统症状，在 IE 后期也可能出现新发或反复的栓塞事件。金黄色葡萄球菌性 IE 易出现神经系统并发症。脑血管事件，如缺血性卒中（ischemic stroke）、短暂性脑缺血发作（transient ischemic attack）、颅内出血（intracranial hemorrhage，ICH）和蛛网膜下腔出血（subarachnoid hemorrhage，SAH），占神经系统并发症的 65% 以上。其中缺血性卒中是最常见的并发症，发生率为 60%~80%。感染性并发症（即脑脓肿和脑膜炎）则不太常见，发生率为 1%~20%。

（1）感染性心内膜炎与卒中:研究数据显示,IE 患者中有 15%～35%者出现栓塞事件,10%～23%者出现急性缺血性卒中。具体发病机制和临床诊疗、预后见下。

1）发病机制和临床表现:IE 患者发生卒中有多种可能的机制,包括感染的赘生物碎片脱落导致颅内血管栓塞、缺血性脑梗死的出血转化、动脉血管的脓毒性侵蚀和感染性动脉瘤破裂等。随着抗生素的应用,发生脑卒中最常见的病因是脓毒性栓子脱落引起的缺血性栓塞,常伴出血转化。IE 患者突发卒中的临床表现类似普通卒中。

2）诊断和治疗:迅速诊断并使用适当的抗生素对预防首次或复发性 IE 相关神经系统并发症具有首要意义。其次,对于高危患者可考虑早期行手术治疗预防栓塞事件。目前 IE 患者的心脏手术适应证主要包括心力衰竭(严重急性反流,或梗阻伴难治性肺水肿,或血流动力学不稳定者)、不能控制的感染(局部不受控制的感染、持续发热或血培养阳性>7 天或病原体难以治疗),以及预防栓塞(对于大赘生物,在使用抗生素治疗后仍出现栓塞事件等情况)等。心脏瓣膜置换术可有效减少栓塞、心力衰竭等事件发生,从而降低死亡率。国际心内膜炎 ICEPCS 前瞻性队列研究显示接受瓣膜手术的患者一年死亡率为 29.1%,而未接受手术者一年死亡率为 58.4%。

对于有神经系统并发症的 IE 患者,心脏手术的最佳时机存在争议。一方面,心脏瓣膜置换术需要进行体外循环以及抗凝,这可能导致神经系统情况进一步恶化,如出现栓塞或血肿生长、出血性转化或新的缺血和/或出血性病变。另一方面,瓣膜手术策略延迟的 IE 患者可能出现心力衰竭和复发性卒中,进一步增加死亡率。在既往研究中,中重度缺血性卒中或脑出血患者早期心脏手术(即在 IE 诊断后 2～4 周内进行)与围手术期神经功能恶化和较高的死亡率相关。最近的队列研究表明,缺血性卒中的 IE 患者早期心脏手术(即确诊后 1 周内完成)与围手术期并发症或死亡率增加无关。一项回顾性研究发现,缺血性脑卒中患者早期心脏手术(即在神经事件后 2 周内)与较低的死亡率相关。目前指南认为在无症状缺血性卒中或 TIA 发作后,术后神经功能恶化的风险很低,故如果有心脏手术指征,无须推迟手术治疗。缺血性脑卒中后,除非判断神经预后太差,否则无心脏手术禁忌。若已通过头颅 CT 排除脑出血,且患者神经损伤不严重(即昏迷),则不应推迟心脏手术。但如果出现了颅内出血,建议 1 个月后再考虑心脏手术。若患者不进行心脏外科手术可能在短期内死亡,则即使存在外科手术风险也应考虑尽早手术。

基于这些原因,有神经系统并发症的 IE 患者心脏手术的最佳时机及获益应精准评估,应该由经验丰富的重症医师、心脏外科医师、心脏内科医师、传染病医师、神经内科医师、神经外科医师等组成多学科团队来共同商讨。

（2）感染性心内膜炎与颅内感染性动脉瘤:IE 患者中,颅内感染性动脉瘤发生率为 2%～4%。由于部分感染性动脉瘤并无临床症状,其发病率可能被低估。若颅内感染性动脉瘤发生破裂,预后极差,死亡率约为 80%。动脉瘤破裂可能会发生在抗菌药物治疗之前或之后的任意时间内。与非感染性动脉瘤不同,动脉瘤的大小并不是预测动脉瘤破裂的可靠因素。

1）机制:感染性心内膜炎并发感染性动脉瘤的发病机制可能为含病原体的栓子堵塞动脉管腔,栓塞血管继发动脉炎和血管壁的破坏,或细菌直接损伤滋养血管的血管壁。感染性动脉瘤壁通常很薄且易碎,因此极易破裂和出血。

2）临床表现:IE 合并感染性动脉瘤患者的临床表现高度可变,可表现为局灶性神经功能缺损、头痛、思维混乱、癫痫发作等。

3）诊断与治疗:早期诊断感染性动脉瘤极其重要。颅内感染性动脉瘤主要依靠头部

CT 和 MRI,检出的敏感性和特异性均较高。其诊断金标准仍为血管造影(angiography)。如果非侵入性检查呈阴性,但临床仍怀疑动脉瘤存在时,应考虑行血管造影明确。

部分感染性动脉瘤在抗菌治疗过程中会消失,而另一些则需要手术或血管内介入治疗。对于颅内感染性动脉瘤,破裂的动脉瘤必须立即进行外科手术或血管内治疗;未破裂的感染性动脉瘤应在抗生素治疗下随访颅脑影像学变化。如果动脉瘤完全消失或变小,通常不需要手术或血管内介入治疗;如果动脉瘤大小不变或增加,须考虑手术干预;如果感染性动脉瘤体积庞大且有症状,则应进行神经外科手术或血管内治疗。

(3)感染性心内膜炎与抗栓治疗:IE 患者抗凝和抗血小板治疗的适应证与其他患者相同。对无人工瓣膜的患者,不推荐常规使用维生素 K 拮抗剂(vitamin K antagonist,VKA)进行抗凝治疗。在无其他抗凝适应证的患者中,没有确切的证据表明预防性使用 VKA 抗凝可减少患者的栓塞事件发生率。对于因其他适应证已经接受 VKA 或阿司匹林抗栓治疗的 IE 患者,继续抗凝治疗的风险和获益仍缺乏证据。在 IE 患者中,抗凝治疗可能增加缺血性卒中转化为出血性卒中的风险,或在感染性动脉瘤破裂时加重出血。所以目前的专家共识认为接受 VKA 抗凝治疗的患者在确诊 IE 时,可考虑暂时停止 VKA 抗凝治疗。2014 年欧洲心脏瓣膜病指南提出对于合并卒中的 IE 患者,无论是否有其他抗凝指征,暂停抗凝治疗是合理的。然而对于有抗凝适应证的患者而言,暂停抗凝治疗可能导致人工瓣膜功能障碍或再次出现栓塞。抗凝治疗的决策应充分结合患者心血管栓塞事件风险、头颅影像表现及神经系统症状等多个因素。IE 患者合并神经系统并发症时,心脏内科、心胸外科专家应与神经学专家共同商讨是否继续抗凝治疗。

在 IE 患者中,除非存在其他明确的适应证,否则不推荐常规抗血小板治疗。没有证据表明常规使用阿司匹林可降低已经接受抗生素治疗的患者发生缺血性卒中的风险。对于急性缺血性卒中的 IE 患者进行溶栓治疗的疗效和安全性数据少,且相互矛盾,故对于发生急性缺血性卒中的 IE 患者不推荐溶栓治疗。血栓切除术可能是一种替代方法,但目前缺乏 IE 患者的数据。

3. **感染性心内膜炎与侵入性操作** 根据目前的心脏瓣膜病指南,IE 高危患者在进行牙科手术前,如操作牙龈组织、操作牙齿尖周区或口腔黏膜穿孔,应进行抗生素预防。IE 高危患者包括人工心脏瓣膜者、既往 IE 病史者、因瓣膜结构异常导致瓣膜反流的心脏移植受体及先天性心脏病患者。由于目前缺乏证据、存在过敏反应的风险以及增加细菌耐药性的风险,故目前仅针对 IE 高危患者,且仅在牙科手术中,使用抗生素预防是合理的。除人工瓣膜外的其他人工材料或装置,如环成形术环(annuloplasty rings)、neochords、Amplatzer 装置和MitraClips 等,只有零星的装置感染的个案报告,故若无其他高心内感染的风险,抗感染预防并不必要。在没有感染的情况下,对有 IE 风险的患者进行呼吸道、胃肠道、泌尿道、皮肤及软组织及其他侵入性操作时,预防性使用抗生素并不合理。

(作者:陈玉成;审校:陈蕾)

──────────── 参 考 文 献 ────────────

[1] MARIJON E, MIRABEL M, CELERMAJER D S, et al. Rheumatic heart disease[J]. Lancet, 2012, 379 (9819):953-964.

[2] PUNUKOLLU M, MUSHET N, LINNEY M, et al. Neuropsychiatric manifestations of Sydenham's chorea:a systematic review[J]. Dev Med Child Neurol,2016,58(1):16-28.

［3］中华医学会风湿病学分会.风湿热诊断和治疗指南［J］.中华风湿病学杂志,2011,15(007):483-486.

［4］GEWITZ M H,BALTIMORE R S,TANI L Y,et al. Revision of the Jones criteria for the diagnosis of acute rheumatic fever in the era of Doppler echocardiography:a scientific statement from the American Heart Association［J］. Circulation,2015,131:1806-1818.

［5］HABIB G,LANCELLOTTI P,ANTUNES M J,et al. 2015 ESC Guidelines for the management of infective endocarditis:The Task Force for the Management of Infective Endocarditis of the European Society of Cardiology (ESC). Endorsed by:European Association for Cardio-Thoracic Surgery (EACTS),the European Association of Nuclear Medicine (EANM)［J］. Eur Heart J,2015,36(44):3075-3128.

［6］中华医学会心血管病学分会,中华心血管病杂志编辑委员会.成人感染性心内膜炎预防、诊断和治疗专家共识［J］.中华心血管病杂志,2014,42(10):806-816.

［7］CANTIER M,MAZIGHI M,KLEIN I,et al. Neurologic Complications of Infective Endocarditis:Recent Findings［J］. Curr Infect Dis Rep,2017,19(11):41.

［8］LIESENBORGHS L,MEYERS S,VANASSCHE T,et al. Coagulation:At the heart of infective endocarditis ［J］. J Thromb Haemost,2020,18(5):995-1008.

［9］WHITLOCK R P,SUN J C,FREMES S E,et al. Antithrombotic and thrombolytic therapy for valvular disease: Antithrombotic Therapy and Prevention of Thrombosis,9th ed:American College of Chest Physicians Evidence-Based Clinical Practice Guidelines［J］. Chest,2012,141(Suppl 2):e576S-e600S.

［10］NISHIMURA R A,OTTO C M,BONOW R O,et al. 2017 AHA/ACC Focused Update of the 2014 AHA/ACC Guideline for the Management of Patients With Valvular Heart Disease:A Report of the American College of Cardiology/American Heart Association Task Force on Clinical Practice Guidelines［J］. J Am Coll Cardiol, 2017,70(2):252-289.

第三节　冠状动脉粥样硬化性心脏病相关神经系统疾病

一、概述

冠状动脉粥样硬化性心脏病(coronary atherosclerotic heart disease)指冠状动脉(冠脉)发生粥样硬化引起管腔狭窄或闭塞,导致心肌缺血缺氧或坏死而引起的心脏病,简称冠心病,也称缺血性心脏病(ischemic heart disease,IHD)。冠心病是动脉粥样硬化导致心脏病变的最常见类型,严重危害人类健康。本病多发于 40 岁以上成人,男性发病早于女性,经济发达国家发病率较高,近年来发病呈年轻化趋势,已成为威胁人类健康的主要疾病之一。

动脉粥样硬化(atherosclerosis)是冠心病的主要病理基础,其特点是受累动脉的病变从内膜开始,先后有脂质积聚、纤维组织增生和钙质沉着,并有动脉中层的逐渐退变和钙化,在此基础上继发斑块内出血、斑块破裂及局部血栓形成。现代细胞和分子生物学技术显示动脉粥样硬化病变具有巨噬细胞浸润、平滑肌细胞增生;大量胶原纤维、弹力纤维和蛋白多糖等结缔组织基质形成;细胞内、外脂质积聚的特点。由于在动脉内膜积聚的脂质外观呈黄色粥样,因此命名为动脉粥样硬化。

冠状动脉粥样硬化性心脏病相关神经系统疾病近几年在临床上得到越来越多的关注。动脉粥样硬化是部分冠心病相关神经系统疾病的发病原因之一,如脑血管病(cerebrovascular disease,CVD)、卒中(stroke)等。另有神经系统疾病在临床表现上与冠心病具有紧密联系,如自主神经功能紊乱导致的心脏神经症,其发作症状与冠心病相似,在临床上经常有患者以疑似冠心病为主诉进行就诊。除此之外,亦有冠心病所导致的神经系统共患病,如脑高灌注综合征。同时，某些神经系统疾病也可能成为冠心病的危险因素，与冠心病的发生相关，如阻塞性睡眠呼吸暂停低通气综合征(obstructive sleep apnea hypopnea syndrome,OSAHS)。本节主要就冠状动脉粥样硬化性心脏病相关神经系统疾病：脑血管病、阻塞性睡眠呼吸暂停低通气综合征、脑高灌注综合征(cerebral hyperperfusion syndrome,CHS)、自主神经功能紊乱(autonomic nervous dysfunction,AND)及神经源性晕厥(neurogenic syncope)进行阐述。

二、临床特征与治疗

(一)冠心病并发脑血管病

脑血管病是冠心病的主要合并症之一，是中老年人群的常见病、多发病，近年来呈上升和低龄化趋势，其致残率和死亡率高。急性脑血管病与急性冠脉综合征(acute coronary syndrome,ACS)具有共同的血管病理基础，如动脉粥样硬化等，二者之间关系密切，二病合并时病死率高达35%左右。急性冠脉综合征与脑血管病发病的先后涉及不同的病理生理机制。

【发病机制】

急性冠脉综合征先于急性脑血管病发病机制：①支配左心室的左侧颈交感神经与颈动脉弓及颈动脉窦有密切的联系。当发生急性冠脉综合征时，该区病理冲动沿交感神经传导通路至延髓，引起脑干及大脑血管的痉挛，持续脑缺氧会造成脑梗死；②冠状动脉严重病变导致心肌坏死及严重心律失常，引起心脏低排出量、动脉压急骤降低、血流速度减慢，最终导致脑缺血发生；③附壁血栓形成。急性冠脉综合征并发心律失常时，血栓栓子脱落造成脑梗死。

急性脑血管病先于急性冠脉综合征发病机制：①支配心脏活动之高级自主神经中枢位于下丘脑、脑干、边缘系统，脑干副交感核、下丘脑旁核与含有儿茶酚胺的神经元之间存在环行通路，当脑部发生病变时对心脏的控制和调节发生紊乱，易出现心肌损坏；②急性脑部病变时，机体处于应激状态，体内儿茶酚胺、肾上腺素水平升高，进一步引起冠状动脉痉挛，造成心肌缺血；③颅内压增高，反射性血压升高，造成心脏负荷重、心肌需氧量增加、冠状动脉供血不足；④脑血管病患者脱水剂的应用，使有效循环血量及心排出量骤降，冠状动脉灌注量锐减。笔者发现，梗死面积越大者合并急性冠脉综合征的概率越高，脑干梗死(brain stem infarction)合并急性冠脉综合征的概率大于其他部位，急性脑血管病病情越重，并发急性冠脉综合征的概率越大，从而加重病情，预后不良。

【临床特征】

冠心病合并脑血管病好发于中老年人，男性多于女性，患者多伴有动脉粥样硬化、高血压、糖尿病、高血脂等脑血管病危险因素。心血管病变性质与范围常常预示脑血管病变的严重程度，反之亦然。二者呈明显伴随关系，然而其他部位血管并无这种明显的伴随关系，如股动脉和肠系膜动脉等。急性冠脉综合征并发急性脑血管病起病急剧，多在数秒钟、数分钟或数小时内症状达高峰，呈完全性卒中。部分脑血栓形成和脑出血可于数日内进行性加重，称为进展性卒中。临床表现常因病变为缺血性或出血性、受累动脉部位以及病变的严重程度而异。缺血性及出血性卒中的症状体征有所不同。

1. **急性缺血性卒中(acute ischemic stroke,AIS)** AIS的首发症状常为偏瘫(hemiplegia)，偏身感觉减退，上肢症状往往重于下肢。若病变在主侧半球(含言语中枢的半球)，则常有失语(不能理解别人的言语，或不能用言语表达自己的思想等)。若病变范围较大，也可出现昏迷及完全偏瘫。检查时可见病灶对侧中枢性面、舌瘫及上下肢瘫。椎-基底动脉系统血栓形成的首发症状常为眩晕、恶心、呕吐,不敢睁眼和变换体位,严重者四肢瘫痪甚至昏迷。检查时常可见眼球震颤、构音不清、饮水呛咳,吞咽困难等。四肢亦可出现程度不等的中枢性瘫痪。若为短暂性脑缺血发作,则上述症状和体征可在 24 小时内消失,也可反复发作,部分患者最终导致完全性卒中。

2. **急性出血性卒中(acute hemorrhagic stroke,AHS)** AHS 是因血液骤然破入脑实质或颅腔,颅内压力骤然升高而出现的一系列急性颅内压增高的症状,如头痛、恶心、呕吐、意识障碍等。脑内出血中最常见者为高血压性脑出血(hypertensive cerebral hemorrhage,HCH),好发部位在基底神经节和丘脑,常波及内囊区域,形成脑内血肿。脑出血的症状和体征因血肿的部位及大小而异。绝大多数脑出血患者均有不同程度的意识障碍,轻则嗜睡,重则昏迷。双眼球常向病灶侧偏斜(向病灶对侧凝视麻痹)。若主侧半球受累,可伴有失语。病灶对侧可见中枢性面、舌瘫及上下肢瘫,对侧半身感觉减退。若患者合作,尚可发现病灶对侧同向性偏盲(如为左侧内囊血肿则双眼右侧视野缺损),以上称为内囊出血的"三偏"征。若血肿位于内囊外侧,则血液常破入蛛网膜下腔,意识障碍常较轻,偏瘫常不完全,偏盲常不存在。若血肿位于内囊内侧,常侵及丘脑,血液易破入侧脑室。病情常骤然恶化,血压急剧上升,体温骤然升高达 39℃ 以上,呼吸节律失调,意识障碍加深。双瞳孔缩小,双眼球正中位,四肢伸直,呈强直性阵挛,或去大脑强直,预后凶险。血肿若位于脑桥,轻则出现同侧面肌瘫及对侧上下肢瘫;重则深昏迷,高热,双瞳孔缩小,四肢呈去大脑强直发作,预后极差。血肿若位于小脑半球,轻则出现眩晕、呕吐,病灶侧上下肢共济失调(运动协同不能);重则血肿破入第四脑室,累及脑桥,出现面肌瘫及四肢瘫,预后极差。

【治疗】

1. **AIS 合并 ACS 的治疗** 根据目前现有的治疗经验,对于 AIS 合并 ACS 患者首先开通闭塞冠状动脉血管还是脑血管不仅取决于 AIS 和 ACS 的发病时间、闭塞血管位置、何种病情更急更凶险,还取决于就诊医院的治疗水平[包括可否实施经皮冠状动脉介入治疗(percutaneous transluminal coronary intervention,PCI) 及机械取栓治疗]、心血管介入医师及神经介入医师的响应及配合速度和力度。对于 AIS 发病时间<4.5h 同时 ACS 发病时间<12h 者,若因冠状动脉左主干、前降支等重要血管闭塞而出现血流动力学不稳定(如严重心律失常、低血压、心率极慢、射血分数严重偏低等),在条件允许情况下应行急诊 PCI 首先开通冠状动脉血管,对于不能尽快介入开通冠状动脉血管者,无溶栓禁忌证者应即刻予以溶栓治疗。由于 ACS 满意溶栓强度对于 AIS 可能会导致致命的出血风险,因此,溶栓剂量应以 AIS 推荐剂量为准,根据溶栓治疗后效果,再决定是否行介入治疗。美国心脏协会/美国卒中协会建议,对于 AIS 合并 ACS 患者,先予以脑缺血适应剂量的阿替普酶(0.6mg/kg),然后予以 PCI 治疗是合理的。当存在溶栓禁忌证时,须根据患者病情轻重缓急及救治条件尽快实施介入治疗。

2. **AHS 合并冠心病的治**

(1)冠心病患者发生 AHS:根据最新欧洲指南,出血高危的稳定性冠心病患者 PCI 术后双联抗血小板治疗时间应为 1 个月或 3 个月。欧洲指南指出,对于近 3 个月已行药物洗脱支架植入术的 ACS 患者发生脑出血后 1 个月应重新启用双联抗血小板治疗。此外,颅内出血部位也会影响再出血的发生,如脑叶(皮质、白质)再发出血风险高于颅脑深部(基底神经节、丘脑、脑干),深部颅内出血且伴有血栓高风险患者,建议 1 个月后启用单联抗血小板治疗,而脑叶出血抗血小板治疗重启时间应延后,但具体时间仍不明确。

(2)AHS 后发生 ACS:如果颅内出血处于急性期,尽管目前无相关证据,但业内普遍认为,冠状动脉介入治疗是绝对禁忌证,因为 PCI 术后双联抗血小板治疗会加重颅内出血,而停用抗血小板治疗会导致介入血管闭塞可能。然而,当冠状动脉前降支或左主干严重病变(包括闭塞)合并心源性休克时,若出血位于呼吸中枢、下丘脑等非常重要的部位,应坚决避免冠状动脉介入治疗,但出血位于相对不重要部位时,是否可行 PCI 开通闭塞血管或者是否可尝试紧急冠状动脉旁路移植术尚不清楚。如果颅内出血处于恢复期,根据出血部位,理论上可酌情考虑冠状动脉介入治疗,但存在脑淀粉样血管病出血时应避免冠状动脉介入治疗,因为阿司匹林会增加脑淀粉样血管病颅内反复出血风险。

总之,冠心病合并出血性卒中病情非常凶险,需要心内科、神经外科、神经内科、影像科等多学科协作以评估并制定治疗方案,目前相关研究极少。针对目前中国的现状,减少脑血管病危害和疾病负担的最有效方法是应加强和重视患者首次发病前的一级预防,即针对脑血管病的危险因素积极地进行早期干预,努力减少脑卒中的人群发病率。

(二)冠心病与阻塞性睡眠呼吸暂停低通气综合征

睡眠呼吸暂停综合征(sleep apnea syndrome,SAS)也称为睡眠呼吸暂停低通气综合征(sleep apnea hypopnea syndrome,SAHS),是指在每晚的睡眠中,反复出现呼吸暂停和低通气次数 30 次以上,或平均每小时呼吸暂停和低通气次数 4 次以上,通常用呼吸紊乱指数(respiratory distress index,RDI)或呼吸暂停低通气指数(apnea-hypopnea index,AHI)表示。睡眠呼吸暂停是指在睡眠状态下,口、鼻气流停止至少在 10 秒以上为 1 次呼吸暂停。睡眠低通气是指口、鼻气流低于正常 30% 以上并伴有 4% 以上的氧饱和度下降或口、鼻气流低于正常 50% 以上,同时伴有 3% 以上的氧饱和度下降。SAHS 包括由呼吸中枢病变引起呼吸暂停和由气道解剖结构变化引起的呼吸暂停,前者是由于各种原因的病变累及或直接影响到延髓的呼吸中枢,不在本节叙述范围;而后者是本节重点描述内容,临床上通常称为阻塞性睡眠呼吸暂停低通气综合征(obstructive sleep apnea hypopnea syndrome,OSAHS)。OSAHS 为神经内科中常见睡眠障碍的一种,成人发病率为 4%~7%,男性发病率高于女性,发病率随年龄增高而增加。

【OSAHS 与冠心病的关联】

大量的文献显示,OSAHS 是冠心病独立的危险因素,但未曾有文献显示冠心病可能是OSAHS 的危险因素,遂本节立足于 OSAHS 作为冠心病独立的危险因素,讲解 OSAHS 与冠心病的关联。OSAHS 与冠心病的关系复杂,涉及多种机制,但确切机制未曾完全明了,其机制可能有以下方面。

1. **睡眠片段化**　OSAHS 患者严重的睡眠片段化扰乱了夜间肾素和醛固酮的分泌,引起血压波动,增加夜间排尿;另有研究显示,在反复觉醒的过程中,机体总体抗氧化能力下降,可能增加冠心病发病概率。

2. **交感系统的过度激活**　OSAHS 患者存在的呼吸暂停并伴随着动脉血氧饱和度的下降,增强外周化学反射敏感性或直接作用于中枢交感神经调节部位导致交感系统的过度激活,肾素-血管紧张素系统上调和一氧化氮合酶下调,由此带来心动过速以及一过性血压升高,并引起血流动力学改变,另外交感系统过度激活还能增加血小板的活化和聚集。因此,交感系统活性增强被认为可能是阻塞性睡眠呼吸暂停综合征、全身炎症和心血管疾病之间联系的机制。

3. **氧化应激反应**　OSAHS 患者睡眠中反复存在的缺氧-再氧合过程类似于心肌缺血-再灌注损伤过程,可导致 ATP 耗竭和黄嘌呤氧化酶活化,并增加氧自由基的产生。氧化应激可通过激活转录因子,包括特异性蛋白-1、缺氧诱导因子-1、c-jun,可能还有 NF-κB,对细胞转录进行调控,使得血管内皮生长因子、促红细胞生成素和内皮素-1 表达增加,低氧还可以诱导中性粒细胞活化,聚集于血管内皮,导致血管内皮损伤。还有研究显示,OSAHS 存在于动脉壁相关的氧化应激反应,增强巨噬细胞对脂质的摄取,加快动脉粥样硬化。

4. **全身炎症反应**　冠状动脉粥样硬化是一个慢性过程,在整个过程中,慢性炎性反应在动脉粥样硬化中起到重要作用,并贯穿于其中,白细胞与内皮细胞的黏附被认为是动脉粥样硬化发病的最初步骤之一。OSAHS 患者反复缺氧-复氧上调了大量炎性介质的产生和黏附分子的表达,包括 IL-8、IL-6、TNF-α、ICAM、血清淀粉样蛋白 A、C-反应蛋白等,其中大量的炎性介质是反应心血管病变及动脉粥样硬化重要的血清标志物,可导致内皮损伤,引起动脉粥样硬化。

5. **高凝状态**　凝血增强和纤溶抑制导致的高凝状态与心血管疾病风险增加相关。研究显示,OSAHS 患者血浆中纤维蛋白原、活化凝血因子Ⅶ(FⅦa)、FⅫa 和凝血酶/抗凝血酶Ⅲ复合物、血小板活性和纤溶酶原激活物抑制物(PAI-1)水平较高,另外 D-二聚体及血管性血友病因子和可溶性组织因子亦偏高。以上均说明,OSAHS 可能增加心血管疾病风险。

6. **内皮功能障碍**　众所周知,外周血管系统中发现内皮功能障碍强烈地预示着冠心病。研究显示,OSAHS 患者血管内皮产生一氧化氮及其他扩血管物质减少,在经持续正压通气治疗(CPAP)后,以上物质的产生有所改善,提示了 OSAHS 与血管内皮功能障碍之间的关系。此外,氧化应激、全身炎症反应均可导致血管内皮功能障碍,从而增加心血管疾病发病风险。

7. **打鼾引起的震动**　有研究显示,打鼾引起的震动可从上气道管腔传递到咽周组织,并穿过颈动脉壁传递到管腔内壁,颈动脉在持续的颈动脉周围组织振动下表现出内皮功能障碍,可启动冠脉粥样硬化或导致斑块破裂引起栓塞性卒中,此观点尚需进一步的研究。

此外,研究显示,OSAHS 患者肥胖、代谢综合征、胰岛素抵抗发生率较高,而这些亦是冠心病的危险因素,反映了 OSAHS 可能增加冠心病发病风险。

【临床表现】

最常见的症状是打鼾(snore),并伴有呼吸暂停(apnea),鼾声可时高时低,有时可完全中断,严重者可憋醒,醒后出现心慌、气短等。此外,还可出现睡眠行为异常,如夜间出现恐惧、周期性肢体抽动、夜游、谵语等。在仔细询问睡眠史时,患者主诉常有的睡眠障碍,如频繁的夜间觉醒、睡眠片段、窒息感、夜间排尿次数增多等,但多数患者没有入睡困难。晨起感头昏、白天疲倦、困乏,容易在开会、听课、晚间读书、看报或看电视等时睡觉。

多数患者伴有注意力不集中、记忆力减退、易怒、烦躁、性格改变、性功能减退、心悸或心律失常、高血压、肺动脉高压、水肿、红细胞增多、认知功能减退。更严重者合并心力衰竭和其他脑功能减退的症状和体征。合并有冠心病的患者可能表现有夜间心绞痛发作频率增加。

【诊断】

典型的临床表现结合多导睡眠图(polysomnogram,PSG)监测结果可以明确诊断。PSG 是诊断 OSAHS 的金标准。根据 AHI 和夜间血氧饱和度将 OSAHS 分为:①轻度:5~15 次/h,85%~90%;②中度:>15~30 次/h,80%~84%;③重度:>30 次/h,<80%。临床上两者并不平行,推荐以 AHI 为评判标准,并注明低氧血症情况。

PSG 的特点是:典型的呼吸暂停和低通气持续 10~50 秒,呼吸事件在 REM 期睡眠中可持续几分钟,多出现在仰卧位时。血氧饱和度通常在呼吸停止的 30 秒内达最低水平,并在血氧饱和度达最低后 3 秒钟内出现 EEG 微觉醒,血氧饱和度曲线随呼吸事件的反复出现,呈"锯齿状"波动,EEG 显示睡眠片段化。1 期睡眠增加,3 期、4 期和 REM 睡眠减少以及反复出现呼吸性微觉醒。

【鉴别诊断】

OSAHS 需要与单纯鼾症、低通气综合征(hypopnea syndrome)、各种中枢神经系统病变引起的中枢性呼吸暂停(central respiratory arrest,CA)、陈-施呼吸综合征、发作性睡病(narcolepsy)、特发性过度睡眠(idiopathic hypersomnia)、睡眠不足综合征(insufficient sleep syndrome)等疾病相鉴别。

【治疗】

治疗包括阻塞性睡眠呼吸暂停低通气综合征合并冠心病的治疗及针对 OSAHS 的治疗。尤其是 OSAHS 的治疗,能进一步减少冠心病的发生。应将 OSAHS 视为一种需要长期、多学科治疗的慢性病。

1. **气道正压通气治疗(positive airway pressure,PAP)**　PAP 是轻、中、重度阻塞性睡眠呼吸暂停低通气综合征(OSAHS)的首选治疗方法,应作为所有患者的选择。对于可接受 PAP 的患者,可以根据病情及经济条件选择各种通气机,通气模式包括持续气道正压通气(continuous positive airway pressure,CPAP)、双水平气道正压通气(bilevel positive airway pressure,BPAP)、自动滴定气道正压通气(autotitrating positive airway pressure,APAP)。指南建议,CPAP 为中、重度 OSAHS 的首选推荐,对轻度患者可视情况选择。文献主要推荐 CPAP 作为首选治疗方式,BPAP 及 APAP 较少推荐。APAP 可在配合 PSG 的情况下帮助确定 CPAP 治疗的有效压力时使用,不推荐单独隔夜滴定使用(split-night titration)。BPAP 在患者需要较高压力时可使用,如患者在固定压力下仍呼吸困难或同时存在中枢性低通气的情况下可选择使用。指南建议,PAP 需在有专业医疗团队指导下使用,并且对患者进行仪器设备的功能、护理、维护、治疗益处及潜在问题进行知识教育,提高患者 PAP 治疗的依从性。在治疗后,应长期随访患者的治疗效果,根据治疗效果对 PAP 相关参数进行及时调整或者寻找其他病因并选择其他辅助治疗方式。对于 OSAHS 患者,经 CPAP 治疗是否能降低心血管事件的发生风险,不同研究显示了相反的结果,该观点仍需进一步的研究。

2. 对于无法接受 CPAP 治疗的患者,可考虑选择其他治疗方式,主要有以下方面:

(1) 行为治疗(behavioral therapy):OSAHS 患者所有的治疗方式都建议配合行为治疗。行为治疗包括减肥(理想的 BMI 为 $25kg/m^2$ 或更低)、锻炼、体位治疗、睡前避免饮酒和镇静剂。对于中重度 OSAHS 患者,单纯的行为治疗效果欠佳,应在治疗开始后长期随访评估患者的治疗效果,若效果不佳,仍应考虑 CPAP 治疗。

(2) 口腔矫正器(oral appliances,OA):OA 可以通过扩张上气道和/或降低上气道塌陷改善睡眠期间的上气道通畅性。包括有下颌复位矫治器、舌头定位保持装置,能分别将下颌前移或舌头前移,打开咽腔,保持上气道通畅性。OA 适用于轻中度 OSAHS 患者、CPAP 治疗效果欠佳或拒绝接受 CPAP 治疗的患者及行为治疗效果欠佳的原发性打鼾患者。在使用 OA 之前,应确定 OSAHS 严重程度,以便做出适当的治疗决定,且需要在专业的牙医指导下使用并长期随访治疗效果。

(3) 手术治疗(surgical therapy):OSAHS 外科手术治疗为一系列的气道重建及搭桥手术方法,包括鼻部手术[鼻中隔成形术(septoplasty)、鼻息肉切除术(nasal polypectomy)、鼻内镜手术（endoscopic sinus surgery）等］、口-口咽-鼻咽部手术［腭垂-软腭-咽成形术（UPPP）、扁桃体切除术（tonsillectomy）等］、下咽手术［舌部分切除（partial glossectomy）、舌消融术、舌扁桃体切除术（tonsillectomy）、下颌前移术（maxillary mandibular osteotomy，MNO）等］、喉部手术［会厌成形术（epiglottioplasty）、舌骨悬吊术（GAHM）等］。对于紧急呼吸困难患者可采用气管切开术。不推荐激光辅助悬雍垂腭成形术用于治疗阻塞性睡眠呼吸暂停。手术治疗适用于作为 CPAP 及 OA 治疗效果不佳或拒绝 CPAP 及 OA 的辅助治疗方式以及严重解剖结构梗阻的患者。

（4）其他辅助治疗方式：减重手术可能为肥胖 OSAHS 患者可选的辅助治疗方式。关于药物治疗方面，除了甲状腺功能减退或肢端肥大症例外，目前还没有广泛有效的药物治疗 OSAHS。不推荐使用选择性 5-羟色胺能摄取抑制剂（SSRI）、普曲替林、甲基黄嘌呤衍生物（氨茶碱和茶碱）和雌激素治疗。不推荐氧疗，单纯氧疗可能会减少低氧血症，但也可能延长呼吸暂停，加重高碳酸血症。对于已经接受 PAP 治疗后仍有白天嗜睡的 OSAHS 患者，在排除了 PAP 设备问题、面罩问题、患者睡眠时长不够等问题后，可选择使用莫达非尼改善患者白天嗜睡情况。

【预后】

OSAHS 是一种具有潜在危险的疾病，尽早发现并及时治疗者预后良好，对于已经合并高血压、心脏病、慢性脑缺氧症状的患者，经过治疗后上述症状可明显改善或消失；对于长期不治患者除合并前述并发症外，还可出现猝死（sudden death）及心、脑血管意外等情况。因目前研究发现 OSAHS 与冠状动脉粥样硬化及其他心脑血管疾病有密切联系，尽早治疗 OSAHS 在早期进行干预，预防冠心病的发展，及早去除冠状动脉粥样硬化危险因素，具有很大临床意义。

（三）冠心病与脑高灌注综合征

脑高灌注综合征（cerebral hyperperfusion syndrome，CHS）目前被认为是缺血性脑血管病静脉溶栓及血管内治疗的潜在并发症，是缺血性脑血管病患者血运重建之后由于高灌注引起的局部脑损伤疾病，其主要临床表现为同侧头痛、血压升高、癫痫发作、局灶性神经功能缺损和脑出血等，严重者可致死，典型的三联征为头痛、癫痫发作和局灶性神经功能缺损。CHS 的发病率低，但致死率高，早期病变可逆转，充分认识 CHS 的发病机制及临床表现，对于 CHS 的预防及尽早启动治疗有着重大的临床意义。

【CHS 与冠心病】

笔者查阅大量国内外资料显示，CHS 主要发生在颈动脉狭窄患者接受颈动脉内膜切除术（carotid endarterectomy，CEA）和颈动脉支架置入术（carotid artery stenting，CAS）后，以及烟雾病（moyamoya disease，MMD）患者行血运重建术后（颞浅动脉-大脑中动脉搭桥术）。其他关于 CHS 的报道有：先天性主动脉瓣狭窄成形术后发生 CHS 的个案报道，心脏移植术后发生 CHS 个案报道，右锁骨下盗血综合征患者主动脉旁路移植术后发生 CHS 的个案报道，严重心力衰竭患者左心室辅助装置植入术后发生 CHS 的研究，未查见直接由冠心病导致或冠心病血运重建后 CHS 的相关研究，无论是冠状动脉旁路移植术（coronary artery bypass grafting，CABG）或是经皮冠状动脉介入治疗（percutaneous transluminal coronary intervention，PCI），均无术后 CHS 的相关报道及研究。因此，关于冠心病与 CHS 的联系，可从以下方面解释：①动脉粥样硬化为全身性血管病变疾病，冠心病患者常并发颈动脉粥样硬化，研究显示，颈动脉粥样硬化是脑梗死的重要危险因素，颈动脉内-中膜显著增厚、存在不稳定斑块及中重度狭窄的患者更易出现脑梗死，CEA 及 CAS 作为颈动脉狭窄后血运重建的方式已较为普遍应用于临床,Moulakakis 等人的研究显示 CAS 及 CEA 后 CHS 发生率分别为 1.16% 和 1.9%;②长期慢性缺血性心脏病发展为严重心衰后行左心室辅助装置植入术或心脏移植术后由于脑血流量突然增加,而脑血管因长期慢性缺血至自我调节功能受损引起 CHS,此种情况发生率极低,国内外仅 2 例个案报道。

【病因与发病机制】

CHS 病因及发病机制复杂,考虑与多个因素相关,但确切机制至今未完全明了,大量的研究显示可能与脑血管系统自我调节功能受损、长期慢性高血压、自由基的产生、压力感受器功能障碍、血脑屏障损伤等相关。

1. **脑血管系统自我调节功能受损** 当血液流量发生变化时,正常人的大脑有能力通过自动调节机制来维持恒定的颅内压。严重心衰患者或高度颈动脉狭窄远端的慢性脑缺血导致慢性血管扩张,相关血管产生反应性水肿、内皮细胞增生、红细胞外渗和纤维素样坏死等类似于恶性高血压的病理生理改变,导致脑血管丧失自我调节能力,术后高血压引起脑灌注压急剧升高,引起脑水肿甚至脑出血。研究显示,一氧化氮可能是引起血管扩张和血管通透性增加导致血管丧失自我调节能力的主要物质。

2. **长期慢性高血压** 长期慢性高血压会导致内皮功能障碍和微血管病变,从而导致血脑屏障(blood brain barrier,BBB)的破坏。动物研究显示,血脑屏障破坏后引起血清白蛋白外渗引起脑水肿,此外,毒素外渗也是引起脑水肿的重要因素。

3. **自由基的产生** 缺血区再灌注产生大量自由基,引起脂质过氧化,血管内皮功能损伤引起脑水肿。

4. **压力感受器功能障碍** 压力感受器功能障碍可能与 CEA 后压力感受器去神经支配有关,导致血压波动,血管内液体渗出到间质和星形胶质细胞,引起 CHS。此外,在颈动脉血管内手术过程中,通过气囊或颈动脉支架操作,会有颈动脉压力感受器的刺激,刺激导致一过性心动过缓和低血压,导致脑缺血。在某些情况下,在颈内动脉夹闭期间,刺激时间可能比 CEA 患者更长。这些患者由于反跳性动脉高压和手术过程中发生的脑缺血而有患 CHS 的风险。

【临床表现】

CHS 主要表现为头痛、血压升高、癫痫发作、局灶性神经功能缺损或脑病。在严重的情况下,患者可能会出现脑水肿。如果不能及时治疗 CHS,可能会导致脑出血。

目前报道的颈动脉内膜切除术术后头痛主要有 3 种不同表现形式:①轻微、弥漫的孤立头痛最常见,多在手术后几天内出现,可自行缓解;②单侧阵发性头痛,每天发生 1 次或 2 次并持续 2~3 小时;③术后最初几天出现单侧搏动样头痛,较少见但与 CHS 更相关,通常发生早于血压升高、癫痫发作或局灶性神经功能缺损,需要紧急治疗。颈动脉内膜切除术因手术原因易出现耳大神经受损,导致下颌周围、耳后的麻木疼痛,有时可表现为严重的疼痛,当怀疑 CHS 时需与耳大神经痛进行仔细鉴别。

【诊断】

Bouri 等人提出定义 CEA 术后 CHS 的 4 个标准:①发生在 CEA 术后 30 天内;②新发头痛、癫痫发作、偏瘫、格拉斯哥昏迷评分(GCS)<15 分或影像学显示有脑水肿、脑出血特征;③影像学检查[如经颅多普勒(TCD)、单光子发射计算机断层成像(SPECT)或磁共振灌注扫描(MRP)]时出现高灌注的证据(脑血流量较基线值增加大于 100%)或者收缩压>180mmHg;④没有新的脑缺血、术后颈动脉再闭塞以及代谢或药物原因引起新发症状的证据。

CHS 的影像学检查：

1. **经颅多普勒**（transcranial Doppler, TCD） 经颅多普勒是目前最常用、应用最广泛的一种技术，可用于术前、围手术期和术后对 CHS 危险性的评估和预测。TCD 的主要优点是它是非侵入性的，可提供血管实时信息，可以观察到术前脑低灌注和术后脑高灌注。此外，TCD 还可检测可能导致缺血的脑栓塞信号。TCD 可测量大脑中动脉血流速度，术后大脑中动脉平均血流速度较术前增加 1.5 倍可预测 CHS 的发生。另外，围手术期颈动脉远端压低（<40mmHg）、CEA 患者颈动脉开放后血流峰值速度和搏动指数较术前增加>100% 也可作为预测近期 CEA 患者术后过度灌注的 TCD 指标。此外，TCD 还可测量脑血流储备，服用二氧化碳或乙酰唑胺后，脑血流量增加低于 20% 的患者发生 CHS 风险高。TCD 的局限在于颅内 Willis 环变异影响诊断结果，以及颈部血管对颅内血管流速的影响亦会影响诊断结果。

2. **单光子发射计算机断层成像**（singlephoton emission computed tomography, SPECT） SPECT 是识别 CEA 术后高灌注风险患者和识别 CHS 的敏感方法。它有助于区分脑缺血和过度灌注。与 TCD 类似，SPECT 也可测量脑血流储备及大脑中动脉脑血流速度。同侧大脑中动脉闭塞或明显狭窄引起血流动力学改变时，SPECT 技术优于经颅多普勒（TCD）。

3. **磁共振灌注加权成像**（magnetic resonance perfusion weighted imaging, MR-PWI） 对侧颈内动脉无狭窄的患者，通过术前 MR 灌注加权成像测量脑血流量可以帮助识别颈动脉内膜切除术后脑过度灌注的风险。Fukuda 等人的多项研究发现术前脑血容量升高是颈动脉内膜切除术后发生 CHS 的显著独立预测因子。

4. **头部 CT 或 MRI** CT 主要显示弥漫性脑水肿、白质斑片状改变、占位效应和颅内出血，MRI 较 CT 对缺血更敏感。但 CEA 术后即刻 CT 或 MRI 均可显示无任何异常改变。因此 CT 或 MRI 无法作为早期预测 CHS 的有效工具。

还有一些技术手段可用于高灌注综合征检测，如新型的近红外光谱动态成像技术，以及通过血液标本检测脑的氧摄取率，也可用于识别术后有 CHS 风险的患者。

【鉴别诊断】

CHS 应与脑卒中后出血性转化、术后颈动脉再闭塞以及各种代谢性及药物性脑病等疾病相鉴别。

【预防与治疗】

目前尚无明确关于 CHS 的预防及治疗指南。研究显示，CHS 的预防策略主要包括围手术期适当控制血压，选择合适的手术时机，选择合适的麻醉方式及麻醉药物，预防性使用自由基清除剂及其他对症治疗方式。

1. **控制血压** CHS 患者由于脑血管自主调节功能及压力感受器功能损伤等原因，血压波动较大，引起脑血流量不稳定，引起 CHS。因此，控制血压是预防 CHS 的一个重要因素。但目前尚无对于这些患者的目标血压以及需要控制多久相关的明确的指导方针。有研究发现将目标血压控制在 140~160mmHg 或者术前水平，降低了脑出血的发生概率，急性缺血性脑卒中患者进行静脉溶栓或血管内治疗围手术期的血压管理可以按照美国心脏病协会的指南控制血压≤180/105mmHg，但有新证据表明血压<160/90mmHg 更佳。

在选择控制血压的药物时应该谨慎，可使用拉贝洛尔或可乐定控制血压，这两种药物不会增加脑血流量。钙通道阻滞剂、硝普钠、硝酸甘油和血管紧张素Ⅱ抑制剂这些具有血管舒张作用的降压药可能增加脑血流量,增加 CHS 风险,应尽可能避免使用。

2. **选择合适的手术时机** 根据美国心脏协会和美国卒中协会的指南建议在脑卒中后 2 周内进行颈动脉内膜切除术的患者获益最大。双侧颈动脉狭窄的患者建议分期进行血管内治疗,近期(3 个月内)对侧颈动脉手术者可以增加 CHS 发生的可能性。

3. **选择合适的麻醉方式及麻醉药物** 研究提示在全身麻醉下操作可减少 CHS 发生,可能与局部麻醉下手术中颈动脉的一过性缺血会引起患者烦躁,造成血压波动有关。但暂无针对颈动脉手术全身麻醉与局部麻醉对 CHS 影响的随机对照试验证据。一些全麻药可能会导致脑过度灌注,大剂量的挥发性卤代烃麻醉剂可能会导致 CHS 的发生。异氟醚可用于脑损伤患者,但异氟醚对大脑代谢率和脑自身调节的影响呈剂量依赖性,大剂量异氟醚可能导致 CHS。浓度低于 70% 的一氧化二氮也是安全的麻醉剂,对脑血流量无明显影响,但一氧化二氮和异氟醚联合使用可能会导致脑血管扩张。此外,异丙酚可以使脑血流量正常化,也可用于 CHS 患者。

4. **预防性使用自由基清除剂** 自由基清除剂如依达拉奉可抑制脂质过氧化和血管内皮损伤,有研究显示依达拉奉使用有助于降低 CEA 术后 CHS 的发生率。但目前对抗氧化剂和自由基清除剂的使用证据有限,在临床实践中无明确建议。

5. **抗癫痫发作药物的使用** 目前尚无 CHS 患者预防性使用抗癫痫发作药物的建议。然而,如果患者在脑电图上有周期性偏侧痫样放电或临床发作,则可能需要抗癫痫发作药物的治疗。

6. **其他** 当患者有明确的脑水肿或脑出血时,可酌情使用高渗盐水和或甘露醇,但其有益效果及对预后的影响尚不清楚。部分患者可使用皮质醇及巴比妥类药物。对脑水肿患者,镇静及过度通气也可能有效。对于 CHS 患者使用甘露醇、高渗盐水、皮质类固醇和巴比妥类药物没有明确的建议。

【预后】

CHS 是颈动脉内膜切除术和颈动脉支架置入术公认的罕见但严重的并发症,早期病变可逆转,若发展为脑出血,死亡率高达 5% ,CHS 的术前预防、早期识别及早期治疗有着重大的临床意义。

（四）冠心病与晕厥（syncope）

临床发现冠心病患者偶会并发晕厥。晕厥是由于多种原因引起的一过性脑灌注不足所导致的短暂性意识丧失,发作时因肌张力降低不能维持正常体位而跌倒,其特点为突然发作,发作时间短暂,自限性并能够完全恢复。晕厥发作前可有先兆症状,如黑矇、乏力、出汗等。其病理机制为大脑及脑干的低灌注。晕厥的人群患病率很高,研究显示晕厥的患病率高达 41%,复发性晕厥发生率为 13.5% ,好发年龄为 15~20 岁、60~80 岁,男性的第三个发作高峰比女性提前 5~7 岁。晕厥患者占急诊患者的 1%~3%,占住院患者的 6%。

【发病机制】

正常成人脑的重量占身体重量的 2%~2.5% ,脑血流量约占心搏出量的 1/6,脑耗氧量约占全身总耗氧量的 20%,正常人每分钟 100g 脑组织血流量为 45~50ml,各种原因所致脑血流量突然减少至 31.5ml,则会引起晕厥。晕厥不是一个单独的疾病,是由多种病因引起的一种综合征,机制复杂,涉及多个学科。

冠心病合并晕厥的可能机制:①在冠脉病变的基础上,急性缺血导致心室除极、复极的显著变化诱发恶性心律失常;②冠脉血管病变,影响窦房结、房室结等部位传导系统血供,导致缓慢性心律失常而发生晕厥;③机械瓣或大面积心肌发生缺血坏死,引发泵衰竭。

【临床特征】

冠心病合并晕厥发作多与体位无关,前驱症状较少,晕厥发作时可表现为心绞痛、胸部不适、气短、呼吸困难、口唇发绀、心律失常和心电图异常等。心电图出现缺血性变化,如病理性 Q 波、ST 段抬高或降低、T 波异常或者与缺血相关的严重缓慢性或恶性快速性心律失常等。临床实践中少数冠心病患者以晕厥为首发症状甚至是唯一症状。冠心病导致晕厥的患者,死亡风险与左室功能不全严重程度成正比。需要评估缺血、基础心脏疾病和心律失常,最主要的目的是发现潜在的致命性危害。即使患者血管重建后,对心律失常的评估仍然是有必要的,因为血管重建不能改善导致室性心动过速和致命性室性心律失常的心肌病变。但是急性 ST 段抬高型心肌梗死时发生的室性心动过速和心室颤动,不需要特殊的心律失常评估,特别是左室功能正常的患者。完成缺血的评估后,冠心病晕厥患者应继续接受电生理检查。电生理检查能够评估窦房结功能、房室结功能,重要的是发现室性快速性心律失常和评估猝死的危险性。

【治疗】

1. **一般原则**　晕厥患者治疗的主要目标是预防晕厥复发,避免造成外伤,改善生活质量。

2. **物理治疗**　是一线治疗方法。肢体加压动作是临时措施,双腿或双上肢肌肉做等长收缩,可能增加心排出量并升高血压,避免或延迟意识的丧失,在有先兆且时间充分期间应用常有帮助。但不推荐用于老年患者。家庭倾斜训练也可能减少复发。

3. **药物治疗**　适用于非药物治疗后仍反复发作者,但疗效不佳。短期应用盐酸米多君是血管抑制型晕厥不伴高血压患者的首选药物。对于老年高血压病患者控制血压,收缩压目标值为 140mmHg。对于基础心率快,晕厥前有明显心率增快的患者可试用 β 受体阻滞剂。

4. **心脏起搏**　适用于发作时伴严重心动过缓或心脏停搏者,如 40 岁以上、反复发作和长时间心脏停搏者。建议对晕厥与心脏停搏相关的患者植入双腔起搏器。对心脏抑制型或混合型颈动脉窦综合征患者,推荐植入有频率骤降应答功能的双腔起搏器。

除上述治疗手段外,根据患者情况,可停用或减量降血压药物,包括硝酸酯类、利尿剂或抗抑郁药。

(五) 冠心病与自主神经功能紊乱

在心血管疾病中,自主神经功能紊乱主要表现为心血管神经症(cardiovascular neurosis)。心血管神经症亦称心脏神经症或心脏神经官能症,是神经症的一种特殊类型,以心血管系统功能失常为主要表现,可兼有神经官能症的其他表现。其症状多样,常见有心悸、心前区疼痛、胸闷、气短、呼吸困难、头晕、失眠、多梦等,大多发生在青年和壮年,以 20~40 岁者多见,女性多于男性,尤其是更年期妇女,过劳和情绪激动诱发,一般无器质性心脏病的证据。本节主要对自主神经系统及心血管神经症进行介绍。

【发病机制】

冠心病的主要病理机制为冠状动脉粥样硬化,近年来,研究发现心脏自主神经功能调节障碍可影响动脉粥样硬化的发生发展,自主神经参与调节动脉粥样硬化的主要机制,包括血管内皮功能受损、中膜平滑肌细胞增殖、炎症-纤维增生性反应及外膜损伤等。心脏自主神经系统由交感神经与迷走神经构成,两者的相互协调平衡维持机体正常生理活动,一旦这种平衡被打破,机体将形成病理状态而影响身心健康。迷走神经通过释放神经递质乙酰胆碱使血管内皮细胞产生舒血管物质扩张冠状动脉增加冠脉流量,增加心肌氧供,对心肌细胞有直接保护的作用,从而整体维护心血管系统。交感神经兴奋性增高时,心率增快、心动过速易导致血流动力学紊乱,引起内皮细胞损伤及功能丧失,心肌收缩力增加,心脏负荷增加,心肌耗氧量增多,最终易导致恶性心律失常、急性心肌梗死、猝死等不良心血管结局。此外,解剖学研究证实心脏的神经分配主要以去甲肾上腺素能和胆碱能神经纤维为主,且主要分布于粥样硬化好发的冠状动脉,而较少分布在小动脉以及毛细血管等微小动脉。冠心病患者持续心肌缺血缺氧使心脏自主神经功能调节失衡和功能障碍,首先是在心肌长期缺血缺氧的刺激下心脏通过各种神经反射活动使迷走神经调节活动衰减、交感神经调节活性增强;其次是去甲肾上腺素和儿茶酚胺等神经活性物质的升高使神经突触传导通路改变导致交感神经活性增强。因此,迷走神经调节功能衰减和交感神经调节功能活跃均会促进冠脉粥样硬化的发生发展,自主神经功能调节紊乱参与了冠心病的形成和发展,而冠心病又会进一步加重自主神经功能紊乱。

【临床特征】

临床上心血管神经症多见于女性,且心血管系统症状形式多样、轻重不一。患者一般无器质性心脏病,但也可与器质性心脏病同时存在,或在后者的基础上发生。心血管神经症的临床症状通常有心悸、胸痛、胸闷,或伴有失眠、烦躁、紧张、焦虑、情绪低落、压抑等。心血管神经症患者体检时无明显器质性病变特征,而心电图检查常表现为窦性心动过速、窦性心律不齐,部分患者可见 ST 段压低、T 波改变,普萘洛尔试验阳性、运动试验阳性者亦不少见。应用 β 受体阻滞剂可使患者心率减慢、症状减轻或消失、心电图改变恢复正常,且运动负荷试验结果转为阴性。

1. **心悸**　最常见的症状,自觉心跳、心前区搏动和不适,疲劳或精神紧张时加重,纯属患者主观感觉,客观检查无任何发现,但有时可见心尖搏动较强有力,或窦性心动过速,偶有房性或室性期前收缩或短暂阵发性室上性心动过速,轻度活动可使心率不相称地明显加快,患者常因此而不敢活动。

2. **心前区疼痛**　自认为是心绞痛,但其部位与性质与典型心绞痛不同,疼痛部位多变不固定,多局限于心尖区及左乳房下区很小范围,亦可在胸骨下或右胸前或胸背等处。痛为历时数秒的刺痛或刀割样痛或持续数小时或数天的轻微隐痛,有时疼痛可放射至左前臂外侧或手指疼痛,疼痛出现与劳力无关,且多在静息时发生,服硝酸甘油无效。有些患者用手按压疼痛部位或左侧卧位时可使疼痛缓解,另一些患者异常紧张不敢随便转动体位,或心前区肋骨、软组织及表面皮肤有压痛点。

3. **呼吸困难**　患者常感到空气不足,呼吸不畅,浅短不规则呼吸,伴有胸痛,室内人多拥挤或通风较差的地方容易发作,常叹气样式呼吸后感到舒服或面对窗口呼吸新鲜空气。但较长时间深呼吸可出现四肢发麻、头晕、眩晕、震颤甚至手足抽搐等症状,即所谓过度换气综合征。

4. **神经衰弱的症状**　患者常诉乏力、头晕、头痛、脸红灼热感、失眠、多梦、焦虑、易激动、食欲减退、恶心呕吐,不定位肌肉跳动,腋部掌心出汗,手脚发麻等。

5. **体格检查**　体型常为无力型,焦虑紧张或抑郁,淡漠面容,手掌多汗,两手颤抖,有些患者低热(37.5℃左右)。血压轻微升高且波动性大,这可能与体温调节中枢和血管运动中枢功能失调有关。心率增快,窦性心律不齐,心尖搏动强而有力,第一心音亢进,心尖区可闻及 1/6~2/6 级柔和收缩期杂音,或胸骨左缘第 2~3 肋间 2/6 级收缩期杂音,偶有期前收缩。

膝反射亢进,划痕试验多数阳性。心脏 X 线检查多无变化。心电图无特异性改变,可有窦性心动过速、窦性心律不齐,偶尔 Ⅱ、Ⅲ 和 aVF 导联 T 波平坦或轻度倒置,时隐时现。双倍二级梯或活动平板负荷试验阳性亦不少见。普萘洛尔(心得安)试验大多数能使心率减慢,心电图 ST-T 改变恢复正常,运动试验转为阴性。

6. **分型** 根据心功能仪测定结果,心脏神经症可分为两型:①交感神经兴奋性增高型:心率快,血压偏高;②迷走神经兴奋性增高型:心率慢,血压偏低。

【治疗】

心血管神经症以心理治疗为主,药物治疗为辅。首先应耐心倾听病史,了解可能的发病原因和有关因素,进行仔细的体格检查和必要的实验室检查,解除患者疑虑。然后通俗易懂地讲解疾病性质,可以用一些暗示性语言帮助患者解除顾虑。鼓励患者调整心态,安排好作息时间,适量进行文娱、旅游和体育活动。过度换气患者可辅导其采用腹式呼吸松弛疗法。对于心血管神经症患者合并高血压、高血脂等心血管危险因素而无明确器质性病变者,应该积极进行危险因素干预。无论心血管神经症还是器质性心血管疾病合并精神心理问题者,提倡双心医学的治疗模式。在积极合理治疗合并的心血管器质性疾病同时,焦虑症状明显的患者可选用抗焦虑药物,如苯二氮䓬类抗焦虑药氯硝西泮、劳拉西泮等。伴有抑郁的患者可选用三环类抗抑郁药阿米替林、多塞平或选择性 5-羟色胺再摄取抑制剂如氟西汀、舍曲林等。目前认为选择性 5-羟色胺再摄取抑制剂对心血管系统副作用较小,安全性高于三环类抗抑郁药物。但该类药物起效较慢,一般 2 周开始有效,可以考虑作为伴有抑郁患者的首选。同时应该考虑进行精神心理行为治疗,如心理疏导、行为矫正、生物反馈治疗等。

(作者:曾锐;审校:陈蕾)

参 考 文 献

［1］葛俊波,徐永建,王辰,等.内科学［M］.9 版.北京:人民卫生出版社,2018:213-247.

［2］贾建平,陈生弟,等.神经病学［M］.8 版.北京:人民卫生出版社,2018:398-442.

［3］杨升华,高峰,曹勇贾,等.冠心病合并脑血管疾病的治疗进展［J］.中国医学前沿杂志,2019,11(3):8-12.

［4］MESCHIA J F,BUSHNELL C,BODEN-ALBALA B,et al. Guidelines for the primary prevention of stroke:a statement for healthcare professionals from the American Heart Association/American Stroke Association［J］. Stroke,2014,45(12):3754-3832.

［5］KERNAN W N,OVBIAGELE B,BLACK H R,et al. Guidelines for the prevention of stroke in patients with stroke and transient ischemic attack:a guideline for healthcare professionals from the American Heart Association/American Stroke Association［J］. Stroke,2014,45(7):2160-2236.

［6］BARCELÓ A,BARBÉ F,DE LA PEÑA M,et al. Antioxidant status in patients with sleep apnoea and impact of continuous positive airway pressure treatment［J］. Eur Respir J,2006,27(4):756-760.

［7］CHO J G,WITTING P K,VERMA M,et al. Tissue vibration induces carotid artery endothelial dysfunction:a mechanism linking snoring and carotid atherosclerosis？［J］. Sleep,2011,34(6):751-757.

［8］PENNEKAMP C W,IMMINK R V,DEN RUIJTER H M,et al. Near-infrared spectroscopy can predict the onset of cerebral hyperperfusion syndrome after carotid endarterectomy［J］. Cerebrovasc Dis,2012,34(4):314-321.

［9］HEMPHILL J C,GREENBERG S M,ANDERSON C S,et al. Guidelines for the Management of Spontaneous Intracerebral Hemorrhage:A Guideline for Healthcare Professionals From the American Heart Association/American Stroke Association［J］. Stroke,2015,46(7):2032-2060.

［10］BRIGNOLE M，MOYA A，DE LANGE F J，et al. 2018 ESC Guidelines for the diagnosis and management of syncope［J］. Eur Heart J，2018，39（21）：1883-1948.

第四节　大动脉疾病相关神经系统疾病

一、概述

大动脉疾病是指主动脉及其分支血管发生病变引起疾病的总称，包括大动脉本身解剖结构的改变，如主动脉夹层、主动脉壁内血肿、主动脉穿透性溃疡和主动脉瘤（真性动脉瘤和假性动脉瘤）等；大动脉的非特异性炎症病变，如大动脉炎；大动脉的先天病变，如主动脉缩窄、主动脉弓离断和马方综合征等。按动脉管腔的狭窄和扩张也可把大动脉疾病分为两大类：引起大动脉管腔狭窄或闭塞的疾病，包括某些先天性疾病（如主动脉缩窄）和后天性疾病（如大动脉炎、梅毒、结核、创伤和动脉粥样硬化等）；引起大动脉扩张性的疾病，如马方综合征、感染、动脉粥样硬化、高血压和创伤等。

大动脉中最重要的主动脉与左心室相连，是心脏含氧动脉血输出的主要通道，包括升主动脉、主动脉弓、胸降主动脉和腹主动脉。作为体循环的最重要动脉，主动脉直接或间接发出体循环的各级动脉，依次为心脏、脑、脊髓、腹腔重要脏器供应血液，在保证组织和器官的灌注的同时，维系正常的生命活动。如果这些大血管出现了病变，必然引起相应机体器官功能的改变，进而引起疾病的发生。

大动脉疾病相关神经系统疾病主要是指主动脉及其分支血管发生病变后引起的以神经系统症状为临床表现的疾病的总称。基于大动脉疾病不同的分类方法，结合主动脉解剖走行，可以有序识别和理解相关神经系统疾病的临床表现。狭窄性大动脉疾病可引起狭窄动脉相应供血器官的疾病表现：例如累及脑供血，可表现为头晕、头痛、耳鸣、视力损害、语言障碍，甚至意识模糊和瘫痪等。扩张性大动脉疾病中的主动脉夹层，除了突然出现的胸背部"撕裂样"疼痛外，常常伴有面色苍白、大汗、晕厥甚至脑卒中。本章将概述临床工作中比较常见的主动脉夹层、主动脉瘤和多发性大动脉炎相关神经系统疾病的临床特征及治疗。

二、临床特征与治疗

（一）主动脉夹层相关神经系统疾病

【发病机制】

主动脉夹层（aortic dissection）是指各种原因导致主动脉内膜破裂，血液进入主动脉壁中层，内膜与中膜分离，致使主动脉腔被分隔为真腔和假腔的疾病。典型的主动脉夹层可以见到位于真、假腔之间的分隔或内膜片，真、假腔之间可以相通或不通，血液可以在真、假腔之间流动或形成血栓。根据夹层累及的范围，主动脉夹层可以分为 Stanford A 型和 B 型：Stanford A 型为主动脉内膜破口位于升主动脉，夹层扩展累及升主动脉和主动脉弓、降主动脉乃至腹主动脉；Stanford B 型为主动脉内膜破口位于降主动脉，夹层扩展累及降主动脉或腹主动脉。

主动脉夹层是一种极其凶险的疾病，急性期内死亡率极高，特别是在前 48 小时内，每个小时的死亡率是 1%～2%，48 小时后大约 50% 未经治疗的患者死亡。随着诊疗水平的发展，主动脉夹层患者的总死亡率有所下降，但是由于它可累及多个器官，相应脏器的并发症发生率很高,其中以神经系统并发症发生率较高,可达 15% ~ 40%。若不能及时诊断和治疗,不仅影响患者生活质量,甚至危及患者生命。目前认为主动脉夹层最有效和首选的治疗方式还是手术治疗,包括开放手术和介入治疗。手术相关的神经系统并发症明显影响患者预后,是临床关注和处理的重点。因而,主动脉夹层相关神经系统症状不仅存在于主动脉夹层的自然病程中,也可发生于围手术期及术后,需要临床医生系统关注。

【临床表现】

在主动脉夹层的自然病程中,相关神经系统并发症复杂多变,临床表现以主动脉及其分支动脉沿途供血脏器灌注不足或缺血坏死出现的功能障碍为主,主要累及大脑、脊髓、下肢,也有主动脉夹层引起的神经压迫症状。常见临床表现有:夹层累及主动脉弓上血管分支(无名动脉或左颈总动脉),引起大脑灌注不足,出现缺血性脑卒中、意识障碍、晕厥、谵妄、短暂性脑缺血发作和癫痫发作等;夹层累及胸降主动脉和相应分支动脉(脊髓动脉,根动脉等),引起脊髓灌注不足,出现完全性脊髓梗死、脊髓前动脉综合征、Brown-Sequard 综合征、轻瘫或截瘫等;夹层累及髂动脉及其分支动脉,引起下肢缺血性改变,表现为剧烈的肢体疼痛、缺血性神经病、麻木或感觉障碍,甚至一过性运动障碍、瘫痪、缺血性腰骶神经丛病等,严重者可进展为永久运动障碍或瘫痪;主动脉夹层压迫邻近神经组织出现 Horner 综合征或声音嘶哑等。

主动脉夹层围手术期和术后,神经系统并发症发生的原因和机制涉及多个方面,主要与手术方式、手术损伤、手术时间和手术对血管灌注的影响有关。急性 Stanford A 型主动脉夹层首选治疗方式是外科开放手术,常行升主动脉、主动脉弓置换手术+降主动脉支架植入术,术中需行深低温停循环的体外循环方式。术中一般将温度降到 18 ~ 20℃,目的是通过温度的减低,降低代谢率,进而保护大脑和重要器官。但是当深低温停循环时间延长时,患者神经功能障碍和卒中的发生率增加。已有研究发现,主动脉夹层围手术期脑卒中危险因素有体外循环时间延长、深低温停循环时间延长、术前脑灌注不良和股动脉插管等。其中,术前脑灌注不良患者术后出现脑卒中的发生率较术前没有脑灌注不良的患者增加 3 倍以上,股动脉插管也会引起逆行脑梗死。另有研究发现,主动脉夹层患者行此类手术时的动脉插管部位的选择与脑部并发症的发生密切相关。行上腔静脉插管进行逆行脑灌注,可以提供有效的脑保护,可以规避血管斑块脱落引起的栓塞。休斯敦医学中心报道,489 人行急性主动脉夹层手术,术中行逆行脑灌注,卒中发生率为 10%,30 天死亡率为 14%。但是,目前主流灌注方式是选择性顺行脑灌注,特别是在中度低温时(25 ~ 30℃)有一定优势,可以缩短泵送时间和减少凝血功能障碍,但是其灌注技术复杂,最佳灌注液温度、灌注流量和压力不确定,神经系统相关并发症发生率不确定。有报告脑卒中和神经功能障碍发病率变化于 0 ~ 6% 到 12.6% ~ 13.9%。在手术方式上,夹层可累及主动脉弓上血管,术中需要阻断部分主动脉弓上动脉血流,增加了大脑缺血的发生率;术中操作不当,颈部血管夹闭时间过长或血管内斑块脱落均可引起相关神经系统并发症。因此,需要术前完善相关检查,仔细评估患者,术中操作轻柔、娴熟,以减少脑卒中等并发症的发生。

【治疗】

主动脉腔内隔绝术(TEAVR 手术)是治疗 Stanford B 型主动脉夹层的主要手段。虽然,其神经系统并发症的发生率低于外科手术,但与 TEAVR 手术相关的脊髓缺血导致的截瘫发生率为 0 ~ 12.5%,处理时效要求高,对患者生活质量影响明显,容易导致潜在医患纠纷,临床需重点关注。TEAVR 导致脊髓缺血的主要危险因素有支架对左锁骨下动脉的覆盖、胸段覆膜支架长度过长、既往腹主动脉腔内修复术、髂内动脉阻断、急诊手术以及持续低血压等。术中行左侧锁骨下动脉预防性血运重建是预防脊髓缺血的有效手段。也有研究发现，左锁骨下动脉被覆盖未行血运重建，也没有出现神经系统并发症，其原因尚不明确。脑卒中与多种因素有关，主要为术中操作时间过长或血管内斑块脱落、血管内皮受损等导致血管内血栓形成有关。左锁骨下动脉受覆盖而行血管重建、尽量少地使用长支架、缩短手术时间等可能会成预防手段。经食管超声心动图可及时发现主动脉血栓，血管 CTA 可以明确左锁骨下动脉等相关血管是否通畅，能有效预测主动脉腔内隔绝术脑卒中风险。应用躯体感觉诱发电位及运动诱发电位可以监测脊髓功能状况，但是敏感性过高，临床应用有限。患者术后一旦出现可疑截瘫表现，主要为下肢大关节不能抬离床面，而不仅仅是小关节可以运动，要在 6 小时内行腰大池引流，辅以激素、提高脊髓灌注压和脱水降颅压等治疗。

【Stanford A 型主动脉夹层围手术期相关神经系统并发症】

1. **AAD 术前相关神经系统并发症**　AD 每年的发病率约 2.9/10 万，AD 的首发症状常为疼痛，但仍有 5%~15% 的患者没有疼痛的表现，他们主要以神经系统表现为首发症状。据报道，目前 AD 神经系统并发症的发生率在 15%~40%，而且还存在某些危重患者无法接受详细神经系统检查而低估神经系统并发症的可能性。AD 的神经系统并发症发生率在性别上存在差异，有报道称 AD 的神经系统并发症发生率在女性中更为常见，其原因可能为女性患者发病年龄较大，而且对疼痛的刺激反应不敏感导致神经系统并发症为首发症状。从 AD 分型来看，Stanford A 型主动脉夹层患者的神经系统并发症发生率较高。

AAD 所引起的神经系统症状通常变化迅速，其主要原因可能为主动脉弓上分支夹层进展导致的脑灌注减少，严重者表现为脑卒中或昏迷。根据既往文献报道，脑卒中是 AAD 患者最常见的神经系统病变，且右侧大脑半球更为常见，这可能是由于颈动脉发自主动脉弓，更易受夹层累及。某些患者以脑卒中为始发症状，这可能导致误诊，更有患者在脑血管造影过程中发现 AAD，因此 AAD 可能是脑卒中的罕见原因，脑卒中患者因考虑 AAD 的可能并进行仔细筛查。此外，由于急性脑卒中溶栓时间窗的紧迫性，很多脑卒中患者无法及时排除 AAD 即接受溶栓治疗，这不仅可能延误 AAD 的诊治，也可能引发严重的出血并发症导致患者死亡，所以临床接诊的脑卒中患者若出现不对称脉搏或无法解释的低血压时，应排除具有非典型症状的 AAD，床旁超声可能对及时排除 AAD 诊断具有临床意义。除脑卒中外，AAD 患者增粗的主动脉可能压迫局部神经引起神经系统并发症，如颈交感神经受压引起的 Horner 综合征、左喉返神经受压引起的声音嘶哑等。

AAD 合并神经系统损伤是导致患者出现不良预后的危险因素。一项 1 873 例 AAD 患者病例研究结果显示，合并神经系统并发症的患者更多合并休克、低血压或填塞表现；该研究进一步分析了神经系统并发症的类型（无损伤，脑卒中或昏迷）对患者接受的治疗方案的影响，结果显示神经系统并发症确实影响了临床医生对治疗的选择，其中有 11% 无神经系统损伤的患者未接受积极手术治疗，而这个比例在脑卒中和昏迷患者中分别为 24.1% 和 33.3%。尽管目前对合并神经系统并发症的 AAD 患者治疗方案选择存在争议，但已有的文献显示，术前合并神经系统并发症的患者若选择保守治疗仅有 12.8% 的患者可以存活出院，而接受外科手术的患者中有 66.7% 可以出院；出现脑卒中或昏迷患者中选择保守治疗的 5 年生存率分别为 23.8% 和 0，选择手术治疗的患者 5 年生存率为 67.1% 和 57.1%。目前关于 AAD 术前合并神经系统并发症的治疗策略仍待进一步探讨。

2. **AAD 术后神经系统并发症**　积极的手术治疗目前仍是 AAD 的最有效方法，近年随着手术方式、麻醉管理水平和医疗器械的不断进步,AAD 患者的术后死亡率已不断下降,但术后并发症的发生率仍较高。神经系统并发症是 AAD 患者术后严重的并发症之一,其发生与多种因素有关,如夹层累及神经系统供血血管,术中停循环过程中脑保护不足,术后微血栓或气栓,术后低血压导致的脑灌注下降或缺氧等。AAD 术后神经系统并发症的发生会显著影响患者预后,如增加的住院时间、医疗费用和术后死亡率,并且会在中远期影响患者的生活质量。术后神经系统并发症依据持续时间可分为短暂性神经功能障碍和永久性神经功能障碍。短暂性神经功能障碍一般可在一定时间内恢复,其包括短暂性脑缺血发作、谵妄等;永久性神经功能障碍无法恢复,包括脑卒中、脊髓缺血、脑出血等。值得注意的是,术前合并神经系统并发症的患者,术后并发新的神经系统并发症比例高达 50%。AAD 术后并发症的原因及处理如下。

（1）夹层累及范围:当 AAD 患者夹层撕裂范围累及肋间动脉或周围神经动脉时,可能出现部分脊髓或周围神经供血障碍,术中停循环过程中存在上述部位一过性缺血情况,对缺血敏感的脊髓或周围神经可能出现相应神经系统并发症,针对该情况,可尽量保证手术操作的稳定可靠,尽可能减少停循环时间来减少发生率。对于术后迟发性脊髓缺血或周围神经缺血症状,可能是该部位组织术前由假腔供血,当手术开通真腔以后,假腔逐渐机化导致供血减少;此外,主动脉夹层瘤体较大的患者,可压迫周围神经导致患者出现神经压迫症状,如Horner 综合征,出现该情况时需尽早手术解除压迫。

（2）体外循环:体外循环会导致患者术后出现全身炎症反应,大量的炎症因子进入血液循环,导致脑血管收缩、脑供血减少,进而引起脑卒中;此外,全身炎症反应可以引起下丘脑-垂体-肾上腺皮质轴激活,释放去甲肾上腺素、5-羟色胺、多巴胺等递质,降低乙酰胆碱水平,引起神经系统递质失衡导致谵妄出现。

（3）术中脑保护策略:AAD 术中脑保护策略与术后神经系统并发症息息相关,影响因素包括停循环温度、顺行或逆行脑灌注、单侧或双侧脑灌注以及灌注的流量、压力等。低温停循环可增加脑细胞对缺氧的耐受能力,保证术野清晰和更为充足的操作时间。但低温也可能加重凝血功能障碍、加重脑血管内皮功能损伤进而导致神经系统损伤,所以并不是温度越低越好。目前临床公认的停循环低温梯度包括极低温（≤14℃）、深低温（14.1~20℃）、中低温（20.1~28℃）和轻度低温（28.1~34℃）;极低温可提供 30~40 分钟较为安全的停循环时间,深低温可提供 20~30 分钟,中低温可提供 10~20 分钟,轻度低温仅能保证 10 分钟安全时间。既往认为深低温停循环对脑保护具有显著优势,后来很多学者认为停循环过程中深低温严重影响了患者的凝血功能,极易引起围手术期止血困难,发生术后出血甚至弥散性血管内凝血等严重并发症,增加患者的并发症发生率和死亡率。随着脑灌注手段的不断提高,如顺行脑灌注或逆行脑灌注,临床医生发现适当地提高停循环时温度并没有显著增加患者术后神经系统并发症发生率,反而减少了术后出血的风险。

顺行和逆行脑灌注的出现一定程度上延长停循环的时间,同时保证脑保护效果。由于灌注压力的限制,逆行脑灌注通常较顺行脑灌注更难达到有效灌注压,且压力控制不佳还可能导致脑水肿的发生。顺行脑灌注更符合生理状态,供血供氧及脑保护更为确切,所以目前临床更为推荐顺行性脑灌注,但顺行脑灌注同样可能增加动脉粥样硬化斑块脱落、组织碎片、血栓、气栓进入脑循环引起栓塞的风险。顺行脑灌注分为单侧和双侧脑灌注,术前可通过头部 Willis 环交通情况进行选择。一般来说,单侧脑灌注可满足术中脑保护要求,但如果Willis 环不完整或右颈动脉存在病变时,容易出现脑灌注不足引起术后神经系统并发症,此时需接受双侧脑灌注,所以术前评估对于单侧还是双侧脑灌注的选择十分重要。此外,停循环过程中神经系统的监测同样重要,包括经颅多普勒、近红外线光谱无创脑氧监测、脑灌注流量监测等方法均可为临床医生提供术中脑保护效果的实时监测手段,为术中及时调整脑保护策略提供有力支撑。

(4)血栓或栓塞:AAD 患者多合并高血压,出现血管动脉粥样硬化的可能性更大。术中动脉插管或操作均可能导致动脉粥样硬化斑块脱落进入脑血管导致脑卒中发生,对此类患者,术中操作需更为小心谨慎,插管前尽量选择无粥样斑块的位置;术后某些患者血压不高,存在脑灌注降低的情况,在此基础上,若患者合并颅脑血管动脉粥样硬化导致的狭窄,容易产生血栓,对此类患者术后可在仔细评估脑出血风险的前提下谨慎使用预防性抗凝、抗血小板治疗,以减少脑血栓形成风险。除病变本身外,术中操作排气不彻底、组织碎片不慎脱落等均可导致脑血栓栓塞引起卒中,这可通过不断提高的外科技术和经验来尽可能减少发生率。

(5)凝血功能障碍:接受体外循环的患者术后会出现凝血功能障碍,其原因包括术中低温对凝血功能的影响、管路对血细胞特别是血小板的破坏等。凝血功能的下降可能导致患者出血风险增加,甚至引起脑出血导致神经系统功能障碍。AAD 术后需仔细评估凝血功能,若患者术后引流较多,可完善血常规、凝血常规、ACT 或血栓弹力图等检查,有针对性地补充凝血因子以纠正凝血功能,减少脑出血的发生率。

由于 AAD 疾病本身以及手术的影响,可能导致患者出现神经系统并发症,极大地影响了患者预后,本部分分析了 AAD 患者围手术期出现的神经系统并发症种类、影响因素及处理策略,为临床决策作出一定参考。

(二)主动脉瘤相关神经系统疾病

主动脉瘤(aortic aneurysm)是指由于多种原因引起主动脉局部病理性扩张及膨大,形成主动脉"瘤样改变",称为主动脉瘤。若升主动脉管径≥4cm、降主动脉管径≥3cm 提示主动脉扩张,若扩张达到正常管径的 1.5 倍以上或超过近心端管径的 1/3 称为动脉瘤。主动脉瘤发病率为 450/10 万,男女发病比例大概为 3∶1,约 1/3 累及腹主动脉,发病率随年龄增加而增加。

【发病机制】

根据主动脉瘤发生部位可以分为胸主动脉瘤、腹主动脉瘤,前者按解剖部位又可分为主动脉根部瘤、升主动脉瘤、主动脉弓动脉瘤、降主动脉瘤。按照主动脉壁病变层次和范围可以分为:真性动脉瘤,瘤壁由动脉壁三层组织构成;假性动脉瘤,没有瘤壁,动脉破裂形成血肿,周围包绕结缔组织形成。还可根据病因把主动脉瘤分为:先天性动脉瘤,先天性主动脉中层发育不良;动脉粥样硬化动脉瘤,动脉粥样硬化导致动脉壁薄弱和扩张;中层囊性坏死性动脉瘤,中层退行性变而发生纤维断裂,动脉壁变薄扩张;创伤性动脉瘤,创伤导致主动脉壁部分断裂;感染性动脉瘤:梅毒、结核等感染,引起中层动脉炎,弹力纤维断裂而发生动脉扩张;遗传性胸主动脉瘤,常为常染色体显性遗传,20% 患者有家族史,发病年龄较轻,病变进展快,如马方综合征等。基于主动脉瘤不同的分类方法有助于理解不同类型主动脉瘤的病理生理、临床表现和治疗方法。

【临床表现】

主动脉瘤的临床表现因瘤体侵犯的部位、瘤体的大小以及瘤体增长的速度而存在较大差异。当瘤体较小时,患者可无任何自觉症状,只是在常规医学检查时偶然发现。当瘤体较大时,会对周围组织器官产生压迫和侵蚀作用:上腔静脉受压引起上腔静脉综合征、食管受压引起吞咽困难、喉返神经受压引起声嘶、气管或主支气管受压造成呼吸困难和咳嗽,冠状动脉受压引起心肌梗死和胸背部疼痛。巨大主动脉根部动脉瘤还可导致严重主动脉瓣关闭不全,进而出现急性左心衰,也可能引起主动脉夹层。当瘤体突然增大先兆破裂时,患者可能出现持续剧烈的胸背部疼痛;瘤体可破入胸腔形成血胸、破入心包形成心包压塞、破入食管引起呕血等;也可呈现休克、面色苍白、腹胀和终末器官损伤等临床表现。CT 和磁共振血管成像对评估主动脉瘤有很高的敏感性和特异性,前者最常用,后者可更好地评估主动脉根部、主动脉瓣膜和心包。

主动脉瘤自然病程中相关神经系统症状主要表现为动脉瘤压迫邻近组织和神经表现出的相应症状,如喉返神经受压引起的声嘶等;当瘤体突然进展和破裂时,患者可能出现意识丧失和晕厥,甚至死亡;以动脉粥样硬化为主要成因的动脉瘤,可能出现斑块脱落导致的栓塞相关症状,如脑梗死和下肢疼痛等。

【治疗】

主动脉瘤围手术期神经系统并发症与其手术方式、瘤体部位和术中操作密切相关。主动脉瘤治疗的基本方法是切除瘤体并植入人造血管或者带膜支架封堵瘤体破口,根据瘤体位置酌情采用不同手术方式或者联合治疗。其中,主动脉弓部动脉瘤手术神经系统并发症发生率相对较高。灌注流量的不足和过量都可能造成相应神经系统症状的出现:灌注流量不足或手术操作引起动脉粥样斑块脱落可出现缺血性卒中,血流灌注过多可导致脑水肿或脑出血。术中深低温停循环技术和选择性脑灌注的使用,可用于保护大脑免受缺血性损伤,与主动脉夹层术中类似。脑灌注方式有逆行脑灌注和顺行脑灌注,前者在清除残留空气或动脉栓塞方面具有优势,但当逆行灌注时间延长或灌注压力较高时,也有脑水肿可能;后者通过主动脉弓的分支提供顺行脑灌注,为主动脉弓重建提供时间,在体外循环开始后早期,脑循环可与全身循环隔离,从而可避免与体外循环相关的栓塞。

在腹主动脉瘤手术治疗方面,腔内修复相关神经系统并发症发生率为:心脑血管意外 0.3%、截瘫<0.1%;外科开放手术相关神经系统并发症发生率为:心脑血管意外 1.9%、截瘫<0.1%。其中,栓塞事件可能与术中或术后发生粥样斑块脱落有关;脊髓缺血罕见,发生率约 0.21%,与微栓塞或移植物阻塞神经根动脉有关,可出现下肢无力、膀胱失禁以及各种脊髓综合征等临床表现。另外,腔内血管移植可引起相应肢体血管闭塞,患者可能出现程度不一的跛行、静息痛和感觉异常,这通常与植入血管管径偏小形成血栓有关。临床处理一般不推荐血栓清除,担心破坏移植血管的结构,可行动脉搭桥,或者进行溶栓或支架手术。

【主动脉瘤围手术期相关神经系统并发症】

1. 主动脉瘤术前相关神经系统并发症　术前由主动脉瘤引起的神经系统症状较少,其临床表现常与动脉瘤压迫邻近神经有关,表现坐骨神经痛,腰骶神经丛病,腰骶神经根病和马尾综合征等。1905 年 William Osler 首次发现主动脉瘤伴随下肢放射痛。其他临床表现少见,文献中常以个案形式呈现,如巨大主动脉瘤瘤体压迫喉返神经导致心脏-声带综合征,表现喉返神经受压麻痹引起声音嘶哑;腹主动脉瘤引起截瘫,呈现急性神经功能缺损,包括尿失禁,不对称双下肢无力和伴随感觉障碍;真菌性动脉瘤侵蚀椎体,呈现神经根病变,临床出现尿潴留、便秘、双下肢亚急性进行性无力和节段性感觉运动丧失等。

胸主动脉瘤直径超过 6cm,腹主动脉瘤直径超过 5cm 时,应考虑手术治疗;合并神经系统并发症时,手术指征可适当放宽。动脉瘤治疗的方式包括开放手术或血管内修复,或者两者结合。手术可能减轻或缓解神经系统并发症,但无法修复永久性神经损伤。

2. 主动脉瘤术后神经系统并发症 主动脉瘤病变本身可累及神经系统,且手术过程复杂、创伤大,因此神经系统并发症是主动脉瘤术后的常见并发症,特别是累及头臂干血管、术中需要停循环的主动脉弓手术。神经系统并发症的发生严重影响患者预后,其原因与病变本身、体外循环、术中脑保护策略、血栓或栓塞以及凝血功能障碍等方面均有关,本章节不再赘述。其相关神经系统并发症可通过多种手段进行监测,以评价神经系统损伤的发生、程度及术中脑保护效果,本章节将重点介绍主动脉瘤围手术期的神经系统损伤监测方法。

3. 围手术期神经系统损伤监测 围手术期神经系统损伤监测常常用到头部 CT 和MRI,这些影像检测可提供脑组织结构改变的信息,可对陈旧或新发脑梗、脑出血的发生和程度进行评价,但不能反映轻度的精神状态改变情况,也无法在体外循环术中进行实时监测神经系统功能。经颅多普勒(TCD)和眼球超声便是可用于实时监测脑血流的方法,脑脊液乳酸检测则能从代谢角度检测神经系统损伤。

(1) TCD:TCD 通过测定大脑中动脉血流速度可对脑灌注流量提供持续评估。TCD 可通过测定脑血流的速率和方向,为停循环过程中脑灌注有效性提供指导。同时,TCD 还可评估包括微栓在内的栓塞发生情况。在脑血流监测方面,TCD 是一种有价值的检测手段,可为临床提供有效的指导。但实际应用过程中,TCD 的效果受多方面因素影响,包括颅骨的厚度、动脉本身的直径,以及背景噪声的干扰;此外,TCD 的技术要求较高,停循环过程中脑血流速度低,常常难以区分是血流速度小还是由于技术原因未检测到血流,因此 TCD 这项技术仍需在临床实践过程中不断完善。

(2) 眼球超声:视网膜中央动脉及睫状后动脉等眼球后动脉是眼动脉的分支,而眼动脉又起自颈内动脉,与大脑中动脉邻近,因此视网膜中动脉等球后动脉的血流可间接反映同侧大脑半球的血供情况。经眼球超声检测球后动脉血流操作简单,信号稳定,受背景噪声干扰小,可用作评估大脑血流,但由于该监测手段为间接反映大脑中动脉,也存在结果不可靠的可能。

(3) 颈静脉血氧饱和度:在动脉血压氧合良好、血红蛋白相对稳定的前提下,若动脉血氧含量不变,颈静脉血压饱和度可反映脑供氧需平衡。当脑血流减少时,脑组织为维持正常代谢需要从血流中摄取更多比例的氧,导致颈静脉血氧饱和度下降;反之,当脑血流增加超过代谢需要时,脑组织从血流中摄取的氧比例减少,引起颈静脉氧饱和度增加,所以颈静脉血压饱和度间接反映脑血流量。正常的颈静脉氧饱和度范围为 55% ~ 75%,大于 75% 提示脑供氧增加或脑血流增加;小于 50% 提示脑供氧或脑血流减少;若小于 40% 则可能出现全脑缺血缺氧。所以,颈静脉血氧饱和度可作为间接指标反映脑灌注情况。但颈静脉血氧饱和度同样存在不足,如该指标仅反映全脑组织代谢情况而不能反映局部脑组织情况,因为局部脑组织缺血可能不会引起颈静脉血氧饱和度的显著变化;又如体外循环中脑血流量和脑供氧均变化较大,颈静脉血氧饱和度难以分析等,所以颈静脉血氧饱和度仍需进一步完善才能作为主动脉瘤术中常规检测神经系统的手段。

(4) 近红外光谱分析:近红外光谱分析是一种经皮脑氧饱和度连续检测技术,可持续和快速掌握脑供氧情况。近红外光可在特定范围穿透一定距离的脑组织,衰减程度主要依赖于氧合血红蛋白等。近红外光谱分析主要测定采样区氧合血红蛋白和总血红蛋白的比值,即脑组织氧饱和度。脑组织氧饱和度是反映脑氧输送代谢的指标,在脑氧耗一定的前提下,可作为评价神经损伤的指标。脑氧饱和度可用于评价主动脉瘤患者术中神经功能变化,也可评价不同脑灌注方式对神经系统的影响,为我们提供了一种监测脑组织氧合状态的方法,可直观认识脑组织氧供需平衡情况,了解脑血流变化情况。尽管脑氧饱和度不受温度和搏动血流的影响,但临床使用过程中同样发现患者年龄、血红蛋白浓度、脑氧监测采样区的位置选择对脑氧饱和度的数值影响较大,临床应用中应予注意。

（5）脑脊液乳酸水平:乳酸是糖代谢的产物,当组织缺氧导致无氧代谢时,乳酸水平出现升高,乳酸水平是反映组织氧供需失衡的指标。有研究将脑脊液乳酸水平用作反映脑组织血供状况的间接指标,但目前研究较少,且需经过有创操作留取脑脊液,因此很少用于临床常规检查。

（三）多发性大动脉炎相关神经系统疾病

【发病机制】

多发性大动脉炎(Takayasu arteritis,TA)是一种引起主动脉及其主要分支和肺动脉发生慢性非特异性炎症的自身免疫性动脉炎,常见于亚洲或拉丁美洲的年轻女性,约占65%,20~30岁发病。病因尚不明确,可能与各种原因引起的免疫损伤有关。临床上常说的无脉病、缩窄性大动脉炎、主动脉弓综合征、高安氏动脉炎、高安氏病和阻塞性血栓性主动脉病等,均是代指本病或者基于本病不同亚型临床表现而进行的命名。

【临床表现】

多发性大动脉炎大多起病缓慢,约3/4于青少年时发病,典型临床表现包括三个阶段。第一阶段是以发热、关节痛和体重减轻等为主要表现的急性炎症阶段,病变动脉处可有局限性疼痛和压痛,又称活动期;活动期症状可自行消失,或经过长期隐匿后出现大动脉及分支闭塞的症状和体征。第二阶段主要表现血管炎症,伴随明显血管疼痛和压痛。第三阶段是以血管纤维化导致动脉阻塞或狭窄,和/或动脉异常扩张出现瘤样改变为主要特征,进而相应脏器因缺血出现相应临床表现。高血压、无脉及血管杂音是本病最有诊断意义的三个主要临床表现。

多发性大动脉炎相关神经系统症状主要与受累血管导致供血器官缺血而出现的临床表现有关。受累血管最常见是主动脉弓及其分支,其次是降主动脉、腹主动脉和肾动脉,肺动脉等也可受累。患者临床表现可出现头痛、头晕、短暂性脑缺血发作、晕厥、卒中、视力减退、四肢间歇性跛行和活动疲劳等,严重者最终导致心力衰竭或卒中,脑出血。

根据病变累及血管不同,大动脉炎可以分为4型,每一型呈现不同神经系统表现。头臂动脉型(主动脉弓综合征):由于颈动脉、椎动脉狭窄和闭塞,导致脑供血不足,可出现头晕、头痛、记忆力减退;脑缺血严重者可出现反复晕厥、抽搐、失语、偏瘫,甚至昏迷。胸-腹主动脉型:胸腹主动脉受累,下肢缺血可出现肢体无力、酸痛、皮肤发凉和间歇性跛行等症状,以髂动脉受累时最明显;肾动脉狭窄时引起肾血管性高血压,是本型最重要的临床表现之一,以舒张压升高明显,可伴头痛、头晕和心悸;胸降主动脉严重狭窄,可引起上肢血压升高,与心排出血液大部分流向上肢有关。广泛型:兼具上述两种类型特点,病变广泛,病情重。肺动脉型:本病单独肺动脉受累者少见,合并受累者约占50%,临床表现为心悸、心衰和肺动脉高压等,神经系统症状主要与心功能不全和肺动脉高压导致的供血不足和缺氧有关,如头晕、头昏等。

【诊断】

1990年美国风湿病学会对多发性大动脉炎的分类诊断标准为:①发病年龄≤40岁;40

岁前出现症状或体征;②肢体间歇性运动障碍:活动时1个或多个肢体出现逐渐加重的乏力和肌肉不适,尤以下肢明显;③肱动脉搏动减弱:一侧或双侧肱动脉搏动减弱;④血压差>10mmHg;⑤锁骨下动脉或主动脉杂音:一侧或双侧锁骨下动脉或腹主动脉闻及杂音;⑥血管造影异常:主动脉一级分支或下肢近端的大动脉狭窄或闭塞,病变常为局灶或节段性,且不是由动脉硬化、纤维肌发育不良或类似原因引起。符合上述6项中的3项者诊断本病。此诊断标准的灵敏度和特异度分别是90.5%和97.8%。

多发性大动脉炎患者发生脑卒中后明显影响患者预后,甚至导致患者死亡,临床需要高度关注。病变累及颈部血管时,动脉壁弥漫性、不规则性增厚和变硬,管腔狭窄或闭塞,合并血栓形成,栓子脱落形成脑梗死。大动脉炎从无症状前期,慢性反复发作,到出现严重神经系统症状,随即进入难逆性疾病期。因而,对于以神经系统症状为首发表现的患者,临床医生需要足够重视和充分筛查,及时发现病因,积极治疗,延缓和逆转该病自然病程,可能明显改善此类患者预后。特别是对于首发症状是脑缺血的年轻患者,尤其是女性,而全身症状不明显者,需要详细询问病史,关注有无血管杂音和双侧颈动脉搏动减弱,四肢脉搏、血压有无异常,行血管超声检查,以期尽早发现血管病变。超声提示病变动脉管壁运动减弱或消失,管壁不规则环状或弥漫性增厚,管腔狭窄或闭塞,对明确诊断及早期治疗尤为重要。CT或MRI检查发现脑梗死表现可明确诊断,DSA是脑血管病变诊断的金标准。

【治疗】

关于多发性大动脉炎的治疗,主要包括药物治疗和手术治疗两个方面。其中,约20%的患者病情为自限性,病情稳定,如无并发症可随访观察。常用的药物有糖皮质激素和免疫抑制剂。糖皮质激素是治疗本病的主要药物,及时用药可有效改善症状,缓解病情。需要注意激素引起的感染、高血压、糖尿病、消化道出血等不良反应,长期使用要防治骨质疏松。免疫抑制剂联合糖皮质激素能增强疗效。常用的免疫抑制剂为环磷酰胺、氨甲蝶呤和硫唑嘌呤等。在免疫抑制剂使用中应注意查血、尿常规和肝功能、肾功能,以监测不良反应的发生。其他治疗药物还包括生物制剂、扩血管、抗凝,改善血液循环的药物。外科治疗方面包括经皮腔内血管成形术和外科开放手术治疗。前者为大动脉炎的治疗开辟了一条新的途径,目前已用于治疗肾动脉狭窄及腹主动脉、锁骨下动脉狭窄等,获得较好疗效。外科手术治疗用于解决肾血管性高血压及脑缺血,以及其他可以通过外科手术缓解的血管狭窄。

在相关神经系统疾病的治疗过程中,使用扩血管、抗凝药物治疗,能部分改善因血管狭窄较明显所致的一些临床症状,阿司匹林作为常用的抗血小板凝集药物,同时具有抗炎、抗风湿的作用。同时改善微循环药物对于缓解症状也有疗效,对合并高血压的患者治疗过程中还应积极控制血压。

多发性大动脉炎相关神经系统疾病为慢性进行性血管病变,如病情稳定,预后可较好。以神经系统症状为主要表现的患者预后主要取决于神经系统供血情况以及高血压的程度,早期糖皮质激素联合免疫抑制剂积极治疗能够有效抑制血管的炎性改变程度,降低血压增高概率,可有效改善预后。该类患者的治疗后并发症主要为心、脑、肾等脏器的功能损害,主要与治疗过程中难以控制的血压增高有关,而死亡的三大主因即为脑出血、心血管事件、肾衰竭。

(作者:范景秀 古君 余惠;审校:陈蕾)

参考文献

［1］ GUDBJARTSSON T,AHLSSON A,GEIRSSON A,et al. Acute type A aortic dissection-a review［J］. Scand Cardiovasc J,2020,54(1):1-13.

［2］ JOLOBE O M P. The precaution must be taken to rule out acute aortic dissection［J］. Am J Emerg Med,2020, 38(12):2739.

［3］ BUONOCORE M,AMARELLI C,SCARDONE M,et al. Cerebral perfusion issues in acute type A aortic dissection without preoperative malperfusion:how do surgical factors affect outcomes?［J］Eur J Cardiothorac Surg,2016,50(4):652-659.

［4］ TIAN D H,WELLER J,HASMAT S,et al. Adjunct retrograde cerebral perfusion provides superior outcomes compared with hypothermic circulatory arrest alone:A meta-analysis［J］. J Thorac Cardiovasc Surg,2018,156 (4):1339-1348.

［5］ BURGSTALLER J M,HELD U,MOSBAHI S,et al. A systemic review and meta-analysis:long-term results of the Bentall versus the David procedure in patients with Marfan syndrome［J］. Eur J Cardiothorac Surg,2018, 54(3):411-419.

［6］ OLADOKUN D,PATTERSON B O,SOBOCINSKI J,et al. Systematic Review of the Growth Rates and Influencing Factors in Thoracic Aortic Aneurysms［J］. Eur J Vasc Endovasc Surg,2016,51(5):674-681.

［7］ HINOJOSA C A,LIZOLA R,ANAYA-AYALA J E,et al. Left subclavian-carotid bypass in a 38-year old female with brain ischemic symptoms secondary to Takayasu's arteritis:A case report［J］. Int J Surg Case Rep, 2016,26:159-162.

［8］ Kenar G,Karaman S,Çetin P,et al. Imaging is the major determinant in the assessment of disease activity in Takayasu's arteritis［J］. Clin Exp Rheumatol,2020,38(Suppl 124):55-60.

［9］ MÉSZÁROS I,MÓROCZ J,SZLÁVI J,et al. Epidemiology and clinicopathology of aortic dissection［J］. Chest, 2000,117(5):1271-1278.

［10］ GAUL C,DIETRICH W,ERBGUTH F J. Neurological symptoms in aortic dissection:a challenge for neurologists［J］. Cerebrovasc Dis,2008,26(1):1-8.

［11］ NIENABER C A,FATTORI R,MEHTA R H,et al. Gender-related differences in acute aortic dissection［J］. Circulation,2004,109(24):3014-3021.

［12］ BLANCO M,DÍEZ-TEJEDOR E,LARREA J L,et al. Neurologic complications of type I aortic dissection ［J］. Acta Neurol Scand,1999,99(4):232-235.

［13］ DI EUSANIO M,PATEL H J,NIENABER C A,et al. Patients with type A acute aortic dissection presenting with major brain injury:should we operate on them?［J］ J Thorac Cardiovasc Surg,2013,145(Suppl 3): S213-S221.

［14］ OSLER W. ANEURYSM OF THE ABDOMINAL AORTA［J］. The Lancet,1905,166(4285),1089-1096.

［15］ MATTEUCCI M L,RESCIGNO G,CAPESTRO F,et al. Aortic arch patch aortoplasty for Ortner's syndrome in the age of endovascular stented grafts［J］. Tex Heart Inst J,2012,39(3):401-404.

［16］ DESAI H B,RAJPUT A H,UITTI R J. Recurrent spinal cord ischemia due to abdominal aortic aneurysm--a case report［J］. Angiology,1989,40(7):682-687.

［17］ NADKARNI N A,YOUSEF S R,JAGIASI K A,et al. Aortic aneurysm presenting as conus-cauda syndrome ［J］. Neurol India,2009,57(4):519-520.

［18］BRETT A,HODGETTS T. Abdominal aortic aneurysm presenting as meralgia paraesthetica ［J］. J Accid Emerg Med,1997,14(1):49-51.

［19］ LUPI-HERRERA E,SÁNCHEZ-TORRES G,MARCUSHAMER J,et al. Clinical study of 107 cases［J］. Am Heart J,1977,93(1):94-103.

[20] KERR G S,HALLAHAN C W,GIORDANO J,et al. Takayasu arteritis[J]. Ann Intern Med,1994,120(11):919-929.

[21] BOND K M,NASR D,LEHMAN V,et al. Intracranial and Extracranial Neurovascular Manifestations of Takayasu Arteritis[J]. AJNR Am J Neuroradiol,2017,38(4):766-772.

[22] MWIPATAYI B P,JEFFERY P C,BENINGFIELD S J,et al. Takayasu arteritis:clinical features and management:report of 272 cases[J]. ANZ J Surg,2005,75(3):110-117.

[23] KIM H A,KIM J H,WON J H,et al. An unusual clinical manifestation of Takayasu′s arteritis:spinal cord compression[J]. Joint Bone Spine,2009,76(2):209-212.

[24] COUTURE P,CHAZAL T,ROSSO C,et al. Cerebrovascular events in Takayasu arteritis:a multicenter case-controlled study[J]. J Neurol,2018,265(4):757-763.

[25] AREND W P,MICHEL B A,BLOCH D A,et al. The American College of Rheumatology 1990 criteria for the classification of Takayasu arteritis[J]. Arthritis Rheum,1990,33(8):1129-1134.

[26] PARK M C,LEE S W,PARK Y B,et al. Clinical characteristics and outcomes of Takayasu′s arteritis:analysis of 108 patients using standardized criteria for diagnosis,activity assessment,and angiographic classification[J]. Scand J Rheumatol,2005,34(4):284-292.

[27] FIELDS C E,BOWER T C,COOPER L T,et al. Takayasu′s arteritis:operative results and influence of disease activity[J]. J Vasc Surg,2006,43(1):64-71.

[28] KIM Y W,KIM D I,PARK Y J,et al. Surgical bypass vs endovascular treatment for patients with supra-aortic arterial occlusive disease due to Takayasu arteritis[J]. J Vasc Surg,2012,55(3):693-700.

[29] TAKETANI T,MIYATA T,MOROTA T,et al. Surgical treatment of atypical aortic coarctation complicating Takayasu′s arteritis--experience with 33 cases over 44 years[J]. J Vasc Surg,2005,41(4):597-601.

[30] MAKSIMOWICZ-MCKINNON K,CLARK T M,HOFFMAN G S. Limitations of therapy and a guarded prognosis in an American cohort of Takayasu arteritis patients[J]. Arthritis Rheum,2007,56(3):1000-1009.

[31] SAADOUN D,LAMBERT M,MIRAULT T,et al. Retrospective analysis of surgery versus endovascular intervention in Takayasu arteritis:a multicenter experience[J]. Circulation,2012,125(6):813-819.

第五节 高血压相关神经系统疾病

一、概述

高血压(hypertension)是一种遗传因素和环境因素交互作用的心血管疾病,是导致脑血管疾病最重要的危险因素。高血压的患病率和发病率在不同国家、地区和种族之间具有显著差异,据报道美国成人高血压的患病率约为50%,其中黑种人约为白种人的两倍。根据2018年发表在 *Circulation* 的最新调查数据显示,2012—2015年,我国≥18岁成人高血压的患病率为23.2%,约占成人总人口的四分之一。高血压的患病率、发病率以及血压水平随年龄增加而升高,在老年人中较为常见。

高血压最常见的神经系统并发症为脑卒中,并且脑卒中目前已成为我国第一位致死性和致残性疾病。2017年,发表在《柳叶刀》杂志上的一项关于卒中危险因素的大型病例对照研究(interstroke 研究)在全球32个国家纳入近27 000例受试者,确立了脑卒中的十大危险因素:高血压、高血脂、吸烟、缺乏运动、腹型肥胖、心脏疾病、饮食、酒精、糖尿病和心理因素。上述10个危险因素可解释约90%的卒中风险,而其中最为重要的危险因素即为高血压,其与48%的脑卒中发生相关。近年来世界范围内也有其他关于脑卒中危险因素的各类研究,一些研究显示脑卒中与高血压的相关性比例甚至达到了 70% 以上。因此,高血压已成为脑卒中发生的最重要的危险因素,高血压和脑卒中之间存在非常明确的强相关性。

除此之外,高血压还可引起高血压脑病(hypertensive encephalopathy)、血管性痴呆(vascular dementia)、血管性帕金森综合征(vascular parkinsonism)等一系列神经系统并发症。

二、临床特征与治疗

(一) 脑卒中

Framingham 研究分析了流行病学上高血压与脑卒中之间的关系。根据最初的血压水平,对 30~60 岁的 5 000 多名无症状的男性和女性进行了分类,并对他们进行了 18 年的前瞻性随访,研究发现,无论是收缩压还是舒张压,高血压都是脑卒中的最重要危险因素。高血压受试者发生脑卒中的风险是非高血压人群的 7 倍。此外,所有高血压患者的主要心脏和脑血管并发症的发生率均与血压成正比。脑卒中的 1 个月死亡率约为 25%,而 5 年远期死亡率则接近 40%~50%,近期死亡率多与神经系统并发症有关,而远期死亡率则多与心脏疾病有关。有研究表明,高血压患者一旦发生脑卒中,如果血压持续不降低则会对预后产生不利影响,血压持续不降的患者五年死亡率可达 75%,而血压恢复正常者五年死亡率仅有 8% 左右,因此良好的血压控制可显著降低脑卒中的复发率。

【发病机制】

无论是原发性高血压还是继发性高血压,血压的升高可以通过不同机制直接或间接导致脑卒中的发生,以下为几种常见机制:

1. 小血管病变　持续性高血压可引起颅内小动脉内膜下纤维样物质节段性沉积,随之基底膜增厚,毛细血管管腔变窄,动脉结构受损,管壁发生玻璃样变性,严重时可有微血栓形成。脑小动脉闭塞性改变,会引起针尖样小范围梗死病灶,即腔隙性脑梗死(lacunar infarction)。

2. 动脉粥样硬化　长期高血压可以增加全身各处动脉(尤其是大动脉)管壁张力,管壁弹性减弱,内膜的修复过程被破坏,导致血液中的脂类物质大量沉积在被破坏的血管内膜处形成斑块。这是高血压导致动脉粥样硬化形成的理论基础。动脉粥样硬化可以促进血小板的黏附、聚集和释放,进而导致血栓形成。一方面,沉积在颅内动脉的粥样硬化斑块和血栓会造成一定程度的管腔狭窄,进而引起血流动力学障碍;另一方面,来源于颅外的动脉粥样硬化斑块和血栓破裂后栓子脱落,随血液流入颅内远端血管中,致其发生阻塞。如果不加以干预,往往会导致短暂性脑缺血发作(transient ischemic attack,TIA)甚至大面积缺血性脑卒中(ischemic stroke)的发生。

3. 间接增加血栓风险　高血压还可以间接引起脑血栓风险增加,高血压可使患者的卒中风险增加 2 倍,心房颤动患者的卒中风险是普通人群的 5 倍;而高血压则是心房颤动(atrial fibrillation,AF)发生的主要心血管风险因素。长期高血压可以导致心房扩张、心肌重构,并且 RAAS 系统也处于过度激活状态,RAAS 系统的过度激活,使患者出现房颤并导致高血压进一步发展,也可以增加血栓形成风险,最终可使脑卒中的发病率显著增加。

【临床表现】

脑卒中的两大类型(缺血性和出血性)是截然相反的疾病。约 80% 的脑卒中由缺血性脑梗死引起,约 20% 由脑出血引起。

1. 缺血性脑卒中分型　主要包括以下三个亚型:

(1) 血栓性脑卒中:颅内动脉形成血栓,并通过降低远端血流量(低血流)或脱落的栓子碎片转移至更远端的血管(动脉到动脉栓塞)而引起的卒中,属于局部性病变。

(2) 栓塞性脑卒中:是指源于颅外的碎片颗粒阻断到特定脑区域的动脉通路。由于病变不像血栓形成那样是局部的,所以需要明确栓子的来源。

(3) 系统性低灌注:不同于血栓形成的局部问题,系统性低灌注是一个更加整体性的循环系统问题,除可表现出脑部症状外,还可能有其他器官和系统的低灌注症状。高血压一般不会引起此类卒中。

2. **出血性脑卒中(hemorrhagic stroke)分型**　包括以下两个亚型:

(1) 脑内出血(intracerebral hemorrhage,ICH):又称脑实质出血,指出血直接进入脑组织。通常来源于微动脉或小动脉破裂。

(2) 蛛网膜下腔出血(subarachnoid hemorrhage,SAH):指出血进入围绕脑和脊髓的脑脊液。通常来源于动脉瘤破裂。

【诊断】

脑卒中急性发作时最典型的临床特征可以简单概括为局灶性(少数可为全面性)神经功能突然丧失。事实上,不论患者既往是否有高血压病史,一旦发生局灶性/全面性神经功能突然丧失的相关症状,均应警惕脑卒中的发生。如果细分的话,脑卒中根据病灶部位的不同,会有不同的临床症状。不过一般来讲,根据《中华医学会神经病学学分会:中国急性缺血性脑卒中诊治指南2018》意见,若患者突然出现以下任一症状时,均应考虑各类脑卒中的可能:①一侧肢体(伴或不伴面部)无力或麻木;②一侧面部麻木或口角歪斜;③说话不清或理解言语困难;④双眼向一侧凝视;⑤单眼或双眼视力丧失或模糊;⑥眩晕伴呕吐;⑦既往少见的严重头痛、呕吐;⑧意识障碍(consciousness disorder)或抽搐(convulsion)。

高血压合并脑卒中,除在明确高血压诊断的基础上,对于脑卒中的诊断基本原则可以概括为:①符合局灶性/全面性神经功能突然缺失的临床表现;②头部影像学检查(CT、MRI)可证实脑部病灶存在;③特征性检查[金标准,如血管超声(vascular ultrasound)、血管成像(angiography)、数字减影血管造影(digital subtraction angiography,DSA)等]可发现病灶来源的证据;④排除其他病因。

【治疗】

对于高血压患者来说,无论是舒张压还是收缩压增高,均与卒中的发生密切相关。降压治疗可显著降低卒中发生的风险。在卒中的一级预防中,收缩压每下降4mmHg、舒张压每下降3mmHg,卒中风险可下降23%;在卒中的二级预防中,收缩压每下降5mmHg、舒张压每下降2.5mmHg,卒中复发的风险可下降20%。因此,在任何阶段,降压治疗均是减少卒中发生的最重要手段。

1. **脑卒中一级预防血压控制建议**　中华医学会神经病学分会发布的《中国脑血管病一级预防指南2019》中,对于高血压危险因素的干预提出如下意见,对包括脑卒中在内的各类高血压并发脑血管疾病同样具有指导意义:

(1) 建议各级医院建立成年人首诊测量血压制度;30岁以上者每年应至少测量血压1次;积极推荐家庭自测血压或24小时动态血压监测,有助于识别白大衣高血压或隐性高血压。

(2) 推荐进行心脑血管事件发病风险评估,有助于选择启动药物治疗高血压的时机。

(3) 正常血压高值者(收缩压120~139mmHg或舒张压80~89mmHg)应促进健康生活方式并每年筛查高血压;如伴有充血性心力衰竭(congestive heart failure)、心肌梗死(myocar-

dial infarction)、糖尿病(diabetes)或慢性肾病(chronic kidney disease)者,应给予抗高血压药物治疗。

(4)早期或轻度高血压患者首先采用改变生活方式治疗,3个月效果仍不佳者,应加用抗高血压药物治疗。中度以上高血压患者除应改进饮食习惯和不良生活方式外,应进行持续、合理的药物治疗。

(5)降压目标见表2-5-1。

表2-5-1　各类患者降压目标

人群	普通高血压患者	伴糖尿病或蛋白尿肾病的患者	65~79岁老年人	≥80岁老年人
收缩压/舒张压目标	<140/90mmHg	<130/80mmHg	<150/90mmHg,如能耐受应进一步降至<140/90mmHg	<150/90mmHg

(6)若能有效降压,各类抗高血压药物均可使用,以降低脑卒中风险。具体药物选择应基于患者特点和药物耐受性进行个体化治疗。

2. 脑卒中二级预防血压控制建议　对于脑卒中二级预防中的降压治疗的问题,世界上第一个证实脑卒中二级预防中降压有效性的研究是1995年的PATS研究,该研究平均随访24个月,结果表明降压显著降低了脑卒中的再发。类似的研究还有2001年的PROGRESS研究、2005年的MOSES研究等,结果都表明降压是正确有效的。2011年发表在新英格兰杂志(*NEJM*)的一篇著名的SAMMPRIS研究,是研究降压治疗对于颅内动脉狭窄患者作用的首个大型前瞻性随机对照试验,纳入对象是颅内大动脉中度狭窄患者。颅内动脉支架治疗组和单纯强化内科治疗组患者均接受了强化降压治疗,使收缩压降至140mmHg以下,结果显示单纯强化内科治疗组显示了更好的治疗效果。这也说明了将血压降至140mmHg以下完全适合颅内大动脉狭窄的患者。而目前最新的《2014年AHA/ASA脑卒中二级预防指南》和中华医学会神经病学分会发布的《中国缺血性脑卒中和短暂性脑缺血发作二级预防指南2014》中均明确指出:

(1)既往未接受降压治疗的缺血性脑卒中或TIA患者,发病数天后如果收缩压≥140mmHg或舒张压≥90mmHg,应启动降压治疗。

(2)既往有高血压病史且长期接受降压药物治疗的缺血性脑卒中或TIA患者,如果没有绝对禁忌,发病后数天应重新启动降压治疗。

(3)由于颅内大动脉粥样硬化性狭窄(狭窄率70%~99%)导致的缺血性脑卒中或TIA患者,推荐收缩压降至140mmHg以下,舒张压降至90mmHg以下。

3. 缺血性脑卒中急性期血压管理　急性期缺血性脑卒中血压的管理,目前争议还比较大。2010年发表在*Lancet*上的COSSACS研究比较了住院的急性缺血性卒中患者继续降压与停止先前降压药物的差异。患者在卒中发病48小时内被纳入组,在两组中,一组维持使用降压药物尼莫地平2周,一组停用2周。该研究被提前终止。然而,持续应用降压药物尼莫地平没有减少2周死亡率或残疾率,且与6个月死亡率或心血管事件发生率无关。2011年同样发表于*Lancet*的SCAST研究也指出,急性卒中发作的24小时内应用坎地沙坦并不能改善长期预后。

类似的阴性结果研究还有很多,所以2013年AHA/ASA脑卒中急性管理指南中明确指出:除非血压>220/120mmHg或者特殊情况,不推荐在急性缺血性卒中的最初24h降压。不过,中华医学会神经病学分会发布的《中国急性缺血性卒中诊治指南 2014》指出:目前关于卒中后早期是否应该降压、降压目标、卒中后何时开始恢复降压药物等问题尚缺乏充分的可靠研究证据,但该指南给出了如下建议:

(1)血压持续升高,收缩压≥200mmHg 或舒张压≥110mmHg,或伴有严重心功能不全(heart failure)、主动脉夹层(aortic dissection)、高血压脑病(hypertensive encephalopathy)的患者,可予降压治疗,并严密观察血压变化。

(2)卒中后若病情稳定,血压持续≥140mmHg/90mmHg,无禁忌证,可于起病数天后恢复使用发病前服用的降压药物或开始启动降压治疗。

2019 年 7 月发表在《中国卒中杂志》的《中国脑血管病临床管理指南——缺血性脑血管病临床管理》给出了急性缺血性卒中血压管理流程图该指南依然基本上肯定了 2013 年 AHA/ASA 指南中"血压不到 220/120mmHg 不降压"的观点,只不过给出的时间窗由 24 小时延长到了 48~72 小时。

4. 出血性脑卒中血压管理　与缺血性脑卒中不同的是,对于脑出血患者的早期降压治疗是公认安全的,但是有效性和预后方面,患者情况不同,以及选用不同降压药物时,目前现有的研究结果之间还存在较大的差异。基于此,中华医学会神经病学分会公布的《中国脑出血诊治指南 2019》给出如下意见:

(1)应综合管理脑出血患者的血压,分析血压升高的原因,再根据血压情况决定是否进行降压治疗。

(2)对于收缩压 150~220mmHg 的住院患者,在没有急性降压禁忌证的情况下,数小时内降压至 130~140mmHg 是安全的,其改善患者神经功能的有效性尚待进一步验证;对于收缩压>220mmHg 的脑出血患者,在密切监测血压的情况下,持续静脉输注药物控制血压可能是合理的,收缩压目标值为 160mmHg。

(3)在降压治疗期间应严密观察血压水平的变化,避免血压波动,每隔 5~15min 进行 1 次血压监测。

(二)高血压脑病

高血压脑病是一种高血压急症,以血压短时间内急剧升高(>220/120mmHg)伴急性神经系统紊乱为临床特征,其症状、体征通常无明确神经定位,临床上主要表现为颅内压升高、头痛、呕吐及视力障碍(visual impairment)等。重者可以出现意识障碍、抽搐等,病情危重,如不及时救治易引起死亡。由于高血压导致脑细小动脉发生了血管硬化、痉挛或广泛的微血管栓塞,脑供血发生急性障碍,或者脑小动脉由于血压升高而被动扩张,从而引起大脑过度灌注,导致脑水肿和颅内压升高,引起严重的头痛、呕吐、抽搐、昏迷等,严重可能损伤脑功能,导致患者死亡。1%~2% 的高血压患者发生高血压急症,而高血压脑病在高血压急症中占比约 15%。1% 的原发性高血压患者会出现高血压脑病,特别是高血压病史较长的患者。此外,同时伴有肾衰竭的高血压患者也更容易出现高血压脑病。妊娠高血压(pregnancy-induced hypertension)、肾性高血压(renal hypertension)、嗜铬细胞瘤(pheochromocytoma)等继发性高血压患者易发生高血压脑病。某些药物、食物可诱发高血压脑病,如单胺氧化酶抑制剂、富含胺类的食物等。

【发病机制】

高血压脑病常因血压的急剧升高而引发。一般分为两种情况:一种是患者有慢性高血压病史,某种诱因下血压急剧升高导致高血压脑病;另一种是患者本身没有明确的高血压病史而突然起病,如妊娠高血压、患有严重的肾脏疾病[急慢性肾功能不全(acute and chronic renal insufficiency)、狼疮性肾炎(lupus nephritis)、Alport 综合征(Alport syndrome)、严重的单或双侧肾动脉狭窄(renal artery stenosis)等]、嗜铬细胞瘤、家族性自主神经异常(familial autonomic abnormalities)、大动脉炎(arteritis)和一些先天性发育异常的疾病(如 Wiliams-Beuren 综合征)。

高血压脑病的发病机制目前存在争议,主要包括以下两种理论:一种理论认为是大脑血管痉挛引起的脑组织缺血;另一种理论认为是由于脑血管自动调节功能暂时受损而导致大脑过度灌注、血脑屏障破坏和血管源性水肿。

1. **血管痉挛学说**　血管痉挛学说认为,脑内小血管发生痉挛,供血区域(尤其是"分水岭"区)的血流灌注减少和动脉血栓形成,造成脑组织局部缺血及细胞毒性水肿。毛细血管和神经元细胞缺血造成毛细血管壁通透性增加,细胞内的液体渗透到细胞外间隙导致脑水肿。对患者的 MRA 检查发现脑内大血管局部或广泛不同程度的痉挛,在降压治疗之后病变部位可以恢复正常,病变区域灌注量逐步恢复到正常。

2. **脑血管自动调节功能崩溃学说**　脑血管自动调节功能崩溃学说认为,脑血管自动调节机制出现障碍,收缩的小动脉被动扩张,过度灌注突破血脑屏障,血管内容物通过受损的血管壁外渗到脑细胞间质,导致血管源性水肿。椎基底动脉供血的大脑后循环与颈内动脉系统供血的大脑前循环系统区域相比,相对缺乏丰富的交感神经支配,自身调节能力差,更易受到高血压的影响而受损。所以,当血压升高突破血管自动调节能力时,损伤首先出现在后脑如顶、枕叶,小脑,脑干甚至延髓。

【临床表现】

1. **临床症状**　高血压脑病患者的症状常发生在血压明显增高后,大多数以严重的头痛开始,48 小时内进行性发展,可以伴有烦躁、呕吐(常为喷射性)、视力障碍或暂时性失明、局部肢体或全身抽搐、轻度偏瘫或肢体肌肉强直、甚至昏迷。

2. **体征**

(1) 血压测量:高血压脑病主要以舒张压显著增高为特征表现,若舒张压大于 120mmHg,需高度警惕高血压脑病的发生。

(2) 神经系统体检:高血压脑病患者可有眼球震颤(nystagmus),颈项强直(stiff neck),呼吸困难,心动过缓或过速,不固定的局部肢体无力、强直或瘫痪。

(3) 眼底检查:观察有无新发出血、渗出和视神经乳头水肿(papilledema)。

3. **头部 CT、MRI 特征表现**

(1) 头颅 CT:高血压脑病患者的 CT 表现为病变部位边界不清、片状低或稍低密度影,并有占位效应,邻近脑室系统受压、变形和脑回肿胀、脑沟裂受压变浅,严重者因占位效应引起中线结构偏移及脑疝形成。CT 耗时短,在诊断高血压脑病这种急重病症中具有一定优势,但是存在一定的缺陷,即对高血压脑病早期脑组织水肿 CT 表现不敏感;其次,CT 具有辐射危害,在如妊娠高血压所致的高血压脑病患者等人群中的使用还存在一定争议。

(2) 头颅 MRI:高血压脑病所致脑水肿为血管源性脑水肿,病变呈边界不清片状异常信号,呈 T_1WI 低、稍低信号,T_2WI 稍高信号,FLAIR 呈高信号,DWI 是可见弥散不受限表现并可与细胞毒性水肿(如脑梗死所致的脑水肿)进行区分。磁共振对早期脑水肿更敏感,可以为高血压脑病诊断、治疗争取更多时间。但磁共振检查时间较长,对危重患者及烦躁不配合患者并不适合,且在心脏起搏器植入患者和体内含铁磁性物质患者中使用受限。

【诊断】

1. 明确高血压诊断,确定血压水平分级。

2. **明确高血压脑病诊断** 高血压脑病诊断属于排除性诊断,需根据症状体征[血压急剧升高后出现头痛、视力障碍(visual impairment)、意识状态改变、脑膜刺激征(meningeal irritation)、病理征(pathological signs)等神经系统症状],结合影像学(颅脑 CT 和 MRI 可以显示血管源性脑水肿,评估脑组织损伤程度),并且排除出血性和缺血性脑卒中等其他脑血管事件后方可作出诊断。

3. **判断高血压原因** 区分原发性和继发性高血压,寻找其他心脑血管危险因素,评估其他靶器官损害以及相关临床情况,从而作出高血压病因的鉴别诊断和评估患者的心脑血管疾病风险程度,指导诊断与治疗。

【治疗】

高血压脑病临床处理的关键是降低血压的同时保证脑灌注,尽量减少对颅内压的影响,在治疗的同时兼顾减轻脑水肿、降低颅内压。

1. **降压治疗** 高血压脑病降压治疗以静脉给药为主,1 小时内将收缩压降低 20%~25%,血压下降幅度不可超 50%,防止出现脑缺血和脑卒中。在随后的 2~6 小时内将血压降至较安全水平,一般为 160/100mmHg 左右,如果可以耐受这样的血压水平,在以后的 24~48 小时内逐步降压到正常水平。对于妊娠合并高血压脑病的患者,应该尽快、平稳地将血压控制到相对安全的范围(<150/100mmHg)并避免血压骤降而影响胎盘血液循环。降压药物选择拉贝洛尔、乌拉地尔或尼卡地平,硝普钠因可能引起颅内压升高,使用时需要更加谨慎。静脉用药血压趋于平稳可以开始口服药物,静脉用药逐渐减量到停用。

2. **减轻脑水肿** 降低颅内压治疗可选用甘露醇、利尿剂等。

3. **其他对症治疗** 合并抽搐的高血压脑病患者需同时给予抗惊厥药物。一般不需要手术治疗,除非合并其他需要手术的脑部、心血管疾病。

高血压脑病是血压升高引起的暂时性脑水肿和颅内高压,是一种可逆的神经功能损害,包括头痛、神志不清、视觉受损等。如果降压及时,症状可在数小时内消失,不会引起严重的脑组织损伤后遗症。如果患者不能得到及时的治疗,神经功能受到持续损害,病情可进展为不可逆脑损害,导致呼吸困难、多器官衰竭,甚至死亡。由于高血压脑病患者治疗后通常没有后遗症,因此日常生活和出行不会受限(乘飞机、爬楼等),但仍旧建议逐步进行活动恢复。对于既往有心脑血管基础疾病、血压控制和康复效果不佳的患者,短期内不建议高原旅行,待活动耐量恢复,脑功能评估没有损伤,血压及其危险因素和诱因得到控制时,并且没有其他系统(如肝、肾)严重疾病时,可再考虑高原旅行。此外,患者需要自身进行长期的血压监测,定期随访复诊,严格控制血压。

（三）**高血压脑出血**

脑出血是高血压最危险的致死性并发症,在所有可引起脑出血的病因中,高血压是除脑外伤(traumatic brain injury)、脑血管畸形(cerebrovascular malformations)、囊性血管瘤破裂(ruptured cystic hemangioma)外最常见引起脑出血的原因。高血压脑出血常发生在 50 岁以上人群,脑出血发生时通常没有预兆,患者清醒时通常可在运动时发生,患者可能发生严重头痛,但也有研究发现有一半的高血压脑出血患者无头痛感,呕吐也是其常见症状,而患者血压通常可在发病后保持较高水平。

【发病机制】

高血压引起脑出血的发病机制主要是由于长期的血压增高造成颅内小动脉及微小动脉发生慢性病变,继而发生脑动脉透明变性,并且血管内膜下会有大量成纤维细胞增生,导致血管顺应性降低,血管壁扩张坏死形成小动脉瘤,部分微小动脉瘤在颅底会承受较大压力,血压急剧升高时则会出现破裂性出血。另外,还有相关研究发现高血压导致血管壁平滑肌细胞变形时,会破坏星形胶质细胞层,而星形胶质细胞层粘连蛋白对脑部小血管及血管平滑肌的完整发挥调节作用,当星形角质层蛋白遭到破坏则可导致血管平滑肌分化进而引起脑出血的发生。

【临床表现】

对于高血压脑出血部位的研究发现,50%的脑出血位于深部,35%位于脑叶,10%位于小脑,而5%位于脑干,而脑出血发生后其临床表现及预后也与脑出血部位密切相关。高血压脑出血患者易发生多种并发症,如感染、神经源性肺水肿及应激性溃疡,对患者的预后带来不利影响。而如果出现患者在脑出血后死亡,则通常是由于大范围的血肿及脑水肿引发脑疝所致。

【诊断】

高血压患者在活动时突然出现显著头痛、恶心、呕吐、意识障碍、失语(aphasia)等症状时应考虑脑出血的可能性,头颅CT的检查可以明确脑出血的诊断,并可有助于与其他疾病进行鉴别。

【治疗】

1. **控制血压**　血压升高是导致脑出血的重要诱因,控制血压是治疗高血压脑出血的重要方面。美国心脏病协会(AHA)对于高血压脑出血后血压的控制推荐需针对患者的个体化因素,选择目标血压的概念,但目标血压值目前仍存在争论,然而虽然有所争论,但是强调血压调控对于脑出血诊疗过程中的作用是非常重要的,一般认为,脑出血急性期以降低颅内压为主,颅内压下降后,血压也会随之降低。

2. **降低颅内压治疗**　高血压脑出血患者起病6小时左右会出现脑水肿,发病1~5天是脑水肿发生的高峰期,急性期脑水肿是导致患者死亡的主要原因,因此降低颅内压、减轻脑水肿是急性期治疗的关键,降低脑水肿可选用甘露醇及甘油果糖等药物,但不建议作为预防性应用。

3. **外科手术治疗**　高血压脑出血也是外科常见的急诊,通过手术治疗可以有效清除血肿,降低颅内压,预防体内各种毒性物质的释放引起继发性脑损伤。对于患者手术时机和手术方式的选择则有赖于有经验的外科评估,及时地手术清除血肿,可以解除血肿对周围正常脑组织的压迫,促进患者神经功能的恢复,降低患者的病死率和致残率。

4. **并发症及康复期治疗**　高血压脑出血患者易合并多种类型并发症,会显著增加患者死亡率及降低患者生活质量,因此对于并发症的治疗非常重要,常见的并发症的控制有控制感染,改善神经源性肺水肿及预防和治疗应激性溃疡的措施。并且,高血压脑出血后期规范化康复治疗对患者总体预后及治疗效果亦有重要影响,可采用针灸、高压氧疗、物理康复等多种方法进行治疗。

（四）高血压相关血管性帕金森综合征

血管性帕金森综合征(vascular parkinsonism,VP)是一组由于脑血管病变所导致的综合征,是继发性帕金森综合征的一种,与帕金森病(Parkinson disease,PD)有类似的临床表现。

依据不同的帕金森综合征研究人群,血管性帕金森综合征占所有具有帕金森综合征的患者比例为2%～12%不等,且血管性帕金森综合征的发生与高血压密切相关。

【发病机制】

长期高血压患者会导致脂质玻璃样变性等小动脉硬化;脑组织病理改变主要为腔隙及脑白质损害,伴严重的少突胶质细胞脱失,这些血管因素均可导致脑损害的发生,在血管性帕金森综合征的病理学特征主要为缺血,出血较为罕见;主要病变部位累及皮质下脑白质、基底节区、丘脑和中脑。其他引起血管性帕金森综合征的少见病因,即一些罕见的特殊类型脑小血管病,则各有不同的病理特征。

目前血管性帕金森综合征病理学诊断尚缺乏统一的标准,与帕金森病的区别是,血管性帕金森综合征既没有严重的中脑黑质多巴胺能神经元脱失,也没有路易小体形成。

【临床表现】

1. **运动症状**　血管性帕金森综合征显著的临床特征是在合并高血压的基础上出现双下肢帕金森综合征,即双侧对称性的步态障碍,表现为步伐变小、缓慢、不稳,"冻结(freezing)"现象和起步困难较常见。肌强直(myotonia)、姿势不稳、跌倒、假性延髓麻痹(pseudobulbar palsy)、膝腱反射活跃、锥体束征等也较为常见。双上肢一般正常,行走时双上肢摆动无异常;少数患者双上肢也可受累,表现为腱反射活跃和姿势性震颤,但静止性震颤罕见。也有患者表现为双侧掌颌反射阳性。

2. **非运动症状**　认知障碍尤其是痴呆和小便失禁是最常见的非运动症状,少数患者甚至需要留置尿管。此外,直立性低血压、便秘、疲劳、睡眠障碍及情感障碍也有报道。

3. **其他少见症状和体征**　可见 Myerson 征即眉间叩击征(glabellar tap sign)阳性,罕见嗅觉障碍及视幻觉。

4. **起病形式和病情进展差异较大**　部分血管性帕金森综合征患者由于中脑黑质或基底节区的脑梗死或脑出血,急性起病,表现为偏侧帕金森综合征,有些可以自行好转,有些对左旋多巴治疗反应良好。部分血管性帕金森综合征由于皮质下脑白质病变,隐匿性起病,表现为双下肢步态障碍,病情逐渐进展,伴随小便失禁和认知障碍逐渐加重,多巴胺能药物疗效欠佳。

基于上述临床特征,中华医学会神经病学分会、中国医师协会神经内科医师分会公布的《中国血管性帕金森综合征诊断与治疗专家共识推荐意见2017》提出以下意见:应详细了解帕金森综合征的起病形式、发展过程、临床表现、诊疗情况及其与脑血管病损害之间的关系,了解是否有血管危险因素及其干预情况,了解是否有脑血管病及其防治情况。应对患者进行一般体检和神经系统检查,尤其是运动功能、认知功能、神经心理和自主神经功能评估及检查;同时,应寻找脑血管病的证据,并排除其他可导致帕金森综合征的疾病。

【诊断】

目前血管性帕金森综合征还没有公认的临床诊断标准,Zijlmans 等于2004年提出的标准目前较为常用:

1. 有帕金森综合征的表现,即必须具有运动迟缓,并具有静止性震颤、肌强直和姿势不稳症状之一。姿势不稳排除由原发性视觉、前庭、小脑及本体感觉异常引起。

2. 具有脑血管病的表现,可以为脑影像学的表现,也可以是由卒中引起的局灶性症状和体征。

3. 上述两点之间必须有关联。卒中后急性发病或在1年内逐渐出现帕金森综合征的表现,卒中受累部位主要引起基底节区运动输出功能增强(苍白球外侧部或黑质致密部)或丘脑皮质通路功能减低(丘脑的腹后外侧核,额叶大面积梗死),导致对侧肢体以少动-强直为主要表现的帕金森综合征;隐匿性起病、由皮质下脑白质损害引起的早期双下肢步态障碍或认知功能障碍。

4. 排除标准　反复颅脑外伤;确诊脑炎;起病时有抗精神病药物治疗史;MRI 或 CT 证实脑肿瘤或交通性脑积水;其他原因引起的帕金森综合征等。

基于此标准,血管性帕金森综合征诊断需具备下列 3 个核心要素:①帕金森综合征:表现为双下肢步态障碍或偏侧肢体运动障碍;②脑血管病损害的证据:可以是影像学表现或由卒中引起的局灶性症状和体征;③帕金森综合征与脑血管病损害有因果关系:通过询问病史、体格检查、实验室和头颅影像学检查确定帕金森综合征与脑血管病损害有因果关系,并能除外其他导致帕金森综合征的原因。

【治疗】

1. 帕金森综合征的治疗　多巴胺能药物治疗血管性帕金森综合征可能有效。部分患者脑血管病变损害了黑质-纹状体通路,多巴胺能药物可以改善这类帕金森综合征;但由脑白质病变引起的帕金森综合征,多巴胺能药物以及其他的治疗帕金森病药物疗效欠佳。此外,重复经颅磁刺激等其他治疗方法有能够改善患者步态障碍症状的个例报道,具体有效性还有待进一步研究。

2. 脑血管病的治疗及血管性危险因素的控制　由脑梗死或脑出血引起的急性血管性帕金森综合征(acute vascular parkinsonism)应按照急性缺血性脑卒中或脑出血诊治指南进行卒中的急性期处理,并进行相应的二级预防。

对于由脑白质损害引起的慢性血管性帕金森综合征,抗血小板治疗还缺乏系统研究。他汀类药物对脑白质损害的作用尚有争议:一项他汀类药物对无症状脑动脉狭窄进展的研究(ROCAS)亚组分析显示,辛伐他汀可以延缓严重脑白质损害的进展;而另一项他汀类药物对高危老年人预防心脑血管事件的研究(PROSPER)结果显示,普伐他汀不能减轻脑白质损害的进展。其他的他汀类药物尚未见类似研究。

降压对脑白质损害的作用也有争议:一项替米沙坦预防卒中复发性研究(PRoFESS)的亚组分析表明,替米沙坦不能延缓脑白质损害的进展。而对 1 319 例高血压合并脑白质损害患者随访 4 年,发现接受降压治疗者较未治疗者的脑白质损害进展延缓。前文提到过的PROGRESS 研究(培哚普利预防复发性卒中研究)对亚组 192 例患者进行 3 年随访,结果也显示血管紧张素转换酶抑制剂培哚普利可以减慢脑白质损害的进展,但需大规模临床试验证实。

所以,急性血管性帕金森综合征应按照相应指南积极进行卒中的急性期处理,并进行相应的二级预防。积极干预各种血管性危险因素,是否可以有效地延缓血管性帕金森综合征的进展,尚有待研究。但是,严格控制各种血管性危险因素对防治卒中及认知障碍是有益的。

3. 认知功能障碍的治疗　血管性帕金森综合征患者常合并认知障碍,尤其是痴呆(dementia)。胆碱酯酶抑制剂和美金刚对于患者的认知功能可能有改善作用,植物提取物银杏制剂对改善患者认知功能可能有效,但对于血管性帕金森综合征治疗仍需要进一步研究。

(五)　高血压相关性血管性认知障碍

血管性认知障碍(vascular cognitive impairment,VCI)是脑血管病变及其危险因素导致的临床卒中或亚临床血管性脑损伤,涉及至少一个认知域受损的临床综合征,涵盖了从轻度认知障碍到痴呆,也包括合并阿尔茨海默病(Alzheimer disease,AD)等混合性病理所致的不同程度的认知障碍。

2016 年,美国心脏协会(AHA)在 *Hypertension* 期刊上发布的一篇科学声明称,有令人信服的证据表明,中年时期的慢性动脉高血压与晚年发生认知障碍有明显的相关性,包括阿尔茨海默病;但老年才患高血压与是否发生认知功能障碍之间的关系仍是不明确的。该研究特别表明了:血管性认知功能障碍或血管性痴呆可以定义为由于流入大脑的血流减少而引起的脑功能的下降。

2018 年发表在 *European Heart Journal* 上的一项纵向研究显示,中年人收缩压>130mmHg,以后患痴呆的风险就会增加;舒张压数值与痴呆风险无显著关联。在 45~61 岁收缩压长期>130mmHg 以上的对象,较血压<130mmHg 或短时间>130mmHg 的人群发生痴呆的风险更高。与此同时,发表在 *Cardiovascular Research* 上的一篇来自意大利的影像学相关的研究也佐证了这一观点。研究人员用 3T MRI 扫描了接受过 2T MRI 扫描后无明显异常的受试者头部,并结合不同个体所处的血压状态分析得到结论:在患有高血压的受试者群体中,常可以发现三条白质纤维束的改变。而且,这三条白质纤维束与脑负责认知的区域相连,受试者的认知功能评分也较低,大脑的信息处理速度、执行能力以及记忆能力也较差。众多研究均证明高血压与血管性认知障碍的密切相关。

【发病机制】

高血压是血管性认知功能障碍的重要危险因素,长期高血压会干扰大脑中血管的结构和功能,而这会导致大脑中的白质受损,大脑白质对认知功能是至关重要的,所以高血压可能会增加患痴呆症的风险。与此同时,高血压还会引起皮质下脑小血管变性,发生腔隙性脑梗及皮质下梗死,导致血管性脑损伤与神经病变并存,从而导致认知功能障碍的发生。

【临床表现与诊断】

诊断血管性认知功能障碍的基本路径是:首先确定认知障碍的存在,其次确定脑血管病是导致认知障碍的主要原因,排除导致认知障碍的其他原因,同时对认知障碍的严重程度及病理类型进行描述。诊断血管性认知功能障碍需要具备以下条件:

1. **三个核心要素**　①存在认知损害:主诉或知情者报告或有经验临床医师判断存在认知障碍,而且神经心理学检测也有认知障碍的证据,和/或客观检查证实认知功能较以往减退,并至少存在 1 个认知域的损害;②存在血管性脑损伤的证据:包括血管危险因素、卒中病史、脑血管病的神经损伤症候、影像学显示的脑血管病变证据,以上各项不一定同时具备;③明确血管性脑损害在认知损害中占主导地位。

2. **临床特征需要符合下列两点之一**　①认知障碍的发生在时间上与 1 个或多个脑血管事件相关(认知障碍的发生往往是突发的,并随着多次类似脑血管事件的发生而表现为阶梯式进展或波动性,并且认知障碍在脑血管事件发生后 3 个月仍然持续存在);②如果没有卒中事件的病史,那么需要受损的认知域主要是信息处理速度、复杂注意力,和/或额叶执行功能。

3. 神经影像检测需要符合国际血管行为和认知障碍学会(VASCOG)诊断 VCI 的最低影像学标准。

4. **排除因素**　①早期出现并进行性恶化的记忆缺陷、早期突出的帕金森病特征、原发性神经系统疾病[如多发性硬化(multiple sclerosis)、脑炎(encephalitis)等]特征;②神经影像学检查中缺乏血管性损伤病变;③其他可解释认知损害的疾病如脑肿瘤、多发性硬化、脑炎、抑郁症(depression)、中毒(poisoning),以及明显影响认知功能的系统性疾病及代谢异常等;④首次诊断认知障碍前 3 个月内的药物或酒精的滥用/依赖也需排除。

【治疗】

血管性认知功能障碍预防的关键是脑血管病和痴呆危险因素的防治,主要包括生活方式干预与血管危险因素的控制。关于对高血压等危险因素的控制,有一些大数据和计算机模型分析估计,控制好7个重要危险因素[肥胖、高血压、糖尿病、高胆固醇血症(hypercholesterolemia)、抽烟、低教育水平和心血管病],有望减少全球1/3的痴呆发生,尤其是血管性痴呆。有一些近年的队列研究也得出结论,更好的心血管健康指标可显著降低痴呆及认知衰退的风险。PROGRESS研究显示,降压治疗可显著降低因卒中复发而导致的痴呆和认知障碍;相关meta分析的结果也显示降压药物(CCB、ACEI与利尿剂)的使用可降低痴呆与卒中的风险,但是用他汀类降脂与阿司匹林抗血小板治疗虽可预防卒中的发生,但并不能预防认知减退。最新的研究显示,综合性干预可能对卒中或痴呆高风险人群更有效,如FINGER研究中包括血管危险因素控制、饮食调节、认知训练和体育锻炼在内的综合性干预措施可显著降低痴呆高危人群的认知损害风险。

（作者:陈晓婧;审校:陈蕾）

参 考 文 献

[1] CARNEVALE L,D'ANGELOSANTE V,LANDOLFI A,et al. Brain MRI fiber-tracking reveals white matter alterations in hypertensive patients without damage at conventional neuroimaging[J]. Cardiovasc Res,2018, 114(11):1536-1546.

[2] ABELL J G,KIVIMÄKI M,DUGRAVOT A,et al. Association between systolic blood pressure and dementia in the Whitehall Ⅱ cohort study:role of age,duration,and threshold used to define hypertension[J]. Eur Heart J,2018,39(33):3119-3125.

[3] PRICE R S,KASNER S E. Hypertension and hypertensive encephalopathy[J]. Handb Clin Neurol,2014, 119:161-167.

[4] ROBINSON T G,POTTER J F,FORD G A,et al. Effects of antihypertensive treatment after acute stroke in the Continue or Stop Post-Stroke Antihypertensives Collaborative Study (COSSACS):a prospective,randomised, open,blinded-endpoint trial[J]. Lancet Neurol,2010,9(8):767-775.

第六节　心律失常相关神经系统疾病

一、概述

心律失常(arrhythmia)是常见的心血管系统疾病之一,心律失常种类繁多,其中与脑血管疾病发生密切相关的最常见的心律失常是心房纤颤(atrial fibrillation,AF,简称房颤)。房颤是心源性卒中(cardiogenic stroke)的主要原因,房颤最严重的并发症之一也是脑卒中。脑卒中的发生严重威胁了人们的身体健康、增加了全球经济负担,还严重影响了患者及其家庭生活质量。随着全球老龄化的不断进展,房颤发生率日益增加,因此带来的社会负担日益加重。但针对房颤栓塞事件的抗凝治疗又会相应增加颅内出血的风险。房颤一直是心脑相关疾病的关注重点。

另一些神经系统疾病如癫痫(epilepsy)与心脏离子通道有共同的基因突变基础,而这些基因突变会导致心律失常甚至致命心律失常发生,是癫痫猝死(sudden unexpected death in epilepsy,SUDEP)的重要原因之一。

本节将针对各种心律失常及与之相关的各种神经系统疾病进行论述。

二、临床特征与治疗

（一）房颤与缺血性卒中

房性心律失常是缺血性卒中(ischemic stroke)的高危因素,其中房颤作为最常见心律失常又是心源性卒中的最常见原因,缺血性卒中也是房颤致死致残的主要原因。其中非瓣膜性房颤(non-valvular atrial fibrillation)的发病率显著高于瓣膜性房颤(valvular atrial fibrillation)及年轻孤立性房颤(isolated atrial fibrillation)(年轻孤立性房颤定义为≤60岁且无潜在结构性心脏病的房颤)。非瓣膜性房颤的发病率随着年龄的增长而增高,随着全球人口老龄化的不断发展,目前全球已有超过3 300万房颤患者,未来数十年由于人口老龄化的不断加剧,房颤患者的数量将不断攀升。房颤患者不仅卒中的发病率是健康人群的3~5倍,而且大面积脑梗死(cerebral infarction)及脑梗死后不良预后的发生率亦较正常人群高。

【发病机制】

目前研究认为房颤时导致血栓形成的病理机制为多种因素,除了因为心房收缩不良而导致的血流瘀滞外,还有以下因素:

1. **心房结构因素** 左心耳由于其不同于右心耳的长管状形态为卒中发生奠定了基础。在房颤时出现的左房扩张及心房壁纤维化导致的左房收缩功能下降会导致血流瘀滞。加之某些特有的左心耳形态,如有≥3个小叶及"非鸡翅形态"的左心耳更容易导致血流瘀滞。另一重要因素是房颤时的内膜功能障碍:内皮裸露、水肿、纤维蛋白变性,有研究发现房颤时左心耳的心内膜损伤较右心耳更为严重。正常的心房内膜可分泌血栓调节素、肝素、组织纤溶酶原激活物、前列环素等以防止凝血级联反应激活。内膜功能障碍表现为心内膜一氧化氮(NO)合成酶、组织因子通道抑制物和血栓调节蛋白的下调,同时血管性血友病因子、纤溶酶原激活物抑制剂和组织因子水平上调;左心房内血流速度降低导致血小板聚集增加为血栓形成提供了环境条件,损伤内膜将导致聚集的血小板迅速激活,从而在房颤发生仅仅几分钟内便可导致血栓形成,这就可以解释为何既往研究中发现的阵发性房颤(paroxysmal atrial fibrillation)与持续性房颤(persistent atrial fibrillation)卒中的发生率并无显著差异。心肌细胞的肥大、坏死等改变会导致即使心律恢复窦性,心房收缩仍会延迟恢复,心房的这一顿抑现象及心内膜损伤理论解释了房颤患者即使成功转律后依旧维持抗凝的重要性。

值得一提的是,最新的假说认为房颤是心房心肌病(atrial cardiomyopathy, ACM)的一种表现。也就是说房颤患者缺血性卒中事件的发生并不是由于房颤本身,而是由于心房心肌病造成的。心房心肌病被定义为可影响心脏结构、收缩或电生理特征,并导致心房重塑、传导异常等相关临床表现的一种疾病。按病理特点可分为四类:以心肌病变为主,以纤维化病变为主,同时存在心肌病变和纤维化,以非胶原纤维浸润为主(伴或不伴心肌改变)。ACM是房颤形成的基础,易导致心房血栓形成以及卒中。ACM是由于老龄化、血管危险因素、心房壁受牵拉及炎症引起的纤维化等因素共同相互作用而导致的。其中心房纤维化被认为是卒中的独立危险因素,也与隐源性卒中(cryptogenic stroke)的风险增加有关,会导致心房电活动及机械功能异常,最终导致房颤发生、心房收缩功能降低、左房增大、心内膜结构改变等,为血栓的形成提供必要的结构基础。

2. **房颤相关慢性炎症反应** 炎症不仅仅导致了内膜损伤、功能障碍,并且与血栓的形成直接相关。在房颤相关慢性炎症中,心肌细胞内活化的巨噬细胞可分泌转化生长因子

(transforming growth factor,TGF) -β1、白细胞介素(interleukin,IL) -6、细胞间黏附份子-1、血管细胞黏附分子-1 与单核细胞趋化蛋白-1 等。TGF-β1 和 IL-6 不仅影响心肌细胞的收缩性和电稳定性为血栓形成提供环境条件,还导致成纤维细胞活化、组织因子释放。组织因子与Ⅶa 因子的协同因子被认为是凝血酶形成的生物学触发因素,因此组织因子水平升高可能是高凝状态的关键驱动因素。慢性房颤患者血清 IL-6 水平与血清中组织因子及高卒中风险独立相关。房颤时,不规则心室收缩增加了心房壁应力并降低心排出量,导致肾素-血管紧张素-醛固酮系统(RAAS)激活。后续增加血管紧张素 Ⅱ 可增加血栓素 A2 的活性,RAAS 系统活化时纤溶酶原激活物抑制剂(plasminogen activator inhibitor,PAI) -1 合成增加,说明 RAAS系统激活与纤溶作用受损有关。

综上,房颤时产生血栓的机制相当复杂,目前的研究无法完全明确其过程。但可以明确的是此前单一血流瘀滞状态导致卒中高风险的理论已不再被学界所接受,多种与房颤相关的异常改变产生的协同作用才是房颤时血栓形成的理论依据。

【临床表现】

患者兼有房颤和缺血性卒中的临床表现可有心悸、头晕、气紧、甚至黑矇(amaurosis) 、晕厥(syncope) 等,部分患者可以无明显症状,缺血性卒中的表现与一般患者无明显差异。

【诊断】

该类患者的诊断并无难度,部分持续性或永久性房颤(permanent atrial fibrillation) 患者通过临床症状、体格检查[脉搏短绌(pulse deficit)、心律绝对不齐、第一心音强弱不等] 及心电图就可以诊断。还有部分平时无症状的阵发性房颤患者就医时,缺血性卒中是其首发表现,缺血性卒中的诊断与一般患者并无明显差异,但需要对其进行房颤筛查。

【治疗】

1. **房颤患者卒中风险评估**　基于上述房颤具有的各种易形成血栓的机制,抗凝治疗在预防房颤患者缺血性卒中发生必不可少,学术界一直致力于在房颤患者中筛选出中高危人群给予抗凝治疗。2001 年提出了 CHADS$_2$ 评分系统,并于 2006 年欧洲心脏病学会(ESC) /美国心脏协会(AHA) /美国心脏病学会(ACC)指南中正式推荐了该评分系统,并在临床中广泛应用,随后的研究认为 CHADS$_2$ 评分系统缺少已被证实的与卒中相关的部分危险因素,因此在 2010 年,Lip 团队提出了 CHA$_2$DS$_2$-VASc 评分系统(表 2-6-1)作为 CHADS$_2$ 评分系统的补充及更新。

表 2-6-1　CHA$_2$DS$_2$-VASc 评分系统

	危险因素	分值/分
C(congestive heart failure)	充血性心衰	1
H(hypertension)	高血压	1
A$_2$(age)	年龄,≥75 岁	2
D(diabetes mellitus)	糖尿病	1
S$_2$(previous stroke/TIA/thromboembolism)	既往卒中、TIA、血栓栓塞	2
V(vascular disease)	血管疾病,既往心肌梗死、外周动脉疾病、主动脉斑块	1
A(age)	年龄,65~74 岁	1
Sc(sex category)	性别为女性	1

注:TIA,transient ischemic attack,短暂性脑缺血。

CHA$_2$DS$_2$-VASc 评分系统在 CHADS$_2$ 评分系统的基础上,不仅找出高危患者同时筛选出真正低危患者避免抗凝过度。

根据这一评分系统将患者分为低危(0 分)、中危(1 分)及高危(≥2 分)。根据危险分层指导患者是否进行抗凝治疗,低危患者无须抗凝治疗,中危及高危患者接受口服抗凝药治疗。

2. **房颤相关卒中一级预防** 缺血性卒中的一级预防包含生活方式改善、血压控制、血脂及血糖控制、心源性血栓预防等方面,其中心源性栓子的预防主要来源是房颤,因此房颤相关卒中一级预防的关键就是预防心源性栓子的形成。目前已知的房颤患者缺血性卒中的预防主要包括药物抗凝治疗及器械或手术治疗两大方面。

(1) 房颤相关卒中预防药物治疗:药物包括经典的维生素 K 拮抗剂(vitamin K antagonist,VKA)和非维生素 K 拮抗剂类口服抗凝剂(non-vitamin K antagonist oral anticoagulant,NOAC),前者如华法林,后者如阿哌沙班、达比加群、埃多沙班、利伐沙班等。抗凝药物的使用大大降低了房颤患者卒中发生率及死亡率。众多研究已证实 NOCA 在非瓣膜性房颤患者卒中预防方面优于 VKA,且出血风险发生率较低。2016 年欧洲心脏病学会(European Society of Cardiology,ESC)发布的房颤管理指南中对房颤患者卒中药物预防提出了建议,见表 2-6-2。

表 2-6-2 2016 年 ESC 指南对房颤卒中预防的建议

推荐	推荐等级	证据级别
推荐用 CHA$_2$DS$_2$-VASc 评分系统对房颤患者进行卒中风险预测评估	I	A
推荐 CHA$_2$DS$_2$-VASc 评分≥2 分的男性患者进行口服抗凝治疗	I	A
推荐 CHA$_2$DS$_2$-VASc 评分≥3 分的女性患者进行口服抗凝治疗	I	A
优先推荐无 NOAC 禁忌者使用 NOAC,次选 VKA	I	A
推荐中-重度二尖瓣狭窄或机械瓣置换术后患者使用 VKA(INR 水平维持在 2.0~3.0 或更高)	I	B
中-重度二尖瓣狭窄或机械瓣置换术后患者不推荐使用 NOAC	III	B/C
使用 VKA 时密切监测 INR,治疗窗内时间尽可能维持高水平	I	A
抗凝剂及抗血小板药物联合使用明显增加房颤患者出血风险,在无明确指征时,避免联用抗血小板药物	III	B
无论男女,房颤患者无额外卒中危险因素时,不推荐使用抗凝或者抗血小板治疗	III	B
无论有无卒中风险,均不推荐单一抗血小板药物用于房颤患者卒中预防	III	A
手术结扎或切除左心耳后,建议有风险患者继续应用抗凝治疗	I	B
VKA 使用前不推荐行基因检测	III	B
房颤患者出现严重活动性出血时,中断口服抗凝治疗直至解决出血原因	I	C
妊娠期或备孕阶段女性应避免使用 NOAC	III	C
推荐房扑患者依据相同风险房颤患者进行抗凝治疗	I	B
对于峡部依赖的经典房扑患者,消融手术是在抗心律失常药物无效时的治疗方式,或遵循患者意愿时的一线治疗方式	I	B

续表

推荐	推荐等级	证据级别
肥厚型心肌病的房颤患者推荐终身抗凝	I	B
房颤患者发生缺血性卒中后,不推荐立即使用肝素或低分子肝素抗凝	III	A
INR 大于 1.7 或使用达比加群的患者活化部分凝血酶时间在正常范围外,不推荐使用重组组织纤维酶原激活剂溶栓	III	C
TIA 及卒中后,不推荐联合使用口服抗凝治疗及抗血小板治疗	III	B

注:INR,国际标准化比值。

（2）房颤患者卒中预防器械或手术治疗:包括经典的外科左心耳结扎术(ligation of left atrial appendage)或切除术,以及经皮左心耳封堵术(percutaneous left atrial appendage occlusion)。ESC 房颤指南以 IIb 类推荐接受开胸手术的房颤患者术中可同时行左心耳切除术(证据级别 C)。2012 年及 2016 年 ESC 房颤管理指南都以 IIb 类推荐高卒中风险、长期抗凝存在禁忌的房颤患者行经皮左心耳封堵术(证据级别 B)。在 2019 年发布的《中国左心耳封堵预防房颤卒中专家共识》中,左心耳封堵手术的适应证为:①具有较高卒中风险(CHA_2DS_2-VASc 评分:男性 ≥2 分,女性 ≥3 分),对长期服用抗凝药物有禁忌,但能耐受短期(2~4 周)单药抗凝或双联抗血小板药物治疗者;②具有较高卒中风险,口服抗凝药期间曾发生致命性或无法/难以止血的出血时间者(如脑出血/脊髓出血,严重胃肠道/呼吸道/泌尿道出血等);③具有较高卒中风险,长期口服抗凝治疗存在较高的出血风险(HAS-BLED 评分 ≥3 分);④具有较高卒中风险,且服用抗凝药期间曾发生缺血性卒中或其他系统性血栓栓塞事件;⑤具有较高卒中风险,且存在不能依从/不耐受长期口服抗凝治疗的临床情况(如独居、痴呆、残疾等),但能耐受短期(2~4 周)单药抗凝或双联抗血小板药物治疗者;⑥无论卒中风险评分高低,既往经食管超声心动图(transesophageal echocardiography,TEE)或计算机体层摄影血管造影(computed tomography angiography,CTA)曾检测到明确的左心耳内血栓形成,但经抗凝治疗后溶解者;⑦具有较高卒中风险,且 HAS-BLED 评分<3 分,不存在长期抗凝治疗禁忌者,如果抗凝治疗依从性差或不愿长期坚持者,可根据患者医院考虑左心耳封堵;⑧左心耳曾进行电隔离消融治疗者,可在导管消融同时或分期行左心耳封堵术。其中上述第①②条推荐级别均为"适合",③~⑧条推荐级别均为"不确定"。由此可见不论欧洲指南还是国内专家共识都很明确将左心耳封堵作为高卒中风险但不能耐受口服抗凝剂治疗的替代治疗方式。

综上,房颤患者卒中预防可简要按 2016 年 ESC 房颤管理指南推荐流程图进行,见图 2-6-1。

3. **卒中患者房颤筛查**　对于持续性或永久性房颤患者而言,对其进行识别并进行抗凝治疗并不困难,但阵发性房颤患者由于部分患者发病时几乎没有症状表现,故有时难以被诊断。阵发性房颤是隐源性卒中的重要原因,因此对于阵发性房颤的检出显得十分重要。

主要的监测手段包括 12 导联心电图、24 小时或者延长的动态心电图、植入式心电记录仪、连续心电监护。但由于延长的动态心电图及植入式心电记录仪只有在有条件的医院或者地区才能实现,并且其成本效益存在争议,目前新兴家用便携式心电监护仪可能会成为房颤检出的新方式。由于延长心电监测的成本效益问题有学者提出了房颤筛查(STAF)评分

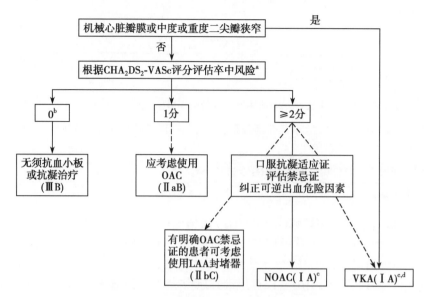

图 2-6-1　房颤患者卒中预防方案选择流程

注:LAA,左心耳;OAC,口服抗凝剂;NOAC,非维生素 K 拮抗剂类口服抗凝剂;VKA,维生素 K 拮抗剂。

[a] 充血性心力衰竭,高血压,年龄≥75 岁(2 分),糖尿病,卒中/TIA/栓塞病史(2 分),血管病变,年龄 65~74 岁,女性;[b] 包括没有其他卒中危险因素的女性;[c] 仅有一项卒中危险因素的女性推荐级别为ⅠaB;[d] 机械心脏瓣膜或二尖瓣狭窄患者推荐级别为ⅠB。

系统(表 2-6-3)。分值<5 分,心源性卒中的可能性小于 10%;总分≥5 分,心源性卒中可能性高达 90%,并建议进一步延长心电监测时间。该评分系统心电监测对房颤检出的灵敏度和特异度分别为 89%和 88%。2016 年 ESC 房颤指南推荐卒中患者若普通心电图或 24 小时动态心电图未发现房颤,可考虑长程非侵入性或植入式心电记录仪以发现无症状房颤患者(ⅡaB)。

表 2-6-3　针对缺血性卒中患者房颤筛查(STAF)评分

因素	分值/分	因素	分值/分
年龄>62 岁	2	左房扩大	2
NIHSS≥8 分	1	无其他血管性病因	3

注:HIHSS,National Institute of Health stroke scale,美国国立卫生研究院卒中量表。

(二) 房颤与认知功能障碍

认知功能障碍是指认知功能不同程度的损害,多项研究表明,与正常窦性心律相比,房颤致认知功能下降的风险较窦性心律人群高。除脑卒中房颤患者的认知功能障碍外,非卒中房颤患者也可出现认知功能的下降。多项有力研究发现,房颤不仅与认知功能障碍有关同样与痴呆发生也相关。痴呆是最严重的认知功能障碍,以认知功能及独立能力不可逆性丧失为特征,最常见的亚型包括血管性痴呆(vascular dementia)及阿尔茨海默病(Alzheimer disease,AD)。房颤会增加这两种类型痴呆的风险,小于 65 岁房颤患者所有类型痴呆的发生率是正常人群的 1.03~2.9 倍,且患病风险可能与房颤患病时间呈正相关。这并不代表房颤与认知功能障碍间是因果关系,很可能是多种心血管危险因素的相互作用的结果。

【发病机制】

如前所述房颤患者是缺血性卒中的独立危险因素,而卒中的发生可迅速降低认知功能,同时可能导致认知功能障碍不能恢复而导致长期认知功能障碍。其中无症状性脑梗死（asymptomatic cerebral infarction）是一种无临床相关症状但影像学检查有脑梗死灶表现的统称，也称为亚临床微栓塞。房颤患者发生无症状性微栓塞的概率较非房颤患者高，微栓子引起认知功能减退主要取决于微栓子所在的区域，而非微栓子的数量或密度。房颤患者微栓子在皮质/皮质下和深白质更常见，而脑白质的损伤更易引起认知功能损害。无症状性微栓塞还可促进全脑萎缩及脑室扩大，进一步损害认知功能。房颤患者微栓子的形成机制目前尚不清楚。

房颤患者心房收缩不同步、心室频率及节律异常均可导致心排出量下降，脑血流灌注不足，在阵发性及持续性房颤患者中均有此现象，随着房颤率的增快大脑平均血流速度亦减慢。有研究发现难治性房颤（refractory atrial fibrillation）患者大脑前额叶及后顶叶区域性脑血流可减少 14%~21%，且房颤组患者的认知功能较正常对照组明显下降。长期大脑低灌注可导致神经细胞葡萄糖及能量供应不足，进一步可导致神经细胞功能障碍甚至神经细胞死亡，而这种过程易发生在对化学变化敏感的区域，如海马区及特定大脑皮质区域等。

如前所述房颤患者不仅存在心房内膜功能障碍，还可导致促炎性因子及促血栓因子的释放全身外周血管功能亦存在异常变化，如外周血管舒张功能受损。而这些炎症因子的升高不仅可导致血栓前状态、促进血栓形成、导致卒中和微栓塞，而且与阿尔茨海默病及血管性痴呆的发生均有相关性。因此，房颤患者的血管内皮功能障碍与房颤患者认知损害相关。

近年来，脑微出血（cerebral microbleed，CMB）作为痴呆的一个重要病因受到广泛关注。脑微出血是由脑小血管损伤造成，房颤患者与脑微出血发生亦有相关性。在血管性痴呆中，微出血相对常见，患病率从 35%~85% 不等。血管性痴呆或血管性认知障碍患者中存在多个微出血。微出血可能通过脑白质微结构的恶化而导致认知功能障碍，这一理论是阿尔茨海默病的病理生理学原因之一。

在上述影响因素中，亚临床微栓塞性脑缺血很可能可以解释大多数房颤与认知功能下降相关的原因。但仍需要进一步随机对照研究证实。

【临床表现】

与一般人群认知功能障碍无明显差异，不同的是继发于房颤，包括：感知障碍，如感觉过敏、感觉迟钝、内感不适、感觉变质、感觉剥夺、病理性错觉、幻觉、感知综合障碍；记忆障碍，如记忆过强、记忆缺损、记忆错误；思维障碍，如抽象概括过程障碍、联想过程障碍、思维逻辑障碍、妄想等。

【诊断】

要确定认知功能障碍是否继发于房颤难度很大，目前尚无针对房颤相关认知功能的诊断标准，主要通过在确诊房颤的基础上排除其他可能导致认知功能障碍的疾病，根据已有的认知功能障碍标准进行诊断。严重的认知功能障碍（痴呆）的诊断依据神经精神学检测对患者进行精神量表评估、日常生活能力评估、行为和精神状态症状的评估不难诊断。但认知功能障碍起病通常隐匿，因此早期轻度认知功能障碍（mild cognitive impairment，MCI）的识别较为重要，但目前 MCI 尚无统一的诊断标准。在《2018 中国痴呆与认知障碍诊治指南》中 MCI 的诊断标准为：患者或知情者报告，或有经验的临床医师发现认知的损害；存在一个或多个认知功能域损害的客观证据（来自认知测验）；复杂的工具性日常能力可以有轻微损害，但保持独立的日常生活能力；尚未达到痴呆的诊断。

【治疗】

使用抗凝药物可有效减少脑卒中发生，理论上可减少总体房颤患者认知下降的比例。

但关于抗凝药物与房颤患者认知障碍防治的研究结论也不尽相同,一项瑞典回顾性注册研究发现 444 106 名无脑梗死病史的房颤患者,抗凝治疗者比未抗凝治疗者痴呆发生风险降低29%。一项包含 19 项研究的系统评价表明抗凝治疗、抗血小板治疗对房颤患者痴呆或认知障碍的发生并无明显影响。当使用维生素 K 拮抗剂(华法林)抗凝时,有效性及安全性与抗凝控制的质量相关,可用治疗平均范围内的时间(TTR)反映。一项纳入 2 800 名无痴呆房颤患者经过 5 年随访观察发现,排除混杂因素后,高质量 TTR 的华法林抗凝患者可以减少痴呆的发生。一项关于 NOAC 与华法林的对比研究发现,使用 NOAC 的患者的卒中、短暂性脑缺血及痴呆的发生率较使用华法林的患者降低 43%,但该差异不具有统计学意义。前述的瑞典临床研究中也对 NOAC 治疗和华法林治疗的患者痴呆的发生率进行对比,差异亦不具有统计学意义。

对房颤患者进行射频消融及转律后,可使患者心排出量增加从而改善脑血流灌注。Bunch 等对于房颤射频消融患者的≤3 年的随访发现,消融术后患者阿尔茨海默病及其他类型痴呆的发生率均低于未手术组。

有研究表明应用阿托伐他汀强化治疗可以降低房颤患者血浆 C 反应蛋白及其他炎性因子水平。而炎性因子的减少可改善房颤患者认知功能,尤其在记忆和信息处理速度方面改善明显。然而,还有报道称低总胆固醇或他汀类药物的使用会增加脑叶和混合部位脑微出血风险,且脑微出血不受胆固醇水平的影响。如前述脑微出血也是认知功能障碍的重要因素,因此他汀类药物能否用于房颤患者认知功能障碍的预防及治疗尚需更多证据支持。

综上,目前没有直接有力的证据证明上述治疗可以降低房颤患者认知功能障碍及痴呆发生的风险。这些观察性研究的结果对于抗凝治疗是否可以预防房颤患者认知功能障碍及痴呆发生尚存在争议。CHA_2DS_2-VASc 评分未达到抗凝治疗标准者(男性 0~1 分,女性 1~2分)出现亚临床微栓塞或在无脑梗死病史的情况下,患者出现轻微认知功能降低是否采用抗凝药物治疗仍有待商榷。不推荐发现房颤时即使用抗凝治疗进行单纯认知功能障碍预防。转律(defibrillation)、射频消融(radiofrequency ablation)及他汀类药物用于预防房颤患者认知功能障碍发生仍需要前瞻性随机对照研究证实其有效性。

(三) 房颤与颅内出血

【诱因与发病机制】

1. 房颤抗凝治疗与颅内出血(intracranial hemorrhage) 房颤与颅内出血的发生主要与房颤后的抗凝治疗密切相关。颅内出血约占所有卒中比例的 15%,而口服抗凝剂的使用也是颅内出血的常见原因。对房颤栓塞高风险患者进行抗凝治疗可以明显改善预后,但口服抗凝剂的使用会增加患者出血风险,颅内出血是其中最危险的后果之一。据报道华法林抗凝的房颤患者的颅内出血风险为每年 0.1%~2.5%,甚至 2.5% 以上不等,直接口服抗凝剂治疗患者的颅内出血发生率较华法林低。

2. 房颤与脑微出血 CMB 是指由于微血管病变导致的含铁血黄素沉积,通常由磁敏感加权或磁共振 T_2 加权梯度回波序列检出,表现为小范围(通常小于 10mm)的信号空洞的暗区。CMB 与许多危险因素相关,其中最常见的是脑淀粉样血管病(cerebral amyloid angiopathy)和高血压。同房颤一样脑微出血易发生于老年人群,研究发现房颤患者脑微出血发生率高于正常人群,但并无报道给予具体发病率。在一项中位随访时间 3.1 年±1.6 年的研究中,房颤患者发生缺血性卒中后,CMB 的发现是颅内出血发生的独立危险因素,且亚洲人群的 CMB 与缺血性脑卒中后发生颅内出血的可能较欧美人群更大,且颅内出血的房颤患者较缺血性卒中的患者脑微出血灶更多,提示脑微出血灶数量与颅内出血风险呈正相关。

房颤患者脑叶微出血的发生率较深部脑微出血的发生率高,脑叶微出血与脑淀粉样血管病密切相关,但这两者与房颤关联的潜在的机制并不清楚。CMB 与房颤可能不是直接的关联,可能与其他危险因素及疾病相关。

【临床表现】

这类颅内出血患者并无特异性表现,患者有房颤且服用抗凝药物的病史,其余临床表现与一般患者一致,如出现头痛、头晕、恶心、呕吐、视物模糊、视力下降、口角歪斜、说话含糊不清等。

脑微出血通常无症状或体征,常因其他神经系统疾病影像学检查被发现。

【诊断】

依据患者病史及影像学检查不难对房颤抗凝剂使用继发颅内出血患者进行诊断。一旦怀疑颅内出血应立即首选 CT 检查明确诊断及出血灶范围,CTA、磁共振血管成像(magnetic resonance angiography,MRA)及数字减影血管造影(digital subtraction angiography,DSA)脑血管内造影可以进一步明确病变血管位置及病因。

CMB 的诊断采用磁敏感加权或磁共振 T_2 加权梯度回波序列检测,表现为小范围(通常小于 10mm)的信号空洞的暗区。MRI 具体表现为:$T_2{}^*WI$ 显示低信号;病灶呈圆形或椭圆形而非线形;$T_2{}^*WI$ 存在图像浮散效应;常规 T_1WI 及 T_2WI 图像上无高信号表现;至少有一半数量的低信号分布于脑实质;排除钙化或铁沉积、海绵状血管瘤、小血管流空信号、气体等其他原因;结合病史排除外伤所致弥漫性轴突损伤。

【治疗】

1. 颅内出血　2016 年 ESC 房颤管理指南建议,小叶脑出血或有脑淀粉样血管病的房颤患者应避免使用口服抗凝。房颤患者抗凝治疗会增加出血风险,因此在抗凝治疗前应进行出血风险评估。2016 年 ESC 房颤管理指南推荐应用 HAS-BLED 评分系统(表 2-6-4)进行抗凝治疗出血风险评估。其中包括的危险因素为:高血压是指收缩压>160mmHg;肝功能异常指慢性肝病或胆红素大于 2 倍正常值上限,谷丙转氨酶>3 倍正常值上限;肾功能异常指慢性透析或肾移植或血清肌酐大于等于 200μmol/L;出血史是指既往出血史或出血倾向;国际标准化比值(international normalized ratio,INR)波动指 INR 值在治疗时间窗内的时间<60%;药物和/或嗜酒,药物因素包括合并应用抗血小板药物或非甾体抗炎药物。其中评分≥3 者为高危患者,<3 分者为出血低危患者。但该评分结果不是拒绝或者停止抗凝治疗的指标,而是提示临床医生需要更加谨慎运用抗凝剂,抗凝治疗前纠正一些出血风险因素,抗凝期间更加严密监测及随访患者情况。

表 2-6-4　HAS-BLED 评分系统

危险因素		分值/分
H(hypertension)	高血压	1
A(abnormal renal and liver function)	异常肝/肾功能(各计 1 分)	1
S(stroke)	卒中	2
B(bleeding)	出血史	1
L(labile INRs)	INR 值波动	2
E(elderly,>65 岁)	老年,>65 岁	1
D(drug or alcohol)	药物/嗜酒(各计 1 分)	1

2. 脑微出血　CMB 患者的治疗目前尚存在一定争议。目前针对 CMB 有以下治疗方法及建议。

（1）控制血压：高血压是 CMB 的明确危险因素，文献报道控制患者血压能够有效降低 CMB 的发生率。

（2）针对微血管内皮、血脑屏障和神经炎症等环节的药物可能具有潜在预防 CMB 的价值。

（3）降脂治疗建议：近年来越来越多的降脂药物广泛应用于临床，但研究发现他汀类药物与 CMB 的发生独立相关。因此对于 CMB 患者应该慎用他汀类药物。

（4）抗血小板治疗争议：大多数心脑血管疾病都会使用血小板治疗。但一般认为 CMB 数量超过 5 个时，脑出血带来的风险将超过抗血小板治疗带来的收益。但近年来 Yamashiro 等发现应用阿司匹林并不增加 CMB 发生率，且长期服用也不增加出血风险。因此，针对 CMB 与抗血小板治疗相关性还需要进一步探究。

（5）抗凝治疗争议：抗凝治疗广泛应用于房颤患者，但合并 CMB 患者的主要风险同样是颅内出血。CMB 可能增加华法林或 NOAC 抗凝治疗后脑出血风险，然而目前尚没有证据显示满足抗凝指征的房颤合并 CMB 患者因未来出现颅内出血风险增加而不能进行抗凝治疗。

（四）心律失常与癫痫

癫痫是大脑神经元反复发作异常放电导致短暂性、一过性大脑功能障碍的一种慢性疾病。心律失常与癫痫拥有相似的发病机制及电生理学背景。心律失常是心脏电活动异常导致的，而癫痫是由于神经电活动异常导致的。治疗这两种疾病的药物在机制上也存在共同点，很多是通过相同的离子通道发挥作用，提示大脑和心脏并存遗传分子靶向机制。

【发病机制】

在大脑和心脏离子通道中共表达的基因发生突变可通过影响细胞膜兴奋性而导致癫痫及致命性心律失常，可能导致癫痫猝死（sudden unexpected death in epilepsy，SUDEP）的发生。编码心脏钾离子通道的 *KCNQ1* 是长 QT 综合征最常见类型的基因突变，是首个被发现与 SUDEP 相关的离子通道基因。有研究显示，在携带人 *KCNQ1* 突变的小鼠系中发现该突变可引起癫痫发作。家族性长 QT 综合征的 3 个最常见基因为 *KCNQ1*、*KCNH2* 和 *SCN5A*，对 SUDEP 死者进行这三个基因的筛查发现 *KCNH2* 和 *SCN5A* 存在罕见的非同义突变。超极化激活环核苷酸门控阳离子通道（HCN）编码基因在心脏起搏点和神经细胞的自发节律活动中均发挥作用，其中 3 个基因突变 *HCN2*（Phe738Cys，ProS02I eu）和 *HCN4*（Gly973Arg）最可能增加癫痫患者发作和心律失常倾向而导致猝死，为 SUDEP 中心脑联合致病提供了遗传学证据。

编码钠离子通道的 *SCN1A* 基因突变是遗传性和散发癫痫最常见的遗传因素，与德拉韦综合征［Dravet syndrome，又称婴儿严重肌阵挛性癫痫（evere myoclonic epilepsy in infant，SMEI）］患者常过早突发死亡相关。一个全身性癫痫伴热性惊厥附加症家族中新发 *SCN1A* 基因突变，其中 2 例发生 SUDEP，主要与非控制性发作相关。在钠离子通道基因 *SCN1A* 和 *SCN5A* 之后，还发现一个小儿癫痫脑病家族先证者携带新的 *SCN8A* 杂合子错义突变。这些发现证明以上心脏密切相关的离子通道突变不仅可以引发心律失常还可能导致癫痫甚至 SUDEP 的发生。

【临床表现】

长 QT 综合征典型临床表现为明显的 QT 间期延长和反复恶性心律失常引起的发作性晕厥甚至猝死。同时,患者会伴有癫痫的发作,但应与这类患者心律失常引起的痫样发作相鉴别,但心律失常相关的癫痫发作在鉴别上往往很困难,因为它们都存在大脑异常放电,因此区分此时有无恶性心律失常发作是其关键鉴别点。

【诊断】

基因诊断是诊断的金标准,但基因检测技术难度大,成本高,本身存在种种不足。根据临床症状、心电图 QT 间期延长和 T 波变化评分,国际上制订了临床诊断标准,评分≥4 分,临床诊断明确;评分≤1 分基本可以除外;评分为 2~3 分时诊断为可疑。癫痫的诊断主要依靠病史、头颅 MRI 和脑电图(electroencephal-ogram,EEG)检查。

【治疗】

对于大多数癫痫患者都可以通过抗癫痫发作药物的治疗来控制癫痫发作。2 种以上的抗癫痫发作药物治疗可能是 SUDEP 发生的危险因素,但仍缺乏确切证据。在有更多的研究证实之前,应尽量避免多药治疗。有研究显示 *KCNQ1* 基因相关癫痫患者中药物难治性癫痫比例相对较高,*KCNQ1* 相关的癫痫通常对常规抗癫痫药不敏感,司替戊醇、苯二氮䓬类、左乙拉西坦和生酮饮食通常疗效良好,奎尼丁作为 K^+ 通道阻滞剂可改善异常的通道功能,从而达到治疗效果。在使用奎尼丁时必须谨慎,奎尼丁作用于多个 K^+ 通道,包括心脏中的 K^+ 通道,可能导致延长 QT 间期,导致心律失常。随着基因检测技术的进步和癫痫遗传学研究的进展,进一步了解 *KCNT1* 基因相关癫痫致病机制和针对钾离子通道开展精准治疗研究,具有重要的临床指导意义。

(五) 心房扑动与缺血性卒中

众多研究表明,心房扑动(atrial flutter,简称房扑)患者的缺血性卒中发生率高于窦性心律的人群,左房血栓及自发显影现象在房扑患者中也较常见,但其中自发显影与栓塞事件的关系尚存在争议。

【发病机制】

导致房扑患者缺血性卒中事件发生率较高的原因之一可能是一大部分房扑患者同时合并房颤甚至可能进展为房颤,房扑进展为房颤的患者的缺血性卒中发生率高于单纯房扑患者。同时房扑患者即使在成功消融后仍存在短暂性左房及左心耳机械功能障碍。

【临床表现及诊断】

房扑的缺血性卒中的临床表现与诊断与房颤基本一致,此处不再进行赘述。

【治疗】

早在 2001 年 ACC/AHA/ESC 房颤管理指南中就第一次提出建议房扑患者抗凝治疗应与房颤一致,应根据房颤相同的危险因素进行抗凝治疗。研究发现房扑患者的左心耳排空速度虽然低于窦性心律人群,但高于房颤患者,这是否提示房扑患者的抗凝治疗应该不完全与房颤患者一致。但目前对于房扑与缺血性卒中的研究相对较少。近期中国台湾地区一项包含 296 706 名受试者大型回顾型队列研究发现未使用抗凝治疗的单纯房扑患者预后优于房扑转化为房颤的患者,CHA_2DS_2-VASc 评分≥3 分的单纯房扑患者使用口服抗凝可以有效降低缺血性卒中的发生。

(作者:李娅姣 陈蕾;审校:陈蕾)

参考文献

[1] WATSON T,SHANTSILA E,LIP G Y. Mechanisms of thrombogenesis in atrial fibrillation:Virchow's triad revisited[J]. Lancet,2009,373(9658):155-166.

[2] KIRCHHOF P,BENUSSI S,KOTECHA D,et al. 2016 ESC Guidelines for the management of atrial fibrillation developed in collaboration with EACTS[J]. Europace,2016,18(11):1609-1678.

[3] DIENER H C,HART R G,KOUDSTAAL P J,et al. Atrial Fibrillation and Cognitive Function:JACC Review Topic of the Week[J]. J Am Coll Cardiol,2019,73(5):612-619.

[4] SELIM M,DIENER H C. Atrial Fibrillation and Microbleeds[J]. Stroke,2017,48(10):2660-2664.

[5] LI M C H,O'BRIEN T J,TODARO M,et al. Acquired cardiac channelopathies in epilepsy:Evidence,mechanisms,and clinical significance[J]. Epilepsia,2019,60(9):1753-1767.

第七节 心力衰竭相关神经系统疾病

一、概述

心力衰竭(heart failure,简称心衰)是各种心脏疾病的严重表现或晚期阶段,指由多种原因导致的心脏结构和/或功能的异常改变,引起的心室充盈和射血能力受损,导致的一组复杂的临床综合征,主要表现为呼吸困难、疲乏(tiredness)和液体潴留(fluid retention)。根据左心室射血分数分为射血分数降低的心衰(HFrEF)、射血分数保留的心衰(HFpEF)和射血分数中间值的心衰(HFmrEF)。心衰在发达国家的患病率为1.5%~2.0%,70岁以上人群患病率超过10%;我国2003年的流行病学调查显示,35~74岁成人心衰患病率为0.9%。随着诊疗手段的提高,2017年的China-HF注册研究显示,我国住院心衰患者的病死率为4.1%。

心衰常同时伴发多系统疾病,75岁以上心衰患者中,90%合并2种以上疾病,83%合并3种以上疾病。其中神经系统疾病是一组常见的并发症,主要包括心力衰竭相关的脑血液循环异常、神经-内分泌紊乱等引起的中枢及自主神经功能障碍,以及特殊病因导致的心衰和神经系统并发症。脑是对缺血缺氧最为敏感的器官,心排血量下降或血流受阻时极易发生不可逆的脑损伤,甚至导致神经系统危重症,严重影响患者预后;而神经系统作为机体循环稳态的整合中枢与心脏存在广泛的神经-体液反馈机制,在两者之间产生双向的致病通路,从而对心衰病程造成不利影响,增加治疗难度。

二、临床特征与治疗

心衰的患者主体呈高龄化分布,也是神经系统疾病的高危人群。近年,尽管心衰的药物及器械治疗不断取得突破性的进展,然而心衰相关的神经系统疾病的阐释和综合诊治的临床证据仍远远不足。其表现因累及脑区和发病机制不同而极具多样性,增加临床诊断难度;并且两种疾病的治疗均较为错综复杂,可交叉影响治疗效果,故提出了更高的跨学科管理要求。

心衰相关的神经系统错综复杂,根据病因和临床表现可主要分为:脑灌注不足、高级皮质功能异常、脑干-自主神经功能障碍,以及治疗相关神经并发症和特殊病因导致的心脑并发症(表2-7-1)。

表 2-7-1　心衰相关神经系统并发症及其临床表现

神经并发症	临床表现
脑灌注不足	急性:缺血性脑卒中 慢性:广泛神经功能不全
高级皮质功能异常	急性:谵妄 慢性:认知功能障碍、抑郁、焦虑
脑干-自主神经功能障碍	心律失常、直立性低血压、血压波动大、睡眠呼吸暂停/潮式呼吸

（一）心力衰竭并发脑灌注不足

心力衰竭并发的脑灌注不足主要是指由于心源性栓子、心排出量不足和/或脑血管闭塞,导致局部或全面脑血流障碍,进而出现急性或慢性神经系统症状的一组疾病。缺血性脑卒中(ischemic stroke),又称脑梗死,是脑灌注不足的急性表现形式,其引起的神经系统局灶性症状和体征与受累脑血管的血供区域一致;而大脑慢性低灌注则表现为缓慢进展的脑损伤导致的神经功能不全。

弗明汉心脏研究(Framingham Heart Study)发现,心力衰竭增加脑卒中发生的相对风险在男性中是非心力衰竭患者的 4 倍,而在女性中则是 3 倍。并且,射血分数保留的心力衰竭(heart failure with preserved ejection fraction,HFpEF)和射血分数下降的心力衰竭(heart failure with reduced ejection fraction,HFrEF)者的脑卒中发病率没有显著差别,在 HFpEF 中为 3.8%~7.4%,而 HFrEF 中为 2.4%~5.8%;而心力衰竭患者无症状脑卒中的患病率高达 20%~40%,是非心力衰竭人群的 2~4 倍。值得注意的是,脑卒中的高峰通常发生在诊断心力衰竭后的 30 天内,期间缺血性脑卒中和出血性脑卒中发病率分别增加 5 倍和 2 倍;尽管此后数年内该风险逐渐回落,但仍显著高于无心力衰竭人群。

【发病机制】

1. **心力衰竭相关缺血性脑卒中**　按照发病机制不同可将心力衰竭相关缺血性卒中分为两类:心源性脑栓塞和大动脉粥样硬化性脑卒中。其中心源性脑栓塞是最常见类型,以下将重点介绍。

（1）心源性脑栓塞:心源性栓子的形成不仅与心力衰竭本身的收缩/舒张障碍有关,并且很大程度上还受到原发病以及并发症的影响。但其基本机制多为左心房/室血栓和瓣膜赘生物脱落阻塞脑动脉。此外,一些存在右向左分流病因的心力衰竭,可导致静脉系统的栓子不经过肺循环而直接入左心系统,并随血流到达脑动脉,称为反常性栓塞。

Virchow 经典理论认为,血栓形成有三个主要因素:内皮细胞受损、心腔内血流动力学异常及血液高凝状态。心肌细胞缺血、腔内血流切应力过高等可造成内皮细胞损伤;左室射血分数减低、局部室壁运动异常等可导致心腔内血流动力学异常;心力衰竭患者肾素-血管紧张素-醛固酮系统(renin-angiotensin-aldosteronesystem,RAAS)异常激活可促使血小板聚集、纤溶减弱,造成机体高凝状态。易导致心源性脑栓塞的心力衰竭伴发因素包括:心房颤动/心房扑动、心肌缺血、心脏瓣膜病、人工心脏瓣膜、心肌病等。

（2）大动脉粥样硬化性脑卒中:很多心力衰竭患者并发高血压、糖尿病、血脂异常等脑血管疾病病危险因素,会增加血管斑块形成风险。动脉粥样硬化病变导致管腔狭窄后,由于心排出量不足,引起病变血管的血流减少,病变血管远端脑组织发生低灌注,严重时可导致脑组织缺血、缺氧性坏死。

2. 慢性低灌注 正常成人的脑血流量为 800~1 000ml/min,局部血流通过"神经-血管单位"进行血氧分配,故常可观察到优势半球血流量高于对侧,并且大脑皮质的血流量为白质的 2 倍。脑血管具有自动调节功能,当平均动脉压介于 60~160mmHg 时,脑血管平滑肌可随血压的变化收缩或舒张,从而维持稳定的大脑血流供应,因而即使心力衰竭心排出量下降时,脑血流量也仍可处于正常水平。但是近期有临床研究发现终末期心衰患者常出现全脑灌注下降,导致脑细胞代谢异常、脑结构萎缩直至功能减退。这一现象可能是由于心排出量持续减低时,触发 RAAS 激活,伴随内皮素、脂联素等血管调节因子释放,引起大脑血管产生适应性重构,血管阻力增加,大脑的自动调节功能受损。此外,治疗心力衰竭常见药物如ACEI/ARB、β 受体阻滞剂等在一些高龄患者中降压作用过强也会加重大脑的低灌注状态。局部低灌注累及的脑区范围较为广泛,在大部分高级皮质呈现"右重于左"的偏侧化趋势,其他结构如前额叶、额叶白质、前胼胝体、丘脑、海马、杏仁核则常为双侧受累。

【临床表现】

1. 缺血性脑卒中 缺血性脑卒中患者的发病人群以老年患者为主,发病前可有心房颤动(atrial fibrillation)、近期心肌梗死(myocardial infarction)、心脏瓣膜病(valvular heart disease)、人工瓣膜置换手术(prosthetic valve replacement)、抗凝药依从性不良等病史。心源性脑栓塞是起病最快的卒中类型,与大动脉粥样硬化性脑梗死相比,其症状可在 5 分钟内达高峰;且心源性栓子通常较大,因此易阻塞主干血管而无足够时间建立侧支循环,同时栓子易移行至多个供血区,故病变范围较大,临床症状较重;有研究表明心力衰竭患者发生脑卒中时,神经症状往往更为严重,致残率及致死率更高。

心源性栓塞好发于前循环,约占 80%,后循环栓塞占 20%。与腔隙性脑梗主要累及皮质下组织不同的是,心源性栓子常嵌顿于大脑皮质的远端分支,产生失语或视野缺损等皮质体征;心源性栓子引起的脑血液循环障碍更为急骤,较大动脉粥样硬化性脑梗死更易引起癫痫发作。此外,约 70% 心源性栓塞可在 1 周内出现出血性梗死,表现为病程中意识障碍或肢体瘫痪突然加重,在其他类型的脑梗死中则相对少见。患者的临床表现取决于梗死灶的大小和部位,可利用相应的局灶性神经功能缺损帮助临床上定位诊断。

2. 慢性低灌注(chronic hypoperfusion) 起病隐匿,症状可因累及脑区不同而呈现出较大的异质性,但往往表现为多区域广泛受累。其中自主神经紊乱和情绪认知障碍是两大类常见临床表现。

(1) 自主神经紊乱:可由中缝核、岛叶、扣带回、下丘脑、腹内侧额叶和小脑灌注不足导致,可表现为心律失常、血压控制不佳、水钠平衡紊乱、呼吸暂停、睡眠节律异常等;

(2) 情绪认知障碍:杏仁核、边缘系统血供不足时可表现为情绪障碍,如焦虑、抑郁;大脑皮质、海马受累时则主要表现为近期记忆力减退、执行力下降。急性心力衰竭失代偿时可出现迅速的认知功能恶化,即使在稳定后大脑功能缺损仍可不完全恢复。

此外,心力衰竭患者中常见的视觉、语言和言语障碍也可能是相应脑区灌注不足的结果。

【诊断】

心力衰竭相关的缺血性脑卒中诊断需包含两个方面,即明确缺血性脑卒中和查找心源性病因。慢性低灌注尚缺乏公认的诊断标准,主要根据患者的临床表现和大脑血流动力学检查诊断。

(1) 缺血性脑卒中诊断:①明确是否为卒中,中年以上的患者,急性起病,迅速出现局灶性脑损害的症状和体征,并能用某一动脉供血区功能损伤解释,排除非血管性病因,临床应考虑急性脑卒中。②明确是缺血性还是出血性,CT 或 MRI 检查可排除脑出血和其他病变,帮助鉴别诊断。影像学检查发现责任梗死灶时,可明确诊断;缺乏影像学责任病灶时,如果症状或体征持续 24 小时以上,也可诊断急性脑梗死。③明确是否适合溶栓治疗,卒中患者首先应了解发病时间及溶栓治疗的可能性。若在溶栓治疗时间窗内,应迅速进行溶栓适应证筛查,对有指征者实施紧急血管再灌注治疗。

此外,还应结合患者的临床表现、体征及影像学检查进行卒中严重程度(NIHSS 卒中量表)、脑梗死病因分型、低灌注的评估。

(2) 心源性病因:TOAST 分型、卒中病因危险分层(CCS)和 ASCOD 分型中共同确立了一些高危心源性栓塞病因,因此对确诊心力衰竭患者并发脑卒中时应积极筛查以下情况:①机械瓣膜;②心房颤动或心房扑动(atrial flutter);③左心房/心室血栓;④近期发生的心肌梗死(<4 周);⑤扩张型心肌病(dilated cardiomyopathy,DCM);⑥感染性心内膜炎(infective endocarditis,IE);⑦左心室局部无动力;⑧心房黏液瘤(atrial myxoma);⑨风湿性心脏病(rheumatic heart disease);⑩卵圆孔关闭不全(foramen ovale insufficiency)伴原位血栓。

【治疗】

缺血性脑卒中的管理在心力衰竭患者中更为复杂。一方面,心力衰竭患者往往年龄较高,可能合并多器官功能不全,现有的溶栓证据并不充分;另一方面,基础心脏抗凝治疗可很大程度上影响急性期再灌注治疗的决策。患者均应在卒中单元接受综合治疗,但同时应注意充分考虑患者的基础心脏疾病。

1. **溶栓**　溶栓是最重要的再灌注治疗。《中国脑血管病临床管理指南》推荐对发病在 4.5 小时内患者给予内重组组织型纤溶酶原激活剂 rt-PA 进行溶栓。理论上,心力衰竭患者由于射血分数减低,可导致 rt-PA 分布减慢,进而造成左室血栓脱落加重心源性脑梗死、诱发低灌注性脑损伤的风险,而多项回顾性研究显示心力衰竭患者仍可从溶栓中获益,同时应警惕较高的出血风险。但是对于近期接受过心脏手术操作患者,如瓣膜置换术、经皮冠状动脉介入治疗(percutaneous coronary intervention,PCI),可能会导致手术切口出血和缺血症状加重,但目前意见仍不统一,因此应对此类患者严格把握适应证。急性缺血性脑卒中(AIS)合并左心房、左心室血栓、心房黏液瘤、乳头状弹力纤维瘤者,rt-PA 治疗获益及风险尚不明确。

2. **血管内治疗**　目前心力衰竭患者机械再通的获益尚不明确。美国心脏协会(AHA)强烈推荐符合以下所有标准的心源性栓塞患者中进行机械取栓治疗:①卒中前 mRS 评分为 0~1 分;②缺血性卒中由颈内动脉或大脑中动脉 M1 段闭塞引起;③NIHSS 评分≥6 分;④ASPECT 评分≥6;⑤发病后 4.5 小时内开展静脉溶栓者;⑥发病后 6 小时内可进行腹股沟穿刺者。对于发病前服用抗凝药、近期接受侵入性操作的患者,可以考虑对于前循环栓塞且有静脉溶栓禁忌证的患者中进行血管内治疗。

3. **抗血小板/抗凝治疗**　目前预防卒中再发的二级治疗时机仍未取得统一。心力衰竭伴房颤患者若无禁忌证均应口服抗凝药;对于窦性心律的心衰患者不常规用华法林抗凝,而推荐使用阿司匹林。

(二) 心力衰竭并发高级皮质功能异常

心力衰竭并发的高级皮质功能异常是指心排出量下降引起的大脑缺血缺氧而出现的一组急性或慢性的认知功能和情绪障碍疾病。急性认知功能障碍常发生于急性心力衰竭失代偿后,主要表现为谵妄(delirium),并往往预示不良预后。慢性认知功能和情绪障碍在心衰患者中非常普遍,前者主要表现为记忆力、执行力、注意力,后者以焦虑、抑郁为主,这种慢性神经精神障碍不会在短期内造成严重后果,但可导致患者生活能力逐渐减退、治疗依从性降低,从而增加疾病负担。

心力衰竭患者早发认知功能障碍的患病率为 25%~75%,明显高于其他慢性疾病(如高血压、高血脂、糖尿病)。临床研究发现,HFpEF 患者认知功能障碍较 HFrEF 更常见,分别为 38% 和 34%,而两者的临床表现也有一定差异。此外,抑郁情绪在心力衰竭群体患病率高达 21.5%,是非心力衰竭者的 5 倍,且患病率随心功能下降而上升。

【发病机制】

心力衰竭导致的认知功能障碍核心病理生理改变为缺血、缺氧及炎症介质释放导致的脑实质萎缩,其中白质受累最为典型。HFrEF 患者射血功能下降可导致脑血管反应性减低,两者共同作用引起大脑灌注不足而发生缺血;房颤和瓣膜病相关的大脑微血栓也是局部脑组织缺血损伤的重要机制。此外,心力衰竭常合并的贫血可在此基础上加重大脑缺氧;异常激活的体液-免疫系统可导致循环中炎症因子释放增加,亦可引起脑神经元及神经纤维的损伤及退化。

心功能失代偿(cardiac decompensation)、心源性休克(cardiogenic shock)等导致心排出量急剧下降的情况下,可在短时间内诱发谵妄。而一些心力衰竭常用药物如华法林、地高辛、呋塞米和硝酸酯类药物有抗胆碱能的作用,联合或高剂量应用也造成药物诱导的谵妄。心衰中的慢性认知功能障碍主要与特定功能区的萎缩相关:海马、穹窿、乳头状体、前额叶和杏仁体萎缩可引起记忆力减退;前额叶、前扣带回的灰质萎缩可导致执行力下降;尾状核受损可导致目的导向的行动力下降,表现为患者服药依从性降低。另外,有学者提出营养缺乏也可能是大脑损伤的原因之一,临床研究发现 33% 的心力衰竭患者存在维生素 B_1 缺乏,继而导致以记忆力减退为主要表现的边缘系统萎缩,但该结论仍有待进一步验证。

一些研究发现,心力衰竭患者的情绪及自主神经中枢灌注不足可能引起抑郁的发生,如前额叶、扣带回、岛叶、海马、杏仁体、小脑等;内侧前脑束和海马的下行纤维等情绪调节通路的神经轴突损害也可能参与抑郁的形成。同时抑郁可增加交感兴奋性,降低迷走张力,并促进炎症介质的释放,从而进一步加重心脏损伤。

【临床表现】

心力衰竭相关的认知功能障碍的主要表现形式为谵妄、轻度认知功能减退和痴呆。谵妄常出现于急性心力衰竭失代偿期(acute heart failure decompensated phase),可表现为迅速、波动性进展的注意力减退、记忆下降和定向力障碍。其他症状还包括幻觉、情绪异常、幻想/妄想、意识运动速度增加/减慢、睡眠-觉醒周期紊乱和思维错乱等。

慢性认知功能障碍起病隐匿,可随心功能下降而加重,表现为高级皮质功能广泛受损。其中轻度认知功能障碍被认为是痴呆前期。临床症状可包括记忆力、注意力、执行力、语言能力、视空间力、意识运动速度等减退,直至最终丧失生活能力。HFrEF 患者以形象记忆和执行力减退为主,而 HFpEF 患者则多为注意力和执行力的下降。认知功能障碍有时也是抑郁症或乏力的表现之一。

心力衰竭相关抑郁的临床表现与抑郁症临床表现基本相同,包括核心症状、心理症状和躯体症状。核心症状主要为情绪低落、兴趣缺乏和乐趣丧失;心理症状包括焦虑、自罪自责、精神病性症状、自杀观念或行为,躯体症状表现为睡眠障碍(sleep disorder)、食欲紊乱(appetite disturbance)、性功能减退(sexual dysfunction)等。需注意的是,此处主要指抑郁状态,即严重程度达中等或以上,超出患者所能承受的程度或自我调节能力,对其生活和社会功能造成影响,但并不一定达到或符合精神障碍的具体诊断标准。

【诊断】

心力衰竭患者本身可合并多种年龄相关的认知功能障碍疾病,最常见的就是阿尔茨海默病(Alzheimer disease,AD)。因此确定认知功能障碍是否继发于心力衰竭难度很大。目前尚无针对心力衰竭相关高级皮质功能障碍的诊断标准,主要通过在确诊心力衰竭的基础上排除其他可能导致认知功能障碍的疾病,根据已有的认知功能障碍标准进行诊断。

1. **心力衰竭相关谵妄**　在排除其他可能导致谵妄的躯体疾病基础上,根据《精神障碍诊断与统计手册(第5版)》(DSM-5)标准诊断:①注意障碍(指向、集中、维持和转移注意力的能力降低)和意识障碍(对环境的定向减弱);②急性发作(通常数小时至数日),与平常基线的注意力和意识相比有变化,在1天中症状有波动的趋势;③伴有其他认知功能障碍(如记忆缺陷、定向不良、语言障碍、视觉空间能力障碍或知觉障碍);④上述第①条及第③条的异常表现无法用已有的、已确定的或正在进行的神经认知疾病来更好地解释,且患者无觉醒水平的严重下降,例如昏迷;⑤病史、体格检查或实验室检查的证据支持以上的异常表现由心衰或复合病因导致。

2. **心力衰竭相关轻度认知功能障碍/痴呆**　目前主要参考2011年美国国家衰老研究所和阿尔茨海默病协会(NIA-AA)制定的痴呆标准诊断,具体内容如下:①至少以下2个认知域损害,可伴或不伴行为症状:a. 学习和记忆能力;b. 语言功能(听、说、读、写);c. 推理和判断能力;d. 执行功能和处理复杂任务的能力;e. 视空间功能;f. 可伴或不伴有人格、行为改变;②工作能力或日常生活能力受到影响;③无法用谵妄或精神障碍解释。

3. **心力衰竭相关抑郁症**　主要根据心衰确诊后出现抑郁核心症状、心理症状或躯体症状进行临床诊断,抑郁量表评分可用于辅助诊断。

【治疗】

心力衰竭相关的认知功能障碍和抑郁的治疗需要神经和心脏专科医生的共同参与,心力衰竭本病的治疗和控制是核心。遗憾地是,大多数心力衰竭药物的临床研究往往排除认知功能受损或痴呆的患者,因此抗心力衰竭药物的安全性和有效性在这一群体中的认识非常有限。有少量研究显示ACEI对于老年人认知功能的改善有积极作用;接受CRT的患者认知功能也在术后有所提升。但在使用具有降压作用的心衰药物时(ACEI/ARB和β受体阻滞剂)应注意监测老年患者血压,避免低灌注的发生。阿尔茨海默病常用的药物,包括胆碱酶抑制剂(如多奈哌齐、加兰他敏)和N-甲基-D-天冬氨酸受体(NMDA)拮抗剂(美金刚),可能对延缓认知功能障碍的进展有一定作用,但尚无证据支持心力衰竭相关痴呆的治疗获益。

抑郁的治疗主要通过心理治疗、生活方式干预和药物治疗。大多数抗抑郁药可以安全用于心力衰竭患者。通常单胺氧化酶抑制剂易造成血压波动,用药后可导致高血压危象或直立性低血压,不常用于心力衰竭患者;三环类药物有促心律失常和降血压的作用,故也不作强烈推荐。选择性5-羟色胺再摄取抑制剂(SSRI)的心血管副作用较少,临床上较广泛用于心力衰竭患者。

(三)心力衰竭并发脑干-自主神经功能障碍

脑干-自主神经功能障碍是指自主神经的循环系统调节功能紊乱时引起的异常神经-体液系统激活,后者构成心力衰竭发生的病理生理基石。其中涉及众多关键的交感神经反射异常,产生一系列心力衰竭的特征性症状。

【发病机制】

交感系统过度激活、副交感系统相对抑制是 HFrEF 最重要的神经-体液改变。交感神经系统兴奋性持续增加、循环中儿茶酚胺水平升高,可通过心肌毒性作用下调心肌细胞 β 肾上腺素能受体密度和反应性,降低心肌收缩力,并诱导间质纤维化等不可逆心肌重构;继发的 RAAS 激活,导致外周血管阻力增加、水钠潴留及血容量增加,加重心脏前、后负荷,同时也促进心室和血管重构,导致心收缩及舒张功能进一步衰退。近期有研究发现 HFpEF 患者也存在慢性的交感系统异常兴奋,可能参与了心室舒张功能障碍的形成。

交感神经的过度激活涉及许多复杂的压力/化学感受器反射调节,包括动脉压力感受器、心肺压力感受器、肌肉代谢受体和外周化学感受器。生理状况下,动脉压力感受器和心肺压力感受器的传入信号频率分别因动脉和心室受到机械牵张而增加,经过延髓和下丘脑的调节增加迷走神经活动,达到减慢心率、扩张血管的效果。心力衰竭患者的压力感受器的交感拮抗作用被抑制,因此常表现为心率增快、心率变异率下降、血压调节能力下降。外周化学感受器感受循环中氧分压、二氧化碳及氢离子水平,受到低氧和高碳酸血症的刺激后反射性激活交感神经,增加呼吸频率及潮气量;当心力衰竭患者合并睡眠呼吸暂停可持续刺激该感受器,使呼吸中枢对缺氧的敏感性降低,典型者表现为潮式呼吸。肌肉代谢感受器敏感性改变也可能是交感过度激活的重要因素之一,它可能与患者的运动耐量下降有关,但在失代偿病理状态下的其生理效应如何变化仍未形成定论。此外,肥胖、糖尿病等共病症也会增加交感兴奋。

自主神经的低级调控中枢位于延髓的背外侧网状系统,后者又受到岛叶、下丘脑和杏仁核等高级中枢的调节。研究发现心力衰竭动物的中枢血管紧张素Ⅱ(Ang Ⅱ)水平升高可促进外周 RAAS 的激活;同时心力衰竭患者的脑干去甲肾上腺能神经元活动增加与外周去甲肾上腺素水平正相关。这些结论提示脑干神经元可能是心力衰竭自主神经紊乱的驱动机制。另一值得关注的是脑卒中并发自主神经紊乱导致的心肌损伤。脑卒中发生后,循环中儿茶酚胺水平明显升高,可直接引起心肌细胞破坏而出现应激相关心肌病,表现与 Taktsubo 心肌病相似,一些研究还发现岛叶受累与心肌受损有很高的相关性;血液儿茶酚胺与炎症因子共同作用可诱发急性冠脉综合征;交感兴奋导致的血压波动性增大和电不稳定性可造成心房/室劳损,进而发展为心力衰竭。

【临床表现】

过度的持续性交感神经兴奋可引发多系统的功能改变。心率增快是最早出现的症状,伴随心率变异性下降,以及各种形式的心律失常;由于血压调节能力下降,患者常见直立性低血压,中枢受累严重者可出现血压过低或过高的极端表现。心力衰竭患者呼吸节律也会受到影响,主要表现为深快呼吸,病程较长者可出现睡眠呼吸暂停,甚至可发展为清醒时的潮式呼吸。

【治疗】

1. 交感神经抑制剂 β 受体阻滞剂是心力衰竭的基础用药,它可以拮抗交感神经对心脏和血管的作用,改善左心室功能,逆转左心室重构,降低住院风险,提高存活率。其他中枢交感抑制类药物,如可乐定、莫索尼定的效果未得到证实,其中莫索尼定有增加死亡率风险。

2. 心脏再同步治疗(CRT) CRT 可明显改善自主神经功能,其中双心室起搏还与肌肉交感兴奋性下降有关。CRT 通过纠正心肌电机械不同步改善心功能,但这种调节自主神经的机制仍不明确。

3. 运动　运动理论上能增加静息迷走张力,减低交感兴奋性,降低循环中儿茶酚胺浓度。但对于降低 HFrEF 患者的死亡率及心力衰竭再住院率作用仍存争议。

4. 睡眠呼吸暂停治疗　中枢型睡眠呼吸暂停在心力衰竭患者中较为常见,且与不良预后密切相关。然而一项纳入 1 325 例 HFrEF 患者的临床试验(SERVE-HF 研究)却发现在中枢型睡眠呼吸暂停患者中使用匹配伺服通气(ASV)反而增加患者的死亡率。导致心血管死亡率增加的原因可能在于中枢型睡眠呼吸暂停可能是一种代偿机制,通过 ASV 减少这一适应性的呼吸模式可能反而不利。但阻塞性睡眠呼吸暂停患者仍应适用 ASV。

5. 自主神经的器械治疗　尽管目前尚缺乏大型临床研究数据支持,但具有调节自主神经功能、降低心衰患者死亡率的潜力。迷走电刺激可通过增加副交感神经张力改善患者的自主神经失衡;其他治疗还有射频消融去肾交感神经术和压力反射增敏术等。

（四）心力衰竭治疗的神经系统并发症

1. 药物治疗

（1）ACEI/ARB:临床研究发现,住院心力衰竭患者收缩压低于 130mmHg 时,认知功能障碍的发生率有所上升。理论上讲,ACEI 和 ARB 会使患者血压下降过快出现无力、头晕甚至晕厥的症状,而研究发现 ACEI/ARB 作为高血压用药可改善老年人的认知功能,并预防脑卒中的发生,在这方面优于 β 受体阻滞剂和利尿剂。但在高龄患者中仍应谨慎使用 ACEI/ARB,宜从低剂量起始,缓慢增加至最大耐受量,以避免低灌注相关的神经系统损害。

（2）β 受体阻滞剂:使用 β 受体阻滞剂可使心力衰竭患者发生低血压的风险增加 41%。多个观察性研究发现 β 受体阻滞剂可减慢老年患者的反应速度,但对日常生活无明显影响;而这类药物还可增加抑郁症的风险。尽管如此,目前的证据仍然强烈支持 β 受体阻滞剂可降低各年龄患者中的全因死亡率和住院率。

（3）利尿剂:一些临床证据提示保钾类和噻嗪类利尿药可延缓高血压患者的认知功能减退,降低痴呆的发生风险,但对心力衰竭患者的影响仍有待研究。保钾类药物(螺内酯、盐皮质激素受体拮抗剂)可能通过维持血浆中血钾水平,抑制中枢系统的氧化应激反应而产生神经保护作用;噻嗪类药物可促进远端肾小管上皮细胞外排钾离子,可能通过影响血液中尿酸水平产生相似作用。此外,盐皮质激素受体介导糖皮质激素在大脑中产生的欣快感,盐皮质激素受体拮抗剂(MRA)理论上会加重抑郁症,因此 MRA 是否适用于抑郁症患者仍存争议。

（4）沙库巴曲/缬沙坦(ARNI):沙库巴曲的活性成分是脑啡肽酶抑制剂。脑啡肽酶位于神经细胞表面,可分解 Aβ(AD 主要的病理产物)以减少其聚集,因而沙库巴曲有潜在的促进 Aβ 聚集、加速 AD 发展的病理作用,但现有临床证据指出 ARNI 不会增加心衰患者的痴呆发病率,但仍有待进一步的研究证实。

2. 心脏再同步治疗(CRT)　CRT 可以通过恢复心功能而促进自主神经平衡的重置,而近年的研究发现心脏再同步除颤器(cardiac resynchronization defibrillator,CRT-D)还可改善患者认知功能、缓解抑郁症状。但是患者在器械(CRT 和植入型心律转复除颤器)植入后的数月内往往出现抑郁和焦虑,此后随心衰症状的缓解可逐渐消退。

3. 冠状动脉血管再通术　冠状动脉搭桥术(coronary artery bypass graft,CABG)相关的神经系统损伤表现包括卒中、谵妄和远期认知功能障碍,其中卒中是最凶险的手术并发症之一。近年 CAGB 的手术和麻醉水平不断提高,但术后缺血性卒中发生率仍居高不下,致死率高达 20%。CABG 相关卒中的主要发病机制是术中脱落的升主动脉粥样碎片造成的栓塞和术中低灌注。因此,术前对升主动脉斑块和脑血管病史的评估是衡量卒中风险的重要因素。在此基础上,糖尿病、房颤、心功能低也是术后迟发卒中的不利预测因素。值得注意的是,女性术后卒中发病率明显高于男性,其早发和迟发的卒中发生风险分别是男性的 6.9 倍和 1.7 倍。与之相比,经皮冠状动脉介入治疗(PCI)明显降低术后 30 天和 1 年的卒中发生率。

4. 左心室辅助装置(LVAD)　LVAD 是一种有效延长心衰患者生存的辅助装置。与其相关的神经系统损伤发生率为 10%,但却构成了 34% 的术后死亡原因。它可通过干扰循环中免疫和凝血平衡,导致出血性或栓塞性病变。其中缺血性脑卒中更为常见,且好发于 65 岁以下女性。术前必须经超声探查潜在的瓣膜病变、心内血栓、房间隔缺损和卵圆孔未闭,若存在以上病变应及时在术前对症处理;术后应严密监控 LVAD 参数、凝血功能、血压、胆固醇和伤口愈合程度,以最大化降低卒中风险。LVAD 可通过增加脑灌注改善神经功能,但临床观察发现部分患者在术后一年会出现亚临床栓塞等原因导致的认知功能恶化。

（五）特殊病因导致的心力衰竭及神经系统并发症

很多系统性疾病可以通过同一的病理机制同时导致严重的心脏和神经系统病变。心脑同时病变可相互叠加导致不良预后,但在临床治疗过程中往往可能忽略另一种疾病的识别和管理。表 2-7-2 列出了常见特殊病因导致的心力衰竭及神经系统并发症。

表 2-7-2　特殊病因导致的心力衰竭及神经系统并发症

病因	主要心力衰竭表现	神经系统表现
动脉粥样硬化	缺血性心力衰竭	局部低灌注
感染性疾病	心肌病、心律失常、心包积液、瓣膜损伤	感觉运动神经元病变,低灌注、栓塞等
酒精	非缺血性心力衰竭	脑萎缩,Wernicke 脑病,Korsakow 综合征,癫痫、痴呆等
甲状腺功能亢进	心律失常、心力衰竭	易激,震颤
TTR 相关淀粉样变性	心肌病、心律失常、心力衰竭	外周神经病、自主神经病变
化疗相关	心肌病、心力衰竭	神经毒性作用,感觉神经损伤
结节病	心律失常,房室传导阻滞,心力衰竭,心包积液	尿崩症,垂体功能减退,面神经病变等
Takotsubo 综合征	Takotsubo 心肌病	拟交感神经溢流
Chagas 病	Chagas 心脏病	卒中、自主神经病变
糖原贮积症	心肌病、心力衰竭	感觉运动神经病变
Friedreich 共济失调	心房颤动、肥厚型心肌病	感觉运动神经病变、小脑损伤

（六）神经系统并发症的管理

缺血性脑卒中的管理在心力衰竭患者中更为复杂。一方面,心力衰竭患者往往年龄较高,可能合并多器官功能不全,现有的溶栓证据并不充分;另一方面,基础心脏抗凝治疗可很大程度上影响急性期再灌注治疗的决策。患者均应在卒中单元接受综合治疗,但同时应注意充分考虑患者的基础心脏疾病。理论上,溶栓时心衰患者由于射血分数减低,可导致重组组织型纤溶酶原激活剂 rt-PA 分布减慢,造成左室血栓脱落加重心源性脑梗死、诱发低灌注性脑损伤,而多项回顾性研究显示心力衰竭患者仍可从溶栓中获益,但应警惕较高的出血风险。此外,预防卒中再发的二级治疗时机仍未取得统一。心衰伴房颤患者若无禁忌证均应口服抗凝药;对于窦性心律的心衰患者不常规用华法林抗凝,而推荐使用阿司匹林。

心衰相关的认知功能障碍和抑郁的治疗需要神经和心脏专科医生的共同参与,心竭的治疗和控制是核心。遗憾的是,大多数心力衰竭药物的临床研究往往排除认知功能受损或痴呆的患者,因此抗心竭药物的安全性和有效性在这一群体中的认知非常有限。但在使用具有降压作用的心衰药物时(ACEI/ARB 和 β 受体阻滞剂)应注意监测老年患者血压,避免低灌注的发生。抑郁的治疗主要通过心理治疗、生活方式干预和药物治疗。大多数抗抑郁药可以安全用于心力衰竭患者。通常单胺氧化酶抑制剂易造成血压波动,用药后可导致高血压危象或直立性低血压,不常用于心力衰竭患者;三环类药物有促心律失常和降血压的作用,故也不作强烈推荐。选择性 5-羟色胺再摄取抑制剂(SSRI)心血管副作用较少,临床上较广泛用于心力衰竭患者。

运动理论上能增加静息迷走张力,减低交感兴奋性,降低循环中儿茶酚胺浓度。但对于降低 HFrEF 患者的死亡率及心力衰竭再住院率作用仍存争议。CRT 可改善自主神经功能,但机制仍不明确。其他自主神经的器械治疗,如迷走电刺激、射频消融去肾交感神经术和压力反射增敏术,可能具有调节自主神经功能、降低心衰患者死亡率的潜力,但仍缺乏大型临床研究。

（作者:陈晓婧;审校:陈蕾）

参 考 文 献

[1] DOEHNER W,URAL D,HAEUSLER K G,et al. Heart and brain interaction in patients with heart failure: overview and proposal for a taxonomy. A position paper from the Study Group on Heart and Brain Interaction of the Heart Failure Association[J]. Eur J Heart Fail,2018,20(2):199-215.

[2] ROY B,WOO M A,WANG D J J,et al. Reduced regional cerebral blood flow in patients with heart failure [J]. Eur J Heart Fail,2017,19(10):1294-1302.

[3] ALMEIDA O P,GARRIDO G J,BEER C,et al. Cognitive and brain changes associated with ischaemic heart disease and heart failure[J]. Eur Heart J,2012,33(14):1769-1776.

[4] FLOREA V G,COHN J N. The autonomic nervous system and heart failure[J]. Circ Res,2014,114(11):1815-1826.

[5] COWIE M R,WOEHRLE H,WEGSCHEIDER K,et al. Adaptive Servo-Ventilation for Central Sleep Apnea in Systolic Heart Failure[J]. N Engl J Med,2015,373(12):1095-1105.

第八节　心肌疾病相关神经系统疾病

一、概述

心肌疾病相关神经系统疾病指的是由心肌病引发的有神经系统症状和体征的各类疾病的总称。其临床表现多样,主要包括晕厥(syncope)、抽搐(convulsion)、短暂性脑缺血发作(transient ischemic attack)、缺血性脑血管病(ischemia cerebrovascular disease,ICD)、出血性脑血管病(hemorrhagic cerebral vascular disease,HCVD)等。心肌疾病相关神经系统疾病发病机制多样,诊断及治疗方法各异,下文详述。

原发性心肌疾病根据心脏病理形态改变常分为以下几种:

(一) 扩张型心肌病

扩张型心肌病(dilated cardiomyopathy,DCM)是一类以左心室或双心室扩大伴收缩功能障碍为特征的心肌病。其特征为单侧或双侧心室扩大,心室收缩功能减退,伴或不伴充血性心力衰竭(heart failure,HF)。室性或房性心律失常(arrhythmia)多见。病情呈进行性加重,死亡可发生于疾病的任何阶段。DCM 是临床诊断中最常见的心肌病,也是造成 HF 和心脏移植(heart transplant)的最重要原因。

【临床表现】

各年龄均可发病,但以中年居多。起病多缓慢,患者常先被发现有心脏扩大,心功能代偿而无自觉不适,经过一段时间后症状逐步出现,这一过程有时可达 10 年以上。症状以充血性心力衰竭(heart failure,HF)为主,其中以呼吸困难(dyspnea)和水肿(edema)为最常见。最初在劳动或劳累后呼吸困难(dyspnea),以后在轻度活动或休息时也有呼吸困难(dyspnea),或有夜间阵发性呼吸困难(paroxysmal nocturnal dyspnea)。由于心排血量低,患者常感乏力(fatigue)。体检发现心率加速,心尖搏动向左下扩大,可有抬举性心尖搏动,心浊音界向左扩大,常可闻及第三心音或第四心音,心率快时呈奔马律。由于心腔扩大,可有相对性二尖瓣或三尖瓣关闭不全所致的收缩期吹风样杂音,此种杂音在心功能改善后减轻。血压大多正常,但晚期病例血压降低,脉压小,出现心力衰竭时舒张压可轻度升高。脉搏常较弱,交替脉的出现提示左心衰竭,心力衰竭(heart failure,HF)时两肺基底部可有湿啰音。右心衰竭时肝脏肿大,从下肢开始出现水肿(edema),胸腔积液(pleural effusion)和腹水(peritoneal effusions)在晚期患者中不少见。各种心律失常(arrhythmia)都可出现,为首见或主要的表现,并有多种心律失常合并存在而构成比较复杂的心律,可以反复发生,有时甚顽固。高度房室传导阻滞、心室颤动、窦房阻滞或窦性停搏可导致阿-斯综合征(Adams-Strokes syndrome),成为致死原因之一。此外,尚可有脑、肾、肺等处的栓塞。

【诊断】

对于有慢性心力衰竭(chornic heart failure,CHF)临床表现,超声心动图检查有心腔扩大与心脏收缩功能减低,即应考虑扩张型心肌病诊断。

1995 年中华心血管病学会组织专题研讨会,提出本病的诊断参考标准如下:①临床表现:心脏扩大、心室收缩功能减低伴或不伴有充血性心力衰竭(heart failure,HF),常有心律失常(arrhythmia),可发生栓塞(embolization)和猝死(sudden death)等并发症。②心脏扩大:心影可呈球形,X 线(X-ray)检查心胸比>0.5,超声心动图提示全心扩大,尤以左心室扩大为明显,左心室舒张期末内径>2.7cm/m^2。③心室收缩功能减低:超声心动图(ultrasonic cardiogram,UCG)检测室壁运动弥漫性减弱,射血分数小于正常值。④必须排除其他特异性(继发性)心肌病和地方性心肌病:包括缺血性心肌病(Ischemic cardiomyopathy,ICM)、围生期心肌病(peripartum cardiomyopathy,PPCM)、酒精性心肌病(alcoholic cardiomyopathy,ACM)、代谢性和内分泌性疾病如甲状腺功能亢进、淀粉样变性、糖尿病等所致的心肌病、遗传家族性神经肌肉障碍所致的心肌病、全身系统疾病如系统性红斑狼疮、类风湿关节炎等所致的心肌病,以及中毒性心肌病等才可诊断特发性扩张型心肌病(idiopathic dilated cardiomyopathy)。

无创影像检查在扩心病的诊断和鉴别诊断中起着重要的价值,特别是心脏磁共振(cardiac magnetic resonance,CMR)的临床应用的推广,可实现对于心肌病理改变的无创评价,对于缺血性心肌病以及其他继发性心肌病的鉴别起着重要的价值。对于部分特殊患者可行心内膜心肌活检(endomyocardial biopsy,EMB),病理检查对原发性扩张型心肌病诊断无特异性,但有助于与特异性心肌病和急性心肌炎的鉴别诊断。用心内膜心肌活检标本进行聚合酶链式反应或原位杂交,有助于感染病因的诊断;或进行特异性细胞异常的基因分析。

(二)肥厚型心肌病

肥厚型心肌病(hypertrophic cardiomyopathy,HCM)是一种遗传性心肌病,以心室非对称性肥厚为解剖特点,是青少年运动猝死的最主要原因之一。根据左心室流出道有无梗阻,又可分为梗阻性和非梗阻性肥厚型心肌病。该病的特征为心室肥厚,典型者在左心室,以室间隔为甚,可呈向心性肥厚。左心室腔容积正常或缩小。偶尔有病变发生于右心室。通常为常染色体显性遗传。

【临床表现】

该病起病多缓慢。约 1/3 有家族史。中青年出现临床表现多见。主要症状为:①呼吸困难(dyspnea),多在劳累后出现,是由于左心室顺应性减低,舒张末期压升高,继而肺静脉压升高,肺淤血之故。与室间隔肥厚伴存的二尖瓣关闭不全可加重肺淤血。②心前区疼痛(Precordial pain),多在劳累后出现,似心绞痛,但可不典型,多由于肥厚的心肌需氧增加而冠状动脉供血相对不足所致。③乏力(fatigue)、头晕(dizziness)与晕厥(syncope),多在活动时发生,是由于心率加快,使原已舒张期充盈欠佳的左心室舒张期进一步缩短,加重充盈不足,心排血量减低。活动或情绪激动时由于交感神经作用使肥厚的心肌收缩加强,加重流出道梗阻,心排血量骤减而引起症状;恶性心律失常同样也是常见晕厥原因之一。④心悸(palpitation),由于心功能减退或心律失常所致。⑤心力衰竭(heart failure,HF),多见于晚期患者,由于心肌顺应性减低,心室舒张末期压显著增高,继而心房压升高,且常合并心房颤动。晚期患者心肌纤维化广泛,心室收缩功能也减弱,导致严重心力衰竭和猝死。

【诊断】

结合患者临床表现、体征和家族史有助于诊断,但是对于大部分肥厚型心肌病患者诊断均依赖于影像学检查确定。超声心动图(ultrasonic cardiogram,UCG)检查是极为重要的无创性诊断方法,无论对梗阻性与非梗阻性的患者都有帮助。室间隔明显肥厚并有二尖瓣前叶收缩期前移,应用连续多普勒测量左心室流出道压差,足以区分梗阻性与非梗阻性病例。心导管检查显示左心室流出道压力阶差可以确立诊断。心室造影对诊断也有价值,临床上在胸骨下段左缘有收缩期杂音应考虑本病,用生理动作或药物作用影响血流动力学而观察杂音改变有助于诊断。

(三)限制型心肌病

限制型心肌病(restrictive cardiomyopathy,RCM)是以心室壁僵硬度增加、舒张功能减低、充盈受限而产生临床心衰症状为特征的一类心肌病。其特征为原发性心肌和/或心内膜纤维化,或是心肌的浸润性病变,引起心脏充盈受阻,发生舒张功能障碍。

【临床表现】

起病比较缓慢。早期可有发热(fever),逐渐出现乏力(fatigue)、头晕(dizziness)。病变以左心室为主者有左心衰竭(left heart failure)和肺动脉高压(pulmonary arterial hypertension,PAH)的表现,如气急、咳嗽、咯血、肺基底部啰音、肺动脉瓣区第二心音亢进等;病变以右心室为主者有右心室回血受阻的表现,如颈静脉怒张、肝大、下肢水肿、腹水等。心脏浊音界轻度增大,心音低,心率快,可有舒张期奔马律及心律失常(arrhythmia)。心包积液(pericardial effusion）也可存在。内脏栓塞不少见。

【诊断】

由于本病的早期临床表现不明显，诊断较困难。临床症状出现后则依靠各项检查可以确诊，超声心动图（ultrasonic cardiogram，UCG）为无创而有效的检查方法，心肌心内膜组织活检，如有阳性的特异性发现，有助于诊断，也可能仅发现浸润性病变。在临床上须与缩窄性心包炎鉴别，尤其有心室病变为主的病例，两者临床表现相似。有急性心包炎史、X线示心包钙化，胸部CT或磁共振检查示心包增厚，支持心包炎；心电图上心房或心室肥大、束支传导阻滞，收缩时间间期不正常支持心肌病；超声心动图对两者的鉴别有较大帮助，心尖部心腔闭塞及心内膜增厚可确立本病的诊断。对于诊断困难病例可做心室造影和心内膜心肌活检。

（四）致心律失常型右心室心肌病

致心律失常型右心室心肌病，是一种临床少见的疾病，以起源于右心室的心律失常和右心室的特殊病理改变为特征。近年研究发现，左室心肌受累也不少见。

【临床表现】

部分患者有家族史，男女同样患病。主要症状为心律失常相关心悸，严重者表现为反复晕厥，猝死者不少见。发生右心衰竭时可出现肝大、颈静脉怒张、下肢水肿、腹水等。

【诊断】

在具有左束支传导阻滞图形的频发室性期前收缩或室性心动过速患者中，均应进一步排除本病。

心电图表现为频发室性期前收缩或室性心动过速，且为左束支传导阻滞图形，可有右心室肥大，还可显示QT间期离散度增加。二维超声心动图（ultrasonic cardiogram，UCG）在诊断本病中有重要作用，主要表现为：右心室的体积扩大和/或运动异常，后者从轻微运动减弱到收缩运动消失，甚至形成局灶室壁瘤样改变；调节束结构改变，肌小梁排列紊乱，右心室流入道或流出道局限扩张。

（五）心肌致密化不全

心肌致密化不全，又称海绵状心肌。该病是由于胚胎初期正常心内膜形成停止所致的罕见先天性心肌病，有家族发病倾向，可孤立存在，或与其他先天性心脏畸形并存。所有病例均累及左心室，但右心室也可受累。

【临床表现】

本病分为左心室型、右心室型及双心室型，以左心室型最多见。心力衰竭、心律失常、血栓形成是本病的三大特点，临床表现无特异性。有些患者出生即发病，有些患者直到中年才出现症状或终身没有症状。临床表现主要有：①心力衰竭，可首发急性左心衰竭；②心律失常，包括快速性室性心律失常，束支传导阻滞，预激综合征等；③体循环栓塞；④异形面容，在本病的某些儿童中可以观察到非特异性面容，如前额突出、斜视、低耳垂、小脸面等。

【诊断】

超声心动图（ultrasonic cardiogram，UCG）是该疾病筛查和诊断的主要手段，主要超声表现有：①心室腔内多发，过度隆突的肌小梁和深陷其间的隐窝，形成网状结构，称为"海绵样心肌"，或"非致密心肌"，病变以近心尖部1/3室壁节段最为明显，可波及室壁中段，一般不累及基底段。多累及后外侧游离壁、很少累及室间隔。病变区域室壁外层的致密化心肌明显变薄呈中低回声，局部运动减低。而内层强回声的非致密化心肌疏松增厚，肌小梁组织丰富。②彩色多普勒可测及隐窝间隙之间有低速血流与心腔相通。③晚期受累的心腔扩大,舒张及收缩功能依次受损。组织多普勒显像研究显示,患者左心室前壁,侧壁和后壁中段及心尖段收缩延迟,室壁阶段运动不协调,收缩期最大应变值明显减低。④少数患者可于病变区域的心腔内发现附壁血栓。

二、临床特征及治疗

(一)心肌疾病与晕厥

晕厥(syncope)是指发作性的短暂意识丧失伴肌张力消失的临床现象,多由于全脑供血不足引起。具有发作突然、持续时间短暂的特点。典型的晕厥发作可分为三期:晕厥前期,晕厥期,晕厥后期。

晕厥主要分为反射性晕厥、心源性晕厥、脑源性晕厥、劳力性晕厥及其他类型的晕厥。其中,心源性晕厥(cardiogenic syncope)是由于心排血量突然减少导致脑缺血而产生的,可见于心律失常、心瓣膜病变、心肌病和血管病。心律失常是心源性晕厥的常见原因。心动过缓包括病窦综合征、窦性心动过缓、严重的房室传导阻滞,易引起与体位无关的晕厥;而与室上性心动过速相关的晕厥多于站立或行走时发作,且可缓解。长 QT 综合征也易发生晕厥。持续心电监测可提高心律失常的检出率。

引起心脏输出受阻的疾病,多出现劳力性晕厥,如主动脉瓣狭窄、肺动脉高压、肥厚型梗阻性心肌病、二尖瓣狭窄、左心房黏液瘤等。引起低心输出状态的疾病如心力衰竭、严重心肌病和瓣膜关闭不全,可致晕厥。心肌疾病相关晕厥主要表现在以下三方面:①各种心肌病的失代偿期,由于心功能不全,心排血量降低,导致脑供血不足;②心脏排血受阻:肥厚型梗阻性心肌病;③各种心律失常,尤其是室性心动过速、心室颤动等。

【临床表现】

晕厥是历时短暂的意识丧失,这不同于历时较长的昏迷。一般无抽搐,也有别于癫痫。因病因不同其临床表现有明显差异,例如典型的血管抑制性晕厥常表现为:先突然脉搏加快,继而减慢(极端者可心脏骤停),患者感头重脚轻、恐惧和全身软弱无力;因外周血管收缩,面色苍白,肤无血色;M-胆碱能功能亢进而大汗淋漓,胃肠道和泌尿膀胱活动过度而致尿急和便意;视物模糊,但无其他感觉(嗅或听觉)障碍;若原为站或坐位,则患者应当平卧,最好是头低位(头位置低于心脏),这可使症状和发作逆转。若病情继续恶化,腿和躯干肌张力丧失,患者瘫倒于地,继而意识丧失。意识丧失一般仅历时数分钟,患者面如土色、大汗淋漓、血压下降、心率减慢,尚可有心律不齐。在症状完全消失前,其脉搏和血压迅速恢复正常。多数晕厥病例的预后相对良好,但临床上医生应把晕厥当作急诊处理并小心鉴别,特别是注意及时识别心源性晕厥。因此,鉴别心肌疾病晕厥的病因是非常重要的。

1. 起病形式　若上述症状开始几秒钟后有晕厥发作,则应考虑直立性低血压、突发三度房室传导阻滞;若在上述症状出现的几分钟后发生晕厥,则应考虑直立性低血压可能性大;于用力期间或之后发生晕厥,则提示梗阻性肥厚型心肌病。另外值得注意的是,老年人群直立性低血压的发生率高。

2. 发作时体位　心脏传导阻滞所致晕厥,与体位无关。伴血压下降和伴异位心动过速的晕厥常发生于坐位或立位。

3. 发作持续时间　历时几秒到几分钟的可能为颈动脉窦过敏或体位性晕厥。历时几分钟到一小时者提示低血糖或过度换气。

4. 伴随症状 异位心动过速引起的晕厥常伴心悸（palpitation）。心脏传导阻滞、心室停搏或颤动的晕厥期间，常有真性抽搐。

5. 体征

（1）不同病因的体征 由心脏功能障碍致脑血流减少而产生晕厥时，常伴苍白和发绀。而周围循环障碍常为苍白而无真正的发绀（cyanosis）和呼吸困难（dyspnea）。

（2）发作期间的体征于晕厥（syncope）发作期间，心率在 150 次/min 以上，提示异位心律，心率 40 次/min 以下，提示完全性心脏阻滞。

【诊断】

12 导联心电图（12-lead ECG）可诊断心律失常（arrhythmia），传导异常，心室肥厚，预激综合征，QT 延长，起搏器失灵，或心肌缺血及心肌梗死。如果无临床证据，至少应作 24 小时动态心电图测定。任何能捕捉到的心律失常都可能是神志改变的原因，但多数患者在监测中未出现反复晕厥。如果晕厥前有先兆症状，则记录仪的回放很有价值。平均信号心电图可帮助发现室性心律失常。如果无创性方法无法诊断怀疑反复发作的心律失常性晕厥，则可考虑采用有创性电生理检查。除非是用于无法解释的反复发作的晕厥，电生理试验的作用存在着争议；其反对意见认为大多数晕厥是能够恢复的，而且属于低危险性疾病。运动试验的价值较小，除非患者是在生理活动下突然发生的晕厥。倾斜试验（tilt table test）可帮助诊断血管抑制性晕厥或其他反射诱发的晕厥。超声心动图（ultrasonic cardiogram，UCG）也可明确心肌病的类型，必要时行磁共振进一步明确诊断及判断肥厚型心肌病的心肌肥厚程度。超声心动图也能诊断心包渗出并可提示心包压塞。常规实验室检查的价值不大，如要增加检查必须要有大致方向。血细胞比容可判定贫血，低钾血症，低镁血症可以识别为心律失常的致病因素。如果怀疑是癫痫发作，则应做脑电图。在诊断尚未明确时，如怀疑颅内病变或局灶性神经病变，作为鉴别诊断时则要做头颅 CT 及磁共振。

【治疗】

1. 治疗原则 晕厥的治疗原则是延长患者生命，防止躯体损伤，预防复发。

2. 一般治疗 有过晕厥史的患者或者有可能发生晕厥的患者，应该注意休息，避免过度劳累，积极治疗可能造成晕厥的原发疾病。

3. 发作期间的治疗 应取头低位，因患者常有呕吐，应把头转向一侧，防止吸入及舌后倒堵塞气道，恢复前不给口服任何东西。在患者意识完全恢复、无力感消失后，才能让患者慢慢起坐和起立，起立后应观察几分钟再离开。

4. 病因和诱因治疗 寻找晕厥的病因和诱因对治疗至关重要，晕厥病因和机制的评估应同时进行，晕厥的治疗应针对病因治疗。缓慢性心律失常（bradyarrhythmia）需要安装起搏器（pacemaker），快速性心律失常（tachyarrhythmia）需要特殊药物治疗。如果是室性心律失常（ventricular arrhythmia），则需要置入除颤器。有肥厚型梗阻性心肌病的患者需要用 β 阻滞剂，维拉帕米等药物，或进行室间隔肌切除术，对于猝死高危患者需考虑安置埋藏式转律除颤器。部分伴有心律失常者可用胺碘酮治疗。心衰的患者需抗心衰治疗。

（二）心肌疾病与抽搐

抽搐（convulsion）指四肢、躯干和/或颜面骨骼肌非自主的强制与阵挛性抽搐，并引起关节运动，由脑部、全身性疾病或神经症所致，是神经科常见的症状之一。表现有以下方面：①全身性强直阵挛性抽搐；②全身强直性抽搐；③全身阵挛性抽搐；④全身肌阵挛性抽搐；⑤局限性痫性抽搐；⑥手足抽搐；⑦癔症性抽搐。

急性心源性脑缺血综合征(acute cardiogenic syncope syndrome)是指各种心肌疾病引起的急性脑缺血、脑缺氧性晕厥,其中部分病例可发生抽搐性晕厥。抽搐发作时有心脏停搏或心动过速、心动过缓、血压下降等,心电图检查有异常改变。

【诊断】

根据病史,临床发作类型,神经系统检查,结合必要的辅助检查,大部分病例可发现相关的病因,明确诊断。

询问病史应注意有无家族史和基础心肌疾病。然后针对所怀疑的病因选择有关检查,如血糖、血钙、脑脊液、脑电图、CT、MRI、PET 等。

【治疗】

症状性癫痫者如能明确病因应针对病因治疗。癫痫发作的治疗包括药物治疗和手术治疗,生酮饮食与迷走神经刺激术等辅助治疗手段。患者对战胜疾病的信心、积极乐观的情绪,有规律的工作、学习和生活,以及周围和社会的理解、支持与关心,都是使治疗取得成功的重要条件。此外,适当的体育锻炼,避免烟酒等刺激物,不从事高空或水上作业、驾驶,不在高速转动的机器旁等工作,以免发生危险。除脑部本身已有病损者外,未给予及时治疗,或未按照发作类型选用药物,或药物选择虽然恰当但剂量不足,服药不规则或经常更换药物,或过早地停用药物或减量等,常常是发作控制不佳的主要原因,均应设法避免及纠正。

(三)心肌疾病与短暂性脑缺血发作

短暂性脑缺血发作(transient ischemic attack,TIA)经典的定义是1964 年在第四届普林斯顿会议上确定的,指由于大脑局灶性缺血产生相应区域的神经功能缺失症状,并在24 小时内症状完全缓解。2009 年,美国心脏/卒中协会提出新的 TIA 定义:TIA 是由于局部脑、脊髓、视网膜缺血导致一过性神经功能障碍,且无急性梗死证据。

【病因】

任何导致缺血性脑梗死的疾病都可诱发 TIA,两者的病因基本一致。心肌疾病(如扩张型心肌病、肥厚型心肌病及心肌致密化不全等)容易形成心脏血栓,血栓脱落可造成脑栓塞。

【临床表现】

TIA 总的临床特点是,起病突然,持续时间短,可反复发作,能完全缓解。TIA 一般持续几分钟至 1 小时,多数持续 2~15 分钟。

1. 颈内动脉系统 TIA 颈内动脉系统 TIA 的症状包括视觉受损或半球病变。视觉受损是同侧性的,感觉运动障碍是对侧的。仅少数发作是视觉和半球病变同时或相继发生,多数都是单独出现的。

视觉症状中,短暂单眼失明或一过性黑矇是最常见的。黑矇(amaurosis)为视野内的明暗度逐渐下降(或增加)逐渐演变为单眼完全的无痛性失明。症状的消退也是缓慢的。有时表现为构形的视野缺失、突发的全面视物模糊或者灰色或明亮的视物模糊 TMR 的发作更倾向于刻板的重复发作。同向偏盲 TIA 提示后动脉狭窄,有时与 TMR 不易区分。

2. 椎-基底动脉系统 TIA 与前循环 TIA 相比,椎基底动脉 TIA 是非刻板发作,且持续时间较长,最终多导致梗死。后循环 TIA 的表现变化多样,眩晕、复视、构音障碍、双侧面部麻木、共济失调、单侧或双侧肢体的无力和麻木是后循环受累的特征。孤立的、短暂的眩晕、复视或头痛与 TIA 的关系应严格区分。

3. 腔隙性 TIA 由于小的穿支血管阻塞导致的 TIA 的特点是发作呈间歇性,发作间隙可以完全正常。

【诊断】

痛性发作、偏头痛、短暂性全面遗忘都可出现类似 TIA 发作。

【治疗】

1. **评估和入院治疗**　发病 72 小时内的 TIA 患者如果 $ABCD^2$ 评分≥3 分或者 ABCD 评分在 0~2 分,但预计 2 天内无法确立诊断的患者均应该入院诊治。

2. **一般治疗**　包括 TIA 危险因素的控制和合并症的治疗。循证原则与缺血性卒中相同。首选口服抗栓药物治疗,如氯吡格雷或阿司匹林。有明确心源栓子来源的应该考虑抗凝治疗。

（四）　心肌病与缺血性脑卒中

缺血性脑血管病(ischemic cerebrovascular disease)是指局部脑组织由于血液供应缺乏而发生的坏死,约占整个脑血管病的 80%,已经是引起老年人群痴呆的第二大原因及老年癫痫和卒中后抑郁的最常见原因。主要包括动脉硬化性脑梗死和脑栓塞。心肌疾病相关缺血性脑血管病主要表现为脑栓塞。

由于异常的物体(固体、液体、气体)沿血液循环进入脑动脉或供应脑的颈部动脉,造成血流阻塞而产生脑梗死,称为脑栓塞,亦属于缺血性卒中。脑栓塞占卒中发病率的 10%~15%。2/3 的患者在第一次发病后的 1 年之内复发。

心源性栓子是脑栓塞的最常见原因。心肌病(如扩张型心肌病、肥厚型心肌病及心肌致密化不全等)容易形成心脏血栓,血栓脱落可造成脑栓塞。

【临床表现】

脑栓塞的起病年龄不一。起病急骤,大多数并无任何前驱症状。起病后常于数秒钟或很短时间内发展到高峰。个别患者可在数天内呈阶梯式进行性恶化,系由反复栓塞所致。脑栓塞可仅发生在单一动脉,也可广泛多发,因而临床表现不一。除颈内动脉栓塞外患者一般并不昏迷。一部分患者可在起病时有短暂的意识模糊、头痛或抽搐。

【诊断】

需详细询问病史。心电图的异常有诊断参考意义。心电图发现房颤的患者,应进行 24 小时动态心电图(Holter)监测,全面了解心脏的节律和心搏频率,并进一步进行超声心动图(ultrasonic cardiogram,UCG)检查,了解瓣膜情况、有无心脏附壁血栓等。

【房颤患者的评估】

临床评估包括:房颤的类型、病情的严重程度[EHRA(european heart rhythm association)评分]、相关的心脏疾病、患者年龄、功能状况,以及可能发生的变化、短期和长期治疗目标、药物治疗和非药物治疗的选择、血栓栓塞风险分层。其中,房颤患者栓塞风险分层的评分方法主要是 $CHADS_2$ 和 CHA_2DS_2-VASc(表 2-8-1)。

表 2-8-1　$CHADS_2$ 和 CHA_2DS-VASc 评分

危险因素	$CHADS_2$ 评分	CHA_2DS_2-VASc 评分
慢性心衰/左心功能障碍(cardiac failure)	1	1
高血压(hypertension)	1	1
年龄(age)>75 岁	1	2
年龄(age)65~74 岁		1

续表

危险因素	CHADS$_2$ 评分	CHA$_2$DS$_2$-VASc 评分
糖尿病(diabetes)	1	1
卒中/TIA/血栓栓塞史(stroke)	2	2
血管疾病(vascular dis-ease)(心肌梗死、周围动脉疾病、动脉杂音)		1
性别分类(sex category):女性		1
最高得分	6	9

如果患者 CHADS$_2$ 或 CHA$_2$DS-VASc 评分≥2 分就需要口服抗凝治疗。患者在口服抗凝治疗之前,还应该评估出血的风险,常用的为评估方法为 HAS-BLED 评分(表 2-8-2),评分≥3 分提示出血风险较高,需要谨慎进行药物选择。

表 2-8-2　HAS-BLED 评分

临床特征	评分
高血压(hypertension)	1
异常的肝肾能(abnormal liver or renal function)(每个 1 分)	1 或 2
卒中(stroke)	1
出血(bleeding)	1
INR 不稳定(labile INR)	1
老年人,年龄>65 岁(elderly,age>65y)	1
药物或酒精滥用(drug or alcohol alcoholalcohol abuse)	1 或 2

注:高血压的标准为收缩压>160mmHg;异常肝功能的标准为有慢性肝病或生化指标明显异常(胆红素 2 倍以上增高伴 AST 或 ALT 3 倍以上增高);肾功能异常的标准为透析治疗患者、肾移植患者、血肌酐≥200μmol/L;出血为有出血史或者出血倾向,如出血体质或贫血患者;INR 不稳定为 INR 过高或过低;药物或酒精滥用指持续使用抗血小板制剂、非甾体抗炎药和酗酒。

【治疗】

脑栓塞其治疗原则上与动脉硬化性脑梗死相同。值得提出的是,尽管普遍认为房颤患者溶栓的效果不如动脉硬化性脑梗死,但是多数患者仍可从溶栓治疗中获益。因此,房颤并非溶栓的禁忌证。如果患者在使用华法林等口服抗凝药治疗,溶栓前的 INR 应小于 1.5。

由于心源性脑栓塞的梗死区极易出血,故抗凝治疗必须慎用。即使使用也应待急性期(例如 5~7 天)过后较宜。近来,有学者主张即刻用抗凝治疗以防止脑栓塞的反复发生。特别是急性发作的 TIA 在发展成脑梗死前,应尽早实行抗凝治疗。如果患者脑梗死面积小,且有进展趋势,也应该尽早进行抗凝治疗;一旦发生大面积的完全栓塞,则在病情稳定 2 周后,开始抗凝治疗。如果 CT 或 MRI 发现房颤患者已经存在静息性脑梗死也应尽早开始抗凝治疗。但脑成像检查提示出血或蛛网膜下腔出血者禁用抗凝治疗。房颤治疗除抗凝外,还应该进行心脏节律和心率的控制,并治疗导致房颤的原发病。

抗凝治疗所使用的药物可选择肝素、低分子肝素和华法林,房颤患者卒中的二级预防应根据具体情况选择阿司匹林或口服抗凝剂。近些年,替代华法林的新型口服抗凝剂逐一问世,代表性的有阿哌沙班、达比加群和利伐沙班。Ⅹa 因子抑制剂——阿哌沙班凭借 ARIS-TOTLE 和 AVERRORS 两个大型临床试验的良好结果获得房颤抗凝治疗的适应证。ARIS-TOTLE 结果显示,无论预防血栓还是减少出血事件方面,2.5～5mg 每日 2 次的阿哌沙班均优于华法林。AVERRORS 显示,对于不适合使用华法林的房颤患者,阿哌沙班的效果要优于阿司匹林。RELY 结果显示,凝血酶的直接抑制剂——达比加群 150mg 每日 2 次,预防血栓的效果优于华法林,出血风险相似;110mg 每日 2 次达比加群预防血栓事件的效果同华法林,且出血减少 20%。新型口服抗凝剂的优势在于,其受食物和药物的影响较小,不需要常规监测凝血指标,服用更为方便。但由于使用时间尚短,其潜在的不良反应可能尚未显现,而且费用较高。目前已有病例报道,使用新型口服抗凝剂的患者在外伤后出血的治疗中,由于缺乏有效的对抗药物,容易出现创伤后的严重出血而导致患者死亡。所以,在一段时间内,华法林仍是口服抗凝治疗的主要药物。

(作者:陈艺莉　纪程程;审校:陈蕾)

参 考 文 献

[1] 中华医学会心血管病学分会,中华心血管病杂志编辑委员会,中国心肌病诊断与治疗建议工作组. 心肌病诊断与治疗建议[J]. 中华心血管病杂志,2007,35(1):5-16.

[2] BONOW R O, MANN D L, ZIPES D P, et al. Braunwald's Heart Disease[M]. [s. l.]:Elsevier Saunders, 2012:1561-1594.

[3] MARON B J, TOWBIN J A, THIENE G, et al. Contemporary definitions and classification of the cardiomyopathies:an American Heart Association Scientific Statement from the Council on Clinical Cardiology, Heart Failure and Transplantation Committee;Quality of Care and Outcomes Research and Functional Genomics and Translational Biology Interdisciplinary Working Groups;and Council on Epidemiology and Prevention[J]. Circulation,2006,113(14):1807-1816.

[4] ELLIOTT P, ANDERSSON B, ARBUSTINI E, et al. Classification of the cardiomyopathies:a position statement from the European Society Of Cardiology Working Group on Myocardial and Pericardial Diseases[J]. Eur Heart J,2008,29(2):270-276.

[5] ACKERMAN M J, PRIORI S G, WILLEMS S, et al. HRS/EHRA expert consensus statement on the state of genetic testing for the channelopathies and cardiomyopathies:this document was developed as a partnership between the Heart Rhythm Society (HRS) and the European Heart Rhythm Association (EHRA)[J]. Europace,2011,13(8):1077-1109.

[6] KRYRER M H. Principles and practice of sleep medicine[M]. 3rd ed. Philadelphia:W. B. Saunders. Company,2000.

[7] WINBLAD B, PALMER K, KIVIPELTO M, et al. Mild cognitive impairment--beyond controversies, towards a consensus:report of the International Working Group on Mild Cognitive Impairment[J]. J Intern Med,2004, 256(3):240-246.

[8] ALBERT M S, DEKOSKY S T, DICKSON D, et al. The diagnosis of mild cognitive impairment due to Alzheimer's disease:recommendations from the National Institute on Aging-Alzheimer's Association workgroups on diagnostic guidelines for Alzheimer's disease[J]. Alzheimers Dement,2011,7(3):270-279.

[9] PURROY F, BEGUÉ R, QUÍLEZ A, et al. The California, ABCD, and unified ABCD2 risk scores and the presence of acute ischemic lesions on diffusion-weighted imaging in TIA patients[J]. Stroke,2009,40(6): 2229-2232.

[10] ADAMS H P, DEL ZOPPO G, ALBERTS M J, et al. Guidelines for the early management of adults with is-

chemic stroke：a guideline from the American Heart Association/American Stroke Association Stroke Council，Clinical Cardiology Council，Cardiovascular Radiology and Intervention Council，and the Atherosclerotic Peripheral Vascular Disease and Quality of Care Outcomes in Research Interdisciplinary Working Groups：the American Academy of Neurology affirms the value of this guideline as an educational tool for neurologists [J]. Stroke,2007,38(5):1655-1711.

[11] Carotid Stenting Trialists′Collaboration，BONATI L H，DOBSON J，et al. Short-term outcome after stenting versus endarterectomy for symptomatic carotid stenosis：a preplanned meta-analysis of individual patient data [J]. Lancet,2010,376(9746):1062-1073.

[12] CHIMOWITZ M I，LYNN M J，DERDEYN C P，et al. Stenting versus aggressive medical therapy for intracranial arterial stenosis[J]. N Engl J Med,2011,365(11):993-1003.

[13] CAMM A J，KIRCHHOF P，LIP G Y，et al. Guidelines for the management of atrial fibrillation：the Task Force for the Management of Atrial Fibrillation of the European Society of Cardiology (ESC)[J]. Europace, 2010,12(10):1360-1420.

第九节　心腔占位相关神经系统疾病

一、概述

心腔占位性病变包括心脏肿瘤、心腔内血栓、感染性心内膜炎(infective endocarditis，IE)所致心腔及瓣膜赘生物等。这些占位性病变不仅对心脏本身有影响，还会引起全身其他系统并发症。心脏的收缩和舒张运动，可导致心腔占位随之运动，进而存在脱落风险。左侧心腔占位病变脱落可能引起心源性脑梗死(cardiogenic cerebral infarction)，这是心腔占位病变最常合并的神经系统并发症。

心脏肿瘤性病变导致的神经系统并发症，包括缺血性卒中(ischemic stroke)、短暂性脑缺血发作(transient ischemic attack，TIA)、破裂或未破裂的颅内动脉瘤(intracranial aneurysm)、出血性卒中(hemorrhagic stroke)、癫痫(epilepsy)等，甚至部分心脏肿瘤患者以神经系统表现为首发症状。心脏肿瘤对神经系统会产生持续影响；在肿瘤性栓塞的活跃期可能出现急性缺血性卒中或短暂性脑缺血，后期可能会并发动脉瘤伴出血性卒中或栓子导致的脑转移。年轻的心脏肿瘤患者更易发生神经系统并发症，女性心脏肿瘤患者的神经系统并发症预后更差，死亡率更高。心脏肿瘤按来源分为原发性与继发性，一项尸检研究发现继发性心脏肿瘤的发生率是原发性心脏的 20 倍。90% 原发性肿瘤为良性，10% 为恶性。其中，最常见的心脏原发肿瘤是心脏黏液瘤(myxoma)，其发病率约占心脏原发性良性肿瘤的 80%，其次为乳头状纤维弹性瘤(papillary fibroelastoma)。心脏黏液瘤多发生于左心房，主要来源于心内膜下多潜能间质细胞，常有蒂样结构连接于房间隔卵圆窝处。瘤大体外观呈胶冻状，可呈分叶状或团块状，组织学上瘤细胞以单个或簇状排列，瘤内血运较丰富，可有出血、囊性变、纤维化、钙化等，肿瘤表面可有血栓形成。黏液瘤包括两种解剖分型：一种是固体型，很少引起栓塞事件；另一种是乳头状型，表面易碎从而易引起栓塞事件。而乳头状纤维弹性瘤是瓣膜上最常见心脏肿瘤，主要累及左心系统，因此更可能发生神经系统及全身系统栓塞。年龄<18 岁的人群中纤维瘤(fibroma)和横纹肌瘤(rhabdomyoma)最常见。横纹肌瘤的发生常与结节性硬化症(tuberous sclerosis complex，TSC)相关。最常见的心脏原发性恶性肿瘤是未分化的多形性肉瘤，其次为血管肉瘤(angiosarcoma)和平滑肌肉瘤(leiomyosarcoma)；继发

性心脏肿瘤通常可源于乳腺癌(breast carcinoma)、肺癌(lung carcinoma)、黑色素瘤(melanoma)、淋巴瘤(lymphoma)、白血病(leukemia)或肉瘤(sarcoma)。心外恶性肿瘤的心脏转移率为 2.3%～18.3%。儿童原发性恶性心脏肿瘤较为罕见,以横纹肌肉瘤(rhabdomyosarcoma)和罕见的恶性畸胎瘤(teratoma)为代表。

赘生物性质的心腔占位最常见的原因是 IE。大型流行病学调查显示 IE 年发病率为(3～10)/10 万,死亡率为 20%～40%,是临床上比较棘手的问题。其中,神经系统并发症是 IE 最常见且最严重的心外并发症。疾病活动期 20%～40%患者会发生神经系统并发症。IE 的神经系统并发症可分为脑血管性、传染性和全身性。其中,脑血管性神经系统并发症包括缺血性卒中,短暂性脑缺血发作,颅内出血,真菌性动脉瘤(mycotic aneurysms);传染性神经系统并发症包括脑膜炎(meningitis),脑脓肿(brain abscess)、脊椎骨髓炎(spondylomyelitis)伴脊髓/或神经根受累,脑病(encephalopathy);全身性神经系统并发症包括脑病、癫痫发作。缺血性卒中最为常见。IE 并发缺血性卒中的机制除了赘生物性栓子直接引起外,可能还存在其他不同的机制:其一卒中与感染性心内膜炎拥有相同的危险因素,其二感染引起的炎症可能在 IE 并发的卒中中也起到重要作用。

心腔内血栓是最常见的心腔内占位性病变,常发生于左心房尤其是左心耳。后者常常由于房颤(atrial fibrillation)、左房扩大或二尖瓣狭窄(mitral stenosis)病变导致,人工二尖瓣置换(mitral valve replacement)及房间隔膨出瘤(atrial septal aneurysm)也可能增加血栓形成的风险。左心房内血栓的形态各异,可以大面积附着于心房或心室壁,可以有蒂样结构附着于心内膜,也可以呈"球形"游离状血栓漂浮在心房内。左心室内血栓常发生于扩张型心肌病(dilated cardiomyopathy,DCM)或缺血性心肌病(ischemic cardiomyopathy)引起的心室整体或节段性收缩运动降低;心内膜纤维化及嗜酸性粒细胞增多症(eosinophilia)也是心室内血栓发生的易感因素,通常发生于左室心尖部。某些全身系统疾病(自身免疫系统疾病、妊娠、恶性肿瘤等)导致的高凝状态也可导致心腔内血栓形成,如自身免疫系统疾病中,心腔内血栓常发生在伴或不伴狼疮性心内膜炎(Libman-Sacks 心内膜炎)的抗心磷脂抗体综合征(anticardiolipin syndrome)患者中。心腔内血栓的脱落可导致缺血性卒中或者短暂性脑缺血,也可由于针对性的抗凝治疗而导致出血性卒中的发生。由于心腔内血栓可发生于多种心脏疾病,在各个章节中均有涉及或讨论,本节将不再做详细论述。

二、临床特征与治疗

(一)心腔内占位与缺血性卒中

心腔占位性病变包括心脏肿瘤、心腔内血栓、感染性心内膜炎导致的心腔内及瓣膜赘生物等。神经系统并发症中最常见是缺血性卒中及 TIA。近 30%的心脏肿瘤尤其是黏液瘤患者发生过神经系统栓塞事件,以年轻女性多见。心脏肿瘤是年轻人发生缺血性卒中的罕见但是可治疗的病因,其中有近 1/3 的患者有卒中的危险因素,最常见的是高血压(hypertension)。文献报道这类梗死最常发生于大脑中动脉。30%～50%的患者中有多个血管区域梗死,偶见多发性脑梗死患者出现多发性脑梗死性痴呆(multi-infarct dementia),罕见并发症还有缺血性卒中伴脊髓缺血。有些还会栓塞视网膜动脉,导致视力暂时或永久性丧失。缺血性卒中是 IE 最常见的神经系统并发症,约有 35%的 IE 患者发生神经系统并发症。急性缺血性病变通常为皮质的多发病变和皮质下梗死(subcortical infarcts),分布于多个血管区域,可累及各年龄段人群。

【发病机制】

1. 心脏肿瘤与缺血性卒中　心脏肿瘤的中枢神经系统梗死常常是肿瘤颗粒脱落导致的。栓子也可以由覆盖着肿瘤细胞的血栓性物质组成。高达 41% 的心房黏液瘤表面可能有血栓附着。栓塞的发生率与心脏黏液瘤的大小无关，而与其活动度及形态密切相关。不规则有蒂黏液瘤比绒毛或无蒂黏液瘤更易栓塞。这类黏液瘤约占所有心脏肿瘤的 75%，发病率无性别差异，患者平均诊断年龄约 60 岁。缺血性栓塞事件也可由肿瘤对心脏的电干扰引起的房颤发作引起，如实性黏液瘤。

乳头状纤维弹性瘤仅占非黏液性良性心脏肿瘤的 20%。由于体积小，常常不会有心脏症状或体征，但导致了几乎所有的非黏液性心脏肿瘤导致的神经系统并发症。乳头状纤维弹性瘤神经系统受累的患者约占一半，且绝大多数都是栓塞。乳头状纤维弹性瘤在神经上表现为单一性或多发性短暂性脑缺血或卒中，任何年龄段均有发病风险，其中瘤体的活动度是死亡或非致命性栓塞的独立预测因子。弹力纤维瘤一般认为常发生于瓣膜结缔组织，然而有学者认为可能发生于任何心内膜表面，最常见于主动脉瓣和二尖瓣。在组织学上由纤维弹性组织的非血管化核心组成，覆盖着松散的黏多糖黏液层和心内膜细胞，与心脏黏液瘤有相关性。部分乳头状纤维弹性瘤发生神经系统事件时，发现瘤体表面有血栓形成，因此认为肿瘤的形态可能导致表面血栓形成和随后的栓塞。然而，大多数乳头状纤维弹性瘤的病理报告并没有发现血栓形成。栓塞发生的另一种解释是由于肿瘤的绒毛性质，很可能来源于肿瘤的栓子是脱落的肿瘤碎片，但是缺乏病理学研究来证实这个假说。Grandmougin 等人在病理标本中发现了巨细胞病毒的残留，并提出了另一假说，他认为可能是病毒引起了肿瘤，因此乳头状纤维弹性瘤可能是慢性心内膜炎的表现，栓塞的形成可能与慢性心内膜炎相关。

与原发性肿瘤相比，心脏继发性肿瘤的发生率更高，但神经系统并发症却更少见，可能是因为这些肿瘤累及左侧心腔的情况较为少见，且即使累及也并非所有心腔内继发性肿瘤均会导致神经系统缺血性栓塞事件。当然，有一些继发性心脏肿瘤的患者会出现多发性缺血性卒中，如子宫内膜间质肉瘤（endometrial stromal sarcoma）、骨肉瘤（osteosarcoma）和滑膜肉瘤（synovial sarcoma）等。

2. 感染性心内膜炎并发缺血性卒中　栓塞的高危因素包括赘生物体积较大、活动度较大、金黄色葡萄球菌感染及二尖瓣位置赘生物形成等。几乎所有细菌导致 IE 时合理应用抗菌药物治疗 1 周均可显著降低栓塞率，但肠球菌感染或部分未知病原微生物使用抗菌药物栓塞率下降幅度相对较小。且赘生物直径 ≥3cm 的 IE 患者，最佳抗菌药物治疗 1 周后发生神经并发症的风险仍然非常高。因此，提醒临床决策时这类患者应当尽早完成外科手术干预。指南推荐 IE 患者赘生物 ≥1cm 大时应尽早进行外科手术治疗。

一项基于人群的大规模临床观察性队列研究发现卒中发生风险在诊断 IE 后的 1 个月内达到高峰，这说明绝大多数 IE 相关的卒中都发生在 IE 诊断及治疗期间。同时这项研究还发现卒中发生风险在 IE 确诊前 4 个月逐渐增加直到确诊后的连续 5 个月内逐渐下降并恢复至正常。这项研究及另一项欧洲大型临床研究均发现确诊 IE 后卒中风险增加。在确诊 IE 前后较长时间内卒中发生风险均较高可能进一步支持了炎症可能促使卒中发生这一理论，炎症生物标志物如高敏 C 反应蛋白已被确定为不同人群卒中的预测因子。确诊 IE 前可能存在隐匿性 IE 从而可能导致炎症，随后增加卒中风险。在这项大型临床研究中也发现部分 IE 患者有龋齿或鼻窦炎的感染病史，有可能是这些感染导致的炎症增加卒中风险而不一定是 IE 本身。该研究还反映了 IE 和卒中具有相同的危险因素，如心脏瓣膜手术或卒中后易患 IE 的危险因素,如卒中后免疫抑制或中心静脉导管的使用。目前 IE 易发卒中的病理生理过程仍不十分清楚。

【临床表现】

1. **症状**　较大的心脏肿瘤患者可出现左室流入道或流出道梗阻症状,如呼吸困难、胸痛、晕厥甚至外周血管栓塞等;较小的肿瘤患者如大多数乳头状纤维弹性瘤患者可无心脏相关的症状。IE 患者常常出现寒战、高热/低热、顽固性心衰等 IE 相关临床表现。上述两类疾病出现的缺血性卒中的症状与一般人群无明显差异,表现为局灶性的神经功能缺损。

2. **体征**　心脏肿瘤可以不伴有心脏病体征,也可伴有特征性的或非特异性的额外心音或杂音,如肿瘤扑落音、舒张期二尖瓣区粗糙杂音等;IE 患者 80% ~85% 可闻及心脏杂音和/或特征性的额外心音,常由基础心脏病和/或感染性心内膜所致,可有毁损瓣膜导致的瓣膜杂音或充血性心力衰竭导致的奔马律等。

【诊断】

心脏肿瘤及 IE 可通过其特征性临床表现、体格检查及经胸和/或经食管超声心动图确诊。但转移性或原发性心脏肿瘤的鉴别除通过肿瘤的形态进行鉴别,还有赖于多模态影像学方法(如心脏 MRI、PETCT 等)及病理活检。心脏肿瘤主要以黏液瘤、乳头状纤维弹性瘤等活动度较大的肿瘤常见,残余瘤体较大的心脏肿瘤明确诊断并不困难,但体积较小的肿瘤也可完全脱落仅剩余蒂样结构或完全无残余瘤体残余于心腔或瓣膜以致病因难以明确。缺血性卒中后 IE 患者心腔内尚有残余赘生物者通过上述方法明确诊断也较简单,但残余赘生物也可完全脱落而使病因诊断变得困难,但通过残余的瓣膜反流及发热、急性心衰等临床症状可以明确诊断。

缺血性卒中及 TIA 可通过病史、体格检查结合头颅计算机断层扫描(computed tomography,CT)、磁共振(magnetic resonance imaging,MRI),或计算机体层摄影血管造影(computed tomography angiography,CTA)、磁共振血管成像(magnetic resonance angiography,MRA)、数字减影血管造影(digital substraction angiography,DSA)等检查发现相应的病灶或相关的疾病证据。

【治疗】

1. **心脏肿瘤并发缺血性卒中及 TIA 的治疗**　及时手术切除心脏肿瘤是预防神经系统并发症和改善症状的首选治疗方法。然而,对于已出现卒中后的最佳手术时机仍存在争议。体外循环下心脏直视心脏肿瘤切除术需要全身肝素化抗凝,这可能存在增加颅内出血的风险。但部分学者认为这样并不会增加颅内出血风险,所以推荐应该选择紧急切除心脏肿瘤,也有些中心选择在卒中后神经系统症状稳定后 2~4 周进行手术治疗。等待手术过程中应使用抗栓治疗,但抗血栓治疗不能作为手术的替代治疗方式,且研究发现即便在有手术前桥接抗栓药物治疗的前提下,卒中发生后与手术治疗之间的时间间隔过长与术后卒中复发显著相关。心脏黏液瘤术后局部复发并不常见,可能与不完全切除、多中心性和遗传性有关,建议术后至少 4 年内进行超声心动图随访。对于心脏继发性肿瘤尤其是转移性肿瘤心脏手术前考虑因素更多且更复杂,如患者对心脏手术耐受情况及患者预期寿命等因素。因此需要多学科团队针对患者实际情况作出尽可能使患者获益最大化的诊疗方案。转移性神经系统并发症一般通过手术治疗,采用放化疗治疗的个案报道较有限。

美国心脏协会/美国卒中协会卒中指南认为,对于心脏黏液瘤或纤维弹性瘤并发的急性缺血性卒中可能导致严重残疾的患者溶栓治疗可能是合理的。有学者认为这类栓塞患者手术取栓在预防颅内出血方面优于溶栓治疗,但在实际治疗中急性缺血性卒中原因的判断常常是不足的,因此处理方案上会与其他原因导致的卒中相似,可能都会紧急首选溶栓治疗。

2. IE 并发缺血性卒中的治疗　对 IE 本身的控制是预防缺血性卒中及 TIA 的关键手段,因此抗生素应用在预防与治疗缺血性卒中起关键作用。由常见微生物引起的自身瓣膜感染,抗生素治疗的持续时间为 2 周(简单性 IE)到 6 周(肠球菌性 IE)。人工瓣膜 IE,抗生素治疗的持续时间通常为 6 周。

目前证据认为在 IE 并发缺血性卒中及 TIA 无出血并发症时可进行抗血小板维持治疗。如果出现大出血,建议停止抗血小板治疗。没有证据支持在因 IE 引起的急性卒中中使用抗凝剂会使患者获益,因此在急性期应该避免使用。但目前对于 IE 患者抗凝治疗是基于低水平的证据,应该根据患者个人情况作出决定。IE 引起的急性缺血性卒中不推荐静脉溶栓治疗,会增加出血风险。尽管手术取栓在脑卒中治疗中的价值得到了肯定,但在脓毒性栓塞导致的缺血性脑卒中的安全性并未得到证实,因此 IE 是其禁忌证,但血管内取栓治疗可能是一个较好的可供选择的方案。

对于 IE 心脏治疗除抗生素应用外,多个指南建议 IE 患者左心存在>1cm 的赘生物时应积极行心脏瓣膜手术治疗以预防栓塞事件发生。而在发生了缺血性卒中后,必须权衡心脏手术的风险和栓塞的风险。对 IE 合并脑梗死患者的手术时机的评估,一方面应考虑体外循环和肝素化可能引起出血或梗死范围扩大的风险;另一方面,应考虑延迟手术患者会面临再次脓毒性栓塞的风险,或/和因瓣膜反流恶化而导致的心功能恶化。因此,这个决策过程需要多学科团队的协调努力,包括心脏内外科专家、神经内外科专家和传染病学专家。

目前对于合并神经系统并发症的 IE 患者早期或晚期行心脏瓣膜手术治疗仍然存在争议,各大指南的制定也仅基于观察性研究的结果。根据目前欧洲心脏病学会(European Society of Cardiology,ESC)的建议,在发生无症状栓塞或 TIA 后,如果有需要,应立即进行心脏手术。对于脑卒中或亚临床脑卒中合并心脏内残余赘生物的 IE 患者,如果影像学研究排除了颅内出血,且神经系统损伤不严重,则应立即考虑心脏瓣膜手术。美国心脏协会(American Heart Association,AHA)、ESC 和胸外科学会(Society of Thoracic Surgeons,STS)目前的建议是,对于发生严重缺血性卒中或颅内出血的病例,需要至少推迟 4 周进行手术。对于心功能下降、复发性栓塞或抗生素治疗后病情控制不佳,以及小脑梗死的患者,STS 指南规定心脏手术推迟时间可以少于 4 周,但指南并未对这类患者瓣膜置换的瓣膜类型进行推荐,部分外科医生倾向使用生物瓣膜以避免术后口服抗凝剂的使用。

值得一提的是,研究发现 IE 合并急性卒中的患者早期瓣膜手术后的出血并发症并不常见,发生率仅约 1%。但术前卒中的存在对 IE 患者远期生存率有不利影响。

(二)心腔占位与脑动脉瘤

脑动脉瘤通常伴发于黏液瘤,称为黏液瘤性动脉瘤(myxomatous aneurysm),是心脏黏液瘤的少见并发症,几乎都发生于左房黏液瘤患者,可为迟发性,在左房黏液瘤术后多年仍可出现。文献报道的黏液瘤患者动脉瘤的发病率在 2%~29%,但真正的发病率未知,该数据可能被低估。10~69 岁年龄段患者均有受累,女性发病率高于男性。黏液瘤性动脉瘤病程较长,从发现心脏黏液瘤到诊断脑动脉瘤之间可能需要较长时间,有报道超过 25 年。黏液瘤性动脉瘤的自然病程并不十分清楚,大部分会趋于稳定,一部分会发生瘤体缩小,也可能血栓形成、瘤体增大甚至破裂。

有报道发现转移性绒毛膜癌(metastatic choriocarcinoma)也会继发动脉瘤,因此有学者认为转移性绒毛膜癌与心房黏液瘤的临床特征相似,当考虑到心房黏液瘤时,应将其纳入鉴别诊断,但绒毛膜癌的这种神经系统受累可以在没有心脏受累的情况下发生。

真菌性动脉瘤(mycotic aneurysms)是由败血症性栓子栓塞到动脉管腔内或血管壁而导致的血管壁急性炎症性的病变。2%~4%的IE患者及5%~12%有神经系统症状的IE患者发现真菌性动脉瘤,这与较差的预后和较高死亡率相关。真菌性动脉瘤破裂可引起颅内、脑室内或蛛网膜下腔出血(subarachnoid hemorrhage),一般情况下通常无症状。由于血管成像没有应用于所有IE患者,因此真菌性动脉瘤的发病率同样亦被低估。

【发病机制】

1. **黏液性动脉瘤**　关于黏液瘤性动脉瘤的发病机制现存三种假说:①动脉瘤是由于黏液瘤导致的血管闭塞和血流动力学改变而形成的瘢痕和假性动脉瘤;②由于部分黏液瘤细胞具有有丝分裂活性,脱落后可继续生长,因此有假说认为动脉瘤是由脱落的肿瘤细胞直接浸润血管壁内膜使血管壁变薄弱,在长期血流冲击下引起的;③脱落的肿瘤细胞浸润血管外滋养血管造成脑动脉壁缺血性损伤,使血管壁内膜下组织和内弹力层薄弱从而导致动脉瘤形成。一些动脉瘤的病理组织学检查发现血管壁内有黏液瘤细胞,从而从组织学角度支持后两种"肿瘤假说"。

2. **真菌性动脉瘤**　感染性心内膜炎引起的真菌性动脉瘤是由脓毒性栓子栓塞于脑血管引起的,脓毒性栓子栓塞至腔内间隙或血管管腔随后引起急性炎症累及血管壁,导致血管扩张。最常见的位置是大脑中动脉的外周分支。

【临床表现】

患者具有如前所述黏液瘤或IE的相关临床表现。无论黏液性动脉瘤还是真菌性动脉瘤一般无症状,但当动脉瘤破裂时会引起颅内出血相关的临床症状及体征。

【诊断】

无论黏液性动脉瘤还是真菌性动脉瘤利用DSA进行脑血管内造影均是诊断动脉瘤的"金标准",优于MRI或CT。黏液瘤性动脉瘤在CT上表现呈高密度影,归因于黏液样基质积聚于动脉瘤壁所致,黏液性瘤性动脉瘤通常呈梭形、多发性,位于大脑中动脉、大脑前动脉、和/或大脑后动脉的远端,见囊状动脉瘤,位于脑血管近端分支或远端分支。

CTA和MRA对动脉瘤的敏感性较低,对真菌性动脉瘤检出率CTA为42.9%,MRA为33.3%。但CT或MRI上没有颅内出血对真菌性动脉瘤的诊断具有较高的阴性预测价值。一项研究发现IE合并脑出血的患者有22%发现真菌性动脉瘤,没有脑出血的患者只有1%检测到真菌性动脉瘤。因此,脑出血可能是诊断IE患者是否存在真菌性动脉瘤的较好指标。由此,有学者建议对于CT或MRI上检测到颅内出血的患者,应进行血管造影检查。真菌性动脉瘤影像学表现与黏液瘤性动脉瘤相似,通常呈梭形、薄壁、多发、位于远端血管,随访过程中常发现有大小变化。有宽颈或无颈的形态表现,使血管内介入治疗及外科治疗变得艰难。

心脏肿瘤及IE诊断与前一部分"心脏占位与缺血性卒中及TIA"并无明显差异。心脏肿瘤常表现黏液瘤,主要的超声心动图表现为可出现在任何心腔但最常出现与左心房的分叶状、有蒂样结构连接于房间隔的占位性病变,外科手术后活检可明确病理诊断。

【治疗】

来源于文献的数据是约80%的动脉瘤患者瘤体无明显变化或消失,20%瘤体增大。对于这类动脉瘤的最佳治疗方案,目前尚无共识。因为大多数动脉瘤在较长时间内较为稳定,因此多采取保守治疗。

1. 黏液性动脉瘤治疗　有文献报道心脏原发肿瘤患者肿瘤切除后动脉瘤有自行消退的可能，因此保守治疗患者无论行心脏肿瘤切除治疗与否均应每年行脑血管造影检查对黏液性动脉瘤进行随访。有破裂风险和/或扩大的动脉瘤，与高死亡风险相关，需要进行外科手术治疗。由于黏液性动脉瘤通常呈梭形，且常发生于远端血管，所以血管内介入治疗通常不可行，但置入分流管支架可能是一个合理的治疗手段。由于黏液瘤的病理生理学特性，另一个潜在的治疗方法是通过化疗或放疗来控制血管壁的肿瘤细胞增殖。化疗治疗黏液瘤性动脉瘤的结果尚不明确，有病例报告报道放疗在动脉瘤治疗中取得了良好的效果。

2. 真菌性动脉瘤治疗　破裂的真菌性动脉瘤应立刻进行手术治疗。但未破裂的真菌性动脉瘤的治疗目前尚缺乏高质量的循证医学证据，有报道发现合理的抗生素保守治疗可以使瘤体消退或减小，在使用抗生素期间应进行 CTA 或 MRA 密切随访，如果动脉瘤体积较大，治疗治疗期间增大，可考虑外科手术或血管内介入治疗。

但由于该类动脉瘤无瘤颈或瘤颈较宽且载瘤动脉及动脉瘤血管壁脆弱，外科开颅夹闭术较为困难，有时甚至需要通过夹闭载瘤动脉达到手术效果，因此可能导致严重的术后并发症。血管内栓塞术相对更安全，理论上封闭效率更高，手术并发症更低。然而，大量病例资料显示，大多数真菌性动脉瘤都需要通过闭塞载瘤动脉实现，仅 24% 的患者可保留血管行动脉瘤闭塞术。对于瘤颈较宽的患者可以采取支架结合弹簧栓技术，它能够在闭塞真菌性动脉瘤的同时保持载瘤动脉的通畅性，但操作技术难度较大，且较多用于近端病变。

目前尚缺乏在心脏瓣膜手术前是否需要对真菌性动脉瘤进行治疗的证据。

（三）心腔占位与出血性卒中

【发病机制】

1. 心脏肿瘤与出血性卒中　心脏肿瘤首先表现为出血性卒中是极为罕见，可能为缺血性卒中出血性转化，通常为蛛网膜下腔出血或实质内血肿。常常由于未知的动脉瘤破裂引起的，可能与黏液性动脉瘤破裂密切相关，一般认为这类易破裂的动脉瘤瘤体通常较大，且瘤体位于近端血管的更多见。

一些继发性心脏肿瘤也与出血性卒中相关。个案报道了一名 28 岁两处颅内出血患者，造影发现颅内多发动脉瘤和多发性栓塞，超声心动图发现左房占位。最后尸检证实心脏为转移性绒毛膜癌，颅内栓子亦为绒毛膜癌，且动脉瘤部位也发现绒毛膜癌细胞。

2. IE 与出血性卒中　出血性卒中约占 IE 神经系统并发症的 20%，其中 15% 是缺血性病变的出血性转化，其可能原因包括霉菌性动脉瘤破裂和感染性坏死性动脉炎伴血管壁破裂，合并真菌性动脉瘤和金黄色葡萄球菌菌血症（staphylococcus aureus bacteremia）的患者更加易感，大多发生在入院后 48 小时内。此外，机械瓣置换术后常规抗凝治疗患者发生 IE，其出血性卒中发生率也会升高，诊断 IE 后抗菌治疗期间坚持抗凝治疗的患者，即使在抗菌治疗停止 1 周后，仍可能出现大量出血事件。因此，Tornos 等人建议金黄色葡萄球菌感染患者停止抗凝治疗直到败血症期结束。他们同时还发现使用抗菌药物降低了栓塞的风险，但仍需进一步研究阐明其中的原因。

【临床表现】

患者具有如前所述心脏肿瘤或 IE 的相关临床表现。出现出血性卒中患者通常的表现为头痛，头晕，恶心呕吐，以及视物模糊，视力下降，口角歪斜，说话含糊不清。另外，患者还可以出现一侧肢体的麻木，一侧肢体的肌力下降，严重的患者可以导致偏瘫（hemiplegia）等一系列与一般人群一致的临床症状及体征。

【诊断】

心脏肿瘤及 IE 诊断与前文"心脏占位与缺血性卒中及 TIA"并无明显差异。如因缺血性卒中后出血一般在缺血性卒中时已明确病因诊断,如与动脉瘤相关则诊断与前文"心脏占位与动脉瘤"相同。

脑出血的诊断也并无太多特异性,与一般人群脑出血部位及确诊方式相同。一旦怀疑出血性卒中应立即首选 CT 检查明确诊断及出血灶范围,CTA、MRA 及 DSA 脑血管内造影可以进一步明确病变血管位置及病因。

【治疗】

1. **出血性卒中的治疗**　出血性卒中的治疗包括内科治疗及外科治疗,通常以内科治疗为主。内科治疗主要包括,停用抗凝药物、血压管理、血糖管理、止血治疗,对症支持治疗如降低颅内压等。外科手术指征与一般出血性卒中患者相同,如神经功能的恶化或脑干受压等。

2. **出血性卒中后心脏肿瘤治疗**　及时手术切除心脏肿瘤是预防神经系统并发症复发的首选治疗方法。无论缺血性卒中引起的颅内出血或是黏液性动脉瘤破裂导致的颅内出血心脏肿瘤切除对神经系统并发症的预防都存在重大意义。体外循环下心脏直视心脏肿瘤切除术需要全身肝素化抗凝,这可能增加颅内出血的风险。大多选择在卒中后神经系统症状稳定后 4 周进行手术治疗。

3. **出血性卒中后 IE 治疗**　同缺血性卒中一样关于合并神经系统并发症的 IE 患者心脏瓣膜手术时机仍然存在争议。出血性卒中患者可能受益于推迟手术,在出血性事件发生后 4 周内接受手术的患者比 4 周后接受手术的患者死亡率更高(75% vs. 40%)。AHA、ESC 和 STS 目前建议,对于发生严重颅内出血的 IE 患者,需要推迟至少 4 周行心脏瓣膜手术。

（四）横纹肌瘤与结节性硬化

横纹肌瘤是一种罕见的横纹肌源性间充质肿瘤,可分为心脏型和心外型。心脏横纹肌瘤常见于儿童,多发生于 1 岁前,是继心脏黏液瘤后心脏较常见的良性肿瘤之一,常呈多发性,大多可以自然消退。心脏横纹肌瘤常与其他先天性心脏畸形伴发,50%~86% 的横纹肌瘤与 TSC 相关。TSC 是一种常染色体显性遗传疾病,临床表现复杂多样,除心脏横纹肌瘤外还以神经纤维瘤性病变、精神发育迟滞和皮肤病变为表现。约一半患有结节性硬化症的儿童发现有心脏横纹肌瘤。

【发病机制】

大多数横纹肌瘤与 TSC 有关。TSC 一种常染色体显性遗传病,包括神经纤维瘤病变、精神迟钝和皮肤病变。在患有 TSC 的儿童中,约有一半的人发现了心脏横纹肌瘤。TSC 的发生与 *TSC1* 和 *TSC2* 基因的突变有关,约 80% 的 TSC 患者携带有 *TSC1* 和 *TSC2* 的致病突变基因。*TSC1* 及 *TSC2* 的基因变异多达 5 000 余种,其中大部分与 TSC 相关。根据 Knudson 肿瘤抑制基因突变和体细胞二次突变学说,*TSC* 基因突变的多样性表明 *TSC* 基因是一个肿瘤抑制基因,可以抑制细胞的恶性转化,对正常细胞增殖起负性调节作用。*TSC1* 编码的错构瘤蛋白(hamartin)和 *TSC2* 编码的马铃薯球蛋白(tuberin)共同参与西罗莫司靶蛋白(mTOR)通路,该通路的作用是调节细胞的生长及增殖,当 *TSC* 基因突变发生时,mTOR 信号通路限制解除可能导致组织细胞过度异常增殖。因此,心脏横纹肌瘤的发生与肿瘤抑制基因 *TSC1* 及 *TSC2* 基因的突变密切相关。

【临床表现】

TSC 相关的心脏横纹肌瘤患者通常无症状,多在常规体检时发现,少部分患者以心律失常、心衰、流出道/流入道梗阻为临床表现。心脏横纹肌瘤的临床表现与肿瘤的大小、数量及位置相关。位于流入/出道的肿瘤可导致血流梗阻;瘤体巨大导致心腔变小导致心排出量变少引起心衰症状;肿瘤广泛侵犯心室壁后导致心肌减少引起心脏收缩、舒张功能障碍同样可以引起心衰症状;肿瘤侵犯心脏传导系统则可能导致心律失常[期前收缩(premature beat)、室上性心动过速(supraventricular tachycardia)、预激综合征(preexcitation syndrome)等]。

【诊断】

与大多数肿瘤一样病理诊断是诊断横纹肌瘤的"金标准",但临床上大部分患者无须手术治疗,因此极少通过病理诊断确诊。超声心动图是诊断横纹肌瘤的首选检查手段,通过横纹肌瘤的表现进行诊断。多见于心室壁、室间隔,也可位于心房壁,累及瓣膜,呈类圆形均匀致密的中等偏强回声团,边界清晰、边缘规则、无蒂、活动度小,多发是横纹肌瘤的一个显著特点,结合 TSC 病史不难与其他类型的心脏占位病变鉴别。超声心动图除了可以评估肿瘤的大小、位置等信息以外,还可以快捷、无创地评估心功能及心脏血流动力学情况。但当占位为单发超声心动图难以与其他心脏占位病变鉴别时,可以采用心脏 MRI 等其他影像学手段进行补充诊断。TSC 的诊断将会在本书第五章进行详述,本节不再赘述。

【治疗】

由于大多数心脏横纹肌瘤患者无症状且有自然消退的特征,因此对于大多无症状患者而言无须治疗仅采用超声心动图长期随访观察即可,随访间隔的时间可视发现的年龄及随访过程中瘤体大小的变化而定。若在随访过程中发现瘤体变大出现血流梗阻或药物不能控制的心律失常,则可以考虑进行手术切除,但由于心脏手术本身风险较高且存在一定术后并发症的风险,因此手术治疗应当选择在较大且有经验的心脏中心谨慎进行,临床结果显示术后具有满意的近期和远期效果。目前还有采用 mTOR 抑制剂用于新生儿巨大心脏横纹肌瘤治疗且取得较好治疗效果的病例报道。其中采用的 mTOR 抑制剂是依维莫司,是西罗莫司的衍生物,临床上用于治疗成人肾细胞癌、预防移植后排异反应等,也是美国食品药品监督管理局批准用于治疗 TSC 相关室管膜下巨细胞星形细胞瘤的唯一药物。对于需要手术治疗但有手术的禁忌证或相对禁忌证的心脏横纹肌瘤患者,可以采用依维莫司治疗,但使用期间可能会出现感染、肝肾功能损害、高胆固醇血症等不良反应,在使用期间应密切监测肝肾功能、血脂等指标。但依维莫司是否可大规模用于治疗心脏横纹肌瘤取代外科手术治疗尚需要更多的临床数据支持。

(五)心脏肿瘤的其他神经系统并发症

1. 中枢神经系统转移性病变 心脏肿瘤并发的中枢神经系统转移性病变十分罕见。在一项单中心回顾性病例研究中,4.3%(2/47)的心脏黏液瘤患者出现脑实质转移。黏液性转移瘤通常是出血性的,肿瘤细胞穿透血管壁,在实质内以轴内肿块的形式生长。影像学检查可以明确。可在最初症状出现 2 个月至 36 个月后发现神经系统黏液瘤性病变。黏液肉瘤(myxosarcoma)可认为是一种恶性黏液瘤,十分罕见,在婴儿及儿童中发病率较成人高,容易转移到脊柱或软组织器官,包括大脑,因此可导致转移瘤性神经系统并发症,如出血性卒中、癫痫等。实质性转移可以手术切除,也可以通过放疗或者化疗方式进行治疗,但效果有限。

2. 晕厥 据报道,高达 56% 的心脏肿瘤患者出现过晕厥。这是由于肿瘤引起心律失常或者流出道或/和流入道梗阻导致的脑灌注不足造成的,可伴有抽搐(convulsions)。晕厥通常与纤维瘤密切相关,但也有横纹肌瘤、大的黏液瘤和转移性病变的报道。心电图常表现为室上性心动过速、心动过缓（bradycardia）和室性心动过速（ventricular tachycardia），心脏肿瘤的切除可解决大部分临床症状，但有时仍需要安装植入型心律转复除颤器（implantable cardioverter defibrillator device，ICD）。

3. 周围神经病变 这一并发症在心脏肿瘤患者中并不常见，但有部分个案报道了这些周围神经病变。表现为疼痛性多发性单神经病变的患者后续诊断出心脏黏液瘤，心脏肿瘤手术后症状消失。推测原因是可能是神经滋养血管的栓塞。

还有心房黏液瘤患者出现脱髓鞘的多发性神经病，可能是由于心房黏液瘤的炎症反应所致。但这些周围神经病变与心脏肿瘤的相关仅仅是推测，仍缺乏进一步证据证实。尚缺乏治疗的相关报道，手术切除心脏肿瘤可能是解决方案。

4. 神经精神异常 神经精神异常极为罕见，仅见个案报道。有报道，一位有右偏瘫及构音障碍病史的女性患者出现了急性精神症状，后发现该患者有由于左心房黏液瘤栓塞所致的双侧半球慢性梗塞和左脑室周围急性梗塞。手术后，患者精神症状明显恢复，无复发。此外，慢性认知障碍、行为异常也有所报道，可能与肿瘤性栓塞引起的脑缺血或肿瘤直接导致的脑供血不足相关。

（六）感染性心内膜炎的其他神经系统并发症

1. 脑脓肿和脑膜炎（meningitis） 脑脓肿和脑膜炎是 IE 患者罕见的神经系统并发症，在 IE 患者中有约分别 1% 和 6% 的发病率。直接由脓毒性栓塞引起，金黄色葡萄球菌相关的 IE 中最常见。在 MRI 上，脑脓肿是典型的灰质-白质交界处的多边缘强化病变，可引起明显的水肿、出血或肿块效应。脑脓肿和脑膜炎以抗生素治疗为主，但在抗生素使用无效、脓肿较大或患者存在脑疝（brain hernia）及脑积水（hydrocephalus）风险时，应考虑外科手术治疗。

2. 脊椎骨膜炎（vertebral periostitis） 尽管许多 IE 患者可能会出现背痛，但脊椎骨膜炎的发病率很低。腰椎是最常见的受累部位，D 群链球菌是最常见的病原体。菌血症时血行传播使细菌感染脊椎，细菌到达干骺端血管导致化脓性脊椎炎，此时蛋白水解酶释放进一步破坏椎间盘。可以通过放射性核素骨显像、CT 扫描或 MRI 进行确诊，MRI 是检测急性期最敏感的技术。IE 患者并发的脊椎骨膜炎并不会恶化其预后，预后仍主要取决于 IE 的严重程度。脊椎骨膜炎的治疗主要手段是手术治疗。

3. 脑病 脑病是 IE 的相对常见的并发症之一，需要进一步的紧急检查。缺血性卒中、出血性卒中、脑脓肿、脑膜炎、癫痫发作和全身并发症（如发热、代谢和电解质紊乱）都可能诱发脑病。治疗除进行对症支持治疗外还应进行病因治疗。

（作者：李娅姣；审校：陈蕾）

—————— **参 考 文 献** ——————

［1］ BASSO C，RIZZO S，VALENTE M，et al. Cardiac masses and tumours［J］. Heart，2016，102（15）：1230-1245.

［2］ GARCÍA-CABRERA E，FERNÁNDEZ-HIDALGO N，ALMIRANTE B，et al. Neurological Complications of Infective Endocarditis：Risk Factors，Outcome，and Impact of Cardiac Surgery：A Multicenter Observational Study ［J］. Circulation，2013，127（23）：2272-2284.

［3］ DALAGER-PEDERSEN M，SØGAARD M，SCHØNHEYDER H C，et al. Risk for myocardial infarction and stroke after community-acquired bacteremia：a 20-year population-based cohort study［J］. Circulation，2014，129（13）：1387-1396.

［4］ MERKLER A E，CHU S Y，LERARIO M P，et al. Temporal Relationship Between Infective Endocarditis and Stroke［J］. Neurology，2015，85（6）：512-516.

第三章　心脏疾病关键治疗技术相关神经系统疾病

一直以来,神经系统并发症是各类心脏外科手术的重大问题。虽然随着对神经系统并发症风险因素的更深地了解及手术技术的发展,其在各类心脏外科手术中的发病率有所下降,但随着行心脏外科手术患者的年龄的增加,神经系统并发症仍然频繁发生。本节主要介绍心脏瓣膜手术治疗相关的神经系统并发症。

一、临床表现及发病机制

一篇关于心脏外科手术后的神经系统并发症的系统综述将心脏外科手术术后神经系统损伤分为两型:一型神经系统损伤和二型神经系统损伤,此处重点描述其中与瓣膜手术相关的神经系统并发症,其分别的临床表现及发病机制如下。

(一)一型神经系统损伤

1. 中重度大面积局灶性脑梗死(cerebral infarction)　主要表现为由于大面积脑梗死引起的一系列局灶性神经系统症状,包括昏迷(coma)、运动和感觉障碍等。其在所有心脏外科手术中的发病率为 0.3%～2%,近 30 年发病率有下降的趋势,但近 10 年发病率再次呈上升的趋势,考虑可能由于患者年龄增大、经导管主动脉瓣置换术及机器人二尖瓣置换术等新技术的兴起相关,但无确证的随机试验研究证明。引起大面积脑梗死最主要的原因是栓塞及术中低灌注引起的缺血性卒中(ischemic stroke)。病理研究显示,损伤的主要部位位于后皮质、基底节和小脑,在栓塞的小口径动脉中通常发现纤维蛋白、脂肪颗粒、动脉粥样硬化颗粒和血小板的聚集物,在阻塞的主要大动脉中发现包裹着血小板的较大的动脉粥样硬化碎片。

2. 小面积局灶性脑梗死　持续时间大于 24 小时,临床上主要表现为因右侧大脑中动脉的主要分支栓塞引起的左侧肢体偏瘫(hemiplegia),在瓣膜置换手术中发生率较高,约 10%。感觉障碍及小脑梗死引起的平衡障碍也有发生。此类损伤不同于微血栓栓塞,主要涉及较大动脉分支的大栓塞。

3. 癫痫大发作(grand mal)　癫痫发作一般为继发于脑梗死后的症状,一般在术后一周发生,最晚于术后一年发生。

4. 脊髓损伤　表现为偏瘫(hemiplegia)或截瘫(paraplegia),主要发生于主动脉夹层手术或主动脉瘤手术术后,心脏瓣膜手术发生脊髓损伤极为罕见。

(二)二型神经系统损伤

主要为一些程度较轻和持续时间较短的神经系统症状,包括有以下:

1. 眼部疾病　主要表现为暂时性的失明、偏盲、闪光。由于持续时间较短,眼科疾病常常被忽视。其发生机制主要是纤维蛋白及血小板引起的视网膜血管微栓塞。持续时间一般不会超过六周。

2. 轻度癫痫发作及轻度弥漫性脑病　轻微的癫痫发作可能是由于不明显的栓塞性缺血性损害引起。病理反射阳性及原始发射（抓握和吸吮反射）的出现可能与轻度弥漫性脑损伤有关,轻度弥漫性脑损伤可能与瓣膜手术体外循环期间额叶的弥漫性轻度缺血性功能障碍相关。

3. 认知功能障碍　此类障碍主要表现为近期和远期记忆、判断、情感和行为的障碍。由于对诊断标准的不同,不同的研究中对心脏手术术后精神和认知障碍的发生率有着较大的差别,其发生率在30%~80%不等。有研究认为此类疾病的主要原因是术中低灌注引起的弥漫性脑损伤,伴或不伴微栓塞。

4. 谵妄(delirium)　主要表现为精神错乱、精神不稳定、偏执和易怒。发病率在1%~5%。具体发病原因不明。

二、诊断方法

关于临床上已出现的缺血性卒中的诊断方法包括有CT、MRI、血管造影等,此处不再赘述。此处介绍对于一些亚临床卒中可能有意义的诊断方法。

（一）经颅多普勒

经颅多普勒(transcranial Doppler,TCD)是用超声多普勒效应来检测颅内脑底主要动脉的血流动力学及血流生理参数的一项无创性的脑血管疾病检查方法。TCD主要以血流速度的高低来评定血流状况,通过视觉的波形和听觉的超声信号反馈波来判断是否有异常,由于大脑动脉在同等情况下脑血管的内径相对来说几乎固定不变,根据脑血流速度的降低或增高就可以推测局部脑血流量的相应改变。TCD可穿透颅骨较薄处及自然孔道,获取颅底主要动脉的多普勒回声信号。有研究显示,在行主动脉瓣置换术患者中,采用TCD捕捉到瞬时高强度信号(high-intensity transient signals,HITS),大量的关于HITS与心脏手术术后脑血管事件的发生的关系的研究结果有异质性,有研究显示TCD观察到较高的HITS与脑血管事件发生增多相关,但随后越来越多的研究显示HITS与脑血管事件无显著的关系。

（二）扩散加权磁共振成像

扩散加权磁共振成像(diffusion weighted magnetic resonance imaging,DW-MRI)可用于定位生物组织中的水分子扩散,当急性脑缺血时,水分扩散率较低,比周围组织看起来更亮。DW-MRI对于早期脑缺血较为敏感。对于心脏瓣膜术的患者行术前和术后DW-MRI显示,大多数人有新发的病灶出现,接受TAVR治疗的患者中,超过三分之二的患者出现了新的DW-MRI病变,但临床卒中发生率较低;另有研究显示TAVR患者比SAVR患者显示更多新的DW-MRI病变,但两组的卒中率均罕见。以上提示DW-MRI病灶的数量或大小与临床事件之间无显著关系。这或许是由于DW-MRI敏感性较高的原因所致,因此在临床中发现DW-MRI轻微病变时,应视情况决定是否积极治疗。

三、预防及治疗

瓣膜手术涉及的神经系统并发症较多,但最主要及最严重的并发症为缺血性卒中,此处重点介绍关于缺血性卒中术前术中及术后的预防及治疗。

（一）围手术期卒中风险管理

1. **评估围手术期卒中风险**　相对于冠状动脉旁路移植术手术（CABG），瓣膜手术具有更高的围手术期卒中风险，其原因可能是微粒和空气栓塞。有研究显示，单纯主动脉瓣置换术后卒中风险为4.8%，单纯二尖瓣置换术后为8.8%，二尖瓣+主动脉瓣置换后为8.8%，而CABG的卒中风险为3.8%，CABG+瓣膜手术卒中风险为7.4%。虽然没有确切地证明低温体外循环有益，但临床上心脏外科手术常用低温体外循环（32~34℃），而有针对CABG手术并发症的研究显示，低温体外循环有较高的术中卒中风险，当然，其研究结果仍有待考究且其结果不一定适用于瓣膜手术。

2. **药物治疗**　术前或术后6小时服用阿司匹林是心脏外科手术的标准护理用药，有助于减少卒中风险。此外，有关于CABG（或CABG+瓣膜手术）的荟萃分析显示手术中使用他汀类药物（statins）可以减少术后心房颤动。临床上考虑到心脏外科手术后放弃使用他汀类药物可能会有某些不利的影响。因此，为减少围手术期卒中和非神经系统并发症，术后可给予他汀类药物治疗。经导管主动脉瓣置换术治疗成人主动脉狭窄的专家共识则推荐术后经验性应用阿司匹林和氯吡格雷双联抗血小板治疗3~6个月，此后终身服用阿司匹林（aspirin）。传统外科瓣膜置换术术后的抗栓治疗依据瓣膜假体的类型不同，选择药物亦有差异。目前相关指南对于机械瓣膜术后的抗栓治疗推荐采用维生素K拮抗剂（vitamin K antagonist，VKA）抗凝治疗。对于所有可接受出血风险的机械瓣膜患者，美国胸科医师学会瓣膜病抗血栓和溶栓治疗指南和美国心脏学会/美国心脏病学会瓣膜性心脏病患者管理指南都建议每天添加75~100mg的阿司匹林。新型口服抗凝药目前仍不推荐作为机械瓣膜置换术后抗凝药物使用。生物瓣膜术后最佳的抗栓治疗方案和持续时间尚不明确。但相关指南强调了抗血小板聚集药物在生物瓣膜置换中的抗栓作用，联合华法林抗凝并不减少生物瓣膜置换术后3个月的卒中及静脉血栓形成风险，却增加出血风险。

3. **心房颤动（atrial fibrillation，AF）与卒中**　房颤是心脏手术后最常见的心律失常。不同手术术后房颤发生率不同，瓣膜手术后的房颤发生率较高（30%~50%）。冠状动脉搭桥术（CABG）和瓣膜手术联合手术发生术后房颤的风险最高（60%~80%）。术后房颤通常在术后即刻发生或术后第2天，70%的病例发生在术后前4天。房颤使心脏术后卒中的风险增加三倍，但最近的研究显示，术后房颤与术后卒中的发生无显著关联，这提示了术后积极抗凝及早期转窦对预防房颤引起的卒中有着较好的效果。因此，为减少术后卒中的发生，应积极控制房颤。指南建议，β受体阻滞剂可用于降低房颤发生率，应在术前即开始预防性使用。胺碘酮为二级治疗，为Ⅱa类推荐。美托洛尔、索他洛尔、镁、胺碘酮、他汀类药物、心房起搏和心包后切开术均可降低术后房颤发生率，心房起搏及心包后切开术受技术的限制及不良反应的发生，使用率较低。一些研究显示n-3多不饱和脂肪酸（n-3 PUFAs）可以减少房颤发生和不良事件的发生，但结果仍待考究。此外，对于术前房颤患者，外科医生也有选择左心耳结扎术来减少卒中发生的方法，但有研究显示，左心耳结扎并不降低卒中率，因此此法仍存在争议。

4. **阻塞性脑血管病（obstructive cerebrovascular disease）**　在行心脏瓣膜手术的患者中，5%的严重主动脉瓣狭窄患者有明显的颈内动脉狭窄（≥70%），在行经导管主动脉瓣膜置换术（transcatheter aortic valve replacement，TAVR）人群中，颈动脉狭窄的患病率高达33%。脑血管动脉粥样硬化及颈动脉粥样硬化增加了行心脏外科手术患者的卒中风险。关于脑血管动脉粥样硬化是否增加心脏瓣膜手术的卒中风险的研究较少，仅有研究显示经磁共振发现的脑血管粥样硬化是 CABG 手术卒中风险增高的危险因素。有荟萃分析显示,行心脏外科手术的患者中,颈动脉狭窄或闭塞程度为 50% ~ 80% 的患者围手术期卒中风险为 7.4%,狭窄或闭塞程度为 80% ~ 99% 的患者围手术期卒中风险增加到 9.1%,狭窄程度 <50% 的无症状患者也有 3.8% 的卒中风险。在这项荟萃分析中,心脏外科手术包括单独 CABG、单独瓣膜手术、CABG+瓣膜手术,但大部分是 CABG 或 CABG+瓣膜手术,单独的瓣膜手术极少,但可作为一定程度的借鉴。

因此,对于同时伴有颈动脉狭窄的需行心脏外科手术的患者,其治疗方式就显得更为复杂。目前对于颈动脉狭窄的手术治疗方式有颈动脉内膜剥脱术(CEA)及颈内动脉支架植入术(CAS),但颈动脉手术与心脏外科手术的先后顺序仍在研究中。有研究显示,对于有症状的颈内动脉狭窄程度 >50% 或无症状的狭窄程度 ≥80% 的合并严重冠状动脉或瓣膜疾病的患者,同时行 CAS+心脏手术(主要是 CABG 手术,仅 7.1% 的患者行单独的瓣膜手术)是安全且有效的,且不增加神经系统并发症。也有研究提示 CEA 联合 TAVR 也是安全且有效的,并且可能降低 TAVR 手术患者的卒中风险。以上研究不属于随机对照试验,证据论证程度有限。目前指南推荐对心脏行手术前有重大颈动脉疾病的患者进行多学科评估,对高危患者进行颈动脉双重筛查,并考虑在有症状的颈动脉疾病患者中同时或分期"联合"进行颈动脉和冠状动脉血运重建术,对于有双侧高度狭窄或单侧高度狭窄同时对侧闭塞的无症状患者(无卒中病史),也可以考虑颈动脉血运重建术。

5. **瓣膜手术方式**　包括经导管主动脉瓣植入术(transcatheter aortic valve implantation, TAVI)与传统的外科主动脉瓣置换术(surgical aortic valve replacement, SAVR)。TAVI 是近年来主动脉瓣手术较新且发展较快的手术方式,TAVI 主要适用于主动脉瓣严重硬化且行 SAVR 手术风险较大的患者。属于微创及基于导管的手术方式。导管装置可经股动脉或经心尖途径送入。在著名的 PARTNER(Placement of Aortic Transcatheter Valves)试验发表后,TAVI 术后卒中或短暂性脑缺血发作(transient ischemic attack, TIA)的高发生率引起人们的担忧,研究显示,TAVI 组术后 1 年短暂性脑缺血发作(TIA)或卒中的复合发生率为 8.7%,SAVR 组为 4.3%($P=0.03$),2 年时分别为 11.2% 和 6.5%($P=0.05$)。单独的卒中率两组间差异无统计学意义,TAVI 组术后 1 年卒中率为 6.0%,SAVR 组为 3.2%($P=0.08$)。在 SAVR 手术过程中,插入主动脉插管、交替夹闭升主动脉、体外循环结束后恢复心脏泵血及切除主动脉瓣钙化瓣时,都可能产生固体栓子导致脑栓塞。TAVR 的卒中最主要的原因是栓塞,主要发生在围手术期,可能与导管操作和导管装置等设备在通过动脉粥样硬化的主动脉弓、根部和钙化的主动脉瓣时引起斑块或赘生物脱落相关。此外,为预防 TAVR 术后主动脉瓣周反流进行的球囊后扩张也与卒中增加有关。最近的研究报告显示 TAVI 术后卒中发生率正在下降,有报道住院卒中发病率低至 2%。另外,Core Valve 高风险队列试验对外科手术风险较高但仍可手术的患者中进行了 TAVR 和 SAVR 对比研究,结果显示,在 1 年内,TAVR 组的主要卒中发生率(5.8%)低于 SAVR 组(7.0%)。TAVR 术后神经事件的进行性下降原因可以归因于多种因素,如技术的改进、手术者手术经验的积累、严格的患者选择等。一项随机盲法试验验证了 Sentinel 脑保护装置的安全性,其结果显示,TAVR 术中使用了该装置的试验组的卒中发生率为 5.6%(对照组为 9.1%),99% 的患者过滤器中发现了血栓碎片,该装置目前已获得了美国食品药物管理局(FDA)的批准,可用于 TAVR。而 SAVR 中脑栓塞保护装置的使用对卒中的预防效果暂不明确。

此外,微创主动脉瓣置换术和机器人二尖瓣手术等新的手术与传统的同类手术相比,卒中的风险也有相应的增加。当然,随着患者的严格选择、操作技巧的提高和替代技术的使用,卒中风险在逐渐下降。因此,不能盲目地推崇新技术,更不能完全否定新技术的意义,而应根据患者的情况,综合评估各方面的风险因素,选择最合适的治疗方式。

(二)术中降低卒中发生的策略

1. 选择最合适的术中血压 不少的研究致力于寻找减少心脏手术后神经并发症的发生的最佳血压。在一项研究中显示,将患者随机纳入平均动脉压(MAP)较高(80~100mmHg)试验组和较低的(50~60mmHg)对照组中,较高 MAP 组神经系统并发症发生率更低。紧随其后的一项试验发现,术中低血压与神经系统并发症的发生相关联。这些试验显示,将 MAP 目标血压控制在 80mmHg 可降低严重主动脉粥样硬化症患者术后卒中发生率。有专门对心脏手术中围手术期血压的变化的分析显示,术后 30 天死亡率与血压变异相关,与术中血压在 75~135mmHg 范围外的时间和术后在 85~145mmHg 范围外的时间成比例,但无法确定这种情况是血压变化引起死亡率增加还是患者病情变化引起的血压波动。综合而言,这些研究表明,维持术中 MAP>80mmHg 可能会减少心脏手术患者的神经系统并发症。但仍需更大规模的随机试验研究来证实这一观点。

2. 术中颅脑监测 为预防神经系统并发症,可选择敏感且较有效的评估大脑病理变化的监测手段进行实时大脑监测。但各种监测手段在评估大脑病理变化方面均存在争议和局限。连续脑电图(cEEG)监测,用于检测缺血引起的脑电活动的变化,但只能监测大面积皮质缺血引起的脑电活动的变化,但不能检测局灶性脑缺血,并且在术中体外循环低温期间会受到温度效应的干扰。近红外光谱(NIRS),其原理是基于有氧和无氧血红蛋白对光吸收的不同,可用于监测术中脑血流氧饱和度下降,但研究显示,对所监测到的氧饱下降事件进行积极处理后,卒中减少的趋势并不显著。

3. 体外循环温度 临床中,心脏瓣膜手术及其他需体外循环的心脏外科手术均采用低温模式(32~34℃),但事实上并没有确切的研究证据证明低温的益处。大量研究显示,中度低温(28~32℃)不会改变术中脑栓塞的比率,也不会改变卒中或认知功能下降的比率。另外,复温可能是大脑损伤的重要因素,建议缓慢复温,防止术中或术后突然高温带来的损伤。目前,关于温度,还需要更多的研究去探索。

4. 主动脉旁超声(epiaortic ultrasound,EAU) 心脏手术患者围手术期卒中的发病机制是多方面的。对升主动脉的操作被认为是脑栓塞的主要来源之一,主动脉操作包括插管和/或钳夹升主动脉的任何操作,而这些操作可能会引起主动脉粥样硬化斑块脱落引起卒中等风险。主动脉旁超声(EAU)是一种有效的检测升主动脉粥样硬化性改变的准确的影像学方法,而主动脉触诊和经食管超声对检测升主动脉粥样硬化变化的敏感性有限。在心脏手术中,EAU 可用于决定是否避免主动脉操作和改变插管和夹持部位,从而减少术中卒中的发生率,美国心脏协会推荐心脏外科手术中使用 EAU 评估。

5. 血液稀释和输血 实践证明,在心脏手术体外循环手术期间,最大程度的血液稀释(血细胞比容<18%)有助于降低输血相关并发症,但会引起卒中增加及术后认知功能下降,因此此要求不再是标准治疗。目前的 STS 指南建议体外循环时血红蛋白水平保持在 6mg/dl 以上,术后保持在 7mg/dl。

6. 控制血糖 有研究显示术前血糖控制的优化有利于神经预后,非糖尿病患者术中高血糖可能会引起神经认知损伤的风险增加,但也有研究显示严格控制血糖对神经预后无多大的影响,甚至增加发病率。目前指南建议在心脏手术期间和之后将血糖维持在

<180mg/dl。

（三）术中急性脑卒中的处理

目前的卒中指南建议避免在大手术后 14 天内进行全身溶栓，因此，大部分心血管手术后急性卒中患者不宜静脉注射阿尔替普酶（t-PA）。但在部分患者中，可谨慎行局部溶栓治疗。CT 或 MRI 排除颅内出血后，卒中发生 8 小时内可进行取栓治疗。目前取栓装置有四种。从早期的 Merci 取栓装置、Penumbra 血栓抽吸装置到后来的 Trevo XP Pro Vue 可回收取栓支架装置、Solitaire AB 可回收支架。Solitaire AB 可回收支架是美国食品药品监理局（FDA）于 2012 年批准用于临床的新一代取栓装置，支架释放时相当于进行血管成形术，通过与外周血管壁挤压栓子以实现血管再通，支架回收时可以取出血栓，具有精确导向和快速再通血管的功能，较其他取栓装置具有更高的血管再通率和良好预后。另外，关于在进行急性卒中处理过程中是否使用全身麻醉存在争议。有研究显示，使用全身麻醉与不良预后相关。考虑可能是由于脑灌注不足（SBP<140mmHg）引起，但无确切证据证明全身麻醉有害。

（四）低温治疗全脑缺氧缺血性脑损伤

心脏手术期间因为各种原因引起的心脏骤停可能造成缺氧性脑损伤。低温治疗（therapeutic hypothermia，TH）是院外心脏骤停后恢复自主循环的昏迷患者公认的治疗方式，目标温度为 32~34℃，持续时间为 24 小时。虽然 TH 在体外循环和急性缺血性脑卒中中仍未得到证实，目前仅有关于心脏手术中出现心脏骤停后行 TH 的可行性的证据，而没有安全性或有效性证据，但越来越多的院内心脏骤停后开始行 TH 治疗。

（五）术后谵妄与术后神经认知功能减退

1. **术后谵妄（post-operative delirium，POD）**　谵妄是一种精神状态的急性变化，以精神错乱和注意力不集中为特征，其病理生理学仍不清楚，属于精神病学诊断，分为过度活跃和不活跃两种形式，可采用谵妄评估量表（CAM）（荟萃研究显示该量表灵敏度为 82%，特异度为 99%）进行正式评估，以免漏诊。研究显示，与心脏手术患者术后谵妄相关的危险因素包括：年龄>65 岁，术后卒中，机械通气>24 小时，术后肾功能不全，术后血液制品使用，同时行 CABG+瓣膜手术，以及术前苯二氮䓬类药物的使用。关于术后谵妄的治疗，50% 患者会自行缓解。研究显示，乙酰胆碱酯酶抑制剂卡巴拉汀（rivastigmine）不能缩短术后谵妄时间，反而引起术后死亡率增加。抗精神病药物利培酮可使谵妄减少。右美托咪定减少了心脏手术患者的谵妄持续时间，但没有降低发生率。因此，对于心脏手术术后谵妄患者，可酌情使用抗精神病药物或右美托咪定，但仍需更进一步的研究证实其有效性及安全性。

2. **术后认知功能障碍（post-operative cognitive dysfunction，POCD）**　关于 POCD 与心脏手术的关联的研究存在很多争议，不同研究有不同的对 POCD 的诊断方法造成其研究结果的异质性，另外，大多数行瓣膜手术及其他心脏外科手术的患者在术前并未做认知功能测试，因此当术后出现认知功能下降是否可描述为 POCD 有很大的争议。POCD 发病机制未完全明了，研究显示，POCD 可能与遗传、tau 和 β 淀粉样蛋白等标志物、炎性标志物以及其他生物标志物、隐匿性卒中和瓣膜手术过程中颅内低灌注相关。关于 POCD 的治疗，50% 患者会自行缓解，无法自行缓解的尚无有效治疗方式，研究显示，镁、利多卡因、吡拉西坦、缺血预处理、术中轻度低温及避免体外循环（off-pump CABG）均未发现对术后认知功能下降的结果有显著影响。

四、总结

心脏和大脑息息相关，心脏外科手术后的神经系统并发症严重降低了手术的益处。卒中是心血管手术后的严重并发症,对生存和生活质量都有不利影响。了解包括瓣膜手术在内的心脏外科手术相关的神经系统并发症的危险因素和临床表现,对预防和治疗术后并发症、提高心脏手术的综合效益有着重要的意义。

（作者:曾锐;审校:陈蕾　陈正举）

参 考 文 献

[1] GOTTESMAN R F,MCKHANN G M,HOGUE C W. Neurological complications of cardiac surgery[J]. Semin Neurol,2008,28(5):703-715.

[2] SPAZIANO M,FRANCESE D P,LEON M B,et al. Imaging and functional testing to assess clinical and sub-clinical neurological events after transcatheter or surgical aortic valve replacement:a comprehensive review [J]. J Am Coll Cardiol,2014,64(18):1950-1963.

[3] MCDONAGH D L,BERGER M,MATHEW J P,et al. Neurological complications of cardiac surgery[J]. Lancet Neurol,2014,13(5):490-502.

[4] HILLIS L D,SMITH P K,ANDERSON J L,et al. 2011 ACCF/AHA Guideline for Coronary Artery Bypass Graft Surgery:executive summary:a report of the American College of Cardiology Foundation/American Heart Association Task Force on Practice Guidelines[J]. Circulation,2011,124(23):2610-2642.

[5] Society of Thoracic Surgeons Blood Conservation Guideline Task Force,FERRARIS V A,BROWN J R,et al. 2011 update to the Society of Thoracic Surgeons and the Society of Cardiovascular Anesthesiologists blood conservation clinical practice guidelines[J]. Ann Thorac Surg,2011,91(3):944-982.

第二节　冠状动脉介入治疗相关神经系统疾病

一、概述

经皮冠状动脉介入治疗(percutaneous coronary intervention,PCI),是指经心导管技术疏通狭窄甚至闭塞的冠状动脉管腔,从而改善心肌的血流灌注的治疗方法,自 1977 年 Andreas Gruentzig 开展首例 PCI 至今已有四十余年的发展历史,主要包括经皮冠状动脉球囊血管成形术(percutaneous coronary angioplasty,PTCA)、冠状动脉支架植入术和冠状动脉消斑术。

（一）经皮冠状动脉球囊血管成形术

PTCA 采用股动脉或桡动脉途径,将指引导管送至待扩张的冠状动脉口,再将相应大小的球囊沿导引钢丝送到狭窄的节段,根据病变的特点用适当的压力和时间进行扩张,达到解除狭窄的目的。

但单纯 PTCA 发生冠状动脉急性闭塞和再狭窄的发生率较高。急性闭塞多见于术后 24 小时内,发生率在 3%~5%,可导致患者急性心肌梗死,甚至死亡。再狭窄一般发生于术后 6 个月内,发生率在 25%~50%,患者会再次出现心绞痛症状,多需再次血运重建,主要机制为平滑肌细胞增殖、纤维化内膜增生(fibrointimal hyperplasia)或新生内膜增殖(neointimal proliferation)以及弹性回缩(elastic recoil)。一般将术后管腔直径减小 50% 以上定义为再狭窄。在 PTCA 时代,其发生率为 25%~50%,桥血管病变成形术后发生率更高。若术后心绞痛或缺血再发,往往需要再次血运重建。由于以上的局限性,目前已很少单独使用。为克服球囊成形术后急性闭塞等局限性,20 世纪 80 年代,先后诞生了两项关键性的技术,即冠状动脉消斑术和支架术(包括药物洗脱支架)。

药物洗脱球囊(drug-eluting balloon,DEB)是近年来介入心脏病学的重要进展之一。DEB 在扩张时,能往局部释放抗增生药物,后者可直接扩散至血管壁,从而达到降低再狭窄的作用。由于药物洗脱支架无法将抗增生药物导入整个血管壁,其金属支架血管覆盖率一般仅为 15% ~ 20%,其在支架壁之间可能出现细胞增生,而 DEB 的血管覆盖率可达 100%,能将药物导入整个血管壁,因而,DEB 在某些方面上也存在一定的优势。初步研究显示,DEB 有望在支架内再狭窄、小血管长病变等的处理中发挥重要作用。

(二)冠状动脉支架植入术

冠状动脉支架能有效地处理夹层,提供机械支撑,减轻弹性回缩和与再狭窄有关的血管重塑,使 PCI 有显而易见的优势。自 1986 年用于临床以来,支架术已成为支撑和引导 PCI 持续健康发展的关键性技术。

冠状动脉支架植入术将以不锈钢或合金材料制成的网状带有间隙的支架置入冠状动脉内狭窄的节段支撑血管壁,维持血流通畅,可减少 PTCA 后的血管弹性回缩,并封闭 PTCA 可能产生的夹层,大大减少了 PTCA 术中急性血管闭塞的发生。但由于支架置入部位内膜增生性改变,术后支架内再狭窄仍是主要的问题。早期应用的是裸金属支(bare metal stent,BMS)术后 6 个月内再狭窄率为 20% ~ 30%。DEB 在裸支架的金属表面增加具有良好生物相容性的涂层和药物,此种支架置入后,平滑肌的增生被抑制,使再狭窄进一步降低(10%以下)。

DES 的问世使困扰介入领域十余年的支架再狭窄问题基本得以解决。然而,随着临床资料的不断积累和研究的逐渐深入,DES 使血管内皮化延迟而造成支架内血栓发生率较高,可能导致心肌梗死甚至死亡等严重后果。大量研究发现,DES 晚期血栓可能与多聚物残留、支架贴壁不全等多种因素相关。

(三)经皮冠状动脉消斑术

冠状动脉消斑术旨在移除冠状动脉斑块,主要包括冠状动脉内旋磨术(rotational atherectomy),冠状动脉腔内定向旋切术(directional coronary atherectomy,DCA)、腔内切吸(transluminal extinction)与准分子激光成形术(excimerlaser angioplasty)等。上述技术旨在避免对血管壁造成损伤,以期降低急性闭塞和再狭窄的发生率。然而,大量的早期研究显示,尽管急性闭塞明显减少,再狭窄率却仍无明显降低。此外,上述器械也存在费用较高、使用不方便和不易到达远端血管等缺点,因而其临床应用受限。

此外,广义的消斑术还包括切割球囊、双导丝聚力球囊等,前者在球囊扩张时有 3~4 枚刀片从球囊表面伸出,能有效切割病变斑块,目前主要用于支架术前的病变准备。

二、冠状动脉介入治疗与神经系统疾病

冠心病(coronary heart disease,CHD)是最常见的心脏疾病,近年来发病率和病死率持续增长,严重危害着人类健康,已经成为一个全球性的公共健康问题。冠状动脉介入治疗(percutaneous coronary intervention,PCI)可有效缓解冠状动脉狭窄及闭塞,具有并发症少、创伤小的特点,已成为临床治疗冠心病的主要方法之一。随着器械的改进和技术的提高,PCI 围手术期并发症的发生率已降至较低水平,其发生率为 1% ~ 5%,院内死亡率从早期的 1.4% 降至 1.1% ~ 1.27%。然而,PCI 相关的并发症依然不容忽视,必须充分予以重视。PCI 相关并发症主要包括血管并发症、死亡、心肌梗死、慢血流与无再流、夹层与急性闭塞、痉挛、穿孔、卒中、急诊 CABG、循环崩溃等。本节主要针对 PCI 相关的神经系统疾病进行

介绍。

（一）PCI 与脑血管意外

脑血管意外是经皮冠状动脉介入治疗后最严重的并发症之一。研究表明,高龄、高血压、糖尿病、卒中史、肾衰竭、心力衰竭、主动脉内球囊反搏(intra-aortic balloon pump, IABP)、紧急冠状动脉造影等是 PCI 后脑血管意外的危险因素。随着药物和各项技术的提高,PCI 操作安全性也在提高,但由于 PCI 在高风险人群的应用增多,术后脑血管意外(PCI-related cerebralvascular accidents, PCI-CVA)发生风险并未降低。文献报道的 PCI-CVA 发生率为 0.18%~0.44%,多为缺血性脑卒中(约为 0.22%),而出血性脑卒中发生率为 0.06%~0.22%。PCI-CVA 提示预后不良,其住院死亡和主要心血管事件的发生率分别高达 37.2% 和 57.1%。

【发生机制】

PCI-CVA 的发生机制尚不明确,仍需进一步研究。目前认为 PCI 后缺血性卒中主要是由脑微栓子造成。微栓子的来源包括以下几种:①导管在主动脉中前进使粥样硬化斑块脱落。众所周知,主动脉弓的动脉粥样硬化斑块是卒中复发的独立预测因素,特别是主动脉弓厚度超过 4mm 的未钙化斑块与卒中复发及新的血管事件相关。当进行冠状动脉造影时,导管需经桡动脉或股动脉途径通过主动脉弓前进,因此,在导管通过主动脉前进时,主动脉弓、邻近的颈动脉和椎动脉的动脉粥样硬化斑块可能成为潜在的栓子来源。②导管内或导管表面原位血栓的形成。③PCI-CVA 患者相比未发生 CVA 的患者手术操作时间更长,时间延长使导管尖端更容易形成血栓,且增加了斑块脱落的风险。④脑动脉空气栓塞。⑤与导丝操作有关的动脉内膜剥离和来源于断裂导丝的金属栓子。另外,目前认为除微栓子能导致 PCI 后缺血性卒中外,其他如围手术期低血压;严重颈动脉或椎管狭窄也可引起缺血性卒中。

对于 PCI 后脑出血,许多学者则认为主要和肝素抗凝治疗及重组组织型纤溶酶原激活剂(recombinant tissue plasminogen activator, rt-PA)溶栓治疗有关。也有学者认为脑出血也与血压有关,当收缩压/舒张压大于 140/100mmHg,脑出血风险相对增高。另外,若患者合并血小板减少症,也会增加脑出血风险。

【危险因素】

研究报道的 PCI-CVA 相关因素有高龄、吸烟、糖尿病、脂代谢紊乱、静脉移植物干预(冠状动脉搭桥术后移植静脉再次进行介入手术)、使用主动脉内球囊反搏(intra-aortic balloon pump, IABP)、心房颤动、稳定型心绞痛、不稳定型心绞痛/非 ST 段抬高型心肌梗死、ST 段抬高型心肌梗死、充血性心力衰竭、肾功能不全、椎动脉发育不良、既往脑血管意外史及既往心肌梗死等,但各项研究之间独立危险因素仍然存在很大分歧。年龄和卒中史在多项研究中都被认为与 PCI 术后发生脑血管意外具有显著相关性。研究显示有卒中史的患者 CVA 发生率高于无卒中史的患者。随年龄增长,CVA 发生率增加,≥80 岁患者的发生率是<50 岁患者的 9 倍,≥80 岁且有卒中史的发生率是<50 岁且没有卒中史的 19 倍。性别、体重等因素是否为 PCI-CVA 的危险因素不同研究间仍存在分歧。患者的情况决定了 PCI 手术的风险,虽然大多数危险因素都无法改变,但可以评估患者的危险因素,若风险过高,可以通过对危险因素进行干预以降低 PCI-CVA 的发病率。

【临床特征】

PCI-CVA 往往发生在操作过程中或操作后 24 小时以内。缺血性卒中和颅内出血常常表现为视觉障碍、失语症、构音障碍、偏瘫、精神心理状态改变等。相反蛛网膜下腔出血常表现为头痛、意识障碍等。出血性卒中常突然起病,病情常在几分钟至数小时内达到高峰,患者可表现出局灶性神经功能缺损症状,因血肿的位置和出血量不同而各异,由于颅内压升高,常有头痛、呕吐和不同程度的意识障碍(嗜睡或昏迷),其中脑干出血患者可迅速昏迷甚至死亡,发病后患者血压往往明显升高。发病时功能障碍等达到最大程度,过程中可出现症状波动,提示缺血性卒中;症状、体征随时间加重,颅内压逐渐升高提示出血性卒中。缺血性卒中症状、体征常与病灶、血管分布范围相一致。无症状性脑梗死又称静止性脑梗死,是脑梗死的一种特殊类型。一般认为患者既往无脑梗死病史,临床上无自觉神经系统症状,神经系统查体无神经系统定位体征,但脑 CT 扫描、脑 MRI 检查发现有脑梗死病灶,临床上称为无症状脑梗死。研究通过弥散加权磁共振成像(diffusion weighted-magnetic resonance imaging,DW-MRI)发现,PCI 术后有 2%~22% 患者出现脑栓塞而表现为无症状脑梗死。

【预防与治疗】

1. **出血性卒中(hemorrhagic stroke)** 迄今针对 PCI 围手术期脑出血的具体处理措施尚未达成共识,相比于脑梗死和蛛网膜下腔出血,脑出血目前仍无确切改善预后的治疗进展。多学科协作,专科会诊,明确是否有手术指征,积极防治脑出血并发症十分必要。脑出血急性期后,还应同神经科密切协作,决定是否继续应用双联抗血小板或单一抗血小板药物。

识别脑出血高危患者是预防出血的关键。所有患者 PCI 术前均应评估出血风险,建议用 CRUSADE 评分评估出血风险。对脑出血高风险患者(如高龄、未控制的高血压、既往脑血管病史、糖尿病、肾功能不全、有出血史及低体重等),围手术期优先选择出血风险较小的抗栓药物,如比伐卢定、磺达肝癸钠等。PCI 中根据体重调整抗凝药物剂量;监测活化凝血时间,以避免过度抗凝治疗。对出血风险高的患者,双联抗血小板药物治疗时程要相应缩短。

事件发生后应尽快完成出血与缺血双评估,在选择合理止血方案的基础上,决定后续抗栓治疗策略。指南推荐,由于服用维生素 K 拮抗剂而导致国际标准化比值(INR)升高的患者,应停用维生素 K 拮抗剂,补充维生素 K 依赖的凝血因子,纠正 INR,并静脉应用维生素 K;凝血酶原复合物比新鲜冰冻血浆并发症更少,纠正 INR 更为迅速,可优先考虑。对于服用过达比加群、利伐沙班或阿哌沙班者,考虑采用凝血因子Ⅷ旁路活性抑制剂、其他凝血酶原复合物或者重组活化的凝血因子Ⅶ治疗;如果起病前 2 小时内服用上述抗凝药,可考虑使用活性炭;服用达比加群的患者可考虑血液透析。应用肝素者可采用鱼精蛋白治疗。至于是否停用抗血小板药物治疗仍有争议,有研究认为抗血小板药物不会导致血肿扩大及影响预后,但也有文献报道阿司匹林用药史是血肿持续扩大的独立预测因子。因此抗血小板药物的调整需综合分析、个体化治疗,建议通过 CT 动态观察(发病 3 小时内、发病后 8 小时和 24 小时复查):①出血量小且无继续出血,或仅在影像学上发现新发出血,对预后影响不大者可根据病情考虑停用阿司匹林,继续服用氯吡格雷;或严密观察下继续双联抗血小板药物治疗,阿司匹林用量 75~100mg/d;或停用双联抗血小板药物 5~7 日。②脑出血量大,导致患者生命体征紊乱或经评估有极大死亡风险,或脑出血量较大,引发新的神经功能损伤,并极有可能导致患者残疾,立即停用所有抗血小板药物和抗凝药物。③脑出血伴有消化道出血者,建议停用阿司匹林。

2. **缺血性卒中(ischemic stroke)** 冠心病和缺血性卒中均为动脉粥样硬化常见并发

症,其基本病因是动脉粥样硬化。急性期治疗为再灌注治疗,应用溶栓治疗及时恢复血流是及时挽救尚未完全梗死的缺血心脑组织的最有效方法。针对急性缺血性脑卒中来说,时间窗较窄,自出现卒中症状 4.5 小时内无禁忌证者可行溶栓治疗,静脉注射 rt-PA,需警惕出血风险;出现卒中症状≥4.5 小时患者目前采用的是动脉内溶栓,但仍要求时间<6 小时。研究表明,起病后间隔越长时间溶栓,临床效果越差。由导管或导丝形成的新鲜血栓所致的脑栓塞者被视为理想溶栓对象。但需注意的是,有的栓子成分不适于溶栓治疗,例如钙化斑块或者空气栓塞。除外溶栓治疗,对于不符合溶栓且无禁忌证的患者,应尽早给予抗血小板治疗。IST 研究和 CAST 研究证实,使用阿司匹林治疗缺血性脑卒中可获益。对阿司匹林不耐受的患者,可考虑选用氯吡格雷等进行抗血小板治疗。在溶栓、抗血小板治疗过程中需注意梗死灶出血转化,研究显示脑梗死出血转化发生率为 8.5% ~30.0%,有症状者为 1.5% ~5.0%。心源性栓塞、大面积脑梗死、年龄>70 岁、应用抗栓药物(尤其抗凝药物)和溶栓治疗等会增加出血转化风险。对于有症状的出血转化应停用抗栓药物,其治疗与对脑出血的处理相同。

【临床转归】

PCI-CVA 短期死亡率高,为 19% ~37%,在 PCI 相关的院内死亡中占有重要比例。需要强调的是,出血性卒中组的短期死亡率显著高于缺血性卒中和短暂性脑缺血发作。PCI-CVA 患者长期生存率也比未发生 PCI-CVA 的患者差。研究表明有脑血管意外的绝大多数患者在出院后有持久的神经系统缺陷,对患者的预后和生活质量有重大影响。最常见的 PCI-CVA 的永久性神经功能缺陷依次为:运动或语言障碍、意识状态改变、视觉障碍、面神经麻痹。PCI-CVA 患者住院时间更长,平均为 10.3 天,而 PCI 后未发生 CVA 的患者平均住院时间为 2.4 天。除了对临床转归的重大影响,围手术期脑卒中对患者的经济状况也有很大影响,患者术后住院时间延长,显著增加了费用。虽然目前的报道显示 PCI-CVA 的发生率低,但其死亡率高,且 PCI-CVA 患者短期、长期的转归较差,是 PCI 后危害极大的并发症。虽然目前已知的大多数危险因素无法干预,但我们可以通过优化药物治疗、减小导管口径、避免低血压、发明栓子滤过装置等措施降低 PCI-CVA 的发生率。

(二)PCI 与造影剂脑病

冠状动脉介入治疗开展中,由于碘造影剂引起的不良反应屡见报道。造影剂的不良反应大多数发生在用药后 5 分钟内,严重的致命不良反应 94% ~100% 发生在造影剂注射后 20 分钟内。碘造影剂最常见的不良反应是过敏反应,可表现为过敏性皮炎甚至过敏性休克;其次,造影剂肾病相对较多,肾功能受到损伤甚至衰竭;造影剂脑病(contrast-induced encephalopathy,CIE)是一种较少见的不良反应,据文献报道其导致的脑部损害主要有精神症状、颅内出血、无菌性脑膜炎、神经毒性脑病及皮质盲等。CIE 通常发生于注射造影剂后 2~13 小时,24~72 小时消失,发病率为 0.06%。通常认为造影剂肾病的高危因素同样也能促使 CIE 的发生,如高龄、男性、高血压病患者是高危人群,合并有肾功能不全或其他可导致造影剂清除减弱或脑功能损伤的疾病,也是出现 CIE 的高危因素。

造影剂的不良反应所引起的神经系统结构或功能短暂、可逆性异常,可出现一系列神经系统表现,包括局灶性神经功能缺损(偏瘫、偏盲、皮质盲、失语和帕金森病),以及全身的症状(意识模糊、痫性发作和昏迷)。造影剂影响脑神经的主要原因有:①造影剂的特异性反应使血细胞及血管内皮细胞释放组胺、5-羟色胺、缓激肽等介质,并发生抗原-抗体反应;②造影剂的物理化学特性可影响神经细胞功能;③造影剂本身可直接损伤脑细胞。

CIE 的确诊需排除其他介入相关的神经系统并发症,应与下列疾病相鉴别:①短暂性脑缺血发作。冠状动脉介入术中因导管需经由大动脉至冠状动脉口,有触碰血管壁导致血栓脱落形成大脑局灶短暂缺血、缺氧而引起意识障碍。②癔症发作。患者可因手术紧张出现癔症发作,但通常患者术前情绪良好,术中配合良好,自主交流,无过度呼吸、低钙抽搐等症状发生。

CIE防治中,对其预防是重点,术中应尽量少用造影剂,且使用非离子型、等渗或低渗的造影剂;术后应尽早充分水化,特别是对合并有高危险因素的人群;术后密切观察,及早发现并准确诊断,尽早处理,有效防止不可逆性损害的发生。针对其发病机制,目前较被认可的治疗措施主要为及时应用皮质激素抑制炎症反应,应用补液水化治疗、利尿药促进造影剂排泄,24小时总输液量2 000~3 000ml为宜,时间应为术前6~12小时开始至术后12~24小时。术后鼓励患者多饮水,24小时饮水量不小于1 500ml,分次饮用,每次以不引起腹胀为宜。尿量以术后2小时不小于600ml为佳。同时,进行甘露醇降低颅内压、改善脑循环等对症处理。绝大多数患者预后良好,一旦出现严重不良反应,应沉着冷静,迅速进入抢救流程,提高抢救成功率。

由于目前造影剂脑病相关文献研究仍有限,医护人员需要提高对造影剂诱发脑病不良反应的认识,积极做好预防措施并及时给予正确诊治,尽量减轻对患者的伤害,更好地开展临床工作。

(三)PCI与血管迷走神经反射

在冠状动脉造影和介入治疗当中,由于经皮冠状动脉的操作可能会诱发血管迷走神经反射,是一种危急的临床并发症,由多因素导致。由于人体的大动脉中拥有着丰富的末梢神经,其参与者血容量及血压的生理和病理调控,在心脏介入治疗的时候由于导管及介入的器械会直接损伤到心室以及大血管,从而通过动脉血管壁刺激,传导刺激信号,导致心肺感受器的兴奋性增加,浸润诱发迷走神经反射。另外在拔除鞘管的时候由于疼痛的刺激,从而使刺激作用于皮下中枢及下丘脑,通过刺激信号的传导使胆碱能神经的张力增加,迅速增加的张力会导致内脏及肌肉小血管的反应性扩张,引发心率减慢、血压下降,剧烈的疼痛同样也会诱发神经源性的休克。血管迷走神经反射常在行冠状动脉介入治疗手术过程中或术后拔除动脉鞘管时发生,表现为患者突然出现血压下降(收缩压<80mmHg),心率进行性减慢,同时伴有恶心、呕吐、面色苍白,出冷汗等症状,如纠正不及时可能会引起严重的后果。

血管迷走神经反射主要诱发因素为:①恐惧、紧张、焦虑等不良情绪易诱发血管迷走神经反射,因患者对治疗过程、方法、预后等的不了解而产生临床的不良情绪,进而造成脉搏加快、心率加速、入眠困难等,严重阻碍了心肌的血供和氧供,刺激缓激肽和前列腺素的释放,从而激发了心肺感受器并传入迷走神经。②拔管及拔管后的疼痛刺激作用于患者下丘脑及皮质中枢,增大了胆碱能神经张力,使肌肉小血管和内脏产生强烈的反射性扩张,进而引发心率缓慢、血压下降和血管迷走神经反射的发生,肥胖患者因动脉搏动不明显,局麻时可能因麻醉效果未达到而引发患者强烈疼痛,因此在拔管时应格外关注肥胖类患者,最好选择经验丰富的护理人员进行操作。③空腔脏器的扩张刺激和血容量不足都可能引发迷走神经的反射。

血管迷走神经反射若不及时治疗可严重危急患者生命,作为常见且危急的并发症,术前预防、有效的术后观察评估和积极的处理显得尤为重要。对高危患者应当密切观察病情,迅速给予规范化治疗。做好术前的宣教工作,减轻患者术前紧张的情绪,术前禁食时间不宜过长,并鼓励患者饮水,避免空腔脏器的压力刺入,术后血压偏低的患者给予血管收缩剂,若操作过程中及术后患者疼痛难忍，可以适当地给予局部麻醉，以减轻疼痛反应，冠状动脉介入检查和治疗中、后均需严密观察患者的反应和生命体征的变化，拔管前需维持静脉通道通畅，另外还要注意操作的手法，不易过猛，加压包扎也不宜太紧，以免产生疼痛，术中及术后给予密切的病情观察，及时做出急救处理，根据血压心率的情况，合理应用多巴胺、阿托品治疗。

（四）PCI 与心脏自主神经活性

冠心病患者心脏自主神经功能受损，心率变异降低。心率变异性（heart rate variability，HRV）是分析心脏自主神经对窦性心动周期微小调节而导致的窦性心动周期微小变化。窦房结受心脏自主神经即交感神经和迷走神经双重支配，心动周期的变化最终由交感神经和迷走神经张力平衡决定。HRV 可无创定量评价心脏自主神经功能。

PCI 治疗是冠心病的重要治疗措施之一，PCI 解除冠状动脉狭窄，即刻改善心肌血液供应，然而，研究表明 PCI 术后早期心率变异进一步降低，心脏自主神经功能受损更为明显，是血管意外的易发阶段，可能原因如下：①PCI 术可引起斑块破裂及微血栓形成，导致远端小血管及微血管堵塞，短期内加重心肌局部缺血，导致 HRV 降低。②心肌缺血再灌注损伤可能导致心脏自主神经功能平衡失调，导致 PCI 术后早期 HRV 降低。③可能与血管内皮细胞受损有关。球囊扩张导致斑块破裂及内皮细胞受损，从而释放一些血管活性物质，如 IL-6 升高，影响心脏自主神经功能，导致 PCI 术后早期 HRV 降低。

但是 PCI 术后早期心脏自主神经功能受损是一种暂时的改变，缺血的心肌在冠脉血运重建后一定时间内心肌功能明显恢复，控制及逆转心室重构，心脏功能明显改善，由此可减轻和逆转对心脏自主神经及其受体的刺激和损伤，从而使心脏自主神经功能进一步改善。

（五）PCI 与晕厥

PCI 术后可能发生心血管崩溃（cardiovascular collapse）而导致血管减压性晕厥（vascular decompression syncope）（血管迷走晕厥、直立性低血压伴晕厥、经心脏源性晕厥）。心血管崩溃指由于心脏和/或外周血管急性功能障碍导致的有效血流突然丧失，导致低血压、休克或晕厥。血管减压性晕厥通常可自发逆转。

PCI 失败时，下列 4 个变量对预测急性心血管崩溃具有重要价值：①受累心肌所占的百分比（受累的存活心肌>50%，左心室射血分数<25%）；②介入治疗前靶血管的狭窄程度；③多支血管病变；④病变血管弥漫性狭窄。

（作者：曾锐；审校：陈蕾）

参 考 文 献

［1］马长生，霍勇，方唯一，等.介入心脏病学［M］.2版.北京：人民卫生出版社，2012：682-690.

［2］胡大一，霍勇，高炜，等.中国经皮冠状动脉介入治疗指南（2016）［J］.中国心血管病杂志，2016，44（5）：382-390.

［3］WERNER N，BAUER T，HOCHADEL M，et al. Incidence and clinical impact of stroke complicating percutaneous coronary intervention：results of the Euro heart survey percutaneous coronary interventions registry［J］. Circ Cardiovasc Interv，2013，6（4）：362-369.

［4］IAKOVOU I，SCHMIDT T，BONIZZONI E，et al. Incidence，predictors，and outcome of thrombosis after successful implantation of drug-eluting stents［J］. JAMA，2005，293（17）：2126-2130.

［5］DAEMEN J，WENAWESER P，TSUCHIDA K，et al. Early and late coronary stent thrombosis of sirolimus-eluting and paclitaxel-eluting stents in routine clinical practice：data from a large two-institutional cohort study

［J］. Lancet,2007,369(9562):667-678.

［6］ GOLDBERG A,ZINDER O,ZDOROVYAK A,et al. Diagnostic coronary angiography induces a systemic inflammatory response in patients with stable angina［J］. Am Heart J,2003,146(5):819-823.

［7］ HOFFMAN S J,HOLMES D R,RABINSTEIN A A,et al. Trends,predictors,and outcomes of cerebrovascular events related to percutaneous coronary intervention:a 16-year single-center experience［J］. JACC Cardiovasc Interv,2011,4(4):415-422.

［8］ GUPTILL J T,MEHTA R H,ARMSTRONG P W,et al. Stroke after primary percutaneous coronary intervention in patients with ST-segment elevation myocardial infarction:timing,characteristics,and clinical outcomes ［J］. Circ Cardiovasc Interv,2013,6(2):176-183.

［9］ FUCHS S,STABILE E,KINNAIRD T D,et al. Stroke complicating percutaneous coronary interventions:incidence,predictors,and prognostic implications［J］. Circulation,2002,106(1):86-91.

［10］ Hamon M,Gomes S,Oppenheim C,et al. Cerebral microembolism during cardiac catheterization and risk of acute brain injury:a prospective diffusion-weighted magnetic resonance imaging study［J］. Stroke,2006,37 (8):2035-2038.

第三节　胸主动脉腔内修复术相关神经系统疾病

Dake 医生在 1994 年首次描述了运用支架型移植物治疗急性 Stanford B 型主动脉夹层的方法,称为主动脉腔内修复术(thoracic endovascular aortic repair,TEVAR)。该方法逐步广泛应用于主动脉相关疾病的治疗,包括胸主动脉夹层、胸主动脉瘤、胸主动脉壁内血肿、胸主动脉穿透性溃疡、假性动脉瘤以及外伤性胸主动脉破裂等的外科治疗。

TEVAR 术主要通过置入覆膜支架封闭主动脉夹层动脉内膜的原发第一破口,修复病变段动脉。主要作用包括:阻断真假腔之间的血流交通,扩张主动脉真腔;改善远端脏器、肢体血供;促使假腔内的血液血栓化和吸收钙化,降低因假腔扩大造成的主动脉破裂风险,促进主动脉重塑等。与传统外科手术相比,TEVAR 术避免了开胸、阻断主动脉、体外循环等创伤。大量临床研究显示,TEVAR 术较开放手术显著降低围手术期死亡率,有较好的近期疗效。但这一技术仍然存在发生各种围手术期严重并发症,甚至导致死亡的风险。其中,神经系统并发症的发生率为 5%～10%,主要包括脑卒中、截瘫、左上肢缺血和谵妄等。

（一）TEVAR 术相关脑卒中

【发病机制及临床表现】

既往研究提示 TEVAR 术后脑卒中(stroke)的发生率为 1%～3%,大部分的脑卒中发生在术后 24 小时内,通常认为多与手术操作有关,可能是多因素共同作用的结果。主要有以下两方面发生机制:①主动脉内血栓栓塞,多表现为前循环梗塞。一项针对 171 例患者的研究发现,既往有动脉粥样硬化,栓塞等病史的患者,发生围手术期脑卒中的可能性明显增加,这可能与高危患者的手术过程中,导管导丝等操作容易引起主动脉弓或头臂血管开口处斑块脱落有关。②脑缺血事件,多表现为后循环缺血,主要是由于术中左锁骨下动脉(LSA)开口被覆膜支架遮挡,引起左侧椎动脉供血不足,使得脑干及后循环血供不足,造成脑卒中。

在 TEAVR 手术中,为了使主动脉覆膜支架的近端及远端固定安全可靠,往往需要足够长度的健康主动脉区域,此区域即为锚定区。一般适用 TEAVR 的近端锚定区(即左锁骨下动脉至破口距离或动脉瘤近端瘤颈长度)至少需要 15mm。近 1/3 的 TEAVR 术近端锚定区位于主动脉弓上段。当主动脉支架的覆膜遮盖 LSA 开口,将影响左上肢、左基底动脉系、脊髓前动脉系血供。部分患者可能良好耐受,部分患者则可能出现脑缺血、左上肢窃血综合征、脊髓缺血等不良后果。LSA 开口被覆膜支架遮挡,还可能诱发术中低血压状态,如低血压持续时间过长也可能造成脑卒中。一项涉及 215 项临床研究的 meta 分析提示,LSA 是否重建直接影响到脑卒中的发生率,而著名的 GREAT 研究,在经过 8 年的真实世界观察后发现 LSA 是否被覆盖以及覆盖的程度是脑血管事件(CVA)以及脊髓缺血(SCI)的独立危险因素。

【治疗方案及原则】

针对可能原因进行预防性处理可以有效减少 TEVAR 脑卒中的发生,主要措施包括:术前充分评估主动脉弓及头臂血管病变情况;术中尽量减少操作及缩短控制性降尽压时间;操作避免遮挡左锁骨下动脉开口(可附加烟窗技术或头臂血管间转流技术)等。美国血管外科学会(Society for Vascular Surgery,SVS)发布了相关指南建议对高危患者进行 LSA 重建,同时建议对于 LSA 的血管重建和方法选择进行个体化考虑。

(二)TEVAR 术相关脊髓缺血

脊髓缺血(spinal cord ischemia,SCI)的发生率不高,但它是 TEVAR 术后最严重的并发症之一。临床常表现为双侧或者单侧下肢肢体运动/感觉功能障碍,以及直肠膀胱括约肌功能障碍。SCI 可以在术后即刻出现,也可以在患者经历了一段时间的正常脊髓功能后出现,即迟发性脊髓缺血。传统外科主动脉手术后 SCI 的发生率可高达 21%,TEVAR 术降低了这一风险。TEVAR 术后 SCI 的发生率为 2%~10%,大样本研究中这一比率波动在 5%,且不同类型主动脉疾病发生脊髓缺血的风险不同。有研究报道,在欧洲约 4.0% 的退行性主动脉瘤患者和 0.8% 的主动脉夹层患者 TEVAR 术后发生了脊髓缺血。

【发病机制及临床表现】

TEVAR 围手术期发生 SCI 是多因素共同作用的结果,主要包括:①肋间动脉血流受阻:TEVAR 术中,支架突然阻断了多根重要肋间动脉的血流,特别是根大动脉,是造成胸腰段脊髓血液灌注下降的重要原因,可能引起脊髓即时或延时性的缺血症状;血管腔内操作引起动脉粥样硬化斑块脱落栓塞了肋间动脉及其分支,也是脊髓缺血的潜在原因。②围手术期低血压:围手术期血流动力学波动是脊髓缺血的另一个重要危险因素。麻醉镇静等因素造成的血压下降,血管迷走反射,围手术期控制性降压等都会引起直接的血压下降。而阻断平面近端动脉压升高,又会导致脑血流增多,促进脑脊液分泌,脑脊液压升高。故脊髓灌注压在支架导入到释放的时间段内显著下降,严重影响脊髓血供。同时,血压波动对于侧支循环的供血影响较大。当外周动脉压大幅下降(控制性降压、支架释放时远端一过性低血压)时,肋间动脉、椎动脉、腰动脉及髂内动脉灌注量均减少,也可能引起脊髓灌注压下降,导致截瘫。③术中封闭左锁骨下动脉(LSA):LSA 供应脊髓前动脉,封闭后可能引起脊髓缺血。左右椎动脉颅内段各发出一脊髓前动脉,营养脊髓灰质(后角后部除外)、侧索与前索的深部。封闭 LSA,左侧椎动脉血流减少,进一步影响脊髓前、后动脉的血流,有可能引起截瘫。④支架长度的影响:TEVAR 术中支架覆盖主动脉的长度是截瘫的主要危险因素。Greenberg 于 2000 年首次提出将主动脉支架覆盖长度作为 SCI 的预测标准之一,并指出远端覆盖范围也是 SCI 的重要因素。由解剖学基础和既往研究的结果可知,支架封堵脊髓供血动脉是 TEVAR 后发生截瘫的主要机制。T_9~T_{12} 肋间动脉被认为是维持脊髓供血最为重要的几对肋间动脉。如果原发破口位置较低,位于 T_9~T_{12},支架置入后,很有可能封堵脊髓供血中最为重要的一支粗大的前根动脉,称为大前根动脉,也称 Adamkiewicz 动脉。此动脉起源变异较大,最高至

T_5,最低可至 L_3,75% 以上从 T_9 到 T_{12} 之间发出,从而使相应的脊髓节段出现灌注不良。研究表明,TEVAR 术后发生截瘫患者较非截瘫患者的主动脉覆盖长度普遍要长。而支架远端主动脉长度也与 SCI 发病率相关。因此,夹层破口位置及远端有无再破口、覆膜支架的长度、供应 Adamkiewicz 动脉的肋间动脉开口位置都是影响 TEVAR 术后截瘫发生率的关键因素。

【治疗方案及原则】

术前应当尽可能识别高危患者,消除高危因素,防止 SCI 的发生。高危因素包括:①计划置入长血管移植物,或移植物远端覆盖 $T_8 \sim L_1$ 节段;②既往曾接受外科手术或者腔内治疗修复胸主动脉或者腹主动脉;③同期进行腹主动脉修复术;④TEVAR 术中封闭优势椎动脉侧的锁骨下动脉;⑤髂内动脉闭塞;⑥术中或术后持续性低血压;⑦血红蛋白水平低、高龄、手术时间延长、肾功能不全、严重的胸主动脉粥样硬化也可能增加脊髓缺血的风险。

术中及术后对患者双下肢活动情况进行严密监测,早期发现早期干预能够避免缺血性损伤最终发展为梗死。相关研究表明,运动诱发电位(motorevoked potentials,MEPs),能够在 TEAVR 术中监测脊髓神经功能,推荐在整个手术中全程使用。

在围手术期使用脑脊液引流,是直接有效减少 SCI 发生的方法,这可能主要与脑脊液灌注压得到了有效提高有关。脊髓灌注压是平均动脉压(mean arterial pressure,MAP)与脑脊液(cerebrospinal fluid,CSF)压力的差值,可以从提高 MAP 和降低脑脊液压力两方面提高脊髓灌注压:①提高 MAP。脊髓缺血高危患者术后应维持 MAP 90mmHg 以上。为了维持理想的血压,首先应给予充分的容量,必要时可以使用缩血管升压药物。如果患者已经发生脊髓缺血事件,血压在可耐受的范围内还可以进一步提高。②降低脑脊液压力。最常用的方法是脑脊液引流。脑脊液引流通过术前预防性或者术后置入脑脊液引流管实现,维持术后 48~72 小时内脑脊液压力<10mmHg。实施脑脊液引流要注意预防相关并发症,包括中枢神经系统的感染、低颅压综合征、引流管脱落与断裂。通常引流速度应<10~15ml/h。当脊髓缺血发生但不具备脑脊液引流条件时,可以采用分次腰椎穿刺监测和控制脑脊液压力。中心静脉压高于脑脊液压力时,可能影响引流效果。长段 TEVER 手术术前可行预防性脑脊液测压引流。

激素也是对脊髓保护疗效确切的治疗方法之一,其机制包括稳定细胞膜和溶酶体膜,清除氧自由基,并改善脊髓微血管灌注,减轻脊髓水肿。在脊髓缺血损伤发生后早期可以使用大剂量激素,进行冲击治疗,可能部分甚至完全改善症状。

SCI 的一些其他治疗措施还包括改善全身的缺血缺氧状况、降低代谢、适当提高血色素水平改善氧供等。抗凝、扩血管、营养神经、降颅压等措施也可通过不同机制作用于脊髓缺血环节:抗凝、扩血管主要作用于脊髓供血动脉血栓化;神经营养旨在减小缺血时间过长引起的神经元损伤,促进细胞再生;患者肾功能正常时,适当地使用高渗性药物脱水降颅压可以进一步降低脊髓鞘内压力,提高脊髓灌注压。

（三）TEVAR 术相关谵妄

术后谵妄是围手术期脑功能紊乱的表现形式之一,是指患者术后数小时或数天内急性出现的特殊的意识障碍,表现为患者的觉醒水平、注意力、定向力、智能及情感等发生极大紊乱,常伴激惹、焦虑、恐惧、被迫害妄想等。TEAVR 术后谵妄的发生率为 2.4%~24.7%。

谵妄的具体诊断标准可参考《精神疾病诊断与统计手册(第 5 版)》(DSM-5)或《国际疾病分类(第 11 次修订本)》(ICD-11)。但上述评分复杂,目前临床推荐使用意识模糊评估法

(confusion assessment method,CAM,表 3-3-1)或重症监护病房 CAM(CAM-ICU)作为早期、快速筛查谵妄的工具。

表 3-3-1　CAM 谵妄诊断标准

1. 意识状态的急性改变且病情反复波动
2. 注意力不集中
3. 思维紊乱
4. 意识水平改变

患者同时符合标准 1、2、3,或者同时符合标准 1、2、4,即可诊断谵妄

TEAVR 术后谵妄主要可以通过预防性治疗给予改善。术前给予充分的心理安慰,改善患者心理状态;术中避免使用容易诱发谵妄的药物,尽量维持血流动力学稳定;术后减少引起谵妄的诱因,加强疼痛管理、改善低氧血症、防治感染、纠正内环境紊乱等;改善睡眠,改善医疗环境,避免不良刺激。家人和亲友的陪伴对防治谵妄也有一定的积极作用。

在谵妄的药物治疗方面,应避免常规使用苯二氮䓬类药物,必要时可使用小剂量氟哌啶醇和非典型抗精神病药物治疗。对于酒精滥用患者,术前可使用长效的苯二氮䓬类药物、α_2 肾上腺素能受体激动剂和抗精神病药物预防术后谵妄。因酒精戒断导致术后谵妄患者,首选苯二氮䓬类药物,其次考虑使用 α_2 肾上腺素能受体激动剂和抗精神病药物。对于苏醒期谵妄,苯二氮䓬类药物可能是一个诱发因素,需引起注意。除非患者出现激越行为,威胁到自身或他人安全,并且非药物治疗无效时,可使用抗精神病药物改善患者的精神行为异常。

(四)TEVAR 术相关上肢缺血

患者行 TEVAR 术后上肢缺血可表现为无症状的血流减少,脉搏减弱,一侧上肢血压明显降低等;部分患者可出现上肢发凉、麻木感或者活动稍受限;极少数患者伴有上肢疼痛;上述症状多出现在左上肢。当肢体出现缺血症状时,是立刻重建肢体血供还是暂时采取保守治疗仍存在很多争议。既往研究显示,绝大部分患者经过保守治疗,症状能够得到明显改善,仅 1%~4% 的症状明显患者需要再次手术治疗,使用血管扩张药物可明显改善症状。

(作者:范景秀　余惠;审校:陈蕾)

参 考 文 献

[1] GRABENWÖGER M,ALFONSO F,BACHET J,et al. Thoracic Endovascular Aortic Repair(TEVAR)for the treatment of aortic diseases:a position statement from the European Association for Cardio-Thoracic Surgery (EACTS) and the European Society of Cardiology(ESC),in collaboration with the European Association of Percutaneous Cardiovascular Interventions(EAPCI)[J]. Eur Heart J,2012,33(13):1558-1563.

[2] GUTSCHE J T,CHEUNG A T,MCGARVEY M L,et al. Risk factors for perioperative stroke after thoracic endovascular aortic repair[J]. Ann Thorac Surg,2007,84(4):1195-1200.

[3] VON ALLMEN R S,GAHL B,POWELL J T. Editor's Choice-Incidence of Stroke Following Thoracic Endovascular Aortic Repair for Descending Aortic Aneurysm:A Systematic Review of the Literature with Meta-analysis [J]. Eur J Vasc Endovasc Surg,2017,53(2):176-184.

[4] PIAZZA M,SQUIZZATO F,MILAN L,et al. Incidence and Predictors of Neurological Complications Following Thoracic Endovascular Aneurysm Repair in the Global Registry for Endovascular Aortic Treatment[J]. Eur J Vasc Endovasc Surg,2019,58(4):512-519.

[5] WEIGANG E,PARKER J A,CZERNY M,et al. Should intentional endovascular stent-graft coverage of the left subclavian artery be preceded by prophylactic revascularisation？ ［J］Eur J Cardiothorac Surg,2011,40(4)：858-868.

[6] BUTH J,HARRIS P L,HOBO R,et al. Neurologic complications associated with endovascular repair of thoracic aortic pathology：Incidence and risk factors. a study from the European Collaborators on Stent/Graft Techniques for Aortic Aneurysm Repair(EUROSTAR)registry［J］. J Vasc Surg,2007,46(6)：1103-1111.

[7] LEE W A,MATSUMURA J S,MITCHELL R S,et al. Endovascular repair of traumatic thoracic aortic injury：clinical practice guidelines of the Society for Vascular Surgery［J］. J Vasc Surg,2011,53(1)：187-192.

[8] CHUNG J C,LODEWYKS C L,FORBES T L,et al. Prevention and management of spinal cord ischemia following aortic surgery：A survey of contemporary practice［J］. J Thorac Cardiovasc Surg,2020,163(1)：16-23. e7.

[9] ULLERY B W,CHEUNG A T,FAIRMAN R M,et al. Risk factors,outcomes,and clinical manifestations of spinal cord ischemia following thoracic endovascular aortic repair［J］. J Vasc Surg,2011,54(3)：677-684.

[10] CZERNY M,EGGEBRECHT H,SODECK G,et al. Mechanisms of symptomatic spinal cord ischemia after TEVAR：insights from the European Registry of Endovascular Aortic Repair Complications(EuREC)［J］. J Endovasc Ther,2012,19(1)：37-43.

[11] LEURS L J,BELL R,DEGRIECK Y,et al. Endovascular treatment of thoracic aortic diseases：combined experience from the EUROSTAR and United Kingdom Thoracic Endograft registries［J］. J Vasc Surg,2004,40(4)：670-680.

[12] WONG C S,HEALY D,CANNING C,et al. A systematic review of spinal cord injury and cerebrospinal fluid drainage after thoracic aortic endografting［J］. J Vasc Surg,2012,56(5)：1438-1447.

第四节　心脏移植相关神经系统疾病

一、概述

心脏移植(heart transplantation)是将供者的心脏植入到受者胸腔或其他部位,部分或完全代替受者的心脏功能,以维持受者的循环功能的稳定,达到改善受者生活质量,延长生命的目的。心脏移植手术后神经系统并发症(neurological complications,NC)是其常见而且危害极大的并发症之一。目前,神经系统并发症主要包括脑卒中(stroke)、缺血缺氧性脑病(hypoxic ischemic encephalopathy,HIE)、谵妄、术后认知功能障碍(post-operative cognitive dysfunction,POCD)、焦虑及抑郁等。神经系统并发症的发生,降低了心脏移植手术质量,增加了患者术后致残率、病死率,严重影响患者的术后生活质量。国内外研究表明神经系统并发症的发生机制主要与栓塞和低灌注有关,术前脑血管评估对降低术后神经系统并发症至关重要。

二、临床特征与治疗

(一) 心脏移植与脑卒中

【概述】

脑卒中(stroke)是各种原因引起的脑血液循环障碍性疾病,又称"脑血管意外",是神经系统疾病中的最常见的疾病。脑卒中因发病机制不同分为缺血性卒中和出血性卒中,其中缺血性卒中是死亡和致残的主要原因之一。

【发病机制】

心脏移植后脑卒中的发生可划分为移植前、围手术期和移植后三个时期。

1. 移植前期　①患者心脏的病理基础和血流动力学改变；②循环系统的各种暂时性机械支持（如人工瓣膜、人工心脏和主动脉内球泵）；③高血压；④脑卒中史。

2. 围手术期　①术前和体外循环时心脏移植受体的反复抗凝。②体外循环的应用，使危险性倍增，尤其是易将气体或微栓带入循环（前两者是主要因素）。③其他因素：如供体心脏内的低灌注和附壁血栓的播散、脂肪栓塞、原有脑动脉硬化的加剧；术中心脏损伤、移植中主动脉血栓性心搏停止和继发于术前抗凝未完全逆转的出血等。

3. 移植后期　①免疫抑制剂如环孢菌素可的松的使用增加了感染发生率；②菌血症、多器官衰竭、氮血症、播散性血管内凝血、肝肾功能障碍和各种代谢性异常。

【诊断】

神经影像学检查是脑卒中的重要辅助诊断手段，包括头颅多普勒超声（TCD）、计算机断层扫描（computed tomography，CT）、磁共振成像（magnetic resonance imaging，MRI）等，其中MRI是诊断脑卒中安全、可靠的方法，是目前脑卒中影像学诊断的"金标准"，可以了解具体脑损伤部位、范围及其周围脑水肿情况。近年开展的一些MRI相关的新技术，如弥散加权成像（diffusion weighted imaging，DWI）、磁共振血管造影（magnetic resonance angiography，MRA）等，可以明确检测到细胞内水肿，发现脑卒中后数小时之内的病灶，弥补了常规MRI检测的不足，可以对小病灶性脑卒中进行早期诊断。

【治疗】

心脏移植术后发生脑卒中是由多种因素综合作用的结果，必须在积极预防的基础上，适度采取抗凝、抗血小板聚集等预防和治疗相结合的措施。由于患者疾病的多样性，不同患者的不同状态均应区别对待，尽量达到综合及个体化治疗。对于出血性卒中，若达到手术指征则考虑手术治疗挽救生命，否则可行监测生命体征、控制血压、止血、神经营养等措施保守治疗。

（二）心脏移植与缺血缺氧性脑病

【概述】

缺血缺氧性脑病（hypoxic-ischemic encephalopathy，HIE）是指因心搏呼吸骤停、长时间低血压等各种原因所导致的脑缺血缺氧性损害和由此引发的一系列神经精神症状的综合征。

【发病机制】

大脑在缺氧情况下，由于能量来源不足，脑细胞不能维持细胞膜内外的离子浓度差，脑细胞的氧化代谢功能受到损害。缺氧时脑血管的自动调节功能降低，脑血流灌注易受全身血压下降影响而减少；血管周围的星形细胞肿胀和血管内皮细胞水泡样变性，使管腔变窄甚至闭塞。当脑血流恢复后血液仍不能流到这些缺血区，造成区域性缺血或梗塞，以后发展致脑实质不可逆性损害。缺氧时血管通透性增加，某些代谢产物在组织内积聚，以及抗利尿激素分泌增加等因素，形成脑水肿，使颅内压增高，脑血流进一步减少，引起严重的脑细胞代谢障碍，以后形成脑萎缩。再灌注损伤在HIE发病中的作用日益受到重视，当脑组织由低灌注转移到再灌注时，会出现脑水肿、神经细胞代谢紊乱等一系列病理生理改变。

【诊断】

影像检查（CT、MRI、头颅超声、脑电图等）进一步明确HIE病变的部位和范围，确定有无颅内出血和出血类型,动态系列检查[血清酶活性测定(serum enzyme activity assay)、脑脊液(CSF)检查等]对评估预后有一定意义。

【治疗】

通过不同途径促进神经细胞代谢功能,防止或减轻各种病理刺激对神经细胞造成的损伤,从而恢复神经功能。

1. **支持疗法**　维持血气 pH、心率、血压、血糖等在正常范围。

2. **对症处理**　①降低颅内压;②控制惊厥;③消除脑干症状。

3. 脑细胞代谢赋活剂等药物治疗

4. 高压氧治疗

(三) 心脏移植与精神障碍

【概述】

术后精神障碍(postoperative psychiatric disorders)是指术前无精神异常的患者术后出现大脑功能活动紊乱,导致认知、情感、行为和意志等不同程度障碍。

【发病机制】

1. **体外循环**　体外循环(extracorporeal circulation)的非搏动性血流对大脑血液循环造成一定程度的影响。脑血流的多少主要依赖于脑代谢的需求,使脑血流与脑组织耗氧量匹配。血中二氧化碳含量增加,可显著地扩张血管,增加脑血流的同时也破坏了脑血流自身调节机制,增加颅内压及脑血管微栓形成的机会。脑缺血时出现全身炎性反应可引起急性神经元损伤,术中大量出血和输注库存血也是谵妄的促发因素之一。

2. **低氧血症**　心脏移植术后低氧血症(hypoxemia)亦是造成患者精神障碍的危险因素之一,而低氧血症严重程度、缺氧时间与精神障碍的严重程度密切相关。患者术后在使用呼吸机辅助呼吸的过程中,若通气过度会导致血液二氧化碳分压过低,使脑血管极度收缩,有效脑血流量减少,造成大脑缺氧。终末期心脏病患者心功能均为Ⅳ级,术前多合并心、肺功能不全、肺淤血或合并慢性肺部疾患,肺气体交换功能差、血氧饱和度低,易加重术后大脑供氧,术后早期更易出现精神障碍。

3. **手术创伤及药物刺激**　心脏移植手术作为一个重大创伤应激事件可导致患者出现严重的心理应激反应,使患者出现创伤后应激障碍(posttraumatic stress disorder,PTSD)。术后患者轻则出现紧张、焦虑,重则出现抑郁或恐惧等精神障碍。长时间低温体外循环手术需要一定的麻醉深度及麻醉时间,麻醉药物直接作用于中枢神经系统,也可成为术后精神障碍的促发因素。同时,由于供体心脏经过缺血再灌注损伤及体外循环打击,术后短期内需使用血管活性药物维持患者血压、心率,而大剂量血管活性药物对中枢神经系统有不同程度的不良影响,如肌肉震颤、抑郁、烦躁不安、谵妄等。此外,抗排斥药物与其他药物联合使用时也会影响患者术后的精神状态。

4. **心理因素及环境**　行心脏移植手术的终末期心脏病患者因手术的特殊性,术前易出现过度紧张,对手术有较大顾虑。过度内向、焦虑、胆怯的患者则更易发生精神障碍。同时,患者术后精神状态也受其家庭关系及家庭经济条件等多种因素的影响。

【诊断】

在临床工作中,可应用《精神障碍诊断与统计手册(第 5 版)》(DSM-5)和《国际疾病分类(第十一版)》(ICD-11)中的操作性诊断标准,使用相关检查量表进行标准化精神检查,辅助多轴诊断系统、心理测试、实验室检查进一步明确诊断。

【治疗】

根据患者病情制定个性化治疗方案,如患者伴有兴奋躁动、幻觉等症状,则可采用抗精神药物给予治疗,对于严重兴奋躁动者则采用氟哌啶醇肌内注射;对于意识障碍患者则给予促神经细胞代谢类药物;抑郁患者则采用三环类抗抑郁药,痴呆者采用改善脑代谢药物。

（四）体外循环和深低温停循环对神经系统的影响

1. 体外循环的影响　体外循环(extracorporeal circulation)是心脏手术中,血液通过上、下腔静脉或单根右心房插管的重力引流,进入人工心肺装置的静脉回流室里,经过氧合器和升主动脉插管被输入动脉的系统。体外循环通过对温度、血细胞比容、血压和流量的管理,维持患者在非生理状态下良好的细胞代谢。影响脑灌注的因素有:平均动脉压(MAP)、颅内压(ICP)、中心静脉压(CVP)、血流速度(血液稀释度)、血流特性(搏动性或非搏动性)、脑血管通畅度、脑血管阻力、脑血管的压力自动调节能力、血流-代谢偶联状态、血气的酸碱状态、脑组织的温度、药物和炎性反应的影响。高龄患者、高血压、糖尿病和脑血管病变的患者脑血流的自动调节能力减弱,脑血流量更依赖于脑灌注压(CPP)。

（1）灌注压力的影响:体外循环过程中低血压及血压波动过程可导致大脑灌注压力变化,引起脑缺氧性损害。正常情况下,平均动脉压(MAP)是维持脑灌流压的条件,也是脑组织血流自动调节的基本保证。当动脉压在 60～180mmHg 之间变化时,脑血流变化不大。体外循环过程中由于低温、$PaCO_2$、非搏动灌注等因素的存在,脑组织的自主调节范围可能下移或丧失。当平均动脉压低于 60mmHg 时,脑血管阻力下降,血管扩张,以保证其灌注流量。心血管反射和血液黏滞性的相应改变则影响平均动脉压改变,以适应脑组织的不同需要,这种调节往往影响全脑血流量。大脑血液循环受多种因素的影响,在这种调节下使脑组织不论外或内环境怎样变化,始终能有充分的血、氧供应,使代谢过程得以正常进行,这是脑循环之不同于其他组织循环的一个显著特点。对于高血压、冠心病、糖尿病、高龄患者体外循环中灌注压应保持较高。脑的灌注压(CPP)等于平均动脉压(MAP)减颅内压(ICP)。正常时CPP 50～130mmHg,MAP 50～150mmHg 脑血流维持自动调节状态。

（2）灌注流量的影响:体外循环过程中,可产生如下影响:①长时间的低流量灌注,会造成大脑灌注不足;②转流时间过长,造成血液破坏加重、血液过度稀释、微栓产生过多等,引起大脑的损害;③人工心肺机故障和操作失误;④转流技术上的问题,包括血液过度稀释、上腔静脉引流不畅、中心静脉压过高、主动脉插管位置或方向不当或合并左上腔静脉时术中将左上腔静脉结扎造成脑静脉血回流不畅等。体外循环中脑血流量受多种因素的影响,如低温、灌注流量、二氧化碳分压、药物、非搏动灌注等,脑血流量不完全依赖体外循环灌注流量和压力,在脑的自主调节机制存在的条件下,脑血流量可以保持恒定。一般认为深低温或高浓度二氧化碳时脑的自主调节机制丧失,此时脑血流量依赖体外循环灌注流量。长时间的低流量灌注可造成脑的供能不足。

（3）微栓和气栓的影响:脑栓塞(cerebral embolism)的原因可能是置管、注药或心内吸引时进入循环系统的空气形成的气栓。气栓不仅阻塞微循环,而且引起内皮细胞肿胀和损伤,蛋白膜形成,即使栓塞的气体较快吸收后,内皮的损伤将持续 90 分钟以上。颗粒微栓主要是脱落的动脉粥样斑块,也可能是小血栓、组织碎片、脂肪颗粒以及体外循环管道的硅胶管或聚乙烯管道的颗粒。通常在体外循环开始时、钳夹主动脉或开放主动脉钳及心脏开始射血时容易出现及栓塞。Stump D A 等和 Pugsley W 等观察到当大脑中动脉出现大于 100 个微栓时,79%的患者术后 7 天将出现神经精神功能紊乱,大脑中动脉出现大于 200 个微栓,

8.6%的患者术后8周出现神经精神功能紊乱,大脑中动脉出现大于1 000个微栓时,43%的患者术后8周出现神经精神功能紊乱。经头颅多普勒超声(TCD)和经食管超声(TEE)监测结果显示,在体外循环心脏手术中的患者均有不同程度的大脑栓塞。微栓的来源有组织碎片、粥样斑块的碎片、血栓等,气栓的来源主要有体外循环管道、手术野或心腔内等。少量的微栓和气栓不会造成大脑的明显损害,如果有大量的微栓或气栓则可以造成大脑的严重损害或危及患者的生命。体外循环过程中所形成的微栓、气栓造成大脑微动脉栓塞,导致大脑缺血性损伤。

(4) 血液稀释的影响:体外循环适度的血液稀释、血液黏滞度的下降有益于维持脑血流,改善微循环的灌注;血液过度稀释,血细胞比容下降至15%时,可能会遗留贫血症状,如注意力不集中、近期记忆力消失,但较少引起意识丧失。体外循环中由于血液黏滞度的下降和血管扩张作用,脑血流量(CBF)增加,足以代偿氧合血红蛋白稀释引起的血氧浓度下降,使氧供基本不变,大脑功能保持稳定。Kiyoyuki等发现脑缺血模型的犬在脑栓塞3小时后行轻度血液稀释有助于减少梗塞面积,而栓塞后6小时行血液稀释是无益的,甚至有害。犬在中重度血液稀释联合腺苷降压后,CBF下降,其中脑皮质血流量下降了37%,出现了氧供不足,应值得引起临床注意。

(5) 动脉血气电解质的影响:①动脉血氧分压(PaO_2)的影响:体外循环中PaO_2的变化很大,一般在100~600mmHg之间变化,采用鼓泡式氧合器时PaO_2会更高。早期研究结果显示过高的PaO_2可以引起大脑血管痉挛,最近的研究结果显示在低温情况下,高浓度的PaO_2有利于大脑组织摄取物理性溶解氧。②动脉血二氧化碳分压($PaCO_2$)的影响:体外循环中$PaCO_2$的变化直接影响大脑的血流。在采用pH稳态(温度校正)的时候,如果血中二氧化碳(CO_2)含量增多,可以显著地扩张血管,增加脑血流,但破坏了脑血流的自主调节机制,使脑血流与脑氧耗量失调;脑血流直接受平均动脉压、灌注流量的调节,易产生脑组织的奢侈灌注,增加颅内高压和脑血管微栓形成的机会,损伤脑血管内皮;部分脑血管病患者会产生窃血现象。在采用a稳态(非温度校正)的时候,可维持更生理的脑血流灌注,使脑血流和脑代谢率的相匹配。近年来发现,低温时pH稳态能够维持脑血流的自动调节,能够维持脑血流与脑氧耗的偶联,避免脑充血,减少脑微栓的量。而pH稳态与a稳态相比$PaCO_2$高20mmHg,呈现相对性高碳酸血症(hypercapnia)。$PaCO_2$每升高1mmHg,脑血流量增加4%,因此,pH稳态时,脑血流增加,脑微栓量增加。③低温体外循环时,酸碱对体外循环心脏直视手术后的神经精神功能状态有重要的影响。体外循环中代谢性酸中毒多为乳酸酸中毒,原因可能为灌注流量偏低、血液氧合不良、血液过度稀释、微循环功能障碍,酸中毒对中枢神经产生抑制作用,并进一步加重脑组织的缺氧。

2. 深低温停循环的影响 深低温停循环(deep hypothermic circulatory arrest,DHCA)技术现已被广泛应用于复杂先天性心脏病及大血管手术,但其暂时或永久的神经系统并发症却高达4%~25%,平均8%。DHCA时会造成凝血机制的损害,由于降温与复温造成的时间延长显著延长了体外循环的时间,这些都会加重体外循环对大脑的损伤。特别是由于降温和复温时不均匀将影响大脑血流和代谢,造成大脑的损害,同时深低温使氧离曲线左移导致大脑组织氧摄取率降低。DHCA可破坏大脑血流自动调节功能,有研究表明,脑血流的自动调节阈值在低温时下移,深低温时成人的阈值由50mmHg下降到30mmHg,小儿的阈值下降到20mmHg。

(1) 低温对大脑的保护作用:低温对神经系统的保护作用已经明确,最近的研究显示低温疗法能改善大脑损害的病变过程。近年来,研究人员通过大量的实验研究发现,低温对大脑神经系统具有一定的保护作用,大脑温度下降得越低,脑细胞的保护效果越好。脑组织温度每降低 1℃,脑神经细胞能量代谢和耗氧量约可降低 5%,中心温度在 32.8℃ 时,大脑意识消失,中心温度在 25℃ 时,脑干反射消失,中心温度在 20℃ 时,大脑组织神经元的电活动完全停止。而当脑组织温度从 36℃ 下降至 16℃ 时,脑细胞代谢和耗氧几乎处于停止状态,此时脑神经元在无血、无氧条件下可以存活较长时间,并且在低温条件下急性脑缺血所导致的脑神经细胞的病理损害过程也将得到有效地阻断,从而达到保护脑神经细胞和治疗脑缺血性疾病的效果。

（2）低温对大脑的影响:低温在降低能耗的同时,也减少了三磷酸腺苷的生成;低温时氧离曲线左移,组织释氧减少;低温时血液黏滞度增高,单位时间内进入组织的血液量减少,脑组织氧供减少;低温可导致细胞膜和肌质网的离子泵活动减少,膜流动性降低,细胞肿胀;低温下周围血管收缩,组织灌注不足;低温体外循环中降温和复温不但延长了体外循环的时间,而且是体外循环中造成脑缺氧最危险的两个时期。

（3）低温会干扰酶和器官的功能,加重出血,使心脏复苏延迟,增加脑高温的危险,使手术后抑郁和焦虑的发生增加。低温使脑氧耗下降,脑血流下降,同时脑灌注压下降。25℃时脑代谢降至正常的 25%,温度每下降 1℃,脑血流量减少 6.7%,25℃以下,下降速度减慢。

（4）低温可阻断神经纤维的传导活动。温度下降,脑电波振幅下降,频率减慢。在 31℃时有麻醉镇痛作用,18℃时意识丧失,中枢神经系统功能抑制。随着温度降低,记忆力逐渐减退、消失、出现嗜睡和麻醉作用,直至意识完全消失。

（5）低温对脑电图有明显的抑制作用。颅内压随温度下降而降低。温度每下降 1℃,颅内压下降 5.5%,25℃时脑体积减小约 4.1%,脑周围间隙增加约 30%。

（6）周围神经系统随温度的降低先受刺激反射增强、再受抑制、最后活动消失。神经反射在降温初期增强,32℃以下逐渐减弱,25℃以下神经的兴奋与传导均明显抑制。

三、心脏移植评估

评估心力衰竭患者是否适宜进行心脏移植是一个十分复杂的过程,需结合患者心衰预后、一般情况、既往病史、多器官功能、社会心理因素等多个方面进行综合考虑。在术前需要接受严格的限水、利尿、以期降低肺动脉压,同时控制血糖、抗感染、营养支持等多种支持治疗措施,最大限度改善心功能及多器官功能状态,这对减少围手术期并发症的出现,提高心脏移植术后生存率至关重要。

（一）移植受体评估

对终末期心脏病患者的评估以及对可能行心脏移植患者的选择是由一个有多项准则的委员会来完成,以确保公正、客观,并在医学上证明能把有限的供体器官分配给手术后有最大机会存活和复原的患者。

（二）心功能评估

1. **实验室检查** 血常规、肝功能、肾功能、凝血指标等。

2. **免疫学检查** 所有移植的候选者都需进行抗群体反应性抗体(PRA)筛查。

3. **影像学检查** 胸部 X 线、超声心动图、心电图、心脏 MRI。

4. **心脏专科评估** 心导管检查测定肺动脉压力及肺血管阻力,评定心功能分级,如果肺血管阻力大于 6 个 Wood 单位,还需要行降压试验。

5. **其他评估** 心肺运动试验、6 分钟步行试验。

（三）神经系统评估

1. 术前进行全面的神经系统查体,神经系统应无阳性体征且卒中量表(NIHSS)评分为

0 分。

2. 神经影像学评估应排除新发脑卒中。

3. 无中枢神经系统感染性疾病。

4. 进行焦虑及抑郁的常规评估。

5. 进行认知功能障碍评估。

（四）其他危险因素评估

为了明确患者是否适合进行心脏移植以及手术时机是否成熟,术前检查必不可少,其他危险因素评估见表 3-4-1。移植会给患者带来严重的心理及代谢上的改变,免疫抑制剂的副作用可能引起某些器官的严重损害,因此需要在术前对患者各个方面进行更为详细的评估。

表 3-4-1　心脏移植危险因素评估表

标准	增加风险级别
轻度至中度有症状的脑血管疾病	↑
严重的有症状的外周血管疾病	↑↑↑
未控制的情感性为主的精神障碍或精神分裂	↑↑↑
已控制的情感性为主的精神障碍或精神分裂	↑↑
人格障碍	↑↑
活动期未解决的药物滥用	↑↑↑
近期刚解决的药物滥用	↑↑
顺从性差	↑↑↑
缺少社会支持	↑→↑↑

注:↑表示低风险;↑↑表示中风险;↑↑↑表示高风险。

四、心脏移植相关神经系统疾病患者全周期管理

（一）多学科团队构建

2012 年美国心脏病学会基金会提出"心脏团队"的概念,指出要建立心脏疾病诊疗多学科合作模式。心脏团队组建需确定发起人或"核心协调者",发起人的学术水平及影响力、协调能力及协作精神,是心脏团队高效运行的重要因素;成员有心内科、心脏外科、神经内科、神经外科、心血管影像医师(超声心动图、核心脏病学、CT 或 MRI 等)、精神专科、专科护士、临床药师,心脏手术麻醉医师、灌注医师、导管室技术人员、手术器械工程师、微生物专家等人员。心脏团队的架构及协作根据具体的临床情况而变化,上述成员在患者选择和手术操作中都起着极其重要的作用。

（二）围手术期管理

1. **移植术前护理**　恰当的术前处理对于获得好的术后结果至关重要。

（1）对患者进行心理评估:心脏手术作为一个重大负性生活事件可引起患者严重的心理应激反应,使患者产生焦虑、精神紧张、抑郁、恐惧等负性情绪。国外文献报道,术前评估患者的认知功能及一般身体状况,对警惕术后精神障碍有重要意义。

（2）加强对患者的心理治疗:对病情重、病程长、性格内向的患者和有心理障碍史或过分焦虑的患者,术前可进行心理咨询,强调医护人员和患者及其家属间的沟通交流,以消除患者思想负担,稳定情绪。

（3）维持稳定的血流动力学和通气状态、最佳营养支持(通过肠内营养或者全肠外营

养)、防止并发症及院内感染。一些患者需要严格的液体限制,也要补给足够多的热量。对于所有的器官系统,监测是必需的,特别是肾脏及肝脏。

(4) 加强术前指导与宣传教育:术前给患者介绍手术各项准备工作的重要性及配合方法,简单介绍重症监护病房的环境,解释早期气管插管及尿管安置等的必要性及所带来的不适。

2. 麻醉、体外循环和术中监测　手术时外科医生、麻醉医生和灌注师在体外循环中既重叠又相互独立,通过多学科交叉制订方案维护患者生命安全。外科医生决定着手术方案、灌注的目标温度、停搏液的灌注方法、插管以及对特殊情况的预计。手术中,外科医师传达手术的步骤,包括患者开始和停止体外循环的时间,并与其他人员协调灌注管理。灌注师的职责是安装并预充体外循环管路,承担安全监测,操作心肺机,监测转流管道,监测抗凝,加药以及进行灌注记录。麻醉师主要是观察手术野、监测患者的麻醉和呼吸状态、生理指标以及灌注的状况。①术中加强脑功能保护,尽量缩短体外循环转流时间,维持呼吸、循环功能稳定。②注意维持电解质。酸碱平衡,减少脑组织缺血、缺氧性损伤。③减少麻醉药物对患者中枢神经系统的影响,缩短术后恢复时间和尽可能减少体外循环所致的并发症。④减少术中大量输血,杜绝谵妄的发生。

3. 术后早期监测

(1) 密切监测神经、精神症状:神经系统的评估应在术后早期开始,严密观察患者的意识、表情、瞳孔大小、对光反射及肢体活动情况。

(2) 监护室环境管理:保持病区环境整洁、安静,尽量消除各种噪音,合理安排治疗措施,减少对患者的干扰,维持患者的生物节律。患者清醒后加强术后交流,缓解患者的紧张情绪,减轻患者心理负担。

(3) 循环功能监测:①术后持续心电监护,常规放置漂浮导管和动脉测压管,监测各血流指标,泵入血管活性药物,保持血流动力学稳定。②降低肺动脉压力可以预防右心衰的发生,注意观察患者有无腹胀、恶心、呕吐、呼吸困难、水肿等异常情况,并注意观察有无肝颈静脉回流征阳性、肝脏肿大等右心衰竭的症状与体征。③体外循环术后易导致体温过低,应做好体温监测。④心脏移植后窦房结功能紊乱,早期可采用药物治疗或安装临时心外起搏器。房性和室性心律失常要针对病因治疗,及时给予抗心律失常药,如利多卡因、普罗帕酮、胺碘酮等。

(4) 呼吸系统监测:①患者术后在使用呼吸机辅助呼吸的过程中,若通气过度会导致血液二氧化碳分压过低,使脑血管极度收缩,有效脑血流量减少,造成大脑缺氧。因此患者术后常规进行血气分析监测,根据血气分析结果调节呼吸机参数。有肺动脉高压的患者可遵医嘱给予一氧化氮吸入治疗,以降低肺动脉压力。②在使用呼吸机期间,还应关注呼吸机管道的温湿度,充分达到湿化的作用。③适时吸痰。听诊呼吸音后按需给予气道内吸痰,吸痰过程应保证无菌操作。

(5) 镇静镇痛管理:①避免长期或大量使用一些可能引起精神症状的药物。②合理镇痛镇静。在心脏移植围手术期需要密切评估其镇静深度,根据需要调整镇静药物使用剂量,保持患者安静,防止因烦躁导致吻合口出血、肺动脉高压危象及非计划拔管等意外发生。可以使用 Richmond 躁动-镇静量表(Richmond agitation-sedation scale,RASS)和重症疼痛观察工具(Critical care Pain Observation Tool,CPOT)量表评估患者的镇静深度及疼痛程度,减少人机对抗通气甚至非计划拔管,建议维持 RASS 评分在 $-3 \sim -1$ 分的镇静深度,保证患者的安全。因镇静镇痛药物对呼吸循环功能有一定的抑制作用,应密切关注患者的生命体征的变化,避免因镇静过度引起的循环波动。

(6) 免疫抑制治疗:免疫抑制治疗从手术前开始,术后继续加强免疫治疗,并且根据血药浓度及临床表现随时进行调整。早期抗体诱导治疗常出现发热，多样性皮疹，关节和肌肉酸痛以及蛋白尿等。严重者可出现喉头水肿，感染和出血。因此应用药物之前需要使用激素和苯海拉明预防不良反应。

（三）康复训练

早期康复训练对心脏移植手术后神经系统并发症的干预主要通过视觉、听觉、触觉、平衡感、被动操与康复训练等方法进行刺激，通过外周感受器进入中枢神经系统，可刺激大脑皮质发育产生反应，促进大脑某些区域代偿性神经细胞再生，有利于促进脑部受损神经功能的恢复，促进其大脑、小脑及眼睛深部感觉发育和感觉系统平衡，尽可能恢复受损的神经功能，促进体格和智力的发育，增强社会及日常生活能力。

（四）长期随访

移植术后不同时期的随访重点有所不同。移植术后 1 年内随访的主要目的是及时发现和处理急性排斥反应及监测感染情况。术后 1~3 年随访的重点是对移植功能和药物毒副作用的观察，以及其他并发症的处理。移植 5 年以上患者随访的重点是了解患者有无并发症并及时进行干预性的处理。

（作者：唐梦琳　曾佳蓉；审校：陈蕾）

参 考 文 献

［1］HALKOS M E,ANDERSON A,BINONGO J N G,et al. Operative strategies to reduce cerebral embolic events during on-and off-pump coronary artery bypass surgery：A stratified,prospective randomized trial［J］. J Thorac Cardiovasc Surg,2017,154（4）：1278-1285. e1.

［2］LEE Y S,KIM Y B,LEE S H,et al. The Prevalence of Undiagnosed Presurgical Cognitive Impairment and Its Postsurgical Clinical Impact in Older Patients Undergoing Lumbar Spine Surgery［J］. J Korean Neurosurg Soc,2016,59（3）：287-291.

［3］KIM B C,LEE I K,KIM E Y . Analysis of Current Status and Predisposing Factors for Nutritional Support of Patients in Surgical Intensive Care Unit［J］. Surgical Metabolism and Nutrition,2016,7（2）：32-38.

［4］YASUMURO H,IKEDA Y. Environmental enrichment affects the ontogeny of learning,memory,and depth perception of the pharaoh cuttlefish Sepia pharaonis［J］. Zoology（Jena）,2018,128：27-37.

［5］LEIJTEN P,RAAIJMAKERS M A,OROBIO DE CASTRO B,et al. Effectiveness of the Incredible Years Parenting Program for Families with Socioeconomically Disadvantaged and Ethnic Minority Backgrounds［J］. J Clin Child Adolesc Psychol,2017,46（1）：59-73.

［6］PATEL M R,DEHMER G J,HIRSHFELD J W,et al. ACCF/SCAI/STS/AATS/AHA/ ASNC/HFSA/SCCT 2012 Appropriate Use Criteria for Coronary Revascularization Focused Update：A Report of the American College of Cardiology Foundation Appropriate Use Criteria Task Force,Society for Cardiovascular Angiography and Interventions,Society of Thoracic Surgeons,American Association for Thoracic Surgery,American Heart Association,American Society of Nuclear Cardiology,and the Society of Cardiovascular Computed Tomography ［J］. Journal of the American College of Cardiology,2012,59（9）,857-881.

［7］BARONCELLI L,BRASCHI C,MAFFEI L. Visual depth perception in normal and deprived rats：effects of environmental enrichment［J］. Neuroscience,2013,236：313-319.

［8］GULCZYŃSKA E,KESIAK M,KRYSZCZYŃSKA J,et al. The first application of therapeutic hypothermia in Poland--selective head cooling（Cool-Cap）with whole-body moderate hypothermia in a newborn with features of hypoxic ischemic encephalopathy［J］. Ginekol Pol,2012,83（5）：384-387.

第四章　神经系统疾病相关心脏病变

第一节　脑血管畸形相关心脏病变

一、概述

脑血管畸形(cerebrovascular malformation)是指脑血管先天性、非肿瘤性发育异常,即脑血管发育障碍引起的脑局部血管数量和结构异常,并对正常脑血流产生影响。脑血管畸形包括脑动静脉畸形(cerebral arteriovenous malformation,CAVM)、先天性颅内囊性动脉瘤(congenital intracranial cystic aneurysm)、静脉血管瘤(venous hemangioma)、海绵状血管瘤(cavernous hemangioma),其中以动静脉畸形最为常见。

脑血管畸形的临床表现多样,包括:①搏动性头痛,位于病侧,可伴颅内血管杂音;②出血,常为首发症状,表现为蛛网膜下腔出血(subarachnoid hemorrhage,SAH)或脑内血肿;③癫痫(epilepsy),可为首发症状或见于出血后,多为全身性发作或部分性发作,部分性发作有定位意义;④伴随症状,如幕上病变者可有精神异常、偏瘫、失语、失读及失算等;幕下者多见眩晕(vertigo)、复视、眼颤及步态不稳等。

颅内疾病常常导致心脏功能异常,例如蛛网膜下腔出血、急性缺血或出血性脑卒中(stroke)、中枢神经感染(central nervous infection)、脑外伤(cerebral trauma)及癫痫发作等导致心脏受累,称为神经源性应激性心肌病(neurogenic stress cardiomyopathy,NSC),NSC是一种急性心衰综合征,在院死亡率为4.1%,30天后死亡率为5.9%。本节主要论述脑血管畸形与心脏病变之间的关系。

二、脑动静脉畸形相关心脏病变

脑动静脉畸形(cerebral arteriovenous malformation,CAVM)是在胚胎三、四期脑血管发育过程受到阻碍,脑动脉和脑静脉之间缺乏毛细血管,引起动脉与静脉直接相通,形成动静脉之间的短路,导致一系列脑血流动力学的紊乱。除先天性因素外,后天性的特殊情况如能引发病理性脑血管生成也有可能成为脑动静脉畸形的病因,例如链球菌感染后动静脉畸形、动静脉畸形切除后新发的动静脉畸形、颅内外同时发生的动静脉畸形,以及星形细胞瘤、少突胶质细胞瘤、胶质母细胞瘤、血供丰富的恶性脑膜瘤和转移癌伴发动静脉畸形等。

脑动静脉畸形多见于青年人,一般40岁以前便可出现症状,平均发病年龄31.2岁,男性稍多于女性。CAVM分为典型者和Galen大静脉畸形两种。临床上常表现为反复的颅内出血、部分性或全身性癫痫发作、短暂性脑缺血发作(transient ischemic attack,TIA)和进行性神经功能障碍,也是引起颅内自发性蛛网膜下腔出血的第二大病因。脑动静脉畸形诊断主要依赖计算机体层摄影血管造影(computered tomograhy angiography,CTA)、磁共振血管成像

（magnetic resonance angiography，MRA）及数字减影血管造影（digital subtraction angiography，DSA）等检查，治疗上主要有显微切除、血管内栓塞、放射性治疗，保守治疗及综合性治疗等。

由于颅内血循环短路，脑动静脉畸形可引起心力衰竭，特别是累及大脑大动脉者，心衰甚至可能是唯一的临床症状，而血液分流量不大者，心衰症状较轻。有研究结果表明 CAVM 会导致胎儿血流动力学负荷增加，导致患儿心排出量增加，引起心脏扩大及肺动脉高压（pulmonary arterial hypertension），严重时导致多器官衰竭（multiple organ failure）。此外，CAVM 可引起水肿、心脏肿大、全身静脉扩张、主动脉逆流、三尖瓣反流和心包积液。新生儿 CAVM 出现上述心脏改变时预后不良。新生儿期未治疗的有症状的 CAVM 几乎 100% 的死亡。即使接受治疗，CAVM 发病率和死亡率仍然很高，住院死亡率在 10%～20%，至少 26% 的幸存者出现发育迟缓或更严重的神经后遗症。因此，当胎儿出现右心室扩张、功能障碍与上腔静脉扩张时，应高度怀疑存在 CAVM，早期发现及治疗 CAVM 可以明显改善患儿的预后。

三、Galen 静脉瘤相关心脏病变

Galen 静脉（Galen vein），即大脑大静脉，长 1cm，位于胼胝体和丘脑的后下方，由两侧大脑内静脉汇合则成，向后汇入直窦，Galen 静脉管壁薄弱，容易受损伤。先天性 Galen 静脉血管瘤为一种少见的散发性血管畸形，是由于动静脉畸形导致 Galen 静脉呈瘤样扩张，但多在孕晚期（32 孕周后）才能被检出。Galen 静脉瘤超声表现为：胎儿头部在丘脑平面横切时，近中线区、第三脑室后方、丘脑后下方探及一椭圆形无回声囊性结构，囊壁薄而光滑，形态规则，彩色多普勒可显示囊性无回声内彩色血流，脉冲多普勒（pulse Doppler）出现高速低阻的频谱。

Galen 静脉瘤患者最常见的表现为心脏和神经系统并发症，长期高输出量导致充血性心力衰竭，引起心脏扩大、胎儿水肿，严重时可引起多器官功能障碍。临床上可分为新生儿、婴儿、儿童和成人四个年龄组。新生儿组主要表现为严重心衰和颅骨杂音；婴儿组表现为轻度心衰，颅骨增大，颅骨杂音；儿童及成人组表现为头痛、嗜睡、脑积水、抽搐、智力下降。预后方面，新生儿期 50% 患儿可出现心力衰竭，50% 患儿可无临床症状，随着病情发展，可出现脑积水、颅内出血，早期行导管插管动静脉畸形栓塞术（embolization of arteriovenous malformations），有很好的疗效。有合并症和其他畸形时，预后不良。

四、颅内动脉瘤相关心脏病变

颅内动脉瘤（intracranial aneurysm）是指在颅内动脉管壁局部的先天性缺陷和颅腔内压力增高的基础上引起的颅内动脉管壁上的异常膨出。颅内动脉瘤好发于脑底动脉环（Willis 环）（ring of cerebral artery，Wills' circal）及其分叉处，90% 位于前循环，最常见的部位是前交通动脉（40%～45%），其次是后交通动脉与颈内动脉连接处（30%～35%），以及大脑中动脉在外侧裂的第一个分支处（10%～15%）。动脉瘤破裂出血是造成蛛网膜下腔出血（subarachnoid hemorrhage，SAH）的首位病因，约占 85%，称为动脉瘤性蛛网膜下腔出血（aneurysmal subarachnoid hemorrhage）。动脉瘤性 SAH 在全球范围内发病率差异很大，发病率最高的国家是芬兰，每 10 万居民中有 22.5 名患者。动脉瘤性 SAH 的风险因素包括女性、年龄（峰值约 50 岁）、吸烟、高血压、酗酒、使用拟交感神经药物、动脉瘤家族史或蛛网膜下腔出血病史和一些遗传疾病（常染色体显性遗传多囊肾疾病和Ⅳ型 EhlerDanlos 综合征）。

动脉瘤性 SAH 最常见的症状是头痛,通常被描述为有史以来最严重的头痛,发作突然,常在一小时内达到高峰。动脉瘤性 SAH 其他临床表现为脑神经损害、偏瘫、视力视野障碍、颅内杂音。一般采用 Hunt-Hess 分级法对动脉瘤性 SAH 的临床状态进行分级以选择手术时机和判断预后。Hunt-Hess 分级标准:Ⅰ级:无症状,或有轻微头痛和颈强直;Ⅱ级:头痛较重,颈强直,除脑神经麻痹无其他神经症状;Ⅲ级:嗜睡或有局灶性神经功能障碍;Ⅳ级:昏迷、偏瘫、早期去皮质强直和自主神经功能障碍;Ⅴ级:深昏迷、去皮质强直,濒死状态。

除引起严重损伤中枢神经系统外,动脉瘤性 SAH 常合并心血管并发症,主要包括心电图改变、心肌功能紊乱、心脏节律异常、心肌标志物增高及心力衰竭等。在严重的动脉瘤性 SAH 中,心脏异常的发生率为 49%~100%。动脉瘤性 SAH 患者心脏异常机制主要与儿茶酚胺(catecholamine)大量释放有关。儿茶酚胺的释放主要有 2 种途径:一种是 SAH 患者下丘脑受到刺激后导致心肌交感神经张力急性增高,产生的大量儿茶酚胺对心肌造成直接毒性作用;另一种是由 SAH 患者下丘脑—肾上腺髓质轴介导的血儿茶酚胺水平增高。此外,其他相关因素,如颅内压增高、血压升高、酸碱平衡紊乱、心肌微血管功能障碍、胆碱能刺激、遗传易感性等也可导致动脉瘤性 SAH 后心脏异常。

(一) 动脉瘤性 SAH 与心律失常

研究表明,50%~100% 的动脉瘤性 SAH 患者在急性期会出现心律失常(arrhythmia),且大多数心电图(electrocardiogram)改变发生在发病后数天内,尤其重症女性患者蛛网膜下腔出血伴发的心血管系统损害常常是可逆的,在发病后数天到数周可恢复正常。动脉瘤性 SAH 所致心律失常,大多数为良性,例如窦性心动过速、窦性心动过缓、房性和室性期前收缩。只有 1%~4% 的动脉瘤性 SAH 患者会出现严重心律失常,以心房扑动和心房颤动(atrial fibrillation)最为常见。动脉瘤性 SAH 常常会出现 QT 间期延长或室性心律失常,而后者可增高患者病死率,如尖端扭转型室性心动过速。QT 间期延长和心动过速是 SAH 患者发生脑血管痉挛的独立预测因素,窦性心动过速和非特异性 ST 段变化也与 SAH 患者转归不良显著相关,严重的心律失常是 SAH 患者死亡的独立预测因素。心电图(electrocardiogram)波动变化较大的 SAH 患者转归较差。根据 Hunt-Hess 分级,Ⅲ级及以上 SAH 患者出现心电图改变的较多且严重,Hunt-Hess 分级越高,心电图改变即越严重,但经治疗多数心电图改变是可逆的,即大部分患者心电图可恢复正常。

动脉瘤性 SAH 可诱发神经源性应激性心肌病(NSC),其主要特征为可逆性左心室室壁运动异常而无冠状动脉异常,心电图表现以 ST 段抬高为主,有些患者会伴有胸痛,多发生于 68 岁左右的女性患者。约 22% 的动脉瘤 SAH 患者会伴有 NSC,此类患者病死率显著高于同期不伴 NSC 的 SAH 患者。NSC 在动脉瘤破裂后 48 小时内即可通过超声心动图(echocardiography)发现,7~21 天后心脏功能较前改善。因此,可将 NSC 的存在视为患者转归较差的潜在危险因素,在早期积极行动态超声心动图检查,明确是否存在心功能紊乱,及早干预,优化治疗方案,降低病死率。

(二) 动脉瘤性 SAH 与心力衰竭(heart failure,HF)

动脉瘤性 SAH 交感神经兴奋性增高,释放的儿茶酚胺增多,导致心脏收缩、舒张功能受损、复极化异常和心肌受损。约 1/3 的动脉瘤性 SAH 患者可出现心肌溶解,心肌酶和 B 型钠尿肽升高,这些改变在伴有心电图改变、高级别 SAH、应激性心肌病和脑血管痉挛的患者中更为常见。

以 CK-MB、cTnI、BNP 为代表的心肌坏死标志物(myocardial necrosis marker),已广泛运

用于心肌损害的检查中,具有较好的敏感性和特异性。众多研究表明,30%～40%的动脉瘤性SAH患者入院时即显示cTnI升高。动脉瘤性SAH患者cTnI升高意味着转归较差和病死率较高。此外,SAH发生NSC的患者血清高敏肌钙蛋白T(high-sensitivetroponin T,hsTnT)和N末端B型利尿钠肽原(N-terminal pro B-type natriuretic peptide,NTproBNP)显著增高;hsTnT在入院时达高峰,而NTproBNP在出现NSC临床症状后第2～4天达高峰。因此,hsTnT和NTproBNP可作为动脉瘤性SAH患者早期筛查NSC的生物标志物。

(三)　动脉瘤性SAH的超声心动图改变

急性动脉瘤性SAH患者与正常对照患者在左室大小、左室后壁厚度、室间隔厚度、相对室壁厚度、左室心肌重量及左室心肌重量指数无显著性差异的前提下,心排出量参数SV、CO及CI明显降低,左心室室壁活动异常、左心射血分数、左室收缩功能参数均值较正常对照组明显降低,表明急性SAH可引起左室收缩功能下降。其可能机制为:①SAH可引起下丘脑的血管损伤,而许多研究提示下丘脑为心功能障碍的原发中枢,下丘脑受累区域影响交感神经系统,刺激下丘脑后部和中脑网状结构,过多地释放儿茶酚胺引起冠状动脉痉挛或收缩,导致心肌缺血损害和心肌功能的变化;②脑出血致颅内压增高、脑水肿,使脑缺血缺氧直接影响脑干的心血管运动中枢而引起心电图改变、心肌受损;③急性脑出血可刺激机体产生应激反应,激活交感-肾上腺髓质系统(sympathetic adrenal medullary system),过多释放儿茶酚胺,从而引起心脏功能损害。

动脉瘤性SAH患者会出现继发性心脏病,因此在治疗过程中应尽量做到"心脑同治"。动脉瘤性SAH治疗很重要的一个方面是预防脑血管痉挛,常用的治疗方案包括尼莫地平和"3H疗法(3H therapy)"(高血压、高血容量和血液稀释)。动脉瘤性SAH患者的心脏异常,如T波倒置、QT间期延长、u波异常、NSC、心律失常以及cTnT和NTproBNP增高均与患者的转归不良和死亡相关。临床上需要通过动态监测心电图、超声心动图检查以及血清心肌标志物监测来评估动脉瘤性SAH患者的心脏功能和神经功能变化趋势,预测患者转归,早期给予临床干预,避免心脏功能恶化和病情加重,从而提高动脉瘤性SAH患者的存活率和生活质量。

五、脑底异常血管网病与心脏病变

脑底异常血管网病,又称为烟雾病(moyamoya disease),是以脑血管造影发现颅内大血管严重狭窄或闭塞,小血管代偿增生形成脑底异常血管网为特点的一种慢性脑血管闭塞性疾病,因在脑血管造影中形似烟雾而得名,属于脑血管畸形的一种。本病可继发于钩螺旋体脑动脉炎、脑动脉硬化、脑动脉炎及放射治疗后,绝大多数病因不明。烟雾病主要临床表现为脑缺血症状及脑出血症状。其中脑缺血症状以儿童和青少年患者多见,常有短暂性脑缺血发作的先兆,可反复发作,逐渐出现肢体瘫痪,也可左右两侧肢体交替出现偏瘫,或伴失语、智力减退等,有的患者有头痛和癫痫发作。脑出血症状发作年龄一般晚于缺血组,常由于异常血管网上的粟粒性囊状动脉瘤破裂引起蛛网膜下腔出血、脑出血及脑室出血,起病急,患者常表现为头痛、呕吐、意识障碍或伴偏瘫。

近年来,较多国内外研究均发现烟雾病患者常常合并心脏疾病,包括先天性心脏病(congenital heart disease)[如卵圆孔未闭(patent foramen ovale)]、冠状动脉粥样硬化性心脏病(coronary atherosclerotic heart disease)、风湿性心脏病(rheumatic heart disease)等,但发病机制及其相关性研究甚少。对烟雾病尚无确切有效的药物,但对于处在慢性期患者或烟雾综合征患者,针对卒中危险因素或合并疾病的某些药物治疗可能是有益的,如血管扩张剂、抗血小板聚集药物及抗凝药等,但需要警惕药物的不良作用。颅内外血管重建手术(intracranial and extracranial vascular reconstruction)是烟雾病的主要治疗方法,可有效防治缺血性卒中等相关并发症。

(作者:刘瑛　于云莉;审校:陈蕾)

参 考 文 献

[1] HEWITT A L,MORRICAL B D,CETTA F. Cerebral Arteriovenous Malformation Detected by Newborn Congenital Heart Disease Screen with Echocardiography[J]. CASE(Phila),2017,1(6):242-244.

[2] MATHEWS A Z,IBHANESEBHOR S,RICHENS T,et al. Heart failure in the new born;vein of Galen aneurysmal malformation[J]. BMJ Case Rep,2013,2013:bcr0320126132.

[3] SAKR Y L,GHOSN I,VINCENT J L. Cardiac manifestations after subarachnoid hemorrhage:a systematic review of the literature[J]. Prog Cardiovasc Dis,2002,45(1):67-80.

[4] TUNG P,KOPELNIK A,BANKI N,et al. Predictors of neurocardiogenic injury after subarachnoid hemorrhage[J]. Stroke,2004,35(2):548-551.

[5] NAM T M,JO K I,YEON J Y,et al. Coronary heart disease in moyamoya disease:are they concomitant or coincidence? [J]. J Korean Med Sci,2015,30(4):470-474.

第二节　癫痫相关心脏病变

癫痫(epilepsy,EP)是大脑神经元高度同步化异常放电引起的临床综合征,临床表现具有发作性、短暂性、重复性、刻板性的特点,放电累及部位不同会导致不同的发作形式,是神经内科常见的疾病。而心脏病(heart disease)是心脏发生疾病的总称,由心脏结构受损或功能异常引起,是心内科常见的疾病。

随着癫痫临床诊治的不断进展,越来越多的癫痫专科医生发现有部分癫痫患者在诊断癫痫的同时会伴随有癫痫相关的心脏病变出现。早前国外就有研究表明,癫痫发作(epileptic seizure)时心电图的表现多种多样,癫痫患者中64%的单纯部分性发作(simple partial seizure)和100%全面强直-阵挛性发作(generalized tonic-clonic seizure)在发作开始时表现为心动过缓,随后出现心动过速;74%~92%的复杂部分性发作(complex partial seizure)患者在癫痫发作时表现为心动过速(tachycardia)。癫痫发作时持续性心动过缓比较少见,有3%~7%复杂部分性发作患者在癫痫发作时表现为心动过缓(bradycardia)。5%~42%部分性发作患者在癫痫发作时伴有心律和心脏传导异常,主要表现房颤、期前收缩、房室传导阻滞、扭转型室性心动过速、ST段和T波异常以及QT间期延长。动物模型研究发现癫痫发作时交感和副交感神经具有"同步现象",发作间期伴有痫样放电时心电图可出现室性期前收缩和ST段或Q波改变以及房室传导阻滞。用自主神经的"同步现象"可进一步说明癫痫发作时累及心脏自主神经调节中枢的电脉冲沿自主神经传出通路传播至心脏,这有可能是癫痫发作时出现心律失常的重要原因。

各种心律失常(arrhythmia)已被描述发生在"发作期"或"发作后"。窦性心动过速是癫痫发作期最常见的类型,在80%的癫痫发作和82%的癫痫患者中都可见,但通常无症状。临床上最常见的心律失常是发作性期前收缩。其他的心律失常如发作性停搏、心动过缓和房室传导阻滞主要发生在颞叶癫痫患者中。下面我们将分类介绍几种常见的癫痫相关性心脏病变。

一、癫痫相关性心动过速

【定义】

癫痫相关性心动过速是指与癫痫或癫痫发作直接相关的一组心率高于正常范围(100次/min)的心律失常。

【病因与发病机制】

研究发现74%~92%的复杂部分性发作癫痫患者伴有心动过速,尤其在颞叶癫痫中多见。通常发生在脑电图有痫样放电前数秒钟,可能因为癫痫发作开始时痫样放电局限于脑内某一较小或较深部位头皮脑电图尚未监测到,但对于自主神经的中枢网络已有直接影响,所以心率加快发生在癫痫发作前。颞叶癫痫发作更易伴发心率明显加快,因为颞叶病灶往往比邻自主神经皮质调节中枢:岛叶及皮质下调节结构,痫样放电时极易累及自主神经的传出通路,从而导致心率加快。

心动过速与癫痫发作程度的关系:每当癫痫发作放电累及到边缘结构,再进一步累及到新皮质区域时,平均心率(maximum heart rate,MHR)就呈阶梯式增加。当同侧半球全部波及时,MHR增加55%,当双侧半球均累及时,MHR再增加17%。MHR的增加与发作持续时间无关,而与累及的部位有关。只局限于杏仁核的癫痫发作通常对MHR改变影响不明显。有学者提出了癫痫发作时发作性心动过速的"高原理论",即MHR随癫痫发作累及大脑结构体积的增加而呈阶梯式增加。当体积保持固定时,心率就不变。发作时程不影响心率,皮质的体积是其决定因素,杏仁核对发作时心率的调节作用是有限的。

【临床表现】

1. **心率过快或心律不齐**　心悸伴胸闷、气促、气短等症状,有时患者有心脏停搏感。

2. **血流动力学改变**　血压下降,活动耐量下降,可伴发头晕、黑矇、晕厥等。

【治疗】

1. **一般治疗**

(1) 及时纠正原发病,找到癫痫的病因,控制癫痫发作。

(2) 避免紧张和激动情绪,戒烟酒,避免浓茶、咖啡等。

(3) 作息规律,保证充足睡眠。

2. **药物及其他治疗**　需要经心脏内科专科医生针对每一位不同患者给出个性化治疗方案。

二、癫痫相关性心动过缓

【定义】

癫痫相关性心动过缓为与癫痫或癫痫发作直接相关的一组心率低于正常范围(60次/min)的心律失常。心动过缓(bradycardia)也可见于正常人群,比如长期训练的运动员,因此无症状的心动过缓无须治疗,所以下文所说的是病理性的心动过缓。

【病因与发病机制】

癫痫发作相关性心动过缓的发生率较心动过速(tachycardia)低,发生率为3%~11%,常继发副交感神经功能紊乱,多见于复杂部分性发作和全面性发作。癫痫伴发中枢性呼吸暂停的患者在癫痫发作时易发生心动过缓或心脏停搏。有研究发现癫痫发作相关性心动过缓可在额叶癫痫(temporal lobe epilepsy)发作时伴发。酷似晕厥的癫痫发作,其意识丧失多由于一过性心脏停搏(cardiac arrest)引起。心动过缓、房室传导阻滞(atrioventricular block)或心脏一过性停搏现象在癫痫发作停止后仍持续数秒到数分钟不等,可能会导致癫痫患者在围发作期猝死。

有几种抗癫痫发作药物(antiepileptic drug,AED)可以引起心动过缓,尤其是具有钠离子阻断特性的 AEDs,会引发传导异常或心律失常(arrhythmia),房室传导阻滞是最常见的并发症,ST 改变(ST segment change)、Brugada 样模式(Brugada sample pattern)、心房颤动(atrial fibrillation)和 QT 间期延长(QT prolongation)也有报道,但与 AED 治疗的相关性不太明确。大多数临床相关心律失常与 AED 过量有关,已知卡马西平(carbamazepine)、奥卡西平(oxcarbazepine)等在低水平即可引起房室传导阻。快速加量使用苯妥英钠也可能引起窦性阻滞和低血压,老年人和已患心脏病的人似乎最容易受到这些不利影响。

【临床表现】

心动过缓可无症状,也可直接导致晕厥,还可以导致脑灌注不足出现头晕、头痛,有些患者可表现为胸痛、乏力、呼吸急促等非特异性表现。

【治疗】

1. 一般治疗

(1)及时纠正原发病,找到癫痫的病因,控制癫痫发作。

(2)作息规律,保证充足睡眠。

(3)伴有睡眠呼吸暂停低通气综合征的患者可给予呼吸末正压给氧。

2. 药物治疗 常用于心动过缓的药物有阿托品(atropine)、沙丁胺醇(salbutamol)、异丙肾上腺素(isoproterenol)等,仍需要经心脏内科专科医生针对每一位不同患者做出个性化治疗方案。由于一些 AEDs 可引起心动过缓,因此,静脉给药应缓慢进行,并应持续进行心电监护,在选择 AED 时考虑这些影响并密切监测不良反应是很重要的,特别是老年人和心血管共病患者。

3. 手术治疗 由心脏内科医生评估患者病情后考虑是否安装心脏起搏器(cardiac pacemaker)。

三、癫痫相关性短暂心肌缺血

【定义】

癫痫相关性短暂心肌缺血指与癫痫或癫痫发作直接相关的,心脏的血液灌注减少,导致心脏的供氧减少,心肌能量代谢不正常,不能支持心脏正常工作的一种病理状态。

【病因与发病机制】

由于心肌缺血的发生机制主要是血氧供需失衡,可引起心肌缺血的原因很多,血压降低、心瓣膜病、冠状动脉粥样硬化及炎症等。而癫痫相关性心肌缺血主要跟癫痫发作有关,癫痫是多种病因引起的一种慢性反复发作性中枢神经系统疾病,发作时的表现多种多样,具有突发突止和反复发作时消耗大量氧和能量,产生酸中毒使血浆中儿茶酚胺(catecholamine)升高,导致全身多系统损害,以循环系统为重,心律失常多见的发病机制是由神经元异常放电所致,神经元电生理活动的产生是神经元内外离子分布的差异和跨膜转运,伴随着脑电生理中阵发性去极化漂移的是钾离子大量外流和钙离子内流,合并钠离子和氯离子的异常转运。流行病学研究表明,与非癫痫患者相比,癫痫患者具有较高的结构性心脏病患病率和心血管意外发生率。共同的心血管危险因素、遗传学和病因学因素可以解释癫痫和结构性心脏病之间的重要关系。癫痫发作可引起短暂性心肌缺血(transient myocardial ische-mia)。

癫痫患者的猝死发生率高于非癫痫患者,有呼吸系统疾病、心律失常、脑损伤和冠状动脉缺血的证据。这种冠状动脉缺血(coronary ischemia)主要见于药物难治性癫痫患者,在非难治性癫痫患者中较为少见。在癫痫发作和发作后期,ST 段也有变化,这提示,自主神经系统的刺激可能产生足够的底物引起心肌缺血,在这种情况下,可观察到室性心律失常和严重的心肌功能障碍。除了局部缺血外,在其他情况下,心律也会发生改变,同一患者可观察到不同的影响和心律失常。

【临床表现】

临床症状表现形式多样,如下:

1. 劳累或精神紧张时出现胸骨后或心前区闷痛,或紧缩样疼痛,并向左肩、左上臂放射,持续 3~5 分钟,休息后可自行缓解,伴有大汗。

2. 体力活动时出现胸闷、心悸、气短,休息时自行缓解。

3. 出现与运动有关的咽喉痛及烧灼感、紧缩感,牙痛等。

4. 饱餐、寒冷、饮酒后出现胸痛、胸闷。

5. 夜晚睡眠枕头低时,感到胸闷憋气,需要高枕卧位方感舒适;熟睡、或白天平卧时突然胸痛、心悸、呼吸困难,需立即坐起或站立方能缓解。

6. 性生活或用力排便时出现心慌、胸闷、气急或胸痛不适。

7. 突发的心动过缓、血压降低或晕厥。

8. 无任何原因可解释的疲倦,精力不足。

9. 无典型症状的患者仅感觉胃部不适、恶心,或者是牙痛、颈椎痛等。

四、癫痫相关性心脏自主神经功能改变和心率变异

【定义】

1. **癫痫相关性心脏自主功能改变** 与癫痫或癫痫发作直接相关的心脏自主神经功能。

2. **癫痫相关性心率变异** 与癫痫或癫痫发作直接相关的心率变异。心率变异性(HRV)是指逐次心搏周期差异的变化情况,它含有神经体液因素对心血管系统调节的信息,从而判断其对心血管等疾病的病情及预防,可能是预测心脏性猝死和心律失常性事件的一个有价值的指标。

【病因与发病机制】

1. **癫痫患者发作间期心脏自主神经的功能** 目前国内尚无这方面研究报道。说明癫痫发作及 AEDs 均能使癫痫患者发作间期的心血管自主神经功能发生紊乱,而且主要以副交感神经功能(parasympathetic function)的活性降低为主。由于边缘系统与下丘脑有广泛的神经联络,癫痫的临床和亚临床发作时痫样放电传播到边缘系统,导致癫痫发作期和发作间期心血管系统自主神经功能发生改变。癫痫相关性心脏自主神经功能改变:以往的研究认为,AEDs 可降低心脏自主神经对大脑痫样放电的反应性。动物实验中,PHT 可抑制心脏交感神经的活性而降低脑源性心律失常的发生率。据报道,卡马西平增加了癫痫患者发生猝死的危险性,原因是不仅能抑制癫痫患者的交感和副交感神经功能,而且还可改变下丘脑的内分泌调控功能,直接影响下丘脑的中枢调控作用。研究表明 AEDs 不仅降低了癫痫患者

的交感神经活性,而且主要以降低副交感神经活性为主。癫痫患者脑部频繁的痫样放电后,其副交感神经功能降低,导致交感神经功能相对亢进,使心律失常的发生率增加。虽然癫痫患者发生猝死的原因仍不清楚,目前的研究认为交感神经功能(sympathetic function)亢进导致的恶性心律失常是癫痫患者发生猝死最可能的原因。某些癫痫发作时校正的 QT 心脏复极时间显著延长,延长的 QT 间期可能与癫痫性猝死(SUDEP)有关。

2. **心率变异性**　心率变异性(heart rate variability,HRV)是衡量心脏交感神经平衡的一项指标,也是心脏性猝死的风险标志,研究揭示了癫痫患者的自主神经系统的改变。癫痫发作常常伴发发作前的发作性心动过速或心动过缓,这种癫痫发作的心脏表现被假设为不明 SUDEP 可能的原因。癫痫的心率变异性变化是由发作间期自主神经改变和发作期自主神经放电引起的发作性心脏效应引起的。虽然这是癫痫对心脏的影响的主要观点,但癫痫发作时的心血管和心肺反射以及一些抗癫痫发作药物(AEDs)的副作用也可能促成发作期的心脏改变。心率变异性分析显示,癫痫发作前副交感神经过度驱动所致心律失常导致癫痫患者猝死。癫痫患者可能有心脏性猝死的倾向,因为心率变异性降低,在难治性癫痫患者中逐渐恶化,但在控制良好的癫痫患者中则没有。

五、癫痫猝死

【定义】

癫痫猝死(sudden unexpected death in epilepsy,SUDEP)是指癫痫患者突然发生的非预期死亡。研究表明呼吸、心血管、中枢神经等多个系统都可参与癫痫猝死,但具体机制尚不明确。

【流行病学】

全球约有 5 000 万癫痫患者,其特征是发作性、自发性发作,约有 1/3 的癫痫患者通过药物治疗仍有癫痫发作,这些患者癫痫猝死的风险较大。癫痫发作,尤其是部分性继发或全身性发作的强直-阵挛性发作是儿童和成人癫痫患者最常见的死亡原因,但是,其他类型的癫痫,抗癫痫治疗和伴随疾病也会增加死亡率。青壮年 SUDEP 的发生率是对照组的 27 倍。对于许多癫痫患者来说,SUDEP 是死亡的主要原因,在美国,它是卒中后可能致命的第二大神经病学原因。与对照组相比,癫痫持续状态、机动车事故、跌倒、溺水、自杀、药物中毒、攻击和肺炎也会增加癫痫患者的死亡率。癫痫相关死亡的 SUDEP 是一个严重的公共卫生问题。美国神经病学学会(American Academy of Neurology,AAN)和美国癫痫学会(American Epilepsy Society,AES)于 2017 年发布了《癫痫突发意外死亡的发生率和危险因素》的实践指南,指南中儿童及成人癫痫猝死的发生率为临床工作提供了一些证据,儿童 SUDEP 的年发生率为 0.22/1 000,成人 SUDEP 的年发生率高于儿童,为 1.2/1 000,但指南指出由于癫痫人群选择偏差和混杂因素影响,成人 SUDEP 的发生率可信度不高。Anne E. Keller 等对加拿大安大略省儿童 SUDEP 的发生率研究发现,SUDEP 在儿童中可能比报道的更常见,儿童中确定的/可能的 SUDEP 与成人中报告的比率相似。癫痫猝死可影响任何年龄的个体,但最常见于年轻人(20~45 岁)。冰岛最近一项关于 SUDEP 的报道显示,一般人口的猝死发病率为 0.6 人/(10 万人·年),男性占的比例较高,癫痫人群中 SUDEP 的发病率为 1.3 人/(1 000 人·年)。SUDEP 在小儿发生率低,青春期增高,青年时期达高峰,然后大幅度降低。然而,在老年人中,SUDEP 可能会漏诊,他们可能被简单归因于心脏事件,而不是针对可能的原因细查。同样道理,在婴幼儿和儿童群体中,儿童不明原因猝死和婴幼儿猝死可能是 SUDEP

所致。

【病因及发病机制】

SUDEP 是癫痫相关死亡的主要原因,研究表明,癫痫患者的过早死亡发生率大大增加。SUDEP 的确切病因尚不清楚,但较多研究表明:窒息、严重的心律失常、中枢性呼吸抑制及阻塞性呼吸骤停、自主神经功能紊乱和肺水肿被认为与 SUDEP 的发生相关。

对 SUDEP 的了解受到癫痫监测期间记录的少数病例的限制,包括对更多难治性病例的选择偏倚、抗癫痫发作药物减量或停用,以及呼吸和血压数据的缺乏。结论由于缺少诸如心电图等关键数据,SUDEP 事件的裁决和评估仍有很大的局限性。动物模型为 SUDEP 的机制提供了宝贵的见解,并使研究人员能够探索特异性干预如何改变生理变量和 SUDEP 风险。5-羟色胺(5-hydroxytryptamine,5-HT)参与调节呼吸、睡眠/觉醒状态、觉醒和癫痫发作,并与 SUDEP 的病理生理学有关。尸检发现最常见的致病性/可能致病性变异是离子通道或心律失常相关基因,发现率高达 11%。有学者通过对静息态 f-MRI(resting state f-magnetic resonance imaging)显示 SUDEP 患者大脑连接的改变的研究发现,SUDEP 与大脑皮质和皮质下调节自主神经和呼吸调节的区域功能组织减少有关。SUDEP 的风险随癫痫发作的频率和严重程度而增加,所以难治性癫痫(intractable epilepsy)患者发生 SUDEP 的风险更高,而大多数抗癫痫发作药物对控制癫痫发作和预防 SUDEP 均无效。因此,RE 和 SUDEP 共同具有多药耐药(multidrug resistance,MDR)表型,这主要与脑内过表达 abc 转运蛋白如 p-糖蛋白(p-glycoprotein,p-gp)有关。印度的学者研究提示高钠低钾可能与 SUDEP 有关,然而,这仅仅是一个小规模的研究,需要大样本多中心研究来验证这些发现,此外,很难断定这些发现是否只见于 SUDEP。

【诊断及分类】

1. **SUDEP 诊断标准**　应满足以下标准:

(1) 明确诊断为癫痫。

(2) 排除溺水、创伤、癫痫持续状态或其他已知原因导致的死亡。

(3) 死亡可以发生在一次癫痫发作之后,但不是一次癫痫发作或癫痫持续状态导致的。

(4) 死亡发生在正常的活动和环境中(如床上、床边、家里、工作)。

(5) 尸检或医学未发现明确死因。

2. **分类**　随着对癫痫猝死的重视及研究,癫痫猝死的分类也不断更新。目前将癫痫猝死分为以下 7 类:

(1) 肯定的 SUDEP:癫痫患者突发、意外发生,有目击或无目击者,非创伤、非溺水的死亡,且发生在的良性环境中,有或无癫痫发作的证据,且排除癫痫持续状态,尸检不能揭示死亡的原因。

(2) 肯定的 SUDEP 叠加:首先满足肯定的癫痫猝死标准,如果出现以下情况:在死亡前或死亡后发现有癫痫以外的伴随症状;死亡可能是由于这两种情况的综合影响;尸体剖检或直接观察或记录临终事件未能证明死亡的原因是伴随的情况。

(3) 很可能的 SUDEP 或很可能的 SUDEP 叠加:处理没有尸体解剖,其他条件均满足肯定的癫痫猝死和肯定的癫痫猝死叠加。

(4) 可能的 SUDEP:不能除外癫痫猝死,但是还存在一个可能的死因。

(5) 接近的 SUDEP 或接近的 SUDEP 叠加:如果一名癫痫患者在心肺骤停后复苏 1 小时以上,经调查无结构性原因。

（6）不是SUDEP:确定了另一种明确的死因。

（7）不能分类的SUDEP:由于信息不完善而无法分类。

【危险因素】

1. 癫痫的发作类型及频率 各种类型的癫痫发作均存在SUDEP的风险,但众多研究表明,全面强直-阵挛性发作(generalized tonic clonic seizure,GTCS)是儿童和成人癫痫患者最常见的死亡原因,是SUDEP的最大危险因素。据统计,若患者GTCS每年发作3次及以上,那么发生SUDEP的风险会增加15倍。尽管GTCS不直接导致SUDEP,但两者也存在一定因果关系。癫痫的发作频率也是SUDEP的重要危险因素,SUDEP在中度或高度发作频率的癫痫患者中高发,每年发作超过12次被认为是SUDEP的高危因素。

2. 癫痫的病程 SUDEP的风险也与癫痫患者的病程相关,多数SUDEP病例的癫痫平均病程为15~20年,病程长是SUDEP的危险因素。SUDEP常常发生于慢性、严重的癫痫患者,通常伴有神经功能的损害,由此看出SUDEP是长期癫痫发作和急性发作共同作用的结果。

3. 癫痫发作的时间 癫痫患者夜间猝死的发生率较高,夜间由于缺乏监护以及癫痫发作后呼吸抑制等因素影响,导致癫痫夜间发作猝死率升高,大部分有夜间发作的病史,夜间癫痫发作的患者猝死风险会升高3.9倍。

4. 抗癫痫发作药物的应用 AEDs浓度未达治疗水平、多种AEDs联合治疗、频繁换药或不规律服药等都是SUDEP的相关危险因素,一些AEDs自身会增加癫痫猝死的风险。有报道显示,卡马西平会增加癫痫猝死的风险,尤其是在其血药浓度较高的情况下猝死风险更高,可能与卡马西平抑制自主神经功能,诱发心律失常有关。

5. 精神发育迟滞 精神发育迟滞常伴有癫痫,且与严重癫痫发作关系密切,常被认为是难治性癫痫的标志,SUDEP在精神发育迟滞的癫痫患者中发生率为5%~45%,精神发育迟滞是SUDEP的一个重要危险因素。

6. 其他因素 AAN & AES的指南也指出任何特定的抗癫痫发作药物或者女性使用拉莫三嗪(lamotrigine),心率变异性,智力障碍,男性,服用抗焦虑药(antianxietic)等危险因素的证据级别较低。此外吸烟、饮酒与SUDEP的相关风险尚不十分明确,但长期吸烟、饮酒会影响心肺及自主神经功能,可能导致SUDEP发生。SUDEP的危险因素繁多,说明SUDEP的临床特征错综复杂,发病机制不明确。

【预防】

根据上述危险因素,可以制定出相应的预防措施:尽可能地帮助患者降低癫痫发作的频率,特别是强直-阵挛发作的频率,无论儿童或成人;需要对于患者及时并准确作出癫痫的诊断,并依据不同患者制定出相应的个性化治疗方案,早诊断早治疗;要反复跟患者及家属宣教、沟通,告知夜间对于癫痫患者监护的重要性,特别针对夜晚发作的儿童及婴幼儿需要成人整夜陪护;根据每一位患者的病因及发作特点,合理地选择抗癫痫发作药物,若诊断为药物难治性癫痫,及时给予术前评估或神经调控治疗建议及方案。

通过提高癫痫的预防和治疗,进一步发展和鼓励使用设备检测癫痫和可以提醒管理者,提高我们对猝死机制的理解,在癫痫意外死亡,进行介入干预以防止危及生命的发作。如果患者意识到癫痫可能是致命的,他们可能会更有动力坚持抗癫痫发作药物疗法,并避免增加癫痫发作可能性的生活方式。在使用两种不同的药物方案后,癫痫发作仍然没有得以控制的患者应转到癫痫中心进行评估,预防癫痫可以挽救生命。

在癫痫发作控制不佳的患者中,有效剂量的抗癫痫发作药物治疗可将明确或可能发生的 SUDEP 的发生率降低 7 倍以上,这一结果为难治性癫痫患者的积极治疗修正提供了证据。在过去十年中,非专业人士和医学界对 SUDEP 的认识以及基础实验室和临床实验室对 SUDEP 的研究取得较大的进步。许多患者使用设备来检测癫痫发作并提醒护理人员。在我们能够准确地追踪到 SUDEP 之前,严密监测仍然是帮助预防 SUDEP 的最有效的办法之一。目前在全世界范围内,还没有一个国家的公共卫生系统能够对 SUDEP 的发病率进行可靠的控制。

通过与癫痫患者及其家属的积极沟通,告知其 SUDEP 的相关风险,灌输其有关知识,可以做到有效预防。从患者角度可以做到的是:提高药物治疗的依从性;增加患者对控制疾病的信心;减少不必要的焦虑;保持良好的生活习惯。加强对特定患者的监督管理临床医生能做的是:优化治疗方案,提高患者治疗依从性;对于有心律失常等心脏疾病的难治性癫痫患者必要时可以进行心律失常检测,采取必要的干预措施。总之,防止 SUDEP,需要医护人员、患者及家庭成员的共同协作与努力。

（作者:于云莉　陈蕾　史梦婷;审校:陈蕾）

参 考 文 献

[1] LEUTMEZER F,SCHERNTHANER C,LURGER S,et al. Electrocardiographic changes at the onset of epileptic seizures[J]. Epilepsia,2003,44(3):348-354.

[2] NEI M,HO R T,ABOU-KHALIL B W,et al. EEG and ECG in sudden unexplained death in epilepsy[J]. Epilepsia,2004,45(4):338-345.

[3] SHMUELY S,VAN DER LENDE M,LAMBERTS R J,et al. The heart of epilepsy:Current views and future concepts[J]. Seizure,2017,44:176-183.

[4] ANSAKORPI H,KORPELAINEN J T,SUOMINEN K,et al. Interictal cardiovascular autonomic responses in patients with temporal lobe epilepsy[J]. Epilepsia,2000,41(1):42-47.

[5] SEVCENCU C,STRUIJK J J. Autonomic alterations and cardiac changes in epilepsy[J]. Epilepsia,2010,51(5):725-737.

[6] FRIEDMAN D. Epilepsy:A new guideline on sudden unexpected death in epilepsy[J]. Nat Rev Neurol,2017,13(7):388-389.

[7] KELLER A E,WHITNEY R,LI S A,et al. Incidence of sudden unexpected death in epilepsy in children is similar to adults[J]. Neurology,2018,91(2):e107-e111.

[8] EINARSDOTTIR A B,SVEINSSON O,OLAFSSON E. Sudden unexpected death in epilepsy. A nationwide population-based study[J]. Epilepsia,2019,60(11):2174-2181.

[9] CHAHAL C A A,SALLOUM M N,ALAHDAB F,et al. Systematic Review of the Genetics of Sudden Unexpected Death in Epilepsy:Potential Overlap With Sudden Cardiac Death and Arrhythmia-Related Genes[J]. J Am Heart Assoc,2020,9(1):e012264.

[10] RYVLIN P,CUCHERAT M,RHEIMS S. Risk of sudden unexpected death in epilepsy in patients given adjunctive antiepileptic treatment for refractory seizures:a meta-analysis of placebo-controlled randomised trials[J]. Lancet Neurol,2011,10(11):961-968.

第三节　脊髓疾病相关心脏病变

一、脊髓影响心脏功能的生理基础

本书第一章已系统阐述了心脏的自主神经支配情况,可知交感神经自脑干发出后经脊髓、颈胸神经节到达心脏神经丛进而支配心脏;而副交感神经自脑干发出后直接到达心脏神经丛进而支配心脏。脊髓是中枢神经的一部分,其活动受脑的控制,是周围神经与脑之间的通路,也是许多简单反射活动的低级中枢,心交感神经活性直接受脊神经的支配和调节,低位脊神经电活动又可通过上行作用激动延髓,进而影响迷走神经干的活性,因此,脑干或脊髓(尤其是颈段和上胸段)损伤可导致自主神经功能障碍,进而影响心脏功能。

二、脊髓损伤相关心脏病变

脊髓损伤(spinal cord injury,SCI)是一种常见且通常较严重的事件,常会造成重度或永久性残疾,给社会和家庭造成巨大的负担。脊髓损伤的急性期定义为损伤后最初数周,除了引起神经系统损伤以外,颈段和胸上段急性脊髓损伤还可引起心血管和肺部并发症,由于血流动力学不稳定导致的死亡率很高。在脊髓损伤的慢性期,心血管系统疾病已经成为患者的第一大死亡原因,除此以外,泌尿系和呼吸系统并发症也是脊髓损伤患者的重要死亡原因。脊髓损伤后脊髓组织出血、水肿变性、坏死等导致脊髓神经功能受到损害,心交感神经受损,阻断了高级中枢对心脏的交感神经支配,导致副交感神经相对兴奋,冠状动脉收缩甚至痉挛,导致冠脉供血不足,使心肌细胞供血不足进而导致心肌损伤、心肌酶升高、心肌收缩力下降、心排出量下降、低血压以及各种心律失常。

脊髓损伤可以引起许多心血管并发症,包括低血压、心动过缓和其他心律失常,以及较早的自主神经反射障碍。

（一）神经源性休克

神经源性休克(neurogenic shock)指的是脊髓内自主神经通路受到破坏导致血管阻力降低引起的低血压、心动过缓和低体温。若脊髓损伤破坏了交感神经下行通路,则可引起自主心血管功能的调节改变。副交感神经的影响占据优势时会引起神经源性休克,导致患者出现低血压和心动过缓。交感神经张力受损会降低大血管床(骨骼肌和内脏血管)的血管阻力,从而导致静脉容量增加、静脉回心血量减少和低血压。此外,心脏交感神经的影响中断可以使较高位中枢来源的迷走张力失去对抗,从而引起心动过缓(bradycardia)、缓慢性心律失常(bradyarrhythmia)和心脏传导阻滞(cardiac conduction block)。神经源性休克可发生于损伤后 30 分钟内,并可能持续长达 6 周。即使脊髓损伤低于 T_6,直立性低血压(orthostatic hypotension,OH)在损伤后早期也十分严重,并伴有骨骼肌血管床的反射性血管收缩的丧失,患者在卧位变为坐位时常会出现头晕、无力、眼花,甚至晕厥。当直立时正常的血流动力学反应应该是通过主动脉体和颈动脉窦牵张感受器感知,自主神经调节导致心率加快,心肌收缩力增加,这一反射使得迷走抑制,交感兴奋,结果血压升高,脊髓损伤血管张力调节缺失,因此直立性低血压常见。与胸腰段和不完全颈段损伤相比,神经源性休克更常见于完全性颈髓损伤(19%~29%)。因此,维持血压至关重要,因为低血压可能导致脊髓灌注不足,从而加重脊髓的继发性损伤。

（二）自主神经反射障碍

自主神经反射障碍是一系列过度交感神经活动的症状和体征，以作为机体对 T_6 或更高脊髓损伤水平之下刺激的反应。自主神经反射障碍通常被定义为收缩压增幅大于 20%，常伴有心动过缓或心律失常、潮红、发汗、头痛、视物模糊和鼻充血。自主神经反射异常极少发生在脊髓损伤的第 1 个月内，但其通常在第 1 年内出现。严重颈段脊髓损伤患者面临尤其高的风险，常出现躯体痛、腹部膨隆、粪便嵌塞及膀胱膨胀等表现。

（三）心律失常

急性脊髓损伤患者可发生多种心律失常（arrhythmia），如窦性心动过缓、P 波改变、P-R 间期延长、异位搏动、完全性心脏阻滞、心搏骤停；也可能出现房颤、多源房速；亦有室性心律失常，如室性期前收缩和室速。心律失常的病因与交感紧张减弱、副交感相对占优势有关，心动过缓是脊髓损伤后最常见的心率异常，可能需要使用阿托品或起搏器治疗。几乎所有完全性颈段脊髓损伤患者的静息心率都小于 60 次/min，大约 70% 的患者的静息心率小于 45 次/min。缓慢性心律失常在损伤后第 4 日达到高峰，其他血流动力学异常通常在 2~6 周内消退。急性颈部脊髓损伤会因迷走神经紧张过度而带来心律失常风险，并且还有缺氧、低血压以及液体和电解质紊乱的风险。而慢性脊髓损伤中心律失常少见得多，但是，完全性颈髓损伤患者似乎存在持续的心肺骤停风险。

（四）心肌损害

脊髓损伤后心肌损害（myocardial damage）的机制尚不明确，有研究认为脊髓损伤后心肌细胞钙敏感受体表达上调，可能是脊髓损伤后心肌损伤的机制之一。心肌细胞钙敏感受体主要功能是维持机体内钙离子和其他金属离子的稳态，通过内质网膜上 G 蛋白-磷脂酶 C-三磷酸肌醇信号通路使内质网释放更多的钙离子进入细胞内，使细胞内钙离子水平升高引起钙超载和内质网钙稳态失衡，从而诱发过度的内质网应急，导致心肌细胞凋亡。

（五）冠状动脉疾病

随着患者长期存活的改善，冠状动脉疾病（coronary artery disease，CAD）已经成为脊髓损伤越来越重要的并发症。与体格健全的人群相比，冠状动脉疾病危险因素在慢性脊髓损伤患者中更为常见，如不利的血脂谱（高密度脂蛋白水平低、低密度脂蛋白胆固醇升高）和葡萄糖代谢异常（糖耐量受损、胰岛素抵抗和糖尿病）。促成这些异常发生的因素包括肌肉量降低、脂肪增加和不活动。研究提示，脊髓损伤患者的冠状动脉疾病患病率为一般人群的 3~10 倍。脊髓损伤患者的冠状动脉疾病死亡率也更高。一个可能的因素为 T_5 以上的脊髓损伤病变导致心肌缺血的非典型表现，如自主神经反射异常或痉挛状态改变，而非典型的胸痛。

三、遗传性共济失调——弗里德赖希共济失调

遗传性共济失调（hereditary ataxia，HA）是一大类具有高度临床和遗传异质性、病死率和病残率较高的遗传性神经系统退行性疾病，占神经系统遗传性疾病的 10%~15%。在欧洲，常染色体显性遗传性小脑性共济失调（autosomal dominantcerebellar ataxia，ADCA）的患病率为（1~3）/10 万。常染色体隐性遗传小脑性共济失调（autosomalrecessive cerebellar ataxia，ARCA）中最常见的弗里德赖希共济失调（Friedreich ataxia，FRDA）患病率为（3~4）/10 万。HA 临床上以共济运动障碍为主要特征，可伴有复杂的神经系统损害，如锥体束、锥体外系、大脑皮质、脊髓、脑神经、脊神经、自主神经等症状，亦可伴有非神经系统表现如心脏病变、内

分泌代谢异常、骨骼畸形、皮肤病变等,而 Friedreich 共济失调的主要临床表现是神经功能障碍、心肌病及糖尿病。

【发病机制】

大多数 FA 病例的病因是位于染色体 9q13 上的 frataxin 基因(FXN 基因)发生功能丧失性突变。绝大多数患者在 frataxin 基因两个等位基因的内含子 1 存在三核苷酸(GAA)重复序列扩增。重复扩增导致基因转录减少(即沉默)以及基因产物 frataxin 的表达降低。GAA重复数可从 66 到 1 700 次不等,而正常的等位基因中为 7~34 次。该病大多数患者 GAA 重复数在 600~1 200。重复数在 34~100 者很少致病,但主要取决于它们是否被非 GAA 重复序列所中断。一方面,中断可使该重复稳定,在后代中不扩增。另一方面,同样大小、未被中断的重复片段是不稳定的,它们被视为是前突变,因为它们仅在一代中就可扩增至 300 重复数以上。FA 的表现在一定程度上随 GAA 扩增数的不同而不同。GAA 扩增数越多,特别是较小的等位基因上的扩增,会使发病年龄更早、失去行走能力所需的时间更短、心肌病的发生率更高、上肢反射消失发生率越高。frataxin 是一种线粒体蛋白,与铁硫簇的生物合成、铁伴侣分子作用、解除铁毒性、抗氧化有关,可能还有调节铁储存的作用。它在 FA 所涉及的组织中的表达水平尤其高,如脑、心脏和胰。有假说认为 FA 是线粒体的铁蓄积导致的,有frataxin 缺陷的神经元、心肌和横纹肌的突变小鼠重现了人类疾病的重要特征,包括心肌病、感觉性神经病、顺乌头酸酶和呼吸链复合物活性缺乏,以及线粒体内铁蓄积。

【临床表现】

FA 患者通常在青春期前后就出现肢体协调或构音障碍,症状逐渐加重,大多数患者在二十多岁时就需使用轮椅。除了典型的神经系统受累外,FA 还与进行性肥厚型心肌病(progressive hypertrophic cardiomyopathy)有关,左心室的组织学改变主要包括细胞肥大,弥漫性纤维化和局灶性心肌坏死。心脏受累相关的症状包括心律失常引起的心悸及心肌病引起的呼吸困难和运动不耐受,心律失常和心力衰竭是导致 FA 患者死亡的常见原因。患有 FA 心肌病的患者在其一生中相当早就会出现心脏受累(即 40 岁以下),有研究结果显示 FA 患者低于 40 岁发病将导致更严重的心肌病,多数 FA 患者在 40 岁以下死于心力衰竭。但实际上大多数 FA 患者的运动能力不受心肌病阶段的影响,而受神经系统疾病的影响,因此在疾病的晚期,患者尽管没有劳累性症状,仍可能存在心肌病。

【辅助检查】

心电图和超声心动图异常是 Friedreich 共济失调常见的肥厚型心肌病的特征。一项涉及 75 例 Friedreich 共济失调患者的研究发现,95% 患者的 ECG、心电向量图和/或超声心动图存在异常。据报道,多达 2/3 的患者超声心动图或心脏 MRI 存在异常。

1. **超声心动图**　FA 患者超声心动图特征是左室肥厚,典型的表现是左心室向心性肥大,大多数患者舒张末期室壁厚度小于 15mm,且没有流出道阻塞。大型 FA 患者的横断面研究分析显示大约 80% 的患者存在左室结构的改变(基于舒张末期左室壁相对厚度和左心室质量指数)。大约 40% 的 Friedreich 患者表现为向心性重塑,35% 表现为向心性肥大,只有 5% 表现为离心性肥大。许多患者保留了心脏整体的收缩功能,只有末期心肌病患者因整体运动功能减退及左室轻度扩张出现射血分数下降。因此,疾病进展的特点是早期向心性重塑,晚期向心性肥厚。此时心肌纤维化逐渐进展,严重影响心脏的形态和功能。纤维化导致左室壁变薄,左室开始扩张,而射血分数在很长一段时间内保持稳定,只在终末期下降。

有研究调查了 20 名 FA 患者,结果提示这些患者的整体收缩期纵向应变明显降低,左室扭转峰值明显下降。从形态学角度来看,FA 患者的左室超声心动图有时看起来与心脏淀粉样变患者相似,部分原因是两者都为向心性肥厚,同时也因为心脏淀粉样变的心肌颗粒样回声改变也可见于 FA 患者中,但是,FA 患者不表现出双房扩大或心包积液。

2. **心电图**　在大多数 FA 患者中,QRS 持续时间是正常的,甚至具有严重左室肥厚的患者也没有表现出 QRS 延长,表明左束支传导阻滞较为罕见,这与其他肥厚型心肌病相反。然而,FA 心肌病患者晚期有时会在 V1 和 V2 中出现高 S 波,在 V5 和 V6 中出现高 R 波,出现左室肥厚的心电图特征表现。此外,几乎所有患有 FA 的心肌病患者在左胸导联均显示 T波异常(低平或倒置)。有研究表明,一些晚期患者患有室上性心动过速,如房颤,房扑和房室折返性心动过速,虽然已知许多 FA 患者死于心肌病,但仍不清楚具体的心律失常事件是否可能导致死亡。

3. **心脏磁共振成像**　目前,心脏磁共振成像(cMRI)还未作为 FA 患者的常规检查,但是一些研究已经开始应用 cMRI 评估心脏的受累程度。研究表明,FA 患者心脏的心肌灌注储备指数明显降低,此外,灌注储备的下降与左心室肥大的程度或纤维化程度无关。目前尚不清楚纤维化是否可能在左室某些区域开始,从而将其与其他遗传性肥厚型心肌病区别开来。值得注意的是,近期的临床工作表明,替代性纤维化是 FA 患者心肌病过程中的典型表现,这一点同时被频繁观察到的 FA 患者晚期伴随左室变薄现象所证实,说明置换性纤维化是 FA 患者疾病进展过程中的典型特征。

【治疗】

具有 FA 相关性心力衰竭症状、收缩期左室功能障碍或心律不齐的患者的治疗包括常规抗心力衰竭药物、抗心律不齐药物和手术治疗等。心力衰竭症状的治疗通常为限盐和使用利尿剂。减轻后负荷的药物可能对 FA 患者心脏的长期治疗有益,例如血管紧张素转换酶抑制剂(ACE)或血管紧张素 II 受体阻滞剂(ARB)。少数移植患者的运动能力和肌肉力量得到改善,表明神经肌肉疾病的部分症状可能是由严重的充血性心力衰竭引起。

总之,越来越多的研究表明脊髓病变与心脏病变密切相关,在面对疾病与患者时临床医生需加强对脊髓与心脏的相互认识,早期干预,改善患者预后。

(作者:周梦洁　于云莉;审校:陈蕾)

参 考 文 献

[1] 侯应龙,SUNNY P O. 自主神经系统与室性心律失常[J]. 中国心脏起搏与心电生理杂志,2009,23(001):1-5.

[2] 苏春侠,陈辉.高位脊髓损伤后心血管功能改变及其机制的研究现状[J].国际麻醉学与复苏杂志,2014,35(1):44-46,51.

[3] 中华医学会神经病学分会神经遗传学组.遗传性共济失调诊断与治疗专家共识[J].中华神经科杂志,2015,48(6):459-463.

[4] COOK A,GIUNTI P. Friedreich's ataxia:clinical features,pathogenesis and management[J]. Br Med Bull,2017,124(1):19-30.

[5] WEIDEMANN F,STÖRK S,LIU D,et al. Cardiomyopathy of Friedreich ataxia[J]. J Neurochem,2013,126(Suppl 1):88-93.

第四节 中枢神经系统感染性疾病相关心脏病变

一、概述

中枢神经系统感染性疾病系细菌、真菌、病毒、螺旋体、寄生虫、立克次体及朊蛋白等病原微生物侵犯中枢神经系统的实质、被膜及血管等所致的急性或慢性炎症性或非炎症性疾病,常见表现有急性发热、头痛、呕吐、精神行为异常、癫痫发作、神经功能障碍、脑脊液细胞数增多以及脑电图、神经影像异常等。然而,部分患者还会出现心律失常(arrhythmia)、心功能异常、心肌梗死,甚至猝死等心脏传导、心肌、心内膜、心脏瓣膜及血管受累的表现,这是由于中枢神经系统有时还可能直接或间接累及心血管系统,但不同病原体感染相关的心血管病变各有特点(表4-4-1)。

表4-4-1 中枢神经系统感染性疾病相关心血管病变

中枢神经系统感染	相关心血管病变	中枢神经系统感染	相关心血管病变
病毒性脑炎	继发性 QT 间期延长	神经梅毒	主动脉炎
	多形性室性心动过速		主动脉瘤
	心室颤动		冠状动脉口狭窄
	心脏收缩功能障碍		主动脉瓣关闭不全
	心力衰竭		心肌树胶样肿及梅毒性心肌炎
	心源性猝死		心房颤动
细菌性脑膜炎	心内膜炎		
	Tako-Tsubo 心肌病		

二、临床特征与治疗

(一)中枢神经系统病毒感染并发心律失常(arrhythmia)

很多病毒都可以侵入颅内,引起急性脑炎、脑膜炎,但也有报道少数患者同时合并心律失常等心脏病变。单纯疱疹病毒性脑炎(herpes simplex encephalitis,HSE)是中枢神经系统最常见的病毒感染性疾病,在全球流行,全年都可发病,各年龄阶段均可能罹患,有个案报道HSE 患者出现心律失常。西尼罗病毒(west Nile virus,WNV)在非洲、中东、地中海沿岸及美国等大部分区域流行,夏季高发,通过蚊虫传播,不仅可引起中枢神经系统感染损伤,还有病例报道导致心律失常。

【发病机制】

中枢神经系统感染出现心血管病变的发生机制至今尚未完全明确,目前猜测可能与神经心脏轴(nerve heart axis)有一定关系。神经心脏轴由前额叶皮质、杏仁核、岛叶皮质、前扣带回皮质和脑干组成,这些结构都参与调控自主神经系统。岛叶皮质位于外侧裂底部,在控制交感神经和副交感神经张力方面具有重要作用,右岛叶区域主要调节交感神经张力,左岛叶则负责副交感神经对心脏的调控。脑干是心血管系统对外界环境变化的反应以及迷走神经和交感神经活动的重要调节器。延髓前外侧核和孤束核接受来自压力感受器和传递内脏感觉信息的迷走神经等脑神经的传入信息，对心脏功能的调节更为重要。延髓前外侧核与脑桥外侧臂旁核共同参与引起心脏交感神经刺激的兴奋性心血管反射的中枢神经处理过程。因此，脑干损伤的患者可出现为自主神经功能障碍、室性心律失常、T 波倒置、缓慢型心律失常、心肌梗死和心源性猝死。如果神经系统感染累及神经心脏轴，就可能干扰交感神经或副交感神经反应，引起神经内分泌反应，如儿茶酚胺等释放，导致心律失常，血流动力学紊乱，甚至心脏停搏、死亡。

【临床表现】

急性期除表现有发热、头痛、呕吐、精神行为异常、癫痫发作及意识障碍等颅内感染征象外，患者还可并发心律失常，出现继发性 QT 间期延长，甚至进展为多形性室性心动过速、心室颤动等。此外，有报道出现窦房结传导阻滞、心脏停搏、不稳定的高血压、阵发性心动过速、大量出汗及体温过低等自主神经功能紊乱表现。在一项研究中，228 例西尼罗病毒感染患者中约有 7% 的病例并发心律失常，包括心房颤动、二度房室传导阻滞、三度房室传导阻滞，甚至出现心脏停搏等致死性心律失常。

【诊断】

中枢神经系统感染的诊断依据包括①临床表现：发热、咳嗽等上呼吸道前驱感染症状、明显精神行为异常、抽搐、意识障碍及局灶性神经系统损害体征；②辅助检查：脑脊液白细胞增多，糖及氯化物正常，细菌性感染糖及氯化物降低，脑电图提示弥漫性异常，头颅 CT 及 MRI 示脑实质、脑膜异常，抗病毒药物治疗有效；③确诊可通过对血清及脑脊液进行病原学检测及培养、特异性抗体检测、脑组织活检或病理检查进行。

合并心律失常可依据病史、体格检查、心电图、长程心电图监测作出诊断。

【治疗】

早期诊断和治疗中枢神经系统感染原发疾病是改善患者预后的关键。对于病毒性感染主要予以阿昔洛韦（acyclovir）及更昔洛韦（ganciclovir）抗病毒治疗及对症支持治疗，细菌性感染则予以抗生素治疗，而由其引发的窦性心动过缓及心脏停搏，一般经抗病毒等治疗原发病后可好转。

西尼罗病毒感染患者应警惕心脏并发症，给予持续心电监护，并早期应用免疫球蛋白治疗，可改善患者预后。若纠正原发病后，仍存在窦性心动过缓，甚至窦性停搏引起晕厥，可安装心脏起搏器，改善患者的生活质量。

曾有报道脑膜炎患者出现缓慢型心律失常及低血压，肾上腺素疗效不佳，予以异丙肾上腺素后恢复正常窦性心律。

（二）中枢神经系统病毒感染并发自主神经功能障碍（autonomic dysfunction）

有研究者报道患儿感染肠道病毒后，轻度可仅有发热，重者引起脑炎，甚至并发心动过速、高血压或低血压等心血管并发症，病情越重，心率变异性值越低，MRI 示脊髓灰质、延髓和脑干被盖有组织炎症或破坏，其所致心肺功能衰竭的发病机制尚不清楚，目前认为主要原因是自主神经功能障碍和全身炎症反应。并发自主神经功能紊乱患者的平均总住院时间延长。

【发病机制】

交感神经与副交感神经的相互协调有助于快速调整血压、心率、血管反应性、肠功能、膀胱功能、性器官、瞳孔、出汗和体温,而如果神经心脏轴功能失衡,可导致自主神经功能紊乱,如心动过速或过缓,血压升高或降低,出汗等。中枢神经系统感染有时可侵及神经心脏轴,引起自主神经功能紊乱。据报道,在 72 名重症脑炎和脑膜脑炎患儿中,41% 的患儿存在阵发性交感神经亢进,其中约 51% 患儿为非细菌性感染(病毒等),27% 为细菌性感染。有癫痫发作和发热的非细菌性感染患儿似乎更容易出现交感神经兴奋,通过影像学分析发现,脑干或间脑损伤可能与自主神经功能紊乱有关。

【临床表现】

患者并发自主神经功能紊乱时可表现为心动过速,高血压或低血压等血压不稳,大量出汗,面色苍白和四肢湿冷等周围循环供血不足表现。病情越重,并发癫痫发作及发热等容易出现上述症状。

【诊断】

根据病史、体格检查、脑脊液检查、脑电图及影像学表现可为中枢神经系统感染的诊断提供重要依据,如有特异性病原学检测及脑组织活检更有助于确诊。对于自主神经功能紊乱患者,根据持续心电监测及临床表现可作出诊断。

【治疗】

对于中枢神经系统感染,应积极抗感染治疗原发疾病;可据自主神经功能紊乱症状予以控制血压及心率等对症支持治疗。

(三) 中枢神经系统病毒感染并发心脏炎性疾病

并发心脏炎性疾病多见于中枢神经系统病毒感染,以心肌炎多见,心包炎相对较少见。心肌炎是心肌细胞坏死和相关炎症浸润的一种炎症性疾病,分为四种主要类型:急性、暴发性、慢性活动性和慢性持续性。目前报道肠道病毒、狂犬病毒、单纯疱疹病毒、腺病毒等均会导致心肌炎,起病急缓不定,少数呈暴发性导致急性泵衰竭或猝死。大多根据心肌活检和尸检标本确诊。

【发病机制】

中枢神经系统感染并发心肌炎主要机制可能是病毒直接作用造成心肌直接损害;也可能是病毒刺激机体产生免疫反应,引起 T 淋巴细胞及多种细胞因子介导全身炎性反应导致心肌损害。

【临床表现】

并发病毒性心肌炎患者可有发热、全身乏力、肌肉酸痛或恶心、呕吐等非特异症状。心脏方面的临床表现取决于病变的广泛程度及部位,轻者可完全没有症状,重者出现心悸、胸痛、呼吸困难、水肿、心律失常,甚至出现心源性休克及猝死。

【诊断】

中枢神经系统感染的诊断依据主要来自病史、体格检查、脑脊液检查、脑电图及影像学表现,确诊需要特异性病原学检测及/或脑组织活检。并发心肌炎诊断主要为临床诊断,据典型的前驱感染病史及临床表现,心电图 ST 段轻度移位和 T 波倒置等 S-T 改变;合并急性心包炎时可见部分导联 ST 段广泛抬高,少数可出现病理性 Q 波;超声心动图可正常,也可显示左心室增大,收缩功能减低;心肌标志物检测可有心肌肌酸激酶(CK-MB)及肌钙蛋白(T或 I)增高;病毒血清学检测也可作为诊断依据,心脏磁共振(CMR)增强扫描可见心肌片状强化等可考虑此诊断;其确诊有赖于心内膜、心肌或心包组织内病毒、病毒抗原、病毒基因片段或蛋白的检出。

【治疗】

积极治疗原发中枢神经系统感染,并发心肌炎无特异性治疗,针对心功能不全支持治疗为主,出现心力衰竭时可酌情使用利尿剂、血管扩张剂、ACEI 等,出现心律失常时可采用抗心律失常药物,恶性传导阻滞出现明显血流动力学不稳时,可考虑植入临时心脏起搏器。暴发性心肌炎和重症心肌炎进展快、死亡率高,除药物治疗外,心肺支持系统也十分重要。

（四）中枢神经系统病毒感染并发心力衰竭（heart failure，HF）

中枢神经系统感染可并发急性心力衰竭,常见于脑干脑炎,报道多见于肠病毒 71 型感染,重症肠病毒性脑炎患者约 19% 出现急性心力衰竭,病死率可达 77%。病理活检排外心肌炎,这可能是神经源性心脏损害所致,病灶最常见于脑桥被盖,该区域涉及血管舒缩中心,临床表现为快速进展的心肺衰竭及心源性休克。心源性休克所致住院死亡率较无休克的急性心力衰竭高 10 倍,且预后极差。

【发病机制】

中枢神经系统感染并发心力衰竭机制至今未明确。目前认为其发生机制多为神经源性心脏损害,儿茶酚胺过度释放所致。嗜神经性肠病毒 71 感染脑干后损害迷走神经背核和孤束核团,致副交感神经系统失活和交感神经通路激活,引起"儿茶酚胺风暴",作用于心脏,儿茶酚胺心脏毒性可致左心室收缩功能障碍,心脏前负荷和后负荷增加,进而导致系统性充血。

儿茶酚胺（catecholamine）是心肌收缩和代谢的重要调节因子。儿茶酚胺过量释放可导致心脏可逆或不可逆的损害,典型的病理变化凝固性肌细胞溶解、肌原纤维变性及心肌细胞凋亡,在心内膜神经末梢附近最明显,也称为收缩带坏死,这些病变是儿茶酚胺心脏毒性的特征,在嗜铬细胞瘤患者中也有类似发现,其具体机制有待进一步研究。

【临床表现】

并发心力衰竭早期可出现心动过速、血压升高、大汗、面色苍白、心动过速等交感神经兴奋表现,发现这些征象即应警惕心功能不全的发生。数小时后可出现肺水肿,表现为气短、呼吸困难、端坐呼吸、咯粉红色泡沫痰,最终恶化为心源性休克,出现低血压、尿量减少甚至无尿、发绀、意识障碍等组织低灌注症状。体检常可闻及肺部湿啰音及心脏奔马律。

【诊断】

并发心力衰竭的诊断主要根据感染病史、临床表现,结合心电图、心衰标志物和超声心动图检查:①临床表现:突发呼吸困难、低血压及循环灌注不足;②辅助检查:血浆钠尿肽[脑钠肽（brain natriuretic peptide，BNP）、N-末端脑钠肽前体（N-terminal pro-brain natriuretic peptide，NT-proBNP）]等心衰标志物测定值明显升高,具有较高的敏感性及特异性,经胸壁超声心动图检查可评估左心室和右心室功能,心肌酶检测及心电图可异常,胸片常提示肺水肿,血浆儿茶酚胺水平升高。

【治疗】

中枢神经系统感染时应积极抗感染治疗原发病,并发心功能不全时应限制液体入量,并积极予以持续心电监护、氧疗、吗啡、利尿剂、强心剂等治疗。早期应用交感神经阻断剂可预防儿茶酚胺毒性,酌情使用血管扩张剂,应避免使用肾上腺素、去甲肾上腺素等儿茶酚胺类药物,若药物治疗后心功能恶化,可行体外循环生命支持及机械辅助通气支持治疗。应动态测定 BNP、NT-proBNP 指导急性心衰的治疗,治疗后其水平仍高居不下者,往往预后较差,应加强治疗;治疗后其水平降低且降幅>30%,提示治疗有效,预后好。

（五）中枢神经系统病毒感染并发 Tako-Tsubo 心肌病

Tako-Tsubo 心肌病(Tako-Tsubo cardiomyopathy,TTC)又称 Tako-Tsubo 综合征、应激性心肌病、心尖部气球样变综合征、伤心综合征、左室心尖球囊综合征等。约90%的患者为女性,尤其绝经期后妇女。发病诱因主要为心理压力或躯体应激。目前有少数个案报道支持 TTC 与微小病毒 B_{19}、巨细胞病毒、人类疱疹病毒6型等病毒感染相关,主要表现为应激性事件诱发的伴胸痛的一过性、可逆性的左室功能障碍和心尖局部室壁运动异常,临床表现与急性冠脉综合征及心肌炎相似,易误诊为急性心肌梗死、心肌炎。

【发病机制】

TTC 发生机制不明,目前认为可能与边缘系统功能障碍引起儿茶酚胺释放导致交感神经系统的过度激活、冠状动脉痉挛、微循环障碍及病毒感染等有关。急性期 TTC 患者血浆儿茶酚胺浓度较急性心肌梗死患者高 2~3 倍,较正常成人高 20 倍,因左室心尖部和心底部的心肌内的肾上腺能受体分布、密度不同,心尖部受体密度较心底部大,因此左室心尖部位更易受到儿茶酚胺的作用,但是 β-肾上腺素不损伤心肌干细胞,其可作为心肌损伤后快速恢复的一个潜在机制。病毒感染易引发心肌炎,这也是 TTC 发病的潜在机制之一,还有报道在患者心肌组织活检时观察到单核细胞巨噬细胞浸润。

【临床表现】

临床表现为突发胸闷、胸痛、呼吸困难,累及右心室时可使左心室流出道梗阻,严重时可出现晕厥、心源性休克,少部分患者可出现二尖瓣反流、心尖部血栓及全身栓塞。

【诊断】

TTC 应与急性冠脉综合征及心肌炎相鉴别,若误诊为急性冠脉综合征可导致患者长期接受抗血小板药物治疗,遭受不必要的药物不良反应。

心电图检查多有 ST-T 改变,并具有动态演变特点。常为胸导联(V4-V6 导联为主)ST 段抬高,可有明显的 T 波倒置、病理性 Q 波及 QT 间期延长。冠状动脉造影结果通常正常,心肌酶学检测肌酸激酶及肌钙蛋白正常或轻微升高,超声心动图主要表现为左室壁运动减弱或消失,以左室心尖段及中间段明显,LVEF 及 LVFS 降低。

梅奥诊所 TTC 诊断标准:①短暂性左室中段运动障碍+心尖受累,室壁运动异常与单个冠状动脉营养心肌范围不相符合;②无阻塞性病变或急性斑块破裂的冠状动脉造影证据;③心电图的新变化(如 ST 段抬高和/或 T 波倒置);④排外其他病因。

【治疗】

该病急性期持续时间短,为可逆性左室收缩功能障碍,经治疗原发病后,可恢复正常。曾有报道水痘带状疱疹病毒性脑炎患者并发 TTC 及快速型心房颤动,予以静脉注射阿昔洛韦14天后,心电图恢复至正常,胸痛等临床症状消失。但应定期随访,行心脏彩超评估恢复情况。

对于 TTC 并发症,应明确收缩功能障碍、流出道梗阻是否是导致心源性休克及心力衰竭的原因。对存在收缩功能障碍的患者使用儿茶酚胺类药物,会导致左室流出道梗阻,且对左室流出道梗阻患者,缺乏有效治疗手段。无血流动力学障碍患者,可静脉内使用短效 β 受体阻滞剂,发病初期即尽早使用 β 受体阻滞剂是预防心脏破裂及心肌梗阻的有效手段。休克患者可考虑使用 $α_1$ 受体激动剂肾上腺素。钙离子增敏剂左西孟旦(levosimendan)对部分患者有效,但在日本主张静脉使用磷酸二酯酶抑制剂米力农(milrinone)。

(六) 神经梅毒并发心脏疾病

神经梅毒(neurosyphilis)系梅毒螺旋体(treponema pallidum,TP)侵袭中枢神经系统所致的临床综合征,脑、脊髓膜及实质、血管、甚至周围神经均可受累。神经梅毒分为无症状神经梅毒、脑膜神经梅毒、血管神经梅毒、脊髓痨、麻痹性痴呆等。

梅毒是慢性感染性疾病,初起即为全身性感染,在发展过程中可侵犯任何组织和器官。神经梅毒可发生于梅毒的各个时期,但多在感染后 3~20 年发病,未经治疗的梅毒患者以及合并艾滋病的患者更容易发展为神经梅毒。与神经梅毒相似,心血管系统梅毒也常发生于 TP 感染后多年,可表现为主动脉炎、主动脉瘤、冠状动脉口狭窄、主动脉瓣关闭不全、心肌树胶样肿及梅毒性心肌炎、心房颤动等病变,多在感染 10~25 年才开始出现心血管症状和体征,心血管损害是晚期梅毒致死的重要原因之一。

【发病机制】

TP 感染人体后 7~10 周,即可由局部淋巴结进入全身血流,随之波及全身各个器官。在心血管系统,TP 主要侵犯升主动脉,其次是主动脉弓、降主动脉及腹主动脉等。

TP 侵袭主动脉中层,会破坏肌肉组织和弹力纤维,引起单核细胞、淋巴细胞和浆细胞浸润,产生闭塞性动脉内膜炎及血管周围炎,导致主动脉根部扩张和瓣环扩大,进而发生不同程度的主动脉瓣反流。主动脉中层弹力纤维和肌肉层坏死,还可能导致该部位动脉壁弹性消失而向外膨出,形成主动脉瘤,引起冠状动脉口狭窄。偶尔可发生心肌树胶样肿,严重者局限性凸向左、右心室流出道,使得排血受阻和心脏增大。

【临床表现】

患者可同时出现神经梅毒与梅毒性心血管病的症状。部分患者无中枢神经系统受累表现,仅通过血清及脑脊液检查才确诊无症状神经梅毒;梅毒感染 1 年内可出现脑膜神经梅毒,主要表现为颅内压增高及脑神经麻痹(脑膜炎);5~30 年出现血管神经梅毒,包括脑血管神经梅毒及脊髓脊膜血管梅毒,发病前数周或数个月可出现人格改变、情绪不稳、头晕、失眠、癫痫发作等,出现缺血性卒中时,主要累及大脑中动脉供血区而出现偏瘫、失语、偏身感觉障碍等表现;15~20 年出现脊髓痨,受累部位为脊髓后根,典型症状为电击样疼痛、感觉障碍和尿潴留;10~30 年出现麻痹性痴呆症状,为 TP 侵犯大脑皮质导致的进行性精神衰退,临床表现可类似于任何类型的精神疾病和神经疾病的精神、神经表现。

心血管系统梅毒常与神经梅毒同时出现,根据病变范围,心血管系统梅毒的临床表现可分为以下几种类型,同一患者可有一种或一种以上表现。通常早期无明显症状,因此容易被忽视。

1. 主动脉炎(aortitis)　最常见,多见于晚期梅毒。好发于升主动脉,也可累及远端的降主动脉。多数患者缺乏临床症状,少数患者可有胸骨后不适或钝痛感,早期体征无特异性,因此最容易漏诊。当引起主动脉扩大时,体检叩诊心脏上方浊音界增宽,可闻及主动脉瓣区第二心音亢进,可伴有轻度收缩期喷射性杂音。

2. 梅毒性主动脉瘤(syphilitic aortic aneurysm)　梅毒性主动脉瘤较少见,常合并梅毒性主动脉炎,可呈囊形、梭形,有时伴有夹层。好发于胸主动脉,其中 50% 在升主动脉弓,腹主动脉瘤及主动脉窦动脉瘤少见。

临床表现主要与主动脉瘤的大小和部位有关,可呈现出压迫症状、侵蚀症状及疼痛等。①压迫症状:因动脉瘤压迫部位不同而表现不一,如压迫上腔静脉时出现面部、颈部和肩部静脉怒张,可伴局部水肿;压迫左无名静脉,可使左上肢比右上肢静脉压高;压迫气管和支气管时引起咳嗽和气急;压迫食管引起吞咽困难;压迫喉返神经引起声嘶。②侵蚀症状:瘤体侵蚀胸骨及肋软骨而凸出于前胸的搏动性肿块;侵蚀胸椎横突及肋骨,则搏动性肿块在背部外凸于体表;瘤体位于升主动脉亦可使主动脉瓣环变形,瓣叶分离而致主动脉瓣关闭不全,发生急骤时可致急性肺水肿。③疼痛:由于各处骨质受侵,主动脉瘤常引起疼痛,疼痛突然加剧预示瘤体破裂可能。动脉瘤破裂入支气管、气管、胸腔或心包等可引起猝死。

（1）升主动脉瘤:常缺乏临床症状或症状不明显,但体征明显,故称为"体征性动脉瘤"。动脉瘤向前扩大,可引起右侧第1、2肋间局部隆起并有明显搏动。如向右扩张,可压迫上腔静脉、无名静脉,引起上腔静脉综合征即头颈部及上肢青紫、水肿、胸壁静脉怒张等。压迫右支气管或右肺,可引起肺不张和反复肺部感染。右肺动脉受压可在局部闻及收缩期喷射性杂音。

（2）主动脉弓部动脉瘤:因动脉瘤位于胸腔深处,即使体积较小也易压迫邻近结构而早期出现明显症状,称为"症状性动脉瘤"。动脉瘤压迫食管可引起吞咽困难;压迫膈神经,产生呃逆或膈肌瘫痪;压迫左侧喉返神经引起声音嘶哑;压迫交感神经,引起一侧上睑下垂、瞳孔缩小、眼裂变小、同侧面部无汗等交感神经麻痹（Horner征）;压迫无名动脉开口处,可引起双上肢血压和脉搏改变;压迫左支气管及上腔静脉可分别引起相应症状。

（3）胸降主动脉瘤、腹主动脉瘤及主动脉窦动脉瘤少见,通常无临床症状,往往在常规胸部X线检查或在诊断其他疾病行X线检查时才发现。偶有动脉瘤压迫脊髓神经根,引起剧烈疼痛、椎骨萎缩、脊髓受压;压迫主要支气管引起咳嗽、呼吸困难;压迫肺动脉引起肺动脉狭窄;压迫肺引起继发肺部感染;压迫静脉或奇静脉引起胸腔积液。腹主动脉瘤常发生于第十二胸椎至第二腰椎水平,可因压迫肾动脉而出现高血压。

3. **冠状动脉口狭窄**(coronary artery stenosis) 　梅毒性主动脉炎侵袭冠状动脉开口可致冠状动脉口狭窄,导致心脏血供减少,因此患者可能出现心绞痛甚至心肌梗死。但因病变缓慢,常有侧支循环形成,极少发生大面积的心肌梗死。与冠心病相比,患者发病年龄较早,常于静息及夜间发作,发作时间较长,硝酸甘油缓解效果较差。如发生心肌梗死或心肌纤维化,则可出现持续心力衰竭;如冠状动脉口完全阻塞,患者可突然死亡。

4. **主动脉瓣关闭不全**(aortic insufficiency) 　临床最为常见,为晚期梅毒表现,约占1/3病例。是由TP侵犯主动脉瓣导致主动脉瓣环扩张而引起相对关闭不全。临床表现与主动脉瓣关闭不全程度相关,轻者可无症状,重者由于主动脉瓣大量反流,有时可因合并冠状动脉口狭窄引发心绞痛,当合并冠状动脉口狭窄时,心绞痛的程度与主动脉瓣反流程度不相称,舌下含服硝酸甘油效果较差。持久的主动脉瓣反流引起左心室负荷加重,逐渐出现心力衰竭。一旦出现心力衰竭,病程在1~3年内较快进展,发生肺水肿及右心衰竭,半数患者死亡。叩诊时心浊音界向左下扩大,由于升主动脉和主动脉弓增宽,胸骨右缘第2肋间浊音界可增宽,心尖冲动增强。主动脉瓣发生反流,在胸骨右缘第2肋间闻及收缩期吹风样与舒张期吹风样杂音。反流严重时,在心尖区可听到舒张期隆隆样杂音（Austin Flint杂音）,伴各种周围血管体征。

5. **心肌树胶样肿**(myocardial gumoid swelling) **及梅毒性心肌炎**(syphilitic myocarditis) 　较少见,主要为心肌树胶样变。局限性心肌梅毒性树胶样肿可不产生任何症状,但如侵犯传导系统可引起不同程度的房室或束支传导阻滞,如病变弥漫则可引起心脏增大和进行性心力衰竭。

6. 心房颤动(atrial fibrillation,AF)　梅毒性心血管病患者常发生心房颤动,可能与冠状动脉口阻塞性病变有关。

【辅助检查】

1. **血清学试验**　TP 血清学试验包括非 TP 血清学试验[梅毒非特异性抗体试验(syphilis non-specific antibody test)]及 TP 血清学试验[梅毒特异性抗体试验(syphilis specific antibody test)],非 TP 血清学试验主要诊断现症感染患者,其滴度随治疗会逐渐下降,可作为疗效及是否再感染的监测指标;梅毒特异性抗体在多数患者体内终生存在,可作为梅毒确诊的标准。梅毒血清学检查的敏感性及特异性均高,具有诊断意义。

2. **脑脊液检查**　脑脊液检查白细胞增多、蛋白含量升高(白细胞计数≥$5×10^6$/L,蛋白含量>500mg/L)提示血-脑屏障破坏,颅内存在炎性反应,对神经梅毒的确诊有辅助作用,对疗效的判断及疾病的转归有重要作用。

3. **胸部 X 线检查**　对主动脉炎患者,胸部 X 线检查可见升主动脉增宽、搏动增强,部分患者可见升主动脉线条状钙化,具有诊断价值。胸部 X 线检查可见主动脉增宽、动脉扩张、钙化等,对发现主动脉瘤的局部动脉膨出、搏动、线条状钙化及周围结构受压帮助极大。主动脉瓣关闭不全患者,胸部 X 线检查示左心室增大,呈靴型心,升主动脉扩张,在收缩期和舒张期呈快速扩张和退缩显像。

4. **CT 检查**　常用于胸部 X 线显示疑似动脉扩张、钙化病例的确认,可清晰显示冠状动脉的钙化,能精确测量动脉瘤大小,其精确度不亚于超声造影和动脉造影。

5. **心脏 MRI**　对心肌、瓣膜及血管分辨力高,用于胸主动脉病变的诊断与鉴别诊断。可较准确地显示动脉瘤的形状、大小、受累范围、特征,及与周围炎症反应的关系。检测心脏瓣膜反流的敏感性和特异性也很高。

6. **超声心动图**　可检测左心室大小,室壁厚度,左室收缩末期和舒张末期压力和容积,射血分数等,显示不同动脉节段增宽、钙化、动脉瘤及主动脉瓣关闭不全。彩色多普勒和频谱多普勒可以检测主动脉瓣反流量,显示瓣膜口最大血流速度、时间速度积分和反流速度等。

7. **心血管造影**　可显示动脉瘤部位和大小、动脉瓣反流程度、心室大小及心功能状况等。

【诊断】

梅毒性心脏病变容易漏诊,多在尸检后才诊断。但梅毒血清学检查明确梅毒诊断后,再结合临床表现及影像学检查,并排除其他原因所致的心血管病变,诊断并不困难。

【治疗】

梅毒性心血管病变的治疗需要结合患者病情,无心力衰竭、恶性心律失常等危及生命的严重并发症时,确诊后应立即施行驱梅治疗,以防止主动脉炎进一步发展。合并心力衰竭及恶性心律失常者,则应予以控制后再开始驱梅治疗。

梅毒性主动脉瘤患者需要手术治疗,手术指征为动脉瘤直径达 7cm 或产生压迫症状或迅速膨大。手术将动脉瘤切除,用同种动脉或血管代用品移植。有明显主动脉瓣反流者,可行主动脉瓣置换术。冠状动脉开口病变者需行冠状动脉口内膜剥脱术(或冠状动脉旁路术)。

对合并神经梅毒的梅毒性心血管病变患者,驱梅治疗需采用大剂量青霉素 G 静脉给药。青霉素(1 800 万~2 400 万)U/d,(300 万~400 万)U/4h,静脉滴注或持续静脉滴注,连续

10~14 天。若患者依从性好,也可考虑以下方案:普鲁卡因青霉素 240 万 U,每日 1 次,肌内注射;同时口服丙磺舒,500mg,每日 4 次,连续 10~14d。可考虑在推荐方案或替代方案治疗结束后予以苄星青霉素 240 万 U,1 次/周,肌内注射,共 3 次。对青霉素过敏者可改用多西环素 200mg,每日 2 次,连续 21d 或氯霉素 2g/d,连续 30d 或阿莫西林 3g,每日 2 次,连续 15 天,加用丙磺舒,500mg,每日 2 次或头孢曲松 1g/d,肌内注射或静脉滴注,连续 14d。驱梅治疗过程中,少数患者于治疗开始后一天出现发热、胸痛加剧等症状,此为大量 TP 被杀死后引起的全身反应和局部水肿的结果,个别患者可在治疗中发生冠状动脉口肿胀、狭窄加重,导致突然死亡。为防止此种反应,可在治疗开始数天内同时给予肾上腺皮质激素,如口服泼尼松每次 10mg,每 6 小时 1 次,虽然全身性应用糖皮质激素是常用的辅助治疗,但目前仍无证据证明应用这类药物是有益的。经治疗后患者应每 6 个月进行脑脊液检查,直至脑脊液细胞计数正常,治疗后 6 个月脑脊液细胞计数无下降或治疗后 2 年脑脊液细胞计数和蛋白未降至完全正常,可予以重复治疗。

（作者:韩雁冰　王婷　杨文秋;审校:陈蕾）

参 考 文 献

[1] 贾建平,陈生弟,等.神经病学[M].8 版.北京:人民卫生出版社,2018:284-304.

[2] PRASAD H A,RUBY L K,PRATHAPADAS U. Head Rules Over the Heart:Cardiac Manifestations of Cerebral Disorders[J]. Indian J Crit Care Med,2019,23(7):329-335.

[3] PERNICOVA I,GARG S,BOURANTAS C V,et al. Takotsubo cardiomyopathy:a review of the literature[J]. Angiology,2010,61(2):166-173.

[4] SMITH B K,COOK M J,PRIOR D L. Sinus node arrest secondary to HSV encephalitis[J]. J Clin Neurosci,2008,15(9):1053-1056.

[5] AJAM M,ABU-HEIJA A A,SHOKR M,et al. Sinus Bradycardia and QT Interval Prolongation in West Nile Virus Encephalitis:A Case Report[J]. Cureus,2019,11(1):e3821.

[6] FARIAS-MOELLER R,CARPENTER J L,DEAN N,et al. Paroxysmal Sympathetic Hyperactivity in Critically Ill Children with Encephalitis and Meningoencephalitis[J]. Neurocrit Care,2015,23(3):380-385.

[7] BHATT G C,SANKAR J,KUSHWAHA K P. Use of intravenous immunoglobulin compared with standard therapy is associated with improved clinical outcomes in children with acute encephalitis syndrome complicated by myocarditis[J]. Pediatr Cardiol,2012,33(8):1370-1376.

[8] GRIFFITHS M J,OOI M H,WONG S C,et al. In enterovirus 71 encephalitis with cardio-respiratory compromise,elevated interleukin 1β,interleukin 1 receptor antagonist,and granulocyte colony-stimulating factor levels are markers of poor prognosis[J]. J Infect Dis,2012,206(6):881-892.

[9] PARK S C,CRANE I M,PAL K,et al. Rabies Encephalitis With Myocarditis Mimicking ST-Elevation Myocardial Infarction[J]. Open Forum Infect Dis,2019,6(6):ofz260.

[10] SINNENBERG L,GIVERTZ M M. Acute heart failure[J]. Trends Cardiovasc Med,2020,30(2):104-112.

[11] BENNETT L,IQBAL J. A 68-year-old with cranial nerve neuropathies and a troponin rise[J]. Clin Med(Lond),2017,17(6):575-577.

[12] MADHAVAN M,PRASAD A. Proposed Mayo Clinic criteria for the diagnosis of Tako-Tsubo cardiomyopathy and long-term prognosis[J]. Herz,2010,35(4):240-243.

[13] YOSHIKAWA T. Takotsubo cardiomyopathy,a new concept of cardiomyopathy:clinical features and pathophysiology[J]. Int J Cardiol,2015,182:297-303.

[14] TYLER K L. Acute Viral Encephalitis[J]. N Engl J Med,2018,379(6):557-566.

［15］ TAYLOR J. Tako-Tsubo cardiomyopathy［J］. Eur Heart J,2014,35(19):1227-1228.

［16］ 翁文佳,宋冰冰,赵金雪,等.心血管梅毒的诊断和治疗［J］.国际流行病学及传染病学杂志,2015,42(4):269-271.

［17］ MARRA C,SAHI S,TANTALO L,et al. Enhanced molecular typing of treponema pallidum:geographical distribution of strain types and association with neurosyphilis［J］. J Infect Dis,2010,202(9):1380-1388.

［18］ KHAMAYSI Z,BERGMAN R,TELMAN G,et al. Clinical and imaging findings in patients with neurosyphilis:a study of a cohort and review of the literature［J］. Int J Dermatol,2014,53(7):812-819.

［19］ DUNAWAY S B,MAXWELL C L,TANTALO L C,et al. Neurosyphilis Treatment Outcomes After Intravenous Penicillin G Versus Intramuscular Procaine Penicillin Plus Oral Probenecid［J］. Clin Infect Dis,2020,71(2):267-273.

第五节　退行性神经系统疾病相关心脏病变

一、概述

退行性神经系统疾病(neurodegenerative disease)是一组原因不明、中枢神经系统或周围神经系统进展性损害的慢性疾病。这类疾病多自中老年开始发病,目前只能对症治疗,致残致死率高。随着全世界人口老龄化加剧,退行性神经系统疾病已成为一个备受关注的热点研究领域。近年来人们发现,帕金森病和多系统萎缩均可合并心脏病变,但其发病机制及临床表现既有共同点:①α-突触核蛋白(α-synuclein)异常聚集,导致神经元变性死亡;②累及交感神经(sympathetic nerve)和副交感神经(parasympathetic nerve);③大部分伴发直立性低血压,以多系统萎缩更多见;④常发生心率变异性异常,多系统萎缩患者心率变异性降低更明显。也存在不同点:①帕金森病以周围自主神经损害为主,多系统萎缩以中枢自主神经损害为主。②帕金森病出现心血管自主神经功能障碍的时间较多系统萎缩晚、进展也相对缓慢。③多系统萎缩以交感神经及副交感神经节前纤维受损为主,中枢去甲肾上腺素通路失效,节后纤维通常不受损,[123]I-间碘苄胍(^{123}I-metaiodobenzylguanidine,[123]I-MIBG)心肌显像法显示心脏摄取率正常或略下降;帕金森病主要累及交感神经节后纤维,心脏交感神经节后纤维失神经支配,心脏摄取[123]I-间碘苄胍能力降低。

二、临床特征与治疗

（一）多系统萎缩相关心脏病变

多系统萎缩(multiple system atrophy,MSA)是一组病因不明、中老年起病,以进行性的自主神经系统功能不全、帕金森综合征、小脑性共济失调和锥体束征为主要临床表现的散发性神经系统退行性疾病。无论以哪一种神经系统的症状群起病,随着病程进展,最终都会表现为两个以上的神经系统症状群。其中,自主神经系统最容易受累,常作为首发症状,产生血压和心率变异性异常等心血管病变的临床表现,容易漏诊和误诊,而且明显增加患者摔倒、死亡风险,因此,早期识别、诊断和干预十分重要。国外流行病学调查显示多系统萎缩平均发病率为(0.6～0.7)/10万,患病率为(3.4～4.9)/10万,50岁以上人群中的年发病率约为3/10万,但国内外尚无多系统萎缩相关心脏病变的流行病学资料。

【发病机制】

多系统萎缩病因尚未明确。有学者提出多系统萎缩是少突胶质细胞 α-突触核蛋白病,因为病理研究发现少突胶质细胞胞浆内存在以 α-突触核蛋白为主要成分的包涵体。此外，有研究显示多系统萎缩是由于 α-突触核蛋白在神经元异常聚集，导致神经元变性死亡。

心血管系统接受交感神经和副交感神经的共同调节，二者保持平衡才能维持心血管功能正常。目前认为多系统萎缩相关心脏病变的发病机制可能是 α-突触核蛋白异常聚集在脑干和脊髓节前自主神经元，包括迷走神经背核、脑桥被盖、蓝斑、脊髓胸 1 至腰 1 节段的灰质侧柱中间外侧核、骶髓侧角副交感神经核。脑干和脊髓自主神经节前神经元变性，而节后去甲肾上腺素能纤维完整，具有残留的交感神经张力，不能被压力反射或中枢神经输入调节，导致心血管系统病变。脑桥被盖和蓝斑的去甲肾上腺素能神经元严重丢失，下丘脑室旁核加压素神经元丢失均可导致直立性低血压。体位改变（如站立或仰卧）重力会引起血容量重新分配，从而导致血压变化。站立时静脉血淤积在腿部，正常的自主神经系统反射维持正常血压。站立时激活交感神经可导致：静脉收缩使静脉回流增加；心率和心肌收缩力增强使心排出量增加；血管收缩升高血压。完整的自主神经系统正常激活，加上正常的循环血容量，可以防止站立时重力引起的收缩压下降，从而维持大脑和其他重要器官的灌注。多系统萎缩由于交感神经和副交感神经节前纤维病变，自主神经功能障碍，不能调节血压维持正常，导致直立性低血压。

【临床表现】

多系统萎缩主要分为两种临床亚型，以帕金森综合征为突出表现的临床亚型称为 MSA-P 型，以小脑性共济失调为突出表现者称为 MSA-C 型。早期出现严重且逐渐进展的自主神经功能障碍是多系统萎缩的主要临床特征。MSA-P 型和 MSA-C 型均有不同程度的自主神经功能障碍，可表现心血管系统功能异常等，因此自主神经功能障碍的进展速度越快，患者预后越差。

心血管系统受累主要表现为直立性低血压，其次是心率变异性异常。50% 患者可伴有餐后低血压、仰卧位或夜间高血压。

1. **直立性低血压**（orthostatic hypotension，OH） 指直立 3 分钟内血压较平卧时下降 ≥30/15mmHg，且心率无明显变化。多系统萎缩不仅比帕金森病更容易出现直立性低血压，且患者的临床表现更严重。直立性低血压主要表现为突然站起、坐起时乏力、头晕、头痛、视物模糊、恶心呕吐，甚至晕厥；或表现为与体位变化相关的头颈痛，患者容易发生反复跌倒发作，难以独立行走站立、需要轮椅、甚至卧床不起，严重影响生活质量。直立性低血压是许多患者跌倒和死亡的独立危险因素。

2. **心率变异性**（heart rate variability，HRV）**异常** 心率变异性指逐次心动周期之间的时间变异性。正常窦性心律之间并非绝对整齐，存在微小的差异，通过对心电图中 R-R 间期的测量，获得的时间变异性即为心率变异性，是评价自主神经系统交感和副交感神经对心脏影响的敏感指标。心率变异性作为反映自主神经系统对心脏和血管调节动态平衡的无创性指标，可以作为预测某些心脏疾病严重程度和预后的指标之一。心脏自主神经失神经支配表现为心率变异性降低，心率变异性参数与疾病严重程度呈负相关，心率变异性降低是心血管事件的重要预测因子。

患者可能无明显临床表现，但通过 24 小时动态心电图检测可发现极低频功率（power in the very low frequency range，VLF）、低频功率（power in the low frequency range，LF）、高频功率（power in the high frequency range，HF）、相邻 R-R 间期相差 ≥50ms 占总窦性心搏的百分数（pNN 50%）均降低。HF 降低可能与多系统萎缩的排尿功能障碍相关。夜间 HF 明显降低，表明多系统萎缩患者存在夜间副交感神经功能障碍。多系统萎缩心率变异性降低较帕金森病更明显,对动态心率变异性的分析有助于多系统萎缩和帕金森病的鉴别。

3. 血压节律异常

(1) 血压昼夜节律(circadian rhythm of blood pressure)异常:患者可能有头晕、头痛等症状,24小时动态血压监测可发现夜间血压下降减少甚至夜间血压增高,呈"非勺型血压"(夜间收缩压下降0~10%)或"反勺型血压"(夜间收缩压下降率<0)。异常血压昼夜节律与靶器官损害、心血管事件发生率关系密切,反勺型血压发生靶器官损伤、心血管事件的风险更高。

伴有自主神经衰竭的多系统萎缩和帕金森病患者有相似的血压昼夜节律模式,这表明自主神经功能障碍对这些疾病的异常血压昼夜节律模式的影响相似。人类的昼夜节律由下丘脑的视交叉上核控制。视交叉上核向室旁核投射传入信息,在控制各种自主神经功能方面起着重要作用,如应激反应和新陈代谢。睡眠和体力活动都对血压和心率的昼夜变化有很大影响,包括睡眠期间正常的生理血压下降。睡眠障碍在多系统萎缩患者中很常见,除了导致血压昼夜节律异常外,还可以减少夜间血压下降程度。多系统萎缩患者血压昼夜节律异常的发生率比帕金森病患者更高。

(2) 餐后低血压(postprandial hypotension,PPH):患者餐后出现血压下降,通常将其定义为餐后收缩压下降≥20mmHg,多发生于餐后30~60分钟。表现为头晕、恶心、晕厥、摔伤,甚至诱发急性心脑血管疾病等,风险很大。多系统萎缩交感神经兴奋性降低,心脏收缩力下降,周围血管收缩功能受损,导致餐后外周血管阻力和左室舒张末期容积下降,不能代偿因餐后内脏血流增加而引起的血压降低,正常血压难以维持,发生餐后低血压。亦有研究发现餐后低血压可能与餐后胃肠道激素分泌异常有关,进食可促进胰岛素和胃肠道激素增加,引起内脏血管扩张,大量血液聚集于内脏器官,使回心血量相应减少。餐后低血压的严重程度和胃肠道血管活性肽分泌水平相关。

(3) 卧位高血压(supine hypertension):定义为仰卧位时的收缩压≥150mmHg或舒张压≥90mmHg。正常人仰卧时重力引起血容量重新分配,正常的自主神经系统反射使血压升高的程度最小化,不致发生高血压。多系统萎缩交感神经和副交感神经节前纤维病变,去甲肾上腺素释放不足,自主神经系统不能调节血压以适应体位变化,从而发生卧位高血压。

【诊断】

诊断基于其特征性临床表现以及体格检查、辅助检查。动态血压、心电图监测可以显示心率变异性及血压变化。直立倾斜试验(head-upright tilt,HUT)可明确直立性低血压。[123]I-间碘苄胍心肌显像法可区分自主神经功能障碍是交感神经节前还是节后病变,用于多系统萎缩患者和帕金森病者的鉴别。多系统萎缩患者因主要为心脏交感神经节前纤维病变,节后纤维相对完整,心肌摄取[123]I-间碘苄胍能力不变,而帕金森病患者为交感神经节后病变,表现为心肌摄取[123]I-间碘苄胍能力降低。该项检查在诊断时可作为辅助参考。

【治疗】

1. 治疗原发病。

2. 多系统萎缩相关心脏病变治疗

(1) 非药物治疗:直立性低血压应避免姿势快速改变。从仰卧到站立应在站立前先坐几分钟,久坐后站立应缓慢进行,步行前应先站立几分钟。建议患者在意外症状出现时,先找安全的地方休息,避免跌倒。避免多药联用,尽可能停用所有可能降低血压的药物。不鼓励使用利尿剂和抗高血压药。建议穿紧身衣服和弹力袜。夜间卧位时将头部抬高 30°将有助于减少仰卧位高血压和夜间高血压发生。欧洲神经学联合年会推荐对于直立性低血压和卧位高血压采取保守治疗,主要是补充血容量,提高静脉回流,避免直立性低血压的危险因素。18 时后谨慎使用升压药。

（2）药物治疗:①直立性低血压:血管 a-受体激动剂盐酸米多君:能在 30～60min 内迅速升高血压,每次 2.5mg,每日 2～3 次,最大剂量 40mg/d,忌睡前服用;氟氢可的松:0.1～0.6mg/d,早晨或中午口服;亦可选用麻黄碱、非甾体抗炎药,但激素及非甾体抗炎药副作用较多,不推荐作为常规治疗。②心率变异性异常:有研究者认为可根据病情选用 β 受体阻滞剂、血管紧张素转换酶抑制剂及血管紧张素受体阻滞剂、钙离子拮抗剂等。③血压波动性异常:选择合理的降压药物,使其平稳降压,减少血压波动,最大限度地减少靶器官损害,对预防和减少心脑血管事件的发生率和病死率有重要临床意义。④血压昼夜节律异常:需要根据血压调节的潜在昼夜节律、自主神经系统、肾脏/血流动力学机制在最佳生物学时间使用降血压药物,以便更有效地在白天和夜间调控血压。⑤餐后低血压:α-葡萄糖苷酶抑制剂阿卡波糖对减轻多系统萎缩的餐后低血压有效。阿卡波糖的主要药理作用是抑制碳水化合物的降解,延迟其从小肠吸收,从而降低餐后血糖和血浆胰岛素水平,阿卡波糖可延缓胃排空,这些药理作用可能会减少内脏充血;阿卡波糖还可能通过减少神经降压素的分泌来改善餐后低血压。⑥卧位高血压:如果仰卧位收缩压超过 160～180mmHg,需要干预。如果患者伴直立性低血压,收缩压 160～180mmHg 或舒张压在 90～100mmHg,则应个体化治疗。

3. 注意治疗多系统萎缩的药物对心血管系统的作用。

（二）帕金森病相关心脏病变

帕金森病(Parkinson disease,PD)是一种常见于中老年人,以中脑黑质多巴胺能神经元退行性病变为主、缓慢进展的神经系统变性疾病。主要临床表现有静止性震颤、运动迟缓、肌强直和姿势平衡障碍。随着研究的不断深入,人们认识到不仅多系统萎缩有自主神经功能障碍,帕金森病患者也会有自主神经功能不全导致的心血管异常表现,但是两者的发病机制及临床表现不完全相同,了解和识别其中差异有助于多系统萎缩和帕金森病的鉴别诊断及评估预后。

【发病机制】

心脏接受交感神经和副交感神经(迷走神经)的双重支配,二者功能相互协调维持心血管系统功能正常。心交感神经节后纤维末梢释放的递质是去甲肾上腺素,心迷走神经节后纤维末梢释放的递质是乙酰胆碱。

目前认为帕金森病相关心脏病变的发病机制可能是交感神经和副交感神经受损,以交感神经节后纤维受损为著。α-突触核蛋白并不局限于特定的多巴胺能脑干核团,还累及延髓腹外侧、脊髓胸腰段中间外侧核,骶髓副交感神经核,心脏交感神经节后纤维。椎旁神经节支配心脏的神经元丢失,心脏交感神经节后纤维失神经支配,心肌摄取[123]I-间碘苄胍能力降低。交感神经节后纤维变性,导致血浆去甲肾上腺素浓度显著降低。

帕金森病亦有外周副交感神经结构损害,骶髓副交感神经核、盆丛亦有 α-突触核蛋白沉积。在去交感神经支配基础上的副交感神经功能障碍进一步损害心脏调节反射。

研究认为帕金森病心血管自主神经功能障碍的发病机制主要是三个方面:①心脏去交感神经支配:帕金森病患者的心脏交感神经和副交感神经丛中存在路易小体(α-突触核蛋白、泛素、热休克蛋白是形成路易小体的重要成分),胶质细胞增多等病理改变。支配心脏的交感神经节后纤维末梢密度降低,心脏去交感神经支配几乎存在所有的帕金森病患者,在帕金森病心脏自主神经功能障碍的发病机制中占主导地位。②心脏外去交感神经支配亦参与发病机制:肾脏去交感神经支配,排钠排水增多。③动脉压力感受性反射障碍:帕金森病患者动脉压力感受性反射敏感性降低。

【临床表现】

有研究报道,帕金森病合并自主神经功能障碍较常见,发生率达 70%~80%,且临床表现复杂多样。心脏自主神经系统的改变可以先于运动症状出现,也可以在帕金森病确诊后出现。帕金森病相关心脏病变主要表现为心率变异性异常和血压异常:

1. **心率变异性异常** 表现为心率变异性降低。

2. **血压变异性(blood pressure variability,BPV)异常** 帕金森病患者有较高的动态血压变异性。

血压变异性是指一定时间内血压波动的程度,反映心血管自主神经对血流动力学的调节功能,通常用一段时间内血压均数的标准差表示。血压变异性用动态血压标准差除以动态血压平均值所得的变异系数表示。动态血压变异性是心血管损害和死亡率的独立预测因子。

血压由交感神经和副交感神经共同调节。正常机体的血压在一定范围内波动,生理的血压变异对适应机体活动和维持正常的生理功能有重要意义。病理血压变异通常表现为血压波动性增大,也可表现为血压波动性减小甚至消失。血压波动性增大引起血管内压力持续剧烈波动,促使血管内皮结构和功能改变,激活肾素-紧张素系统,导致心、肾、脑等靶器官损害。血压波动性越大,靶器官损害越严重。

3. **血压昼夜节律异常** 24 小时内血压和心率变异是通过睡眠-觉醒节律、昼夜节律影响心脏和血管功能实现的。帕金森病患者血压节律以"非勺型血压"较多见,部分出现"反勺型血压"。

4. **特殊类型血压异常** 包括直立性低血压、夜间高血压、卧位高血压、餐后低血压、药物相关性低血压。

(1)直立性低血压:最常见,约 50% 的帕金森患者发生过直立性低血压。

帕金森病由于 α-突触核蛋白聚积在交感神经节后纤维,去甲肾上腺素释放不足,且动脉压力感受性反射障碍,导致自主神经系统对体位变化的反应降低,不能有效调节血压,导致站立时的直立性低血压和卧位时的卧位高血压。

(2)夜间高血压(nocturnal hypertension):指夜间平均血压大于 140/90mmHg,是帕金森病患者心血管自主神经功能系统受累的重要表现之一。帕金森病患者广泛存在夜间高血压,夜间高血压与靶器官损害以及心脑血管事件的患病率增加相关,夜间高血压可能是帕金森病患者发生心血管疾病进而导致死亡率增加的原因。

(3)卧位高血压:卧位高血压增加帕金森病患者心血管疾病发生的风险。卧位高血压常和直立性低血压同时出现。研究认为卧位高血压可能与心脏交感神经节后纤维失神经和动脉压力反射障碍相关。卧位高血压患者血浆去甲肾上腺素水平低于非卧位高血压患者。

(4)餐后低血压:发生率较高,可达 61%~100%。因心脏交感神经节后纤维失神经,动脉压力感受性反射障碍所致。

(5)药物相关性低血压(drug related hypotension):观点不一,有研究认为左旋多巴或多巴胺受体激动剂可能导致或加重直立性低血压。左旋多巴能减少心搏量,降低心排出量、减少体循环血管阻力,降低血压,甚至会引起及加重直立性低血压。亦有研究认为左旋多巴/苄丝肼不会加重直立性低血压或餐后低血压。

【诊断】

基于其特征性临床表现以及体格检查、辅助检查作出诊断。动态血压、心电图监测可以显示心率变异性及血压变化。直立倾斜试验可明确直立性低血压。由于帕金森病交感神经节后纤维病变,^{123}I-间碘苄胍心肌显像会显示摄取^{123}I-间碘苄胍能力降低。

【治疗】

1. 治疗原发病。

2. **帕金森病相关心脏病变治疗** 药物治疗和非药物治疗请参见第四章第五节的"多系统萎缩相关心脏病变"部分相关内容。

3. 注意抗帕金森病药物对心血管系统的作用。

(作者:韩雁冰 陈蕾 王丹;审校:陈蕾)

参 考 文 献

[1] 贾建平,陈生弟.神经病学[M].8版.北京:人民卫生出版社,2018:279-283,328-337.

[2] 唐北沙,陈生弟.多系统萎缩诊断标准中国专家共识[J].中国综合临床,2018,34(5):385-389.

[3] COON E A,CUTSFORTH-GREGORY J K,BENARROCH E E. Neuropathology of autonomic dysfunction in synucleinopathies[J]. Mov Disord,2018,33(3):349-358.

[4] ALONSO A,HUANG X,MOSLEY T H,et al. Heart rate variability and the risk of Parkinson disease:The Atherosclerosis Risk in Communities study[J]. Ann Neurol,2015,77(5):877-883.

[5] GIBBONS C H,SCHMIDT P,BIAGGIONI I,et al. The recommendations of a consensus panel for the screening,diagnosis,and treatment of neurogenic orthostatic hypotension and associated supine hypertension[J]. J Neurol,2017,264(8):1567-1582.

[6] HIORTH Y H,PEDERSEN K F,DALEN I,et al. Orthostatic hypotension in Parkinson disease:A 7-year prospective population-based study[J]. Neurology,2019,93(16):e1526-e1534.

[7] FUKUSHIMA T,ASAHINA M,FUJINUMA Y,et al. Role of intestinal peptides and the autonomic nervous system in postprandial hypotension in patients with multiple system atrophy[J]. J Neurol,2013,260(2):475-483.

[8] ISAACSON S H,SKETTINI J. Neurogenic orthostatic hypotension in Parkinson's disease:evaluation,management,and emerging role of droxidopa[J]. Vasc Health Risk Manag,2014,10:169-176.

[9] STOCO-OLIVEIRA M C,RICCI-VITOR A L,VANZELLA L M,et al. Parkinson's disease effect on autonomic modulation:an analysis using geometric indices[J]. Arq Neuropsiquiatr,2021,79(2):114-121.

[10] 帕金森病自主神经功能障碍中西医结合诊治专家共识写作组,刘振国,赵杨.帕金森病自主神经功能障碍中西医结合诊治专家共识(2020)[J].南京中医药大学学报,2021,37(1):6-12.

第六节 睡眠呼吸暂停低通气综合征相关心脏病变

一、概述

睡眠呼吸暂停综合征(sleep apnea syndrome,SAS)也称睡眠呼吸暂停低通气综合征(sleep apnea hypopnea syndrome,SAHS),是指睡眠过程中反复出现呼吸暂停或呼吸浅慢,从而产生间歇性低氧、二氧化碳潴留、睡眠结构紊乱、白天嗜睡以及自主神经功能紊乱等病理生理改变和症状的临床症候群。临床上,SAS 可分为阻塞性、中枢性和混合性。阻塞性睡眠呼吸暂停(obstructive sleep apnea,OSA)综合征是最常见的 SAS 类型,是睡觉时由于上气道阻塞或塌陷,出现打鼾、呼吸暂停或呼吸表浅、白天过度思睡等。中枢型睡眠呼吸暂停(central sleep apnea,CSA)综合征相对少见,是呼吸驱动缺乏或异常所致的通气功能障碍,表现为夜间反复出现的呼吸减弱或停止,口鼻气流和胸腹运动的同时消失。CSA 和 OSA 可同时存在。多导睡眠监测(polysomnography,PSG)是诊断 SAS 的重要辅助检查手段。CSA 的 PSG诊断标准包括:中枢型呼吸暂停/低通气事件≥5 次/h;在所有呼吸暂停低通气事件中,中枢型呼吸暂停和低通气事件超过 50%,伴或不伴陈-施呼吸。

OSA 的病因有肥胖、年龄、性别、家族史、长期吸烟、长期大量饮酒、长期服用镇静、催眠或肌肉松弛类药物及全身疾病等。CSA 分为原发性和继发性。原发性中枢型睡眠呼吸暂停(primary central sleep apnea,PCSA)较罕见,常见于中老年患者,由于从觉醒过渡至睡眠期时呼吸调控系统不稳定所致,婴儿及早产儿 PCSA 与系统发育不完善有关,可由脑干呼吸中枢发育不成熟引起或继发于其他可能抑制呼吸调控的疾病。继发性中枢型睡眠呼吸暂停(secondary central sleep apnea,SCSA)包括疾病所致 CSA 伴或不伴陈-施呼吸、高原周期性呼吸相关 CSA、药物或物质致 CSA 及治疗后 CSA。其中慢性心力衰竭患者的睡眠呼吸暂停模式常表现为 CSA-CSB,其严重程度与心功能受损程度呈线性相关;神经系统疾病中,血管性、肿瘤性、退行性、脱髓鞘性、创伤性损伤或神经肌肉疾病都可能导致 CSA,其中脑卒中后 CSA 较为常见。

SAS 是一种全身性疾病,不仅造成机体缺氧和二氧化碳潴留,还会引起或加重高血压、冠心病、心律失常、心力衰竭(心衰)等心血管疾病,大大增加死亡风险。各种 SAS 相关的心血管疾病存在差异,多种心血管系统疾病可作为 OSA 的合并症或并发症形式存在,例如高血压、冠心病、心律失常、心力衰竭、肺动脉高压以及肺源性心脏病等;CSA 可导致睡眠片段化,出现思睡和/或失眠症状,因导致低心排出量、交感神经系统异常活跃和肺充血,主要与心力衰竭相关。目前几乎没有证据表明这些呼吸暂停事件或相关的低氧及高碳酸血症会导致肺动脉高压、肺源性心脏病或其他心血管不良事件。本节重点论述 SAS 相关高血压、冠心病、心律失常及心力衰竭的临床特征、诊断与治疗。

目前公众、患者甚至医务人员对 SAS,尤其是 CSA 相关心血管疾病的认识尚不充分,缺乏高质量的流行病学数据。但大多数观察性研究表明,SAS 患者罹患心血管疾病的风险及死亡率均显著升高。OSA 常与高血压密切相关。据报道,50%~92% 的 OSA 患者伴有高血压;30%~50% 的高血压患者合并 OSA,难治性高血压患者出现 OSA 的风险可达 80%,而且高血压的患病风险随 OSA 严重程度的增加而升高;冠心病患者的 OSA 患病率为 38%~65%,明显高于普通人群;心律失常在 OSA 患者中也相对常见,多达 50% 的 OSA 患者有一种或一种以上的、包括阵发性房颤、缓慢性心律失常和室性心律失常等在内的心律失常。CSA患者发生心力衰竭的患病率为 21%~37%,在严重 SAS 患者可达 58%。

正常成人整夜睡眠中非快速眼动睡眠(non rapid eye movement sleep,NREM sleep)与快速眼动睡眠(rapid eye movement sleep,REM sleep)交替发生。一般来说,NREM 睡眠时自主神经活动相对稳定,心血管处于舒张状态,代谢率、交感活性、心率、心排出量以及外周阻力低,迷走神经张力高。REM 睡眠时,大脑兴奋性升高,导致支配心脏冠状动脉的交感神经活动较心脏迷走神经传出活动多,对血压、心率的影响更大。此外,正常成年人的睡眠昼夜中的 NREM 睡眠占 75%~80%,REM 睡眠占 20%~25%,因此,正常睡眠期间的平均血压、心率均较觉醒时降低,有助于保持心血管健康。而 SAS 导致睡眠结构改变,夜间反复发生的睡眠呼吸暂停使 REM 睡眠及醒觉次数增加,影响血压、心率变化。目前 SAS 引发和加重心血管疾病的发病机制尚未完全阐明,公认的假说包括氧化应激、交感神经激活、炎症、高凝状态、内皮功能障碍和代谢异常等。

1. 氧化应激　氧化应激源于活性氧(ROS)产生和去除之间氧化还原状态的不平衡。ROS 会与脂质、蛋白质和核酸发生反应,导致脂质、蛋白质和核酸破坏。脂质、蛋白质和核酸是与年龄相关的慢性疾病(如癌症、心血管疾病、糖尿病、慢性炎症和神经退行性疾病)的致病基础。SAS 患者间歇性缺氧可依赖 ROS 途径抑制颈动脉化学受体,导致呼吸肌和交感神经过度活跃,在血管中增加的氧化应激涉及内皮功能障碍、促进血管病变的形成。另外,SAS 氧化应激增加可能会直接导致认知功能障碍、炎症、动脉粥样硬化加重等。

2. 交感神经激活　有证据表明睡眠呼吸暂停可能与交感活动增强有关。缺氧可增强交感活动,SAS 患者觉醒频率高,这在呼吸暂停发作期间也会引起交感神经兴奋。多项随机试验表明,CPAP 治疗可降低 SAS 患者的交感神经系统活动。

3. 炎症　SAS 与局部及全身炎症反应有关。局部炎症可能是由于打鼾引起的震动与软组织损伤相关,与健康者相比,SAS 患者的鼻腔灌洗液中多形核白细胞增加。除局部炎症外,在 SAS 患者中还发现了全身性炎症反应,且慢性炎症与动脉粥样硬化的进展密切相关。

4. 高凝状态　SAS 患者的高凝状态可能会增加心血管事件的风险。研究表示 SAS 患者早期血浆纤维蛋白原浓度增高、全血黏度增高、纤溶活性降低、凝血因子ⅩⅡa、Ⅶa 和凝血酶-抗凝血酶复合物水平较高。反复发作的缺氧-复氧可引起肾上腺素和去甲肾上腺素浓度升高、儿茶酚胺释放导致血小板在体内活化,从而增加血栓形成风险。CPAP 治疗可改善 SAS 患者的凝血功能,从而降低血栓形成风险,尽管 CPAP 治疗后并非所有凝血指标均降低。

5. 内皮功能障碍　血管内皮与血管舒缩张力的控制密切相关,内皮调节血管收缩和血管舒张之间的平衡。内皮功能障碍是心血管疾病危险因素之一,可加速脉粥样硬化发展。SAS 患者的交感神经激活和氧化应激增加,可能会导致内皮功能障碍的发展。氧化应激增加会降低一氧化氮的利用率并增加 ROS 的表达,从而激活炎症通路,促进血管内皮细胞内膜血管系统激活。有效的 CPAP 治疗(每晚>4 小时)可以逆转血管内皮功能障碍和炎症,增强内皮修复能力,并改善微血管疾病和舒张冠状血管。

6. 代谢异常　与 SAS 相关的因素,如交感神经活动增强、睡眠紊乱和间歇性缺氧,都会导致代谢异常,包括胰岛素抵抗、血脂异常、高血压和肥胖,这些因素共同导致心血管疾病风险增加。SAS 患者的游离脂肪酸浓度高于对照组,这可能是代谢并发症所涉及的机制之一。CPAP 治疗 3 个月可部分逆转代谢异常,但由于肥胖症通常与 SAS 并存,因此尚不清楚代谢障碍的存在是 SAS 的结果还是仅反映了严重肥胖症并存的影响。

对于 SAS 引起心脏疾病的治疗,除积极治疗急性心脏病变,包括降压、改善心脏血供、纠正心律失常、改善心功能等之外,还应强调对 SAS 的治疗,包括:

1. 危险因素控制　目前认为肥胖是 SAS 的独立危险因素,因而所有确诊为 SAS 的超重和肥胖者均应有效控制体重,包括饮食控制、加强锻炼、戒酒、戒烟、慎用镇静催眠药物及其他可引起或加重 SAS 的药物。

2. 病因治疗　纠正引起 SAS 或使之加重的基础疾病,如 Rett 综合征、缺血性脑卒中、Prader Willi 综合征、先天性中枢性肺换气不足综合征、强直性肌营养不良以及 Arnold-Chiari

畸形引起的 CSA 等。

3. 无创气道正压通气治疗　是成人 SAS 患者的首选和初始治疗手段。

（1）持续气道正压通气（continuous positive airway pressure, CPAP）：是目前治疗 OSA 最有效的方法，也是 SAS 患者首选的呼吸模式。CPAP 患者整个呼吸过程中面罩内始终保持正压，当患者因气道阻塞发生呼吸暂停时持续气道正压可打开闭合的上气道，从而保持气道通畅。此外，CPAP 治疗可改善患者的呼吸暂停低通气指数（AHI）、最低血氧饱和度、平均血氧饱和度、透明质酸、Ⅲ型前胶原、Ⅳ型胶原、层粘连蛋白，从而改善患者的肺纤维化程度。

（2）自动气道正压通气（auto titrating positive airway pressure, APAP）：适用于 CPAP 不耐受者。此外，有些 SAS 患者的严重程度随着体位、睡眠分期、饮酒和药物等因素的变化明显，也可考虑应用 APAP。

（3）双水平气道正压通气（bilevel positive airwav pressure, BPAP）：适用于治疗压力超过 $15cmH_2O$，或不能接受或不适应 CPAP 者，以及合并慢性阻塞性肺疾病或肥胖低通气综合征的患者。

4. 口腔矫治　适用于单纯鼾症及轻中度的 SAS 患者，特别是下颌后缩者。

5. 外科治疗　仅适合于手术确实可解除上气道阻塞的患者，通常手术不宜作为初始治疗手段。

二、临床特征与治疗

（一）睡眠呼吸暂停低通气综合征与高血压（hypertension）

高血压（hypertension）是一种以体循环动脉收缩期和舒张期血压持续升高为主要特点的全身性疾病。近年许多研究显示，睡眠时间缩短或延长、睡眠呼吸紊乱、睡眠昼夜节律紊乱等多种睡眠障碍可导致高血压，而高血压也可发生多种形式的睡眠障碍，两者相互影响，导致血压进一步升高。OSA 被认为是导致高血压发展和恶化的最常见的因素。原发性高血压患者中重度 OSA 的患病率约为 30%，而难治性高血压患者 OSA 的患病率高达 80%。高血压的发生风险与 OSA 严重程度密切相关，OSA 越严重，高血压发生风险越大。

【发病机制】

血压变化存在显著的昼夜节律性，当机体的昼夜节律受到环境因素影响，可引起神经内分泌和神经生物学的改变，导致血压昼夜节律发生变化。睡眠呼吸暂停引起反复的间歇性低氧、高碳酸血症、神经及体液调节障碍与交感神经系统兴奋相互作用，可引起心率增加、心排出量增加、全身血管阻力增加、血压升高并延续到次日，引起日间高血压，这些成为 SAS 相关性高血压的发病机制。

【临床表现】

高血压患者常表现为头昏、头痛等症状。正常人睡眠时血压下降 10%，即表现为昼夜节律性，血压曲线呈"勺形"。伴睡眠障碍的高血压除高血压患者一般症状之外，常有自己的特征：

1. 血压特点　包括：①夜间及晨起血压升高，日间高血压或日间血压正常，部分患者表现为隐匿性高血压；②血压节律紊乱：24 小时动态血压监测呈"非勺形"或"反勺形"，日间及睡眠期收缩压、舒张压均明显升高，睡眠期血压下降幅度减少，可引起严重心血管事件；③伴随呼吸暂停的血压周期性升高：夜间随呼吸暂停的反复发生，血压表现为反复发作的一过性升高，血压高峰值一般出现在呼吸暂停事件的末期、刚恢复通气时。

2. 常发展为难治性高血压,单纯降压药物治疗效果较差。虽经多种药物联合、多次调整降压方案,仍很难将血压维持在正常范围内,血压的控制依赖于 OSA 的有效治疗。持续气道正压(CPAP)通气治疗一定程度上可减少降压药的使用量,少数患者甚至可以停服降压药物。

【诊断】

睡眠呼吸暂停低通气综合征相关高血压的诊断依据包括:①头昏、头痛、失眠、思睡及睡前腿部不适等症状。②动态血压监测:睡眠期及日间≥140/90mmHg;睡眠期血压升高 20~30mmHg,以收缩压升高为主,高血压呈"非勺形"或"反勺形"。③PSG 检查:睡眠时间减少,睡眠结构变化,浅睡眠增多,睡眠效率下降。AHI≥5 次/h,睡眠周期性腿动指数≥15 次/h,睡眠觉醒时间及次数增加,MSLT 睡眠潜伏期缩短。④经过 CPAP 治疗后血压下降。⑤上述症状不能用其他躯体疾病或睡眠障碍解释。

【治疗】

OSA 相关性高血压的治疗是高血压治疗的重要部分,治疗策略包括针对高血压的药物降压治疗和针对 OSA 的治疗,尤其 OSA 的治疗非常重要,其对于血压的控制有相辅相成的作用。

1. **控制血压**　对于 OSA 相关性高血压患者的降压药物选择(表 4-6-1),首先推荐血管紧张素转化酶抑制剂(ACEI)及血管紧张素Ⅱ受体拮抗剂(ARB)。有研究提示,缬沙坦、氯沙坦与氢氯噻嗪的复合制剂可有效地降低夜间高血压(尤其是呼吸暂停后血压的升高),同时减少呼吸睡眠紊乱指数、降低迷走神经和交感神经张力。钙拮抗剂虽有一定的治疗作用,但降压效果不够理想。对在睡眠过程中时常发生心动过缓、心脏停搏和呼吸道阻塞者不推荐使用β受体阻滞剂。一些研究表示类似麻黄碱类的血管收缩剂、氨茶碱类呼吸兴奋药物、氯丙嗪类抗抑郁药,可通过增加上呼吸道开放程度、减少呼吸道阻力、增加通气量、减少呼吸暂停次数、下调快速眼动睡眠时间等,减轻夜间间歇性缺氧和呼吸暂停发生的情况,从而起到降压作用。

表 4-6-1　常用降压药物及推荐理由

药物分类	代表药物	常用剂量	是否推荐	原因
利尿药	氢氯噻嗪	12.5mg 每日 1 次/每日 2 次	是	可与 ACEI、ARB 合用
β受体阻滞剂	美托洛尔	25~50mg 每日 2 次	否	可致心动过缓、心脏停搏和呼吸道阻塞
钙通道阻滞剂	硝苯地平	30~60mg 每日 1 次	是	降压效果不佳
ACEI 类	培哚普利	4~8mg 每日 1 次	是(首选)	降低 24 小时收缩压和舒张压,对睡眠各阶段均有降压作用,可改善呼吸暂停及睡眠结构,降低 AHI,纠正血压昼夜节律紊乱
ARB 类	厄贝沙坦	150~300mg 每日 1 次	是(首选)	同 ACEI

2. **对 OSA 的治疗**　包括:①病因治疗:OSA 的产生及 OSA 导致高血压是由许多复杂因素导致的,解除危险因素可使高血压状态随着这些 OSA 病因的去除而得到充分改善,甚至

完全消除。②CPAP 治疗：CPAP 是一种除药物治疗外的安全、有效的方法，对轻型无症状患者进行 CPAP 治疗降压作用小，不能代替降压药物控制血压，但 CPAP 长期治疗可有效防止患者严重心血管事件发生。

（二）睡眠呼吸暂停低通气综合征与冠心病

冠心病（coronary heart disease，CHD）的传统危险因素包括年龄、性别、家族史等不可控因素，以及高血压、血脂异常、糖尿病、吸烟、肥胖等可控因素。SAS 是多种心血管疾病的危险因素，与上述多项传统危险因素相互作用，共同影响心脏病变的发病、治疗和预后。尽管越来越多的证据表明 OSA 是冠心病的独立危险因素，但这种关联尚不像 OSA 和高血压那样明确，有研究表示冠心病患者中 OSA 的患病率是普通人群的 2 倍左右，但在临床上高达 70% 合并 OSA 的急性冠心病患者漏诊 OSA。

【发病机制】

睡眠及睡眠呼吸障碍可导致夜间心肌缺血，其影响程度与年龄、心脏病严重程度、睡眠期神经体液调节、睡眠期心脏供血的病理生理变化、血压波动、低氧血症等因素有关。目前，冠心病在全世界的患病率日趋上升，被喻为"隐性杀手"。OSA 可显著增加与冠心病的发生率、致死率及致残率，且以单支冠脉病变发生率增加为主，其中最常累及前降支和右冠状动脉。OSA 表现间歇性低氧血症、血压波动和心率变化，低氧时交感神经活性增强，内皮素、黏附分子、炎症因子高度表达，白细胞活化，氧化应激以及高原状态等，促进心肌缺血发生。OSA 加剧冠状动脉疾病血管壁的病理改变，导致患者在睡眠期或觉醒后不久发生急性冠状动脉事件。

【临床表现】

临床表现为睡眠期胸部压榨感或疼痛，可向下颌、胃及左臂放射。可引起房性或室性心律失常。因 OSA 影响心肌梗死发生的时间节律性，夜间发生心肌梗死的可能性明显比非 OSA 患者高，中重度 OSA 会增加患者上午 6~12 时的心肌梗死发病率。有研究表示 OSA 患者夜间心肌梗死的发生率为 20%~100%，且 OSA 患者夜间发生心肌缺血通常是无征兆的。OSA 患者发生冠心病时心电图表现为 ST-T 下移的概率约为 30%，高于非 OSA 发生冠心病者，有研究表示予 CPAP 治疗可减少 ST-T 下移的发生率，进一步阐明 OSA 并冠心病者 ST-T 下移发生率高。

【诊断】

诊断标准至少包括以下第 1~2 项：①主诉胸痛、失眠或睡眠增多、打鼾及不宁腿等症状。②心电图示 ST 段降低 0.1mv 以上，或对称性 T 波倒置。③PSG 检查可见睡眠潜伏期延长，NREM 1 期睡眠增加，觉醒次数增加；REM 睡眠潜伏期延长，REM 睡眠密度及次数减少，REM 睡眠时间缩短，睡眠时间减少或增多。④上述症状不能用其他躯体疾病来解释。

【治疗】

1. **一般治疗**　减轻体重、戒烟、调脂等一般性治疗均为 OSA 及冠心病的治疗方法，对 OSA 合并冠心病患者有益。

2. **冠心病的治疗**　应用单硝酸异山梨酯等长效冠状动脉扩张药物，必要时进行经皮冠状动脉介入治疗（PCI）或搭桥手术。对急性冠心病患者采取药物及手术治疗对挽救患者生命的必要措施。

3. **CPAP 治疗**　有研究发现 OSA 不仅是冠心病发生的危险因素，还与患者 PCI 术、冠脉旁路移植术后心律失常发生有关。对中重度 OSA 伴有冠心病的患者行 CPAP 治疗可以改善患者的睡眠和心理,且能改善患者的心功能,减少并发症,降低冠心病合并 OSA 患者心律失常的发生风险。

OSA 可对心肌梗死患者的预后产生不良影响,增加冠心病和心肌受损患者的死亡率。此外,中重度 OSA 会增加心肌梗死患者急性冠脉综合征的复发风险和再次行 PCI 术的可能性。一项研究发现,在 ST 段抬高型心肌梗死患者的 5 年随访中,伴有 OSA 的患者再发心肌梗死、心源性死亡等主要心血管不良事件的发生风险显著高于对照组。

(三) 睡眠呼吸暂停低通气综合征与心律失常

SAS 相关性心律失常是指睡眠期由于心脏起搏和传导功能障碍而发生的心脏节律、频率或传导路径异常,可表现为心动过速、心动过缓、心律不齐或心脏停搏。心室停搏和颤动都是心源性猝死的重要原因。高达 50% 的 OSA 患者存在心律失常,且心律失常与 OSA 的严重程度有关,重度 OSA 患者发生夜间复杂性心律失常的风险为无 OSA 患者的 2~4 倍。

【发病机制】

REM 睡眠期发生室性心律失常较为常见,其余包括心房颤动、缓慢性心律失常等,与睡眠期心脏交感神经活性变化密切相关,其机制包括:①直接影响心脏电生理活动:通过心率加快及血压升高,引起斑块破裂、动脉血管内血小板聚集及血栓烷 A_2 等的诱发心律失常物质释放;②间接影响心脏电生理活动:心肌梗死、心肌代谢底物或机械能变化,加重睡眠期心脏电生理的不稳定性;③与 REM 睡眠相关的心律失常患者,常伴有生动、离奇、强烈情绪化的梦境,引起愤怒和恐惧,室性期前收缩明显增多,甚至诱发心室颤动、心肌梗死及猝死;④睡眠期 OSA 发作导致低氧血症、高碳酸血症、酸中毒、肾上腺素能神经兴奋、后负荷增加及心室壁应力变化、心动过速-心动过缓交替发作和房性、室性心律失常等心血管功能障碍。OSA 也可在心脏传导系统正常情况下诱发心律失常。

【临床表现】

心律失常主要表现为心慌、心悸、咽喉部不适感,可伴有气短、心绞痛、呼吸困难等症状,易从睡眠期醒来。心脏听诊可闻及提前出现的期前收缩,第一心音增强后出现长间歇。心房颤动患者表现为心律绝对不整、第一心音强弱不等、短绌脉。

1. **室性心律失常及猝死** 57%~74% 的 OSA 患者在睡眠时存在室性心律失常,且复杂性室早(二联律、三联律甚至四联律)的发生率显著升高。OSA 患者夜间猝死率高,与夜间室性心律失常有关,人群中心源性猝死发生的高峰在上午 6 时至 10 时,而 OSA 患者 0 时至 6 时的病死率最高。

2. **心房颤动** OSA 患者中阵发性房颤的发生率为 5%,而无呼吸暂停患者的房颤发生率仅为 1%,重度 OSA 患者较对照组心房颤动发生率明显升高。研究发现<65 岁的老年 OSA 患者夜间血氧饱和度下降是新发心房颤动及预测心房颤动复发的独立危险因素。当 AHI>30 次/h 时,OSA 患者心房颤动发生率可增加 4 倍。

3. **缓慢性心律失常** 80% 以上的患者在呼吸暂停期间有明显的窦性心动过缓,超过 50% 的重度 OSA 患者出现窦性停搏、Ⅱ度房室传导阻滞、频发室性期前收缩及短暂阵发性室性心动过速。

【诊断】

睡眠呼吸暂停低通气综合征相关心律失常的诊断标准必须包括下列 3 项:①主诉在睡眠期因心悸、气短醒来。②心电图存在心律失常的特征,可伴有心肌缺血。③PSG 存在心律失常、心肌缺血的改变及睡眠结构变化。

【治疗】

与日间心律失常的治疗相似,室性心律失常可应用 β 受体阻滞剂,心房颤动可通过控制心室率、应用药物或除颤器来终止。大部分与 OSA 相关的心律失常患者经过积极治疗 OSA 后,心律失常能得到不同程度的缓解。目前治疗 OSA 最有效的方法是 CPAP,有研究发现 OSA 相关心律失常患者接受适当的 CPAP 治疗可以减少植入起搏器的概率。

AHA/ACCF 专家共识建议,对于传导功能正常的 OSA 患者,治疗 OSA 应成为缓慢性心律失常一线治疗的重要部分。对于拟进行心脏起搏治疗的缓慢性心律失常,特别是夜间心律失常为主者,如确诊为 OSA 可进行试验性 CPAP 治疗,无效后再考虑进行起搏治疗。

有研究结果显示对于基础心脏传导系统正常的患者,经过 8 周 CPAP 治疗后,缓慢性心律失常可基本消失。治疗 OSA 也可以降低室性心律失常的发生率和严重程度。未予治疗的 OSA 患者在房颤成功转复后,1 年内的复发风险为 82%,大约是经有效治疗患者复发率的两倍。

（四）睡眠呼吸暂停低通气综合征与心力衰竭

近年来睡眠呼吸紊乱对心血管系统的影响日趋受到关注,SAS 与心力衰竭的相互作用机制、临床表现、治疗及对预后影响的研究,有了长足进步。SAS 引起的心力衰竭以 CSA 多见,与 CSA 导致低心排出量、交感神经系统活跃和肺充血密切相关。据报道,收缩性心力衰竭中 CSA 患病率为 30%~50%,在舒张性心力衰竭患者中约为 20%,而 OSA 患者导致心力衰竭发生率相对偏低,心力衰竭除与 CSA 直接相关之外,OSA 导致的心功能恶化也可导致 OSA 向 CSA 转变。

心力衰竭合并 OSA、CSA 主要的不良后果是加重冠状动脉疾病和左心力衰竭。OSA 是冠心病的独立危险因子,可预测冠心病的复发率和生存率。左心室射血分数是收缩性心力衰竭患者生存率的预测指标,OSA 与收缩性心力衰竭患者左心室射血分数下降紧密相关,CPAP 治疗可逆转该变化。CSA 可使收缩性心力衰竭患者生存率下降,针对 CSA 的治疗可降低交感神经活性,增加左心室射血分数,提高生存率。

【发病机制】

整合医学认为,一方面,心肺调控是一体的,心脏的循环功能发生障碍,势必会引起呼吸调控出现相应的问题。另一方面,呼吸功能在一定程度上也影响着循环系统功能。两者联合一体化的调控,二者相互联系互为因果而又相互影响。

1. **CSA 与心力衰竭** 大多数心力衰竭伴 CSA 患者有慢性过度通气,由于心力衰竭患者在平卧位时回心血量增加,使左心室充盈压增高,导致肺淤血,由此激活肺迷走神经刺激物受体,并且增强中枢和外周化学感受器的敏感性,使得过度通气并导致低碳酸血症,两者作用共同导致的觉醒,进一步引发过度通气,并且使 $PaCO_2$ 降低到能够刺激通气的阈值以下而触发了中枢型睡眠呼吸暂停。由低氧和肺淤血和肺的顺应性减低而使呼吸做功增加导致的反复唤醒,使 CSA 持续存在。这种病理生理改变的恶性循环使得 CSA 不仅是心力衰竭的原因也是结果。

2. **OSA 与心力衰竭** OSA 可以通过多种因素诱发心脏结构和功能的变化,如增强交感神经系统活动、炎症反应、增加心脏前后负荷等。OSA 患者胸腔内负压增大,增加静脉回流至右心,导致室间隔偏向左心室,降低左心室顺应性和舒张期灌注,从而减少左心室前负荷和心排出量,降低左心室射血分数。低氧血症是心室舒张受损和心肌收缩力受损的独立预测因子。此外,OSA 与无症状的早期心脏重塑之间存在关联,表明 OSA 与心脏结构和功能的改变有关,可导致左心室肥厚、左心室容积增大,加重左心室舒张功能障碍,导致舒张性心力衰竭。

【临床表现】

心力衰竭患者表现为夜间端坐呼吸、阵发性呼吸困难和咳粉红色泡沫痰。入睡困难和易醒是心力衰竭患者睡眠障碍的常见表现。睡眠呼吸暂停与心力衰竭的症状有部分重叠,如易醒、夜尿症、伴呼吸急促或喘息的惊醒、日间思睡、疲劳等,伴 OSA 的心力衰竭患者常有肥胖或习惯性打鼾,伴 CSA 心力衰竭患者可以无肥胖或习惯性打鼾。

【诊断】

睡眠呼吸暂停低通气综合征相关心力衰竭的诊断标准必须包括下列 1~3 项:①夜间端坐呼吸、呼吸困难、咳粉红色泡沫痰,在睡眠期醒来,双肺布满湿啰音和哮鸣音。②心电图显示存在心律失常及心肌缺血。③PSG 显示存在 OSA 或/和 CSA 改变及睡眠结构变化。④血BNP 及 pro-BNP 升高。⑤上述症状不能用其他躯体疾病解释。

【治疗】

一旦确定诊断,就必须最大限度地治疗心力衰竭,纠正血流动力学异常:体位、吸氧、利尿、扩血管、正性肌力药物。去除诱发心力衰竭的诱因,尽早针对病因治疗,挽救生命,降低病死率。

1. CSA 的治疗　①改善心肺功能:利尿剂、ACEI/ARB、β受体阻滞剂强化治疗心力衰竭,可改善甚至消除周期性呼吸及低碳酸血症。②心脏再同步化治疗及心脏移植:心脏移植术后患者的 CSA 消失,随着时间的推移,约 36% 心脏移植者由于皮质类固醇的使用导致体重增加又出现 OSA。③气道正压通气治疗:采用 CPAP、BPAP 和匹配伺服通气(ASV)等通气模式治疗收缩性心力衰竭患者的 CSA。CPAP 模式本身可能影响左室射血分数,但对稳定胸腔内压起作用,50% 有效率,选择性应用,但也有研究表示当基线环路增益大于 1.2,CSA合并心力衰竭患者对 CPAP 的治疗可能无作用。BPAP 可增加潮气量,因此应用 BPAP 治疗CSA 时需注意存在出现低碳酸血症致睡眠期出现 CSA-CSB 增加的可能。对于 CSA 合并心力衰竭的 ASV 治疗一直存在争议,虽然 ASV 可减轻 CSA 的严重程度、稳定内环境、纠正睡眠紊乱、提高睡眠质量、改善心力衰竭症状,但对心功能影响未知,且对患者的存活率的影响也未知,有待进一步研究。④心脏起搏器:采用置入式心房起搏器治疗 CSA。心房的适度超速起搏器使 AHI 从 28 次/h 显著降至 11 次/h,改善动脉 SaO_2,减少觉醒次数。

2. OSA 的治疗　①改善心肺功能:改善周期性呼吸,优化心力衰竭治疗,给予全心力衰竭患者相应治疗以降低静脉压,减轻上气道狭窄。②控制体重:许多心力衰竭及 OSA 患者又肥胖,应提倡减重,可改善 OSA 症状。③CPAP:CPAP 可成功治疗心力衰竭患者的 OSA,CPAP 治疗后第一夜,患者的呼吸和觉醒障碍明显改善,动脉 SaO_2 升高。短期应用 CPAP 能改善 OSA 患者的心力衰竭及左心室射血分数、心室收缩期容积和血压,对呼气压力高不能耐受 CPAP 治疗的患者应尝试 BPAP 治疗。④经鼻氧疗:对于不能耐受呼吸机辅助通气的心力衰竭患者,氧疗是 OSA 治疗的替代方法。

3. 其他治疗　包括:①氧疗:睡眠经鼻氧疗不仅能改善 CSA,还能通过诱导睡眠结构向深睡眠阶段转变,减少觉醒次数、改善睡眠质量。②茶碱:能有效治疗心力衰竭中的 CSA,使睡眠呼吸暂停通气指数(apnea hypopnea index, AHI)降低 50%,改善动脉 SaO_2,其机制可能与治疗量的茶碱与腺苷竞争某些受体位点有关,但长期使用茶碱需注意其致心律失常和抑制磷酸二酯酶的不良反应。③乙酰唑胺:能抑制红细胞、肾脏和脉络丛的碳酸酐酶,导致血液和脑脊液中毒,刺激呼吸。目前有报道在高海拔地区应用乙酰唑胺治疗特发性 CSA 和周期性呼吸,乙酰唑胺也可有效治疗伴有 CSA 的心力衰竭患者。④苯二氮䓬类药物:通过减少觉醒次数来减低 CSA 的发生率,但对收缩性心力衰竭患者的 CSA 无任何作用。在某些心力衰竭患者中,虽然苯二氮䓬类药物未增加 CSA 的发生,但会增加 OSA 的发生。

(作者:韩雁冰 陈蕾 杨文秋;审校:陈蕾)

参 考 文 献

[1] 赵忠新.睡眠医学[M].北京:人民卫生出版社,2017:11-405.

[2] 睡眠呼吸暂停与心血管疾病专家共识组.睡眠呼吸暂停与心血管疾病专家共识[J].中华内科杂志,2009,48(12):1059-1067.

[3] DREDLA B K,CASTILLO P R. Cardiovascular Consequences of Obstructive Sleep Apnea[J]. Curr Cardiol Rep,2019,21(11):137.

[4] WANG J,YU W,GAO M,et al. Continuous positive airway pressure treatment reduces cardiovascular death and non-fatal cardiovascular events in patients with obstructive sleep apnea:A meta-analysis of 11 studies[J]. Int J Cardiol,2015,191:128-131.

[5] GILARDINI L,LOMBARDI C,REDAELLI G,et al. Effect of continuous positive airway pressure in hypertensive patients with obstructive sleep apnea and high urinary metanephrines[J]. J Hypertens,2018,36(1):199-204.

[6] IMRAN T F,GHAZIPURA M,LIU S,et al. Effect of continuous positive airway pressure treatment on pulmonary artery pressure in patients with isolated obstructive sleep apnea:a meta-analysis[J]. Heart Fail Rev,2016,21(5):591-598.

[7] LOMBARDI C,PENGO M F,PARATI G. Obstructive sleep apnea syndrome and autonomic dysfunction[J]. Auton Neurosci,2019,221:102563.

[8] LI Q,WANG Q. Central sleep apnea syndrome[J]. Zhonghua Jie He He Hu Xi Za Zhi,2015,38(9):645-647.

[9] GRAYBURN R L,KAKA Y,TANG W H. Contemporary insights and novel treatment approaches to central sleep apnea syndrome in heart failure[J]. Curr Treat Options Cardiovasc Med,2014,16(7):322.

[10] 齐道达,丁宁,宗峰.中枢性睡眠呼吸暂停与心力衰竭研究新进展[J].国际呼吸杂志,2020,40(4):313-316.

第七节 重症肌无力相关心脏病变

一、概述

重症肌无力(myasthenia gravis,MG)是一种由自身抗体介导的,影响神经肌肉接头突触传递的自身免疫性疾病,主要的临床特征为部分或全身骨骼肌无力和易疲劳。症状在活动后加重,休息后减轻。MG 的患病率为(150~300)/1 000 000,年发病率超过 10/1 000 000。据报道,有 16% 的 MG 患者存在心脏病变。这些心脏病变不仅影响 MG 患者生活质量,还会增加患者死亡率,在临床工作中需重视。

在 MG 患者中,抗乙酰胆碱酯酶受体抗体(anti-acetylcholine receptor antibody,抗-AchR 抗体)是最常见的 MG 相关抗体,但其只能与骨骼肌的乙酰胆碱酯酶受体结合,对心肌几乎没有作用。除此之外,某些患者还存在能同时与骨骼肌和心肌的横纹结构结合的自身抗体,这些抗体被统称为抗横纹肌相关抗体(anti-striational antibodies),主要包括抗-titin 抗体、抗-RyR 抗体和抗-Kv1.4 抗体等。在 20%~30% 有抗-AChR 抗体的 MG 患者中可检测到抗-titin 抗体。Titin 位于细胞内,对肌肉收缩至关重要,存在该抗体的患者 MG 症状将更为严重。此外,抗-titin 抗体是 MG 患者胸腺瘤的敏感标志物。10%~20% 的 MG 患者存在抗-Kv1.4 抗体。Kv1.4 广泛表达于中枢神经系统,也存在于心内膜,因此,该抗体与严重的 MG 相关心脏并发症相关。抗-RyR 抗体存在于 70% 的 AChR-MG 胸腺瘤患者和 14% 的迟发性 AChR-MG 患者中。RyR 是肌质网 Ca^{2+} 通道,在肌膜去极化时打开,并通过从肌膜释放钙到细胞质参与肌肉收缩。总而言之,抗横纹肌相关抗体既能影响骨骼肌,也能影响心肌,是 MG 患者心脏受累的关键机制。

胸腺瘤与抗横纹肌抗体的产生密切相关,在 MG 相关心脏病变的发病机制中占重要地位。约半数 MG 合并胸腺瘤的患者存在心脏受累的证据,是无胸腺瘤 MG 患者的 4 倍。此外,胸腺瘤还可以通过局部生长和侵袭直接影响心脏。MG 相关心脏病变是由 MG 相关抗体介导的自身免疫疾病。随着诊疗技术的发展,越来越多的 MG 相关心脏病变被发现。MG 相关心脏病变的临床表现轻重不一,从无症状的心电图异常到心源性猝死均可发生。由于一些 MG 相关心脏病变的症状与 MG 症状相似,在临床诊断中易混淆,应仔细甄别。另外,在治疗心脏疾病的过程中,应注意避免使用可能会加重肌无力症状的药物,如 β 受体阻滞剂、抗心律失常药物(奎尼丁、普罗帕酮)、钙通道阻滞剂(维拉帕米)等。MG 相关心脏疾病的发病机制、诊断及治疗方法各不相同,下文将系统阐述。

二、临床特征与治疗

(一) MG 相关性心肌炎

MG 相关性心肌炎是 MG 最重要的合并症。心肌炎是一种自身免疫性疾病,由于某些 MG 患者体内的抗横纹肌抗体可直接与心肌发生交叉反应,心肌炎较其他 MG 相关自身免疫性疾病更容易发生。心肌炎发病率高、症状严重多变、治疗复杂,在临床工作中应引起高度重视。

【临床特征】

MG 相关性心肌炎的临床表现多样,患者的病情严重程度轻重不一:部分患者仅有胸痛和轻度呼吸困难,而部分患者会发生猝死。大部分患者在急性期时存在急性心力衰竭和心律失常。一些患者以室性心动过速、病态窦房结综合征等恶性心律失常起病,常导致心源性猝死。少数胸腺瘤相关 MG 患者还会发生巨细胞心肌炎。这是一种罕见的致死性疾病,呈暴发性病程,心衰症状快速进展并出现恶性心律失常,极易猝死。值得注意的是,一些情况下,患者的心脏症状与 MG 肌无力症状相似,可能会被误判为 MG 症状:如疲劳、气短和/或运动不耐受可能被认为 MG 病情加重,严重心力衰竭引起的呼吸衰竭也类似于肌无力危象。因此,在临床中应根据临床特征、辅助检查等仔细甄别。

【诊断】

心肌炎的诊断通常依靠实验室相关检查。患者的心肌损伤标志物肌酸激酶(creatine kinase,CK)、肌酸激酶同工酶(creatine kinase isoenzymes,CK-MB)明显升高,心肌肌钙蛋白(cardiac troponin,cTn)轻度升高。心电图(electrocardiograph,ECG)呈现 ST-T 段弓背向下抬高、T 波倒置。若存在心律失常还会出现相应 ECG 改变。心脏超声在早期可无明显异常,当疾病恶化时出现左心收缩功能进行性下降。存在心衰时胸部 X 线见双肺充血等征象。大部分患者体内至少存在一种抗横纹肌相关抗体(抗-titin、抗-RyR 和/或抗-Kv1.4 抗体)。部分患者存在胸腺瘤。本病的确诊依靠心肌病理学检查。心内膜活检见心肌细胞坏死和退化，周围存在弥漫性炎性细胞浸润。若见多核巨细胞，则诊断为巨细胞心肌炎。近年来，临床上还有一些新的方法可对心肌炎进行辅助诊断。心血管磁共振成像(cardiac magnetic resonance，CMR)是目前用于心肌炎检测的最佳的无创技术。利用组织特性，CMR 能够发现其他影像学检查所遗漏的早期心肌炎。CMR 对心肌炎的诊断根据 Louise Lake 标准，该标准共评估 3 个指标：在 STIR-T2 序列中，早期(EGE)或晚期(LGE)钆增强和左心室收缩功能。若 T2>2 或 EGE>4 则被认为是异常。若 3 个指标中存在 2 个阳性结果则可认为是心肌炎。

【治疗】

对于怀疑是 MG 合并心肌炎的患者，应立即进入重症监护病房，密切监测心电、血压、呼吸等生命体征。患者在急性期需卧床休息。心肌炎的治疗以免疫调节治疗为主。治疗药物主要包括大剂量激素冲击(甲泼尼龙 1 000mg/d，连用 3 日)或免疫球蛋白(intravenous immunoglobin，IVIG)[0.4mg/(kg·d)，连用 5 日]、免疫抑制剂(硫唑嘌呤、环磷酰胺)等。由于心肌炎症状多变，病情复杂，因此免疫调节治疗应尽快开始。

另外，还需根据患者的情况进行对症支持治疗。对于存在心力衰竭的患者，应给予利尿剂、血管紧张素转化酶抑制剂(angiotensin converting enzyme inhibitor，ACEI)或血管紧张素 Ⅱ 受体阻滞剂(angiotensin receptor blocker，ARB)等药物进行纠正。存在呼吸衰竭的患者，尽早进行机械通气是必要的。若患者出现心律失常，则按不同心律失常进行处理，但应注意的是避免使用会加重 MG 症状的药物。同时，营养心肌的药物(如曲美他嗪)也可使用。巨细胞心肌炎患者对药物治疗效果差，心脏移植是唯一可行的选择，但移植后仍有复发风险。

MG 相关心肌炎的轻症患者经积极治疗后基本可康复。在急性期后，发现胸腺瘤的患者应进行胸腺切除。巨细胞心肌炎、存在恶性心律失常或严重心衰等重症 MG 相关性心肌炎患者的死亡率极高，预后差。

（二）MG 相关性心律失常

心律失常是 MG 相关性心脏病一种常见类型，发生率高达 8%。心律失常可以为原发性，也可继发于其他 MG 相关心脏病。MG 相关性心律失常的发生机制目前仍不清楚，与胸腺瘤或抗横纹肌抗体的关系待进一步阐明。总体来说，合并胸腺瘤的 MG 患者更容易发生恶性心律失常，导致猝死。

【临床特征】

MG 相关性心律失常以男性患者更多见。患者的临床表现因人而异，可无明显症状，也可出现心悸、胸闷、黑矇、晕厥等表现。心律失常的类型多样，主要包括室上性心动过速、房室传导阻滞、束支传导阻滞和心房颤动等。一些患者还会突然出现心室颤动、尖端扭转型室性心动过速和病态窦房结综合征等恶性心律失常，这将严重影响血流动力学，诱发或加重心功能不全，导致心脏骤停，甚至心源性猝死。

【诊断】

心律失常的诊断主要基于 ECG 检查结果。存在心律失常的患者 ECG 呈现出相应心律失常的典型特征。还有一部分患者并无明显临床症状，仅在 ECG 上出现一系列非特异性改变。ECG 异常可在 16% ~88% 的 MG 患者中发现，常见的 ECG 改变包括 ST-T 改变、T 波倒置、QT 间期延长、QRS 波切迹、窦性心动过速、窦性心律失常、束支传导阻滞等，提示存在心脏受累。

【治疗】

对于无症状或/和良性的心律失常患者,密切随访 ECG 即可。对于有症状的或/和恶性的心律失常,则需按照各心律失常进行治疗与处理。治疗方案主要包括抗心律失常药物、心脏电复律、导管射频消融、起搏器植入等。在选择抗心律失常药物时,注意避免使用会导致重症肌无力症状加重的药物:如 Ⅰa 和Ⅳ类抗心律失常药物、β 受体阻滞剂等。对于室性心律失常并伴血流动力学不稳时,立即给予电除颤和心肺复苏。

(三) Tako-tsubo 综合征

Tako-Tsubo 综合征(Tako-Tsubo syndrome,TTS)又称为应激性心肌病、可逆性心肌病,是由心理或生理应激导致的,左心室心尖和/或中段短暂的收缩功能障碍。该病的临床表现与急性冠脉综合征(acute coronary syndrome,ACS)类似,但病因与冠状动脉无关。MG 相关 TTS 更多发生在女性,TTS 常继发于肌无力危象(myasthenia crises,MC),发生率约为 0.3%,比一般人群(0.02%)高出 15 倍。TTS 与 MC 的发病机制相似,与急性应激有关。各种精神和躯体因素作用造成 MC 发生,MC 进一步加重了体内交感系统的过度反应,引发大量儿茶酚胺释放和氧自由基过载,最终导致心肌损伤。

【临床特征】

本病的发病年龄多在 60 岁以上。常见诱因包括感染、压力、手术等,患者常常先发生 MC,表现为肌无力症状突然加重。在此基础上,继发心脏损害。该病最突出的症状是呼吸窘迫,表现为严重呼吸困难、呼吸短促、喘息、呼吸衰竭或呼吸肌麻痹。其他常见的表现包括全身无力和疲劳、吞咽困难、上睑下垂、复视和/或构音障碍等。约20%的患者会出现胸痛及胸部紧缩感。由于心脏收缩功能障碍,心力衰竭和/或心律失常也时有发生,但极少有患者出现血流动力学异常。

【诊断】

TTS 的 5 个特征包括:ECG ST 段抬高(或降低)或 T 波改变、QT 间期延长、轻度心肌酶升高、需要急性血流动力学支持和腔内压力梯度升高。相关检查包括心肌酶谱、ECG 以及心脏彩超等。在疾病高峰期,心肌酶谱可出现 CK、CK-MB、cTN 升高。ECG 可见 ST 段抬高,T 波倒置,QT 间期延长和病理性 Q 波形成,表现与 ACS 类似。心脏超声可见心脏室壁运动不协调,心尖下段(或中段)运动障碍,心尖部呈球囊样扩张。心肌运动障碍也可累及室间隔前壁或全室间隔。左室射血分数急剧下降,甚至可以降低到15%。冠状动脉造影是鉴别 TTS 和 ACS 的金标准。冠状动脉造影提示不能用血管低灌注解释的心肌运动障碍。本病有明确的诱发因素,症状在短时间内出现,根据临床症状结合心脏超声表现和冠脉造影结果,不难诊断。

【治疗】

仅凭临床表现,TTS 与 ACS 难以区分,因此患者应转至心内科 CCU 进行治疗。所有患者需给予持续心电监测。首先,应积极纠正诱因并处理 MC。MC 通常给予激素冲击、IVIG、血浆置换(plasma exchange,PE)等免疫调节治疗。对于存在呼吸衰竭的患者,应尽早进行机械通气。其次,对于 TTS 的治疗,以对症支持为主。对于存在心力衰竭的患者,利尿剂和硝酸甘油有助于减轻心室负荷,ACEI 或 ARB 可促进左室功能恢复。另外,当心尖球囊样扩张时,左心室血栓形成的风险较高,需对患者血栓形成风险进行评估,高风险者给予抗凝治疗。同时,一些营养心肌的药物也对心肌功能恢复有促进作用。在病程中,患者若出现恶性心律失常,应及时电除颤。鉴于 TTS 患者中存在儿茶酚胺水平明显升高,在治疗过程中应避免使用儿茶酚胺类药物,这会导致 TTS 症状加重。TTS 症状可逆,大部分患者在数周至数月内心脏功能可完全恢复,预后较好。据报道,TTS 的死亡率为 1% ~ 3.2%。

（四）药物引起的心脏病变

溴吡斯的明是 MG 的一线治疗药物。这是一种胆碱酯酶抑制剂,作用机制是减少乙酰胆碱在突触后的分解,增加体内乙酰胆碱含量,从而改善肌无力症状。但乙酰胆碱的作用并不局限于骨骼肌,多达 12% 的 MG 患者有心脏疾病的临床症状。据报道,溴吡斯的明罕见并发症是心脏传导阻滞。这是由于过多的乙酰胆碱刺激了心肌的乙酰胆碱 M 受体,使窦房结率和房室传导减慢。既往曾有病例报道溴吡斯的明引起有症状的心动过缓和传导阻滞。

【临床特征】

患者有明确的抗胆碱酯酶药物用药史。临床上可出现低血压和晕厥等症状。ECG 提示严重窦性心动过缓或完全性传导阻滞,甚至发展为停搏。

【治疗】

立即停用溴吡斯的明,调整剂量或换用其他药物治疗。针对心脏病变,给予相应药物对症处理窦性心动过缓或完全性传导阻滞（如阿托品、异丙肾上腺素等）,必要时可植入临时起搏器。当停用药物或减少剂量后,大多数患者症状可完全好转。

（作者:陈阳美　许韬　王悠;审校:陈蕾　陈正举）

参 考 文 献

[1] GILHUS N E,SKEIE G O,ROMI F,et al. Myasthenia gravis-autoantibody characteristics and their implications for therapy[J]. Nat Rev Neurol,2016,12(5):259-268.

[2] SAKAMOTO A,YAMAMOTO M,TAKAHASHI M,et al. A case of myasthenia gravis with cardiac fibrosis and easily provoked sustained ventricular tachycardia[J]. J Cardiol Cases,2010,2(1):e41-e44.

[3] SUZUKI S,UTSUGISAWA K,SUZUKI N. Overlooked non-motor symptoms in myasthenia gravis[J]. J Neurol Neurosurg Psychiatry,2013,84(9):989-994.

[4] MAVROGENI S,NTOSKAS T,GIALAFOS E,et al. Silent myocarditis in myasthenia gravis. Role of cardiovascular magnetic resonance imaging[J]. Int J Cardiol,2016,202:629-630.

[5] FRIEDRICH M G,SECHTEM U,SCHULZ-MENGER J,et al. Cardiovascular magnetic resonance in myocarditis:A JACC White Paper[J]. J Am Coll Cardiol,2009,53(17):1475-1487.

[6] DESAI R,ABBAS S A,FONG H K,et al. Burden and impact of takotsubo syndrome in myasthenic crisis:A national inpatient perspective on the under-recognized but potentially fatal association[J]. Int J Cardiol,2020,299:63-66.

[7] RATHISH D,KARALLIYADDA M. Takotsubo syndrome in patients with myasthenia gravis:a systematic review of previously reported cases[J]. BMC Neurol,2019,19(1):281.

[8] RANELLONE A,ABRAHAM M G. Takotsubo cardiomyopathy in the setting of a myasthenic crisis[J]. Int J Neurosci,2020:1-6.

[9] THANAVIRATANANICH S,KATIRJI B,ALSHEKHLEE A. Broken heart syndrome during myasthenic crisis[J]. J Clin Neuromuscul Dis,2014,15(3):90-95.

[10] CHAUCER B,WHELAN D,LAMICHHANE D. Pyridostigmine induced heart block requiring ICU admission[J]. J Community Hosp Intern Med Perspect,2018,8(5):283-284.

[11] KHAN M S,TIWARI A,KHAN Z,et al. Pyridostigmine Induced Prolonged Asystole in a Patient with Myasthenia Gravis Successfully Treated with Hyoscyamine[J]. Case Rep Cardiol,2017,2017:6956298.

第八节　吉兰-巴雷综合征相关心脏病变

一、概述

吉兰-巴雷综合征(Guillain-Barré syndrome,GBS)是一种免疫介导的周围神经系统炎性脱髓鞘疾病,其临床特征为对称性迟缓性肢体瘫痪,其年发病率为(1~2)/10万。据报道,高达2/3的GBS患者会出现自主神经病变,这主要发生在急性炎症性脱髓鞘疾病(acute inflammatory polyradiculoneuropathy,AIDP)患者中。自主神经功能障碍在GBS重症患者中占有重要地位,可立即危及生命。研究发现,自主神经功能障碍患者的住院时间更长,出院时肢体肌力恢复更差,GBS残疾评分和自我评分也较差。此外,自主神经功能障碍患者的死亡率较高,约为6%,而无自主神经功能障碍患者几乎没有死亡。

自主神经系统由副交感和交感神经系统两个作用相反的部分组成,它们共同作用以维持机体稳态。GBS时副交感和/或交感神经系统受累,表现为过度活跃和/或活跃不足,最终导致自主神经功能失调。心肌是由具有内部传导系统的横纹肌和自动控制节律的起搏器组成的特殊组织,受自主神经系统的控制。因此,心血管并发症在GBS,特别是AIDP患者中广泛存在。同时,心血管并发症也是GBS患者死亡的重要原因。

GBS患者的心血管并发症主要包括心律失常、血压变化、心肌受累、急性冠状动脉综合征和心电图改变等。心血管并发症更多发生于存在呼吸衰竭的GBS患者中,其症状通常与肢体运动障碍平行。患者在肢体瘫痪的高峰期和早期恢复期出现明显的心血管症状,随着运动功能的恢复,心血管症状也随之消失。一系列自主神经功能检查可以为识别自主神经功能障碍提供帮助,如体位和握力诱导的血压变异性反映交感活性,站立、深呼吸和Valsaval动作时的心率变异性反映副交感功能,直立倾斜试验反映迷走神经兴奋性等。随着肌力的恢复,大部分心血管并发症可自行好转,但仍存在一些可能致命的情况(如心动过缓),需要积极干预。本节将根据心血管并发症的不同类型,对其发病机制、临床特征、诊疗方案等进行阐述。

二、临床特征与治疗

(一)GBS相关性心律失常

心律失常(arrhythmia)是最常见的GBS相关心脏病变,其中最重要的是窦性心动过速和心动过缓。前者为GBS最常见的心血管并发症,而后者会危及患者生命,需积极处理。其他类型的心律失常如心房颤动、心房扑动、室上性或室性心动过速等亦有文献报道。

1. 窦性心动过速　持续性窦性心动过速(sinus tachycardia)在10%~50%的患者中发生,是最常见的心血管并发症。约20%的GBS患者在病程中会发生窦性心动过速,在机械通气患者中发生率更是高达75%。该病发生机制为心脏副交感传入神经损害和交感神经过度活跃。

【临床特征】

窦性心动过速多出现在瘫痪的高峰期,大部分患者的心率维持在100~125次/min,约有25%的患者的平均心率会超过125次/min,心率增快的同时可伴有血压增高。一些患者在病程中会发展为另外的房性或室性心律失常。窦性心动过速的持续时间为1~3周,可随瘫瘫症状的缓解而逐渐好转。

【治疗及预后】

短期的窦性心动过速通常不需特殊处理即可自行好转。值得注意的是，一些持续性窦性心动过速患者发展为另外的心律失常，甚至进展为严重的心动过缓，危及患者生命。因此在 GBS 治疗期间，需进行持续心电监护，一般来说，抗心律失常药物应慎用，因为它对失神经的心脏有意外的促心律失常风险。

2. **心动过缓**　心动过缓（bradycardia）是 GBS 最危险的心血管并发症，随时可能危及生命。心动过缓在轻症患者中发生率为 5%，而在四肢瘫痪或机械通气的重症患者中的发生率达到 44%。压力感受器反射传入损害和迷走神经过度活跃是其发生机制。

【临床特征】

出现心动过缓的 GBS 患者一般存在严重的四肢肌肉瘫痪、呼吸衰竭（respiratory failure）并需要机械通气。与窦性心动过速类似，心动过缓也常出现在 GBS 进展期和早期缓解期。临床上患者会出现反复晕厥（syncope），甚至昏迷，一些患者还可以阿-斯综合征为表现。患者的心率多在 30~40 次/min，心电图提示窦性心动过缓（sinus bradycardia）、房室传导阻滞（atrioventricular block）或/和异位起搏（ectopic pacing）等。心动过缓的持续时间为 1~2 周。随着疾病进展，有 7%~34% 的患者最终发展为停搏。

心动过缓是导致患者死亡的重要原因之一，早期识别和预防至关重要。四肢瘫、机械通气和窦性心动过速是心动过缓的危险因素，另外，血压波动（收缩压波动>85mmHg）的患者也有较高的心脏停搏风险。但一部分非重症 GBS 心动过缓的病例也被报道，因此仅凭临床特征来预测风险较为局限。一般的自主神经功能检查［如直立倾斜试验（head-upright tilt，HUT）、颈动脉压力试验（carotid artery pressure test）、Valsava 动作等］异常有一定参考价值，但预测能力并不高。并且自主神经功能检查对患者配合度要求较高，对于肢体瘫痪或意识障碍患者某些测试无法完成。眼压测试是检测迷走神经过度活跃的方法。在眼压测试时，手动或外部施加中等压力于双眼 25 秒或直至出现异常心动过缓，测试时 R-R 间隔>1.5 秒或实时心率<40 次/min 是临时起搏的指征。应注意的是，眼压测试的不良反应包括视网膜损伤和严重心动过缓导致停搏，测试时应在床旁备阿托品。心率变异性能量分析也可较准确地反应副交感神经功能，并且是非侵入性的，在昏迷患者中也可进行。将床旁眼压测试和心率功率分析相结合也是一种有效和可靠的方法，可早期发现心动过缓。

【治疗及预后】

患者应入住重症监护室，密切监测症状及心电变化情况。若出现心动过缓，可临时给予阿托品；若出现停搏，应及时开始心肺复苏；若自主神经功能检查提示严重心动过缓风险，尽快植入心脏起搏器是必要的，且需密切监测心率来调整起搏器参数。经积极治疗 GBS 后，多数患者的心动过缓症状可在 1 年内逐渐恢复正常，通常不遗留后遗症。有机械通气的重症患者死亡率为 2%~10%。

（二）GBS 相关性血压变化

GBS 患者病程中可出现低血压、高血压和/或血压波动。这是由于自主神经系统功能失调，副交感和交感神经调节失平衡导致血管紧张度和周围血管阻力改变所致。

【临床特征】

血压变化在 GBS 病程中通常是短暂的。低血压（hypotension）呼吸衰竭患者中最常见的血压变化形式。在未接受镇静的情况下，患者的收缩压<85mmHg。由于自主神经功能紊乱，

直立性低血压(orthostatic hypotension,OH)也在 GBS 患者中多见。该病主要表现为从卧位突然变为直立体位时血压偏低,还可伴有站立不稳,视力模糊,头晕目眩,软弱无力等,严重时会发生晕厥。通常情况下,站立后收缩压较平卧位时下降 20mmHg 或舒张压下降 10mmHg,即可诊断直立性低血压。另外,血浆置换是 GBS 治疗的常见手段之一,该方法的潜在不良反应包括低血压。

高血压的发生率约为 30%。患者血压升高通常超过 25mmHg,收缩压和舒张压均会出现升高。血压升高的幅度常与疾病严重程度呈正相关,在出现呼吸衰竭的患者中血压升高更为明显。血压升高有时会与心动过速伴随出现。儿童 GBS 合并高血压的主要表现是急性高血压脑病(acute hypertensive encephalopathy)和癫痫持续状态。高血压被认为是心脏交感神经过度活跃所致。电生理检查提示心脏交感神经活动亢进。其潜在机制涉及动脉压力感受器失传入神经损伤和交感神经活跃过度。心脏^{123}I 甲氧苄胍心肌显像可反映心脏交感神经功能,在高血压患者中也可以检测到交感过度活跃。另外,多数患者的血儿茶酚胺和血肾素活性明显升高,这也被认为参与了高血压的发生。

血压波动是 GBS 的特征性表现,有助于与其他神经危重症相区分。患者的血压在严重高血压和低血压之间波动,有时在短时间内血压就可以从一个极端变化到另一个极端。血压波动可以三种形式呈现:以收缩压升高更明显,以舒张压降低更明显,以及上述二者均出现。每日收缩压升高>85mmHg 是自主神经功能障碍的敏感指标,血压波动和高昼夜心率的患者也被认为是心律失常(特别是心动过缓)的高危人群。血压变化的患者自主神经功能检查结果提示交感活动增加。

【治疗及预后】

血压不稳定的患者应该接受长期的心血管监测,最好是在重症监护病房患者血压变化通常可随临床症状的改善而好转,因此病程中常给予对症和支持治疗。

对于低血压患者宜给予适当补液和升压药物治疗。但需注意在开始低剂量血管升压素治疗之前,应先进行液体刺激。

对于高血压,大多数患者在不使用降压药物的情况下,血压在发病 6 周后也可随临床改善而自动下降。而对于平均动脉压>125mmHg 的患者需临时使用降压药物(如 β 受体阻滞剂、钙通道阻滞剂和血管紧张素转换酶抑制剂等)。已有研究表明,根据交感神经过度活跃症状的严重程度,GBS 相关高血压的治疗效果不尽相同。在没有交感神经过度活动,但血浆肾素活性增加的情况中,使用 β 受体阻滞剂是有效的,其中可能的机制涉及其能抑制肾小球旁体肾素的产生。而在 Richards 等人报道的交感神经过度活跃的病例中,拉贝洛尔(α 和 β 受体阻滞剂)疗效不明显,需要加入哌唑嗪(α 受体阻滞剂)才能有较好的降压效果。

对于血压波动明显的患者,应密切观察其心率变化情况,早期识别继发性心动过缓,并注意鉴别是否存在肺血栓栓塞、低氧血症、败血症、消化道出血和/或代谢异常等会导致血压波动的事件。

(三)GBS 相关性心肌损害

一部分 GBS 患者有心肌受累,但由于超声心动图不是 GBS 患者的常规检查项目,许多心肌损害(myocardial damage)事件不能被及时识别。心肌损害的发生机制与 GBS 患者体内的抗神经节苷脂自身抗体与心肌乳糖神经节苷脂交叉反应导致的自主神经损伤和儿茶酚胺毒性有关。

【临床特征】

GBS 患者心肌受累的临床表现多样,大多数患者并无明显临床症状,仅出现非特异性的心电图改变,少数患者会出现应激性心肌病[又称为神经源性顿抑心肌、Tako-Tsubo 综合征]。部分患者没有明显临床症状,仅在 ECG 上出现巨大 T 波、QT 间期延长、ST-T 改变、U 波形成等非特异性的提示心肌损害的改变。应激性心肌病主要在 Miller-Fisher 综合征患者中发生,多见于女性,通常在疾病高峰期时出现。应激性心肌病(stress cardiomyopathy)是一种可逆性心肌病,与儿茶酚胺毒性有关。该病的特征性表现为左心室收缩功能障碍(心尖部和中部)和左心室壁球囊样运动异常,病程中患者突然出现左室功能严重降低及心力衰竭。心电图(electrocardiograph,ECG)可见 T 波倒置、QT 间期延长。心脏超声见弥漫性左室运动减低,左室射血分数严重降低,肌钙蛋白可轻度升高。这些改变都是可逆的,随着肢体肌力的好转,心脏逐渐恢复。

【治疗及预后】

GBS 相关心肌损害大多数是可逆的。在疾病的高峰期,需给予对症支持治疗(如减轻心脏负荷、纠正心力衰竭、营养心肌等)。随着 GBS 症状缓解,心肌功能可逐渐改善,数天至数周内完全恢复。

(四) 免疫球蛋白导致的急性冠脉综合征(acute coronary syndrome,ACS)

静脉输注免疫球蛋白(intravenous immunogloblin,IVIG)是 GBS 患者治疗的常规方案之一。据报道,有 10%~30% 的患者在 IVIG 治疗过程中会出现不良反应,通常为短暂的头痛、低热和畏寒,极少数病例会出现血栓栓塞事件。目前,有关于 GBS 患者出现 IVIG 相关急性冠脉综合征(acute coronary syndrome,ACS)的报道。

【临床特征】

本病多发生于存在心血管危险因素的患者(如高血压、糖尿病、动脉粥样硬化等),可能的机制包括 IVIG 输注过程中导致的血液黏度增加、血小板聚集和/或血管痉挛等。患者在治疗前没有心肌缺血表现,在 IVIG 治疗期间出现胸痛、胸骨后压榨感、呼吸困难等症状。心肌损伤标志物提示肌酸激酶(creatine kinase,CK)、肌酸激酶同工酶(creatine kinase isoenzymes)和心肌肌钙蛋白(cardiac troponin,cTn)明显升高,ECG 示 ST 段抬高。冠状动脉造影可见责任动脉严重狭窄或痉挛。

【治疗】

IVIG 治疗期间应密切观察患者情况。当患者出现疑似症状时应立即停止 IVIG 输注,对无禁忌证的患者给予舌下含服硝酸甘油。推荐尽早采取溶栓或介入治疗,开通责任动脉,减轻症状,改善预后。本病更重于预防,建议采用慢速 IVIG 给药方式,每日剂量不超过 2g/kg[推荐 0.4mg/(kg·d),持续 5 日]。

(作者:陈阳美　许韬　王悠;审校:陈蕾　陈正举)

参 考 文 献

[1] SEJVAR J J,BAUGHMAN A L,WISE M,et al. Population incidence of Guillain-Barré syndrome:a systematic review and meta-analysis[J]. Neuroepidemiology,2011,36(2):123-133.

[2] CHAKRABORTY T,KRAMER C L,WIJDICKS E F M,et al. Dysautonomia in Guillain-Barré Syndrome:Prevalence,Clinical Spectrum,and Outcomes[J]. Neurocrit Care,2020,32(1):113-120.

[3] ZAEEM Z,SIDDIQI Z A,ZOCHODNE D W. Autonomic involvement in Guillain-Barré syndrome:an update

［J］. Clin Auton Res,2019,29(3):289-299.

［4］ TIA C,CHRISTOPHER L K,ELCO F M,et al. Dysautonomia in Guillain-Barré Syndrome:Prevalence,Clinical Spectrum,and Outcomes［J］. Neurocrit Care,2020,32(1):113-120.

［5］ GUPTA S,VERMA R,SETHI R,et al. Cardiovascular complications and its relationship with functional outcomes in Guillain-Barré syndrome［J］. QJM,2020,113(2):93-99.

［6］ KOPPEN,KRAYWINKEL,WESSENDORF T E,et al. Long-term outcome of Guillain-Barré syndrome［J］. Neurocrit Care,2006,5(3):235-242.

［7］ BURAKGAZI A Z,ALMAHAMEED S. Cardiac Involvement in Peripheral Neuropathies［J］. J Clin Neuromuscul Dis,2016,17(3):120-128.

［8］ MUKERJI S,ALOKA F,FAROOQ M U,et al. Cardiovascular complications of the Guillain-Barré syndrome［J］. Am J Cardiol,2009,104(10):1452-1455.

［9］ DIMARIO F J,EDWARDS C. Autonomic dysfunction in childhood Guillain-Barré syndrome［J］. J Child Neurol,2012,27(5):581-586.

第九节　周期性瘫痪相关心脏病变

一、概述

周期性瘫痪(periodic paralysis,PP)是罕见的常染色体显性遗传性神经肌肉疾病,与骨骼肌钠、钙和钾通道突变相关,以发作性弛缓性瘫痪为临床特征。根据瘫痪发作时血钾水平,周期性瘫痪可分为低钾型周期性瘫痪(hypo-kalaemic periodic paralysis,HypoPP)、高钾型周期性瘫痪(hyper-kalaemic periodic paralysis,HyperPP)和 Andersen-Tawil 综合征(Andersen-Tawil syndrome,ATS)。另外,一些疾病也可引起继发性周期性瘫痪,其中以甲状腺毒性周期性瘫痪(thyrotoxic periodic paralysis,TPP)最多见,另外,肾小管酸中毒、Gitelman 综合征(Gitelman syndrome,GS)、Conn 综合征等也可出现继发低钾性周期性瘫痪;慢性肾衰竭,滥用利尿剂(最常见为螺内酯)会引起继发高钾性周期性瘫痪。

周期性瘫痪的发作通常由行为或饮食引起,与血清钾水平的改变有关。发作性麻痹的机制为骨骼肌细胞离子通道功能异常或是各种继发性因素导致的钾离子代谢障碍导致的肌细胞内外钾平衡失调,引起肌肉肌膜去极化,而去极化又导致钠通道失活和纤维兴奋性降低。与此同时,钾离子(Kalium,K$^+$)是心肌细胞静息电位的维持和动作电位的产生中发挥关键作用的离子,K$^+$水平紊乱也会导致心肌细胞电生理活动异常。因此,周期麻痹发作期间K$^+$代谢失衡可能引发一系列心脏疾病,其中以心律失常最为多见。不同类型的周期性瘫痪产生心律失常的机制和临床特征各不相同,本节将分别对 Hypo PP、Hyper PP、ATS 及 TPP 等相关心律失常进行阐述。

二、临床特征和治疗

(一)周期性瘫痪相关心律失常

心律失常在周期性瘫痪患者的发作期很常见。其中最常见的心律失常类型为室性心律失常(ventricular arrhythmia),另外,房室传导阻滞和无症状的心电图改变也被报道。

1. **ATS 相关心律失常**　ATS 是最常见的合并心律失常的周期性瘫痪类型,以发作性瘫痪、心律失常和发育异常(低位耳、眼距宽、阔鼻、腭缺损、下颌发育不全、先天性第五指侧弯、并指、身材矮小、脊柱侧凸）为临床特征。ATS 的发病机制是由于编码内向整流钾通道 2.1（inward rectifying potassium channel, Kir 2.1）的 *KCNJ2* 基因发生突变所致。Kir 2.1 不仅存在于骨骼肌细胞，也广泛表达于心肌细胞中。研究表明，*KCNJ2* 基因可稳定骨骼肌和心肌细胞的静息膜电位，Kir 2.1 的功能缺失会使心室肌细胞向细胞内转运 K^+ 的能力下降，导致细胞间隙 K^+ 离子升高，从而使心室肌细胞静息膜电位升高，自发性动作电位的产生增多。约 80% 的 ATS 患者会出现室性心律失常。

（1）临床表现：心律失常是 ATS 患者的特征性表现，但心律失常的临床表现轻重程度不一。一些患者并无明显症状，仅出现心电图改变，少数患者也会发生恶性心律失常，导致心源性猝死。在心律失常发作时，患者可出现胸闷、胸痛、心慌、黑矇甚至晕厥等症状。心律失常的类型也不尽相同，但大多数患者均表现为室性心律失常。

（2）诊断：ATS 有高度的表型变异性，因此诊断非常困难。约 60% 的患者发现 *KCNJ2* 基因突变；在其余 40% 病因不明的病例中未发现基因突变。在 *KCNJ2* 突变的患者中，约 15% 的患者出现高钾血症，约 20% 的患者出现正常钾血症，其余的患者出现低钾瘫痪，这与低钾血症患者类似。主要诊断标准是发现 *KCNJ2* 突变。在没有发现基因突变的情况下，诊断标准为发现特征性 ECG 改变、发育异常，以及其他家庭成员同样出现类似表现。

ATS 患者心律失常的诊断主要依靠心电图（electrocardiograph, ECG），其特征性静息 ECG 表现为长 QT 间期、增大的 U 波或/和长 QTU 间期。其中长 QT 间期最为常见，见于超过 50% 的 ATS 患者。

约有 84% 的患者的心律失常是室性的，其中以心室异位搏动最常见。双向性室性心动过速（bilateral ventricular tachycardia, BVT）是最常见的心室异位搏动，约有 32% 的患者为此类型。这是一种少见且严重的单形性室性心动过速，发作时 ECG 交替出现两种形态相反的宽大畸形的 QRS 波。BVT 多为阵发性，在心动过速发作后，因心肌收缩力减弱，心室和心房收缩时间不同步，导致心室的充盈和排血量明显减少，患者可能迅速发展为心力衰竭（heart failure）、心室颤动（ventricular fibrillation, VF），甚至心源性猝死等严重后果。另外的室性心动过速形式还包括频繁室性期前收缩（premature ventricular contraction, PVC）、室性二联律、多形性室性心动过速等。由于心室异位起搏频繁发生在 ATS 患者中，所引起的心动过速会给心脏造成很大负担，约有 10% 的患者发生心脏骤停。

2. Hypo PP 相关心律失常　　HypoPP 是一种常染色体显性遗传病，60% 的患者与钙通道 *CACNA1S* 基因有关，20% 的患者与钠通道 *SCN4A* 基因突变有关。该病有不完全外显率，并且还有至少 20% 的 HypoPP 病因不明确。

HypoPP 相关的心律失常一般发生在瘫痪发作期，这是由于 HypoPP 发作期间血 K^+ 水平极低（$K^+ < 2.5mmol/L$），低钾血症是一种公认的促心律失常因素。在低钾血症期间，心肌细胞的膜电位（resting membrane potential, RMP）变得更负，与产生动作电位的阈值[即阈值电位（threshold potential, TP）]的差距变得更大，因此产生动作电位所需要的能量增加。

但低钾血症并不是心律失常的唯一因素。有研究指出，一部分 Hypo PP 患者的心律失常原因并不明确，还有少数患者还与治疗不当相关（如补钾治疗时将氯化钾溶于糖水或盐水，而非甘露醇中滴注，会导致肌无力加重甚至诱发严重心律失常）。基因突变也是心律失常发生的因素之一。据报道，携带 *R528H* 基因突变青年男性发生心律失常的风险可能更高。Pereon 等认为 SCN4A 在心脏中的表达可以解释 HypoPP 患者的心脏复极障碍。另外，一些家族性 HypoPP 患者存在心肌病的表现,这也可能导致心律失常。

(1) 临床表现:通常情况下,心律失常的类型和症状严重程度与周期麻痹发作时期平行。在弛缓性瘫痪发作间期,此时血 K^+ 水平相对较高($K^+ \geqslant 3.5 mmol/L$),发生心律失常的情况较少,患者的症状也相对较轻;而在弛缓性瘫痪发作期,此时血 K^+ 水平很低($K^+ < 2.5 mmol/L$),常会出现一些致死性心律失常,发生心脏骤停,患者的症状也更为严重如晕厥、心源性猝死等。另外,病因不明和治疗相关的心律失常症状常较严重,也更容易发生心源性猝死。

(2) 诊断:HypoPP 的诊断需满足以下条件:患者存在发作性弛缓性肢体瘫痪而无感觉障碍;在发作期血 $K^+ < 3.5 mmol/L$,予以钾盐治疗有效;排除其他疾病所致继发性低血钾麻痹。

Hypo PP 患者心律失常的类型与血 K^+ 水平相关。当血 $K^+ < 2.8 mmol/L$ 时,ECG 会出现窦性心动过速、QRS 波高电压、Ⅰ度房室传导阻滞的特征性表现;当血 $K^+ < 2.5 mmol/L$ 时,会出现更严重的心律失常如房室传导阻滞、BVT、室性心动过缓、尖端扭转性心动过速、心室扑动、心室颤动等。

3. **HyperPP 相关心律失常**　HyperPP 又称为强直性周期性瘫痪,该病与 17q23. 11-15 染色体上的钠通道 SCN4A 基因突变有关,这些基因突变后导致通道失活受损或激活增强。约半数 HyperPP 患者的初次发病年龄<10 岁,其特点是肢体无力发作时伴血钾升高。寒冷、剧烈运动、食用富含钾的食物、禁食、情绪紧张、怀孕等都可能诱发本病。瘫痪发作通常从早晨开始,持续长达约 2 小时。在两次发作之间,大约有一半的 HyperPP 患者会经历由肌强直或副肌强直引起的肌肉僵硬,但并不妨碍随意运动。超过80%的 40 岁以上的 HyperPP 患者经历永久性肌无力,1/3 发展为慢性进行性肌病。与 HypoPP 相比,HyperPP 的发作频率更高,持续时间更短。

HyperPP 相关心律失常也多出现于儿童和青少年,平均起病年龄为 9 岁(年龄范围 2~15 岁)。心律失常一般发生在周期性瘫痪发作后的 1~2 年,但也有患者以心律失常较周期性瘫痪先发生的报道。心律失常多出现在肌肉瘫痪发作期,其类型表现为心室异位搏动、双向性心动过速、室性心动过速等。

4. **TPP 相关心律失常**　TPP 是一种由于环境因素诱发的甲状腺毒症引起的突然发作的肌肉无力或瘫痪伴低钾血症。患者在麻痹发作期间神经肌肉功能正常,经甲状腺毒症治疗后神经肌肉症状消失。TPP 是一种甲状腺功能亢进症的潜在的致命并发症,在甲状腺功能亢进症患者中发生率高达 2%。TPP 更常见于男性和亚洲人群,尤其是中国和日本,相比之下,在非亚洲人群中,报告的发病率为 0.1%~0.2%。

TPP 患者的心律失常是甲状腺激素和低钾血症共同作用的结果。心肌细胞对甲状腺激素高度敏感,大量甲状腺激素会导致的心肌细胞膜上的通道激活,增加心肌活性;另外,甲状腺毒症时 T3 增多,β-肾上腺素能受体反应性增强,Na^+/K^+-ATPase 的活性增加,造成钾离子向细胞内迁移而导致低钾状态。一方面,甲状腺风暴可能引发室性心动过速,导致心脏骤停。另一方面,严重低血钾时会发生尖端扭转型室性心动过速和多形性室性心动过速,若不及时治疗,最终会发展为心室颤动,导致患者死亡。

TPP 相关心律失常的表现与其他原因造成的低钾血症的表现类似,当患者的血钾 $<2.8 mmol/L$ 时,心电图可出现典型的低血钾特征(窦性心动过速、QRS 波高电压、Ⅰ度房室传导阻滞)。QT 间期延长也是常见表现,这可能会增加室性心律失常和猝死的风险。

5. 周期性瘫痪相关心律失常的治疗

对于周期性瘫痪相关心律失常的治疗,首先是对原发疾病进行积极处理。

(1) ATS 的治疗:由于 ATS 患者的心脏受累程度不一,因此需根据患者的情况进行个体化诊治。对于长期存在心律失常的患者的治疗,应注意以下几点:①避免使用可延长 QT 间期的药物,如一些抗心律失常药物奎尼丁、胺碘酮等,可能导致恶性心律失常甚至猝死。②β 受体激动剂:常用普萘洛尔每日剂量 2~3mg/kg,主要治疗目标为运动平板试验心率不超过 130 次/min。但 β 受体激动剂的使用是基于共识,无确切依据可减少 ATS 患者的室性心动过速。③氟卡胺:研究表明,氟卡尼短期治疗可减少心律失常频率,长期持续治疗对控制室性心动过速也是有效的。④钙离子通道拮抗剂:维拉帕米可抑制双向性室性心动过速,减少多形性室性期前收缩的频率,缩短动作电位。⑤钾剂:根据患者病情予以口服补钾,防止低血钾延长 QT 间期,预防心律失常。⑥植入心律转复除颤器:对于已使用药物治疗,仍频繁显示多形性室性期前收缩或有心脏停搏发生的患者可选择植入心律转复除颤器。⑦左侧心交感神经切除术可用于 β 受体阻滞剂和起搏治疗无效而反复发作的患者。

(2) HypoPP 的治疗:发作间期的治疗:①避免诱因,选择低钠、低碳水、富钾饮食。②钾剂:可长期口服氯化钾 1~2g 每日 3 次;可考虑适当补充镁,减少肾排钾。③碳酸酐酶抑制剂:对于口服钾剂仍频繁发作的患者可口服乙酰唑胺 125~1 500mg/d(分次口服,大量饮水以预防肾结石),并对发作间期持久性肌无力有一定效果。④保钾利尿剂:碳酸酐酶抑制剂无效的患者可选择氨苯蝶呤 50~150mg/d、螺内酯 25~100mg/d 或依普利酮 50~100mg/d,并监测血钾水平。

发作期的治疗:①在瘫痪发作时轻度持续活动是有益的。②钾剂:首选口服钾盐可降低医源性高血钾风险,应避免使用缓释制剂。如呕吐、吞咽困难患者不能口服钾剂可选择静脉补钾,且需要心电图及血钾的监测。将氯化钾溶于甘露醇滴注,避免使用糖水及盐水,二者均可导致肌无力加重甚至诱发严重心律失常。

(3) HyperPP 的治疗:发作间期的治疗:①避免诱因,可进食少量高碳水食物,避免富钾食物。②碳酸酐酶抑制剂:随机安慰剂对照研究证明双氯非那胺对 HyperPP 是有效的,初始计量为 50mg 每日 2 次,一周后根据患者对药物的反应适当增减,最多不超过 200mg/d。乙酰唑胺 125~1 000mg/d 慢性预防也有一定的效果。③排钾利尿剂:可选择噻嗪类利尿剂,剂量 25~75mg/d。

发作期的治疗包括:①发作时适当运动,进食高碳水化合物。②糖水+胰岛素或葡萄糖酸钙静脉滴降低血钾。③β 受体激动剂:吸入沙丁胺醇 1~2 喷(0.1mg)。

(4) TPP 的治疗:①钾剂:在 TPP 中提倡口服或静脉补钾缓解瘫痪发作及预防致死性并发症。除非出现了严重的心肺并发症,应给予小剂量钾,避免反弹性高钾血症。有的患者在补钾过程中可能会出现反常性低钾血症,与钾向细胞内转移驱动力很强有关,这些患者的治疗时间往往较长且出现严重反弹性高钾血症风险更高。当有证据表明血浆 K 浓度升高或心电图改变有所改善,补钾则应减慢或停止。②β 受体阻滞剂:通过抑制 Na^+-K^+-ATP 酶活性以中指瘫痪发作,也可预防再次发作。

对于心律失常的诊治,首先应确定其发生的病因,可根据心律失常的类型、发生时期、发生时的血钾水平、心电图、心脏超声等来进行判断。如果患者为继发性周期性瘫痪,还应根据原发疾病完善相应检查。由于该病以室性心律失常多见,病程中随时可能进展为恶性心律失常,危及患者生命,因此所有患者需进行密切心电监测,若出现恶性心律失常,还应予以重症监护。

（二）周期性瘫痪合并心肌病

周期性瘫痪合并心肌病较少见。目前有少许病例报道提示 HypoPP 和 ATS 患者存在心肌受累的情况。有研究报道了一名 19 岁 HypoPP 患者在弛缓性瘫痪发作期出现肌酐激酶、乳酸脱氢酶（lactate dehydrogenase，LD）水平升高、严重心动过缓和左心室功能障碍，提示心肌受累。Buruma 等报道了一名 35 岁 HypoPP 女性患者出现了典型的劳累型心绞痛，心肌活检发现左心室壁肌原纤维间糖原数量异常增加。另外，Schoonderwoerd 报道一个 *KCNJ2* 突变的 ATS 家系中，有 2 名患者除具有典型的 ATS 心脏表现外，还表现为扩张型心肌病，但该报道也指出扩张型心肌病是否与 ATS 直接相关仍不明确。治疗上仍以避免诱因、碳酸酐酶抑制剂、钾盐等治疗为主。尽管周期性瘫痪与心肌病的病理生理机制还未完全阐明，但心肌已被认为是周期性瘫痪患者的重要受累靶器官，在临床中应引起重视。

（作者：陈阳美　许韬　王悠；审校：陈蕾　陈正举）

参 考 文 献

［1］ CANNON S C. Channelopathies of skeletal muscle excitability［J］. Compr Physiol，2015，5（2）：761-790.

［2］ KOSTERA-PRUSZCZYK A，POTULSKA-CHROMIK A，PRUSZCZYK P，et al. Andersen-Tawil syndrome：report of 3 novel mutations and high risk of symptomatic cardiac involvement［J］. Muscle Nerve，2015，51（2）：192-196.

［3］ NAGASE S，KUSANO K F，YOSHIDA M，et al. Electrophysiologic characteristics of an Andersen syndrome patient with KCNJ2 mutation［J］. Heart Rhythm，2007，4（4）：512-515.

［4］ CANNON SC. Voltage-sensor mutations in channelopathies of skeletal muscle［J］. J Physiol，2010，588（Pt 11）：1887-1895.

［5］ STUNNENBERG B C，DEINUM J，LINKS T P，et al. Cardiac arrhythmias in hypokalemic periodic paralysis：Hypokalemia as only cause？［J］Muscle Nerve，2014，50（3）：327-332.

［6］ ELIACIK E，YILDRIM T，SAHIN U，et al. Potassium abnormalities in current clinical practice：frequency，causes，severity and management［J］. Med Princ Prac，2015，24（3）：271-275.

［7］ JEFFREY M S，BERTRAND F，MICHAEL G H，et al. Review of the Diagnosis and Treatment of Periodic Paralysis［J］. Muscle Nerve，2018，57（4）：522-530.

［8］ STATLAND J M，BAROHN R J. MUSCLE channelopathies：the nondystrophic myotonias and periodic paralyses［J］. Continuum（Minneap Minn），2013，19（6 Muscle Disease）：1598-1614.

［9］ RIVAS A M，THAVARAPUTTA S，ORELLANA-BARRIOS M A，et al. Thyrotoxic Periodic Paralysis and Complicated Thyrotoxicosis，Two Presentations of Hyperthyroidism with Notable Differences in their Clinical Manifestations：An Experience from a Tertiary Care Hospital in the United States［J］. Endocr Pract，2020，26（7）：699-706.

［10］ SCHOONDERWOERD B A，WIESFELD A C，WILDE A A，et al. A family with Andersen-Tawil syndrome and dilated cardiomyopathy［J］. Heart Rhythm，2006，3（11）：1346-1350.

第十节　POEMS 综合征相关心脏病变

一、概述

POEMS 综合征是一种罕见的，累及多系统的浆细胞疾病。该病临床表现以多发性神经病变(polyneuropathy)、脏器(主要是肝脾)肿大(organomegaly)、内分泌紊乱(endocrinology)、M-蛋白(M-protein)增高和皮肤改变(skin change)为特征。该病男女患者比例为2.23∶1,发病的中位年龄为46岁,男女发病年分布类似。POEMS综合征在亚洲人群中较常见,在我国,患者主要集中在西南部。

POEMS综合征相关心脏病变较少见,目前多为个案报道,缺乏较为系统的总结。但值得注意的是,约30%的POEMS患者的死因为心脏病变发展而来的心力衰竭,还有一些PO-EMS综合征患者以心力衰竭为首发症状。因此,在临床工作中,POEMS综合征相关心脏病变仍需引起重视。POEMS综合征相关心脏病变的发病机制暂不明确,一部分学者认为与多种细胞因子,如白细胞介素1-β(interleukin-1β,IL-1β)、白细胞介素-6(interleukin-6,IL-6)、肿瘤坏死因子-α(tumor necrosis factor-α,TNF-α)、血管内皮生长因子(vascular endothelial growth factor,VEGF)有关。其中,VEGF被认为发挥主要作用。本节将对目前POEMS综合征相关心脏病变的临床证据进行归纳总结。

二、临床特征和治疗

(一)POEMS综合征合并肺动脉高压

肺动脉高压(pulmonary arterial hypertension,PAH)是POEMS综合征患者较常见的心脏病变,发生率为33%~48%。PAH定义为静息时平均肺动脉压(mean pulmonary arterial pressure,mPAP)≥25mmHg[通过有创性右心导管术(RHC)测量],其发生机制可能与炎性因子过度分泌有关,其中VEGF被认为发挥最主要的作用。Niimi等报道一例POEMS综合征相关PAH患者的血清VEGF水平显著升高。经泼尼松龙治疗后,该患者的PAH症状消失的同时伴随着血清VEGF水平的急剧下降。在其他的病例报道中,合并PAH的POEMS患者血清VEGF水平升高最为明显,而IL-1β、IL-6、TNF-α的升高程度远不如VEGF。

VEGF在肺内大量存在,作用于血管内皮细胞,可与其膜上的VEGF受体(VEGF receptor,VEGFR)结合从而发挥作用。研究表明,VEGF可通过增加血管通透性、细胞外基质重塑、诱导血管内皮细胞增殖等机制引发肺血管壁重构,最终导致肺血管病变的发生。

【临床特征】

当POEMS综合征不断进展时,患者体内诸多细胞因子处于高水平状态,这导致了PAH的发展。一些患者甚至在还未诊断POEMS综合征前就先出现了PAH的症状。PAH的症状多是非特异性的。呼吸困难是最早出现的症状,也是最常见的。患者表现为进行性活动后气短,随着疾病的发展,呼吸困难会逐渐加重,静息状态时也会出现。除此之外,常见的临床表现还包括疲劳、乏力、易累,这与肺动脉压力增加导致的心排量减少有关。少数患者出现胸痛,这是由于右心缺血所致。在疾病的中后期,由于肺血管阻力过高,右心射血障碍导致右心功能不全,甚至右心衰竭,造成腔静脉回流受阻,导致患者出现体循环负荷增加的表现。水肿也是POEMS综合征合并PAH患者的常见症状,水肿多为凹陷性,症状逐渐加重,可持续数月或数年。

【诊断】

POEMS综合征合并PAH的诊断基于症状和一系列检查结果。在早期患者的临床症状通常不具有特异性,出现呼吸困难、氧饱和度降低等症状,晚期患者可发现颈静脉压升高、肝大、腹水和周围水肿。体征包括左胸廓旁隆起,听诊时第二心音、第三心音增强,出现三尖瓣反流全收缩期杂音和肺反流舒张期杂音。存在心力衰竭的患者的脑利钠肽(brain natriuretic peptide,BNP)明显升高。另外,大多数 POEMS 综合征合并 PAH 的患者可检测到血 VEGF 明显升高。

右心导管检查(right heart catheter,RHC)是诊断 PAH 的金标准,该方法可直接测量肺动脉的压力,评估血流动力学损伤的严重程度。患者的平均肺动脉压明显升高,POEMS 综合征合并 PAH 的患者通常>30mmHg,提示肺循环阻力增加。但 RHC 为有创操作,在临床工作中,一些其他的检查也能为 PAH 的诊断提供参考。

经胸超声心动图在 PAH 诊断中起着核心作用。它可以显示由 PAH 引起的心脏改变,并可以通过连续的测量来估计收缩期 PAP(systolic PAP,sPAP)。PAH 患者显示根据静息时测量到的三尖瓣反流速度,将 PAH 的可能性分为高、中、低,由此决定是否需要 RHC 检查。另外,患者的心电图(electrocardiogram,ECG)可以出现右心压力增高或右心室肥厚的间接征象,即 QRS 轴向右偏。但 ECG 对 PAH 的敏感性较低,正常心电图并不排除 PAH。X 线胸片也可出现异常,相关发现包括肺门血管增粗,肺动脉扩张和周围血管消失。但常规胸片对 PAH 的诊断证据仍然较弱。

【治疗】

POEMS 综合征合并 PAH 的治疗原则是在治疗原发疾病的同时辅以相关控制 PAH 症状的措施。当患者 POEMS 症状控制后,随着 VEGF 等细胞因子水平的下降,PAH 症状会明显好转。

对于 POEMS 综合征本身的治疗,有局部放疗、自体造血干细胞移植(autologous stem cell transplantation,ASCT)、药物治疗等多种方式。对于骨髓穿刺活检中未发现克隆性浆细胞,骨病变数≤3 个的患者,建议行局部放疗;如果活检发现克隆性浆细胞或骨病数>3,则考虑全身治疗。ASCT 已成为初治 POEMS 综合征患者的一线治疗方案。目前大量文献报道该方案的神经系统改善率达 100%,其他症状如器官肿大、水肿、皮肤病变也得到了明显改善。药物治疗则针对那些暂时不适合 ASCT 的患者,作为长期或作为后期 ASCT 的桥接治疗。POEMS 综合征的治疗药物可选择美法仑+地塞米松、沙利度胺、来那度胺、硼替佐米等。

对于 PAH 的治疗,有学者认为,由于炎症在调节 POEMS 综合征相关 PAH 的潜在作用,免疫抑制剂的使用或许应该被视为一线治疗。在报道中,有患者使用泼尼松[1mg/(kg·d),连用 3 个月]显著改善了血流动力学,纠正了心衰,降低了 BNP 水平。但这一观点目前仍存在争议,也有一些 POEMS 综合征合并 PAH 的患者对类固醇反应较差的报道。由于目前缺乏规范的大样本研究,类固醇用于治疗该病的安全性和有效性还待进一步验证。其他的常规治疗包括血管扩张剂(如维拉帕米、硝苯地平、安氯地平、地尔硫草等)、血管紧张素转化酶抑制剂(如卡托普利)、利尿剂等能有效减轻心脏负荷。另外,长时程氧疗(每日吸氧>16 小时)对于改善 PAH 也有帮助。据报道,对类固醇药物敏感的患者症状消失快,预后较好,而对该药物无效或经治疗后肺动脉压力仍较高的患者会在半年至一年死亡。

（二）POEMS 综合征相关心包积液

水肿是 POEMS 综合征患者的特征性表现之一,表现为外周水肿、腹水和浆膜腔积液(主要是胸腔积液)等,心包积液也曾被报道。据报道,约有 26% 的 POEMS 患者存在心包积液。心包积液的机制仍未完全阐明,细胞因子网络失调可能促使其发展,IL-6 可能是因素之一。Shikama 等在一名 POEMS 综合征相关心包积液的患者中发现 IL-6 在心包液中明显升高,并明显高于血清中的水平(心包液 vs. 血清:1 760 vs. 6. 57pg/ml)。

IL-6 是一种促炎因子,主要由间皮细胞分泌。动物实验发现,IL-6 作用于血管内皮细胞,通过影响其正常活力,诱导其凋亡等方式引发血管内皮细胞功能障碍。这将使血管内皮的完整性受损,最终改变血管通透性,导致积液的发生。

【临床表现】

除了心包积液外,患者本身还存在腹水、胸腔积液、周围组织水肿等其他血管外容量负荷增多的表现。心包积液多为慢性病程,症状常逐渐加重。疾病初期患者能参加日常工作,无自觉不适,或出现气短、胸闷等非特异性症状。当心包积液逐渐增多,超过 300ml 时,患者会出现压迫症状,表现为呼吸困难、心悸等。呼吸困难是该病最突出的症状。当疾病继续进展,心包积液进一步增加时,患者的心功能会严重受损,甚至会发生心力衰竭。

【诊断】

经胸心脏超声是诊断心包积液最直观简便的方式,不仅可以观察心包积液的量,还可为心包穿刺引流提供引导。心脏超声显示在心前壁之前和心后壁之后均可见液性暗区。当心包膜和心外膜之间最大舒张期暗区<10mm 时,则积液为少量;当在 10~20mm 则为中等量;当>20mm 时,则为大量。心包液通常为漏出性,在心包液中可以检测到 IL-6 明显升高。细胞学检测可观察到有少量间皮细胞。当存在大量心包积液时,除了呼吸困难等症状外,患者还会出现窦性心动过速,心电图示所有导联低电压。当发生心力衰竭时,心脏听诊可闻及奔马律。胸片可见严重的心影增大,呈现出典型的“烧瓶心”表现(心包积液>1 000ml)。

【治疗】

对于 POEMS 综合征相关心包积液的患者,应首先对 POEMS 综合征进行治疗。对于少量心包积液的患者,积液会随着 POEMS 综合征的好转而逐渐吸收。但大量心包积液会危及患者生命,当患者出现严重呼吸困难或心力衰竭症状时应立即进行心包穿刺引流。需注意的是心包积液第一次抽液量不宜超 100ml,否则会对心脏的各腔室收缩功能造成影响,甚至会诱发心力衰竭。考虑到炎症机制参与了 POEMS 综合征相关心包积液,大剂量类固醇被认为可以对减少心包积液产生积极作用,目前是治疗该病的首选药物,在治疗过程中应遵循足剂量、足疗程、缓慢减量的原则。经治疗后,患者仍可能长期存在少量心包积液,因此需要密切随访心脏超声。

（三）POEMS 综合征相关心肌病

目前关于 POEMS 综合征相关心肌病仅有少量的个案报道。既往病例报道了一例合并心脏增大和心肌病的 POEMS 综合征患者,该患者以进行性加重的呼吸困难和充血性心衰为首发症状。起初,患者在门诊使用利尿剂和地高辛是有效的,但随着症状的逐渐加重,患者因出现严重的呼吸困难、疲劳和心悸而入院。入院后进一步检查发现,患者存在四肢感觉异常、行走困难、多毛症、皮肤色素沉着等表现,血清免疫球蛋白 IgA 明显升高,而 IgG 和 IgM 正常。有趣的是,患者的器官肿大仅表现在心脏:X 线胸片示心影增大;心电图提示左室肥厚和复极异常;超声心动图显示左室扩张,收缩能力明显降低;心导管检查发现平均肺毛细血管楔压明显增高。骨髓穿刺活检发现多簇和片状浆细胞,占骨髓细胞的 25%,且大多数浆细胞对 lambda 链染色阳性。患者的心肌活检未发现任何淀粉样蛋白或轻链沉积。心脏活检电镜检查也未见异常。神经电生理检查提示脱髓鞘性神经病变。该名患者最终被诊断为 POEMS 综合征,并开始化疗。经治疗后,患者的心脏病变随之改善。

随后,Shimizu 等也报道了一例 POEMS 综合征合并肥厚型心肌病(hypertrophic cardiomyopathy)的患者。该名患者的左室外侧壁明显肥厚,心尖区心肌活检显示心肌肥厚,心内膜下纤维变性。以上病例为 POEMS 综合征存在心肌受累提供了证据,并提示心脏症状可能出现在其他症状之前。但目前关于 POEMS 综合征合并心肌病的研究仍较少,机制依旧不明确,还需要更深入地探究这两者的关系。

（四）POEMS 综合征相关冠状动脉疾病

伦敦大学学院医院 POEMS 注册中心对 POEMS 综合征患者相关动脉或静脉血栓事件进行了回顾性研究,发现有 19% 的 POEMS 综合征患者经历过动脉血栓事件,包括卒中(stroke)(占 43%)、外周动脉闭塞(占 30%)和心肌梗死等(占 19%)。大多数动脉血栓事件发生在 POEMS 综合征疾病活动期间,所有患者的血清 VEGF 中位水平为 3 890pg/ml。患者血清 VEGF<1 000pg/ml 时未发生任何动脉事件。

与一般冠状动脉事件不同的是,发生心肌梗死的患者通常年龄较轻(30 岁左右),缺乏高血压、糖尿病(diabetes mellitus,DM)、肥胖等心血管病危险因素。患者通常没有胸痛症状,而直接以心力衰竭为表现而就诊,因此 POEMS 综合征合并心肌梗死在临床上不易被识别。此类患者的心肌梗死面积较广泛,梗死后的心室运动功能也受到严重影响,可能会诱发心衰,冠状动脉造影可观察到冠状动脉在多处存在明显狭窄。这种冠状动脉病变被认为与 VEGF 等炎症因子分泌增加有关,但具体机制仍待进一步研究。

（五）与 POEMS 综合征治疗相关的心脏病变

免疫抑制剂是治疗 POEMS 综合征的一线治疗药物,但在使用过程中需警惕心脏毒副作用。在 2016 年发表的一项关于沙利度胺(thalidomide)治疗 POEMS 综合征安全性和有效性的多中心双盲随机对照研究中,研究者发现沙利度胺组患者较安慰剂组在治疗过程中更易发生窦性心动过缓(心动过缓发生率沙利度胺组 vs. 安慰剂组:54% vs. 0,$P=0.006$),但所有患者的心动过缓程度均较轻。另外,还有 2 名沙利度胺组患者在治疗期间分别发生了心脏骤停和心力衰竭。一名患者在住院时发生短暂心脏骤停:窦性停搏(sinus arrest)持续 9 秒后自行消失,研究者认为这是由于 POEMS 综合征相关的血管痉挛引起的,但也无法排除与沙利度胺相关的可能性。目前对于沙利度胺对 POEMS 综合征患者心功能的影响仍无定论,还有研究报道了沙利度胺成功治疗 POEMS 综合征合并充血性心力衰竭的病例。临床医生在治疗中需慎重权衡药物的风险与获益,避免出现严重不良后果。

（六）POEMS 综合征相关心脏病变患者的一般管理

目前关于 POEMS 综合征相关心脏病变的资料仍较少,但现有数据提示,心脏病变在 POEMS 综合征患者中并非罕见。因此对于初次确诊的患者,完善心脏方面的检查可能有助于更全面地了解心脏情况。此外,在 POEMS 综合征合并的心脏病变中,大多数最终会发展为心力衰竭,甚至一些患者以心力衰竭为首发症状。因此,在寻找心脏病变的病因时,也需考虑到 POEMS 综合征的可能性。对于大多数 POEMS 综合征合并心脏并发症的患者来说,在 POEMS 综合征的相关症状控制后,心功能多可恢复。但 POEMS 综合征通常为慢性病程,故在患者症状好转后,还应对其进行定期随访,以了解心脏病变的进展情况。

（作者:陈阳美　许韬　王悠;审校:陈蕾）

参 考 文 献

[1] WANG Y,HUANG L B,SHI Y H,et al. Characteristics of 1946 Cases of POEMS Syndrome in Chinese Subjects:A Literature-Based Study[J]. Front Immunol,2019,10:1428.

[2] HE T,TIAN Z,LIU Y T,et al. Evaluating heart function in patients with POEMS syndrome[J]. Echocardiography,2019,36(11):1997-2003.

［3］ LI J,TIAN Z,ZHENG H Y,et al. Pulmonary hypertension in POEMS syndrome［J］. Haematologica,2013,98 (3):393-398.

［4］ VOELKEL N F,GOMEZ-ARROYO J. The role of vascular endothelial growth factor in pulmonary arterial hypertension. The angiogenesis paradox［J］. Am J Respir Cell Mol Biol,2014,51(4):474-484.

［5］ BREWIS M J,CHURCH A C,PEACOCK A J,et al. Pulmonary hypertension in POEMS syndrome:resolution following radiotherapy［J］. Pulm Circ,2014,4(4):732-735.

［6］ YOKOKAWA T,NAKAZATO K,KANNO Y,et al. Pulmonary hypertension and refractory heart failure in a patient with Crow-Fukase(POEMS)syndrome［J］. Intern Med,2013,52(10):1061-1065.

［7］ International Myeloma Working Group. Criteria for the classification of monoclonal gammopathies,multiple myeloma and related disorders:a report of the International Myeloma Working Group［J］. Br J Haematol,2003, 121(5):749-757.

［8］ LI J,TIAN Z,ZHENG H Y,et al. Pulmonary hypertension in POEMS syndrome［J］. Haematologica,2013,98 (3):393-398.

［9］ CUI R T,YU S Y,HUANG X S,et al. Incidence and risk factors of pleural effusions in patients with POEMS syndrome［J］. Hematol Oncol,2015,33(2):80-84.

［10］ KRETSCHMER T,SCHULZE-EDINGHAUSEN M,TURNWALD E M,et al. Effect of Maternal Obesity in Mice on IL-6 Levels and Placental Endothelial Cell Homeostasis［J］. Nutrients,2020,12(2):296.

［11］ YUMI T,HIROYUKI I,IPPEI N. POEMS Syndrome Showing Left Ventricular Dysfunction and Extracellular Edema Assessed by Cardiac Magnetic Resonance Imaging［J］. Intern Med,2019,58(17):2539-2543.

［12］ SAYAR Z,WEATHERILL A,KEDDIE S,et al. High rates of venous and arterial thrombotic events in patients with POEMS syndrome:results from the UCLH(UK)POEMS Registry［J］. Blood Adv,2020,4(10): 2139-2142.

［13］ SOULLIER C,MICOLICH J,CROISILLE P. Multiple myocardial infarctions in a 35 year-old woman with POEMS syndrome［J］. Eur Heart J,2010,31(9):1097.

［14］ MISAWA S,SATO Y,KATAYAMA K,et al. Safety and efficacy of thalidomide in patients with POEMS syndrome:a multicentre,randomised,double-blind,placebo-controlled trial［J］. Lancet Neurol,2016, 15(11): 1129-1137.

第五章　遗传性神经-心脏疾病

第一节　遗传性神经-心脏共患疾病

一、概述

我国报道的病残儿童主要源自神经系统疾病和心脏疾病,其中非遗传性占70%以上,主要是神经系统疾病,如脑性瘫痪(cerebral palsy)、智力低下、脑发育不良和癫痫(epilepsy);而遗传性疾病仅占不到20%~30%,大约1/3为先天性心脏疾病。另外,一些遗传性疾病致病机制引起的结构或功能损害范围相对较广,可以同时累及神经系统和心脏,成为遗传性神经-心脏共患疾病。

随着先天性心脏病诊疗水平的提高,患儿的生存率已大大提升,人们逐渐认识到,先天性心脏病患儿多伴有神经系统发育异常,包括智力倒退、终生的语言和学习障碍等。这种发病率高存在多方面和复杂的原因。先天性心脏病伴有神经系统异常者往往为染色体异常(如21三体综合征或22q11缺失等)或遗传代谢性疾病及神经肌肉变性疾病。其他神经系统异常则多是获得性的改变,或者是先天性心脏病本身或其治疗的后遗症。轻度先天性心脏疾病有10%合并神经系统发育障碍,而严重的先天性心脏疾病有50%合并神经系统发育障碍。遗传生物学因素成为先天性心脏病患儿发生神经系统发育障碍的主要病因。20%~30%的先天性心脏疾病患儿存在遗传学异常,遗传因素作为神经发育障碍的独立危险因子,这部分先天性心脏疾病患儿神经系统发育结果更差。临床上常见的包括遗传综合征和特定基因的异常,前者如唐氏综合征(Down syndrome)、18三体综合征(trisomy 18 syndrome)、13三体综合征(trisomy 13 syndrome)、拷贝数变异[Williams综合征(Williams syndrome)、染色体1q21.1区域微缺失和微重复(microdeletion and microduplication in chromosome 1q21.1)等],后者如表观遗传调控、Wnt信号转导通路、新发突变与罕见突变等。近20年来随着基因检测技术的飞速发展,学者们对先天性心脏疾病基因的认识从早期的染色体核型分析时代,逐渐进入到基因微阵列技术、全外显基因测序和全基因组测序时代,实现了从基因方面深入认识先天性心脏疾病与神经系统发育障碍的联系。神经系统发育结果与潜在的综合征或遗传异常密切相关,早期诊断是改善神经系统发育和认知预后的关键,有利于指导患儿及其家属进行早期干预和治疗。

遗传性神经系统疾病包括染色体异常、单基因或多基因异常或代谢障碍相关等,常见的疾病包括:假性肥大性肌营养不良、面-肩-肱型肌营养不良、腓骨肌萎缩症、脊髓性肌萎缩症、遗传性共济失调(hereditary ataxia)、遗传性痉挛性截瘫(hereditary spastic paraplegia)、亨廷顿病等舞蹈病、肝豆状核变性、线粒体病和神经纤维瘤病(neurofibromatosis)、结节性硬化症(tuberous sclerosis complex)等神经皮肤综合征,也包括癫痫、帕金森病(Parkinson disease)和脑血管病等与遗传因素有重要关系的神经系统疾病。这些疾病可伴有心脏结构或功能的障碍，如常染色体隐性遗传小脑性共济失调(ataxia)是一大类具有高度临床和遗传异质性的遗传性神经系统退行性疾病，一般在25岁以前发病，以共济运动障碍、辨距不良为主要临床特征，可伴有多种神经系统损害，也可能有心脏病变。绝大多数神经系统遗传性疾病难以治疗，早期诊断和遗传咨询至关重要。临床实际践中从临床(病史、查体)和实验室(常规辅助检查和遗传物质检查)两个水平进行诊断。目前大致从临床水平、代谢水平、酶水平和基因水平等四个水平对遗传病进行干预治疗，但总体治疗困难。主要预防措施包括：适龄结婚与生育、婚前检查、避免近亲结婚、携带者检测、遗传咨询、产前诊断、对已确定遗传病的胎儿进行人工流产防止患儿出生。神经系统单基因遗传病因其受累的神经解剖部位不同出现不同的临床表现，在临床上神经系统疾病诊断过程中首先要进行定位诊断，从肌肉(肌营养不良)、周围神经(腓骨肌萎缩症)、脊髓-脑干-小脑(遗传性共济失调)、大脑(肝豆状核变性)各部位均可出现神经系统遗传病。

本节将对马方综合征(Marfan syndrome)、结节性硬化症等遗传性神经-心脏共患病进行一一重点介绍。

二、马方综合征

马方综合征(Marfan syndrome, MS)是一种遗传性多系统的结缔组织病，由原纤维蛋白-1因子(*FBN1*)突变引起。该综合征具有广泛的临床表现，心血管表现常见，包括主动脉扩张(不管有没有主动脉瓣闭锁不全)、主动脉壁夹层形成、主动脉瘤、肺动脉扩张和二尖瓣脱垂，大多具有很高的病死率。脊柱侧凸、漏斗胸、龙骨(carinatum)、蜘蛛指(趾)和髋臼突出是常见的骨骼肌表现。硬膜膨胀是具有特征性的中枢神经系统表现。一些马方综合征患者也有肺和眼受累。早期识别和治疗这些情况，可改善生存质量，提高预期寿命。

【发病机制】

马方综合征是多系统结缔组织病，男女均可受累。发病率为0.04‰~0.1‰活产儿，它是一种常染色体显性的遗传病，但25%~30%的病例表现散发性突变。*FBN1*基因突变是其致病原因。其编码的蛋白质prefibrillin(原纤维素原蛋白)分子量约为350kD，含2 871个氨基酸，其中约14%为半胱氨酸，含46个EGF样重复序列。这类氨基酸是弹力纤维组织中与弹性蛋白相关的微纤维的重要成分，并发现在MS的病变部位分布丰富。*FBN1*内超过135个突变位点已被确认，这些错义突变中大多数把一个氨基酸密码子改变成指定的另一个氨基酸密码子。在变异*FBN1*的异常微纤维中，既可以是单个也可以是弹性纤维中合并弹力蛋白，对各种临床表现发挥重要作用。微纤维通过弹力层与附近的内皮细胞和平滑肌细胞相连，有助于结构完整性，以及协调血管壁的收缩和弹性张力。微纤维异常将导致弹性纤维断裂和弹性组织内环境的损害。微纤维功能障碍引起的结构分裂和脉管结缔组织弹性组织离解，最后可导致动脉瘤和夹层的形成。而且，*FBN1*变异影响组织生长因子信号的调节，骨过度生长、肺表现、瓣膜变化和主动脉扩张发病机制皆与此相关。马方综合征的临床表现具有惊人的家族内和个体变异性，变异性提示少数患者可以表现为常染色体隐性遗传方式。新生儿和不典型严重的马方综合征主要集中在类表皮生长因子(EGF)结构域中间(外显子24~32变异)。轻微表现，例如没有主动脉扩张的眼和骨骼肌的不同组合，提示外显子1~10或59~65变异。

【临床表现】

马方综合征可以影响各个系统，包括心血管、骨骼肌、中枢神经、肺、眼和皮被系统。潜在的心血管表现包括主动脉环扩张、伴有或不伴有主动脉瓣闭锁不全、主动脉瘤、主动脉夹层、二尖瓣脱垂和肺动脉扩张。另外,可有广泛的骨骼肌表现,包括脊柱侧凸、胸壁畸形、蜘蛛指(趾)和髋臼突出。可能的中枢神经系统表现包括硬膜扩张,常无症状,但可以有神经学症状的表现,如背痛、头痛,或与脑膜膨出有关的体征和症状。气胸和肺大泡是可能的肺部表现。在各种眼部表现中,可出现晶状体异位或视网膜脱离。皮被表现可能较晚,包括萎缩纹和复发性切口疝。马方综合征诊断是基于 1986 年柏林分类系统描述的主要和次要临床特点的组合,1996 年在专家意见一致的基础上创建了根特分类系统,对柏林分类系统进行了校正。根特分类系统存在两个主要特点和一个次要特点,或一个主要特点和四个次要特点就支持马方综合征的诊断。主动脉夹层、充血性心力衰竭和心脏瓣膜病是马方综合征引起死亡的最常见因素,受累患者超过 90% 的死亡源于上述病变。

1. 心血管系统表现

(1) 主动脉环扩张和动脉瘤:主动脉根包含环、主动脉窦和窦管连接。主动脉环是一个坚实牢固的纤维带,围绕主动脉和主动脉瓣小叶,位于主动脉心室接合处。主动脉窦主动脉根的扩大,刚好位于主动脉瓣之上。在它的上方层面是已知的窦管连接点,主动脉窦延伸就成了升主动脉管。主动脉环扩张,尤其有主动脉根的扩张,在 60%~80% 的成人马方综合征中被发现。扩张常始于主动脉窦,进展累及窦管连接,最后是主动脉环。马方综合征患者的主动脉根扩张是引起主动脉瓣闭锁不全的主要原因。主动脉环扩张,严重的主动脉反流发生,可进一步引起主动脉根夹层和破裂。组织学样本的主动脉壁显示平滑肌细胞有囊性中膜坏死的弹性组织的中层变性。这个退行性变和中层弹性纤维的毁坏,使主动脉变硬,最终导致主动脉失去正常的膨胀收缩性能,从而加剧主动脉壁的扩张。与动脉粥样硬化的动脉瘤比较,马方综合征主动脉瘤常出现在年轻的患者中,而且扩张更为迅速。主动脉瘤表现为主动脉囊状或梭形扩张。与动脉粥样硬化动脉瘤比较,马方综合征的主动脉瘤很少显示内膜钙化或动脉粥样硬化栓子,它们在年轻患者中常见而且发展迅速。

(2) 主动脉夹层(aortic dissection):主动脉夹层由内膜撕裂产生,造成血液进入主动脉中层,生成一个假腔。年轻的马方综合征患者比一般群落夹层的发展更为常见。在一系列影像学检查中看到主动脉进行性扩大,或 X 线片上看到主动脉弓双轮廓或内膜钙化的位移超过 6mm,那么存在主动脉夹层是可能的。主动脉弓扩大是主动脉夹层另一个可能的发现,但它不是特异性的。X 线片上看到新的胸前积液或心包积液也可能提示主动脉夹层形成。在 CT 上,主动脉夹层的典型发现是一个内膜瓣和一个假腔,显示内膜瓣支持主动脉夹层的明确诊断。另外,主动脉夹层复发常见,有时候会出现三腔主动脉夹层。

(3) 肺动脉扩张:主肺动脉扩张是马方综合征诊断的基本标准之一。像升主动脉扩张一样,主肺动脉扩张主要发生在肺动脉根部。马方综合征肺动脉扩张的患病率和预后仍不确定。有资料研究表明,正常主肺动脉的上限,根部和分叉分别是 34.8mm 和 28.0mm。

2. 神经系统表现　硬膜膨胀是硬膜囊或神经根袖的气球样或显著增宽,在 56%~65% 的马方综合征患者能观察到,有时伴随骨侵蚀、脑膜膨出和蛛网膜囊肿。微纤维缺陷引起硬膜囊的削弱和不完整为硬膜膨胀主要原因。大多数马方综合征硬膜膨胀腰骶椎,因为患者直立时这个层面的脑脊液压力达到最高。尽管硬膜膨胀常无症状,但它常引起背痛、头痛等。硬膜膨胀 X 线上被描述为椎弓根间距增宽(如横突到椎体宽度比例增大)。椎体扇形边(scalloping)的发生在过渡椎(transition vertebrae)中很常见。硬膜膨胀 X 线检查有高特异性而低敏感性。MRI 和 CT 是诊断硬膜膨胀的参考标准,能清楚显示膨胀和骨侵蚀的范围。在腰骶椎 MR 和 CT 像上,硬膜膨胀表现为硬膜囊增宽,神经根袖扩大和椎体的扇形边。MR 和 CT 像可显示伴随的硬膜膨出、蛛网膜囊肿和小脑延髓池扩张。另外,有些马方综合征患者有智力发育迟缓的表现。

3. 骨骼肌表现　骨骼肌表现主要有四肢细长,蜘蛛指(趾),双臂平伸指距大于身长,双手下垂过膝,下半身比上半身长。长头畸形、面窄、高腭弓、耳大且低位。皮下脂肪少,肌肉不发达,胸、腹、臀皮肤皱纹。肌张力低,呈无力型体质。韧带、肌腱及关节囊伸长、松弛,关节过度伸展。有时见漏斗胸、鸡胸、脊柱后凸、脊柱侧凸、脊椎裂等。

(1) 脊柱侧凸(skoliosis):脊柱侧凸是马方综合征常见和潜在的严重表现,大约有 62% 患者出现脊柱侧凸。与特发性脊柱侧凸不同,马方综合征中的脊柱侧凸常见于年轻患者,无性别差异。马方综合征脊柱侧凸更为严重、坚硬和具进展性,因此,常需要外科矫正。当脊柱侧凸合并直背综合征、脊柱后凸,或胸壁畸形时,可以导致心肺损害和使肺容量积受限。

(2) 胸壁畸形:大约 66% 的马方综合征患者既有漏斗胸亦有鸡胸,是由于肋骨纵向生长过快而造成的。这些畸形在青少年生长发育期高度进展,这个时期大多数患者有症状恶化的情况。患者无论是否合并脊柱侧凸或前凸等严重的胸畸形,均有可能对呼吸功能造成影响,导致肺总容量、最大肺活量和一秒钟用力呼气量等减少。漏斗胸的 X 线片和 CT 片表现为胸骨下部退缩,附着于肋软骨。心、肺和膈受压和移位,其严重性依赖于胸骨内压。马方综合征患者漏斗胸的外科修补手术应在骨骼结构发育成熟后,可最大限度地降低复发的可能性。胸部外形一般在 15 岁前后已经趋于稳定。

(3) 蜘蛛指(趾):马方综合征的蜘蛛指(趾)具有特征性的特点,可见掌指骨、趾骨细长,放射测量有助于确认掌骨不成比例长度的存在。

(4) 髋臼突出:在马方综合征的各种表现中,髋臼突出很少被提到。髋臼突出发生率 16%~27%。X 线诊断髋臼内突分为 3 度,以髋臼泪点为标准,1 度泪点基本正常,2 度泪点闭塞,3 度髋臼特别深、泪点消失。髋臼突出亦可伴有关节脱位或半脱位,X 线可呈现髋关节脱位、肩关节脱位与髌骨脱位。髋臼改变始于小儿,青春期加速。大多数马方综合征患者的关节可动性增加,然而髋臼突出因限制终端旋转和髋关节外展故受累髋关节僵硬。

(5) 其他骼肌异常:可出现扁平足和足外翻,马方综合征的足畸形,认为是由韧带松弛引起。马方综合征扁平足的发生率约 25%。脊柱后凸和寰椎平移也在马方综合征被观察到,发生率分别约 16% 和 54%。

4. 肺部表现　马方综合征很少累及肺部,少数可累及引起包括间质性器质性疾病和蜂窝影、散在和肺尖的大泡性肺气肿、支气管先天性畸形、支气管扩张、自发性气胸。马方综合征患者的肺囊肿、肺大泡的形成是由于胶原纤维异常,引起局部软弱和终末细支气管壁的牵引力降低导致。自发性气胸在马方综合征患者中发生率 4%~15%。

5. 眼表现　主要有晶体状脱位或半脱位、高度近视、白内障、视网膜脱离、虹膜震颤、角膜扁平、眼球中轴长度增加等。男性多于女性。

【诊断】
马方综合征由于在躯体、眼及血管方面的特异体征表现,一般说来诊断并不困难,但由于其临床表现的差异很大,特别是对于隐性马方综合征,往往会造成诊断方面的困难和争论。现行诊断标准是在1986年第七届人类遗传学国际大会上建立,并在1988年第一次国际马方综合征专题讨论会上明确规定的标准,1996年重新修正标准,诊断标准具体内容如下:

1. **骨骼系统**　①主要标准:鸡胸;漏斗胸需外科矫治;上部量/下部量的比例减少,或上肢跨长/身高的比值大于1.05;腕征、指征阳性;脊柱侧弯大于20°,或脊柱前移(侧弯计测量);肘关节外展减小(<170°);中踝中部关节脱位形成平足;任何程度的,髋臼前凸(髂关节内陷)(X线片确定)。②次要标准:中等程度的漏斗胸;关节活动异常增强;高腭弓,牙齿拥挤重叠;面部表征:头长(正常头颅指数为75.9或以下)、颧骨发育不全、眼球内陷、缩颌、睑裂下斜。骨骼系统受累需符合的条件:至少有两项主要标准或一项主要标准加两项次要标准。

2. **眼**　①主要标准:晶状体脱位。②次要标准:异常扁平角膜(角膜曲面计测量);眼球轴长增加(超声测量);虹膜或睫状肌发育不全致瞳孔缩小。眼受累需符合标准:一项主要标准或两项次要标准。

3. **心血管系统**　①主要标准:升主动脉扩张伴或不伴主动脉瓣反流,以及至少Valsalva氏窦扩张;升主动脉夹层。②次要标准:二尖瓣脱垂伴或不伴二尖瓣反流;主肺动脉扩张(在无瓣膜或外周肺动脉狭窄及其他明显原因下,且年龄小于40岁);二尖瓣环钙化(年龄小于40岁);降主动脉或腹主动脉扩张或夹层(50岁以下)。心血管系统受累需符合的条件:有一项主要标准或两项次要标准即可。

4. **肺**　自发性气胸;肺尖肺大疱(X线胸片证实)。如果一项存在即可认为肺系统受累。

5. **皮肤和体包膜**　皮纹萎缩(牵拉痕),且与明显超重、妊娠或反复受压等无关;复发性疝或切口疝。一项存在即可认为皮肤或体包膜受累。

6. **硬脑(脊)膜**　CT或MRI发现硬脊膜膨出。

7. **家族或遗传史**　父母、子女或兄弟姊妹之一符合马方综合征断标准;存在已知的与其家族中马方综合征患者相同的*FBNI*基因突变。

【治疗】

马方综合征目前尚无特效治疗。有学者主张应用男性激素及维生素,对胶原的形成和生长可能有利。对先天性心血管病变宜早期手术修复,对心功能不全、心律失常者宜内科治疗。一旦确诊为合并有主动脉瘤或心脏瓣膜关闭不全,由于药物治疗无效,应视情况考虑手术治疗。尽管手术治疗有一定的风险,但是由于动脉瘤有破裂出血的危险,心脏瓣膜关闭不全也有致心衰死亡的危险,所以专家们还是建议手术治疗。事实上,随着科技进步,目前手术成功率已在90%以上。若提示有主动脉夹层动脉瘤破裂者,应及时手术治疗。

1. **一般治疗**　合理运动,预防猝死。从事一般的健身活动对抗性不强,危险性也小,但运动不当也会导致休克,严重者会猝死。

2. **心脏外科手术**　马方综合征的预后险恶。约有1/3的病例32岁以前死亡,2/3于50岁左右死亡,死亡的主要原因是心血管病变造成的。故一旦明确为马方综合征或主动脉中层坏死所致升主动脉瘤伴或不伴主动脉瓣关闭不全;或者升主动脉根部扩张大于6cm;或者出现急性主动脉夹层者,挽救患者生命的主要方法是根治手术。目前手术方式包括:单纯

Bentall 手术,Bentall 加全弓置换,Bentall 加半弓置换;Bentall 加全弓置换再加降主动脉腔内隔绝术,手术成功率95%。

3. 神经系统治疗　如果患者背痛、头痛这些症状与脑膜膨出或蛛网膜囊肿有关联,那么减压术或囊肿切除术的介入治疗是有必要的。对于有智力发育迟缓者,尽早开展神经康复治疗。

4. 骨科治疗　主要是对症治疗,将脱位的关节复位,纠正脊柱侧弯,纠正足畸形,对合并关节挛缩者,可先行软组织松解,然后用石膏逐渐矫正,再用支具保护维持矫正位置。针对屈指可以松解植皮,支具逐渐矫形,但难以完全纠正。对足畸形亦可做相应的矫形处理,对于先天性蜘蛛指(趾)挛缩患者的矫形手术前,对气管软骨支架状态必须有充分的估计,以免出现麻醉意外。

眼与心脏的畸形治疗往往比骨关节畸形更为重要,必须全面评估通盘考虑。在心血管情况允许时,才能考虑骨与关节及脊柱的矫形治疗。

三、Fabry 综合征

法布雷病(Fabry disease,FD)又称安德森-法布雷病(Anderson-Fabry 病)(OMIM # 301500),是一种罕见的伴 X 染色体隐性遗传的溶酶体贮积病(lysosomal storage disease, LSD)。位于 Xq22.1 上编码 α-半乳糖苷酶 A(α-galactosidase A,α-Gal A)的 *GLA* 基因突变,导致该酶活性部分或全部丧失,从而造成其代谢底物三己糖酰基鞘脂醇(globotriaosylceramide,GL-3)及其衍生物脱乙酰基 GL-3(globotriaosylsphingosine,Lyso-GL-3)在人体各器官、组织沉积,如毛细血管内皮细胞、肾脏(肾足细胞、肾小管细胞、肾小球内皮细胞、肾小球膜和间质细胞)、心脏(心肌细胞、成纤维细胞)、脑(神经细胞)、皮肤、肺、眼睛及胰腺等,最终引起一系列脏器病变。

(一)FD 概述

【流行病学】

FD 的患病无种族差异性,由于其为罕见病,发病率难以确定。研究表明,FD 在一般人群中的发病率约为 1/100 000;新生儿 FD 发病率约为 1/(1 250~8 882)。我国终末期肾衰竭透析患者中 FD 患病率为 0.12%。男性患者预期寿命减少约 15~20 年,女性患者减少约 6~10 年。

【临床表现】

FD 的严重程度取决于 α-Gal A 活性的丧失程度,根据临床表型的严重程度,可将 FD 分为经典型和迟发型,根据国外文献报道,迟发型发病较经典型 ≥10 倍,目前我国诊断 FD 的患者中,66.1%男性患者为经典型,75%女性患者为迟发型。经典型 FD 男性患者的 α-Gal A 活性小于正常人 α-Gal A 平均活性的 3%,GL-3 在毛细血管和小血管中大量沉积,在儿童期即出现肢体感觉异常、多汗症、皮肤血管角质瘤和角膜营养不良等症状(表 5-1-1)。迟发型 FD 既往称为心脏或肾脏病变型。迟发型型 FD 男性患者的 α-Gal A 活性部分残留,GL-3 并不沉积于毛细血管和小血管,在童年时期和青春期无明显症状,通常在 30~70 岁开始出现肾脏和/或心脏病变。由于女性存在 X 染色体随机失活的情况,女性 FD 患者的临床表现差异较大,可表现为无症状,可与经典型 FD 男性患者的临床表现一样严重,也可仅表现为肾脏或心脏病变。

表 5-1-1　1 型 FD 患者的早期临床表现

受累系统/器官	临床表现
神经系统	肢端感觉异常、神经性耳聋、高温不耐受、听力损伤、耳鸣
胃肠道	恶心、呕吐、腹泻、腹胀、痉挛性腹痛、早饱、体重增加困难
皮肤	血管角质瘤、多汗症
眼睛	角膜涡状混浊、晶状体后囊混浊、视网膜血管迂曲、结膜血管迂曲
肾脏	微量白蛋白尿、蛋白尿、浓缩功能受损、肾小球滤过率增加、尿 GL-3 水平升高
心脏	心率变异性受损、心律失常、心电图异常(PR 间期缩短)、轻度瓣膜功能不全

【遗传特征】

目前,已经明确了超过 1 000 种 GLA 基因的突变类型。其中,约 57% 为错义突变,11% 为无义突变,18% 为基因缺失,6% 为插入突变,6% 为影响其 mRNA 剪接的突变。大多数 GLA 基因的错义突变具有致病性,病情的严重程度取决于突变的位置和突变对 α-Gal A 三维结构的影响程度。其中,影响 α-Gal A 活性位点的突变可导致严重的临床表现,出现神经性疼痛的患者往往 α-Gal A 仅残留较低活性,多为编码非保守氨基酸位点的 GLA 基因突变或终止密码子突变。此外,有研究发现,IVS4+919G>A 与迟发型 FD 中心脏病变的表型具有相关性。

【诊断】

通常男性患者行血浆或白细胞 α-Gal A 活性检测可见酶活性缺乏,女性患者的 α-Gal A 活性可能在正常范围内,须行基因检查进一步确认。血浆 GL-3 水平是诊断 FD 常用的生化指标。男性患者血浆 GL-3 水平明显高于健康人群,但女性患者血浆 GL-3 水平通常低于男性,且可在正常范围内,因此,检测尿 GL-3 水平可能更加可靠,可用于诊断大多数男性和女性 FD 患者。但是,某些迟发型 FD 患者和 p. Asn215Ser 突变的患者,尿 GL-3 水平并不升高。

目前认为,若临床怀疑 FD,可首先行 α-Gal A 活性检测。若为男性,如果发现血浆 α-Gal A 活性显著降低,即可确诊 FD;若 α-Gal A 活性正常,则可排除该疾病。若为女性,由于女性具有两个 X 染色体,其中一个已经被随机失活,体内每个细胞中 α-Gal A 的活性可能正常或降低,因此,血浆和组织中 α-Gal A 的活性会发生变化。对于女性患者,即使血浆 α-Gal A 活性正常,器官中 α-Gal A 的活性也可能降低,因此,需要进行家族史调查,必要时对病变器官行组织病理学检查,并行基因检查。已经确诊 FD 的患者,若在定期随访过程中发现心电图和/或超声心动图出现符合 FD 心脏病变的表现,或头颅磁共振成像(magnetic resonance imaging,MRI)出现符合 FD 神经系统病变的表现,即使无临床症状亦可诊断。

有报道提示,部分 FD 患者可出现贫血、高同型半胱氨酸血症,尿沉渣检查可发现管型、红细胞和 GL-3 沉积的细胞。此外,血浆 Lyso-GL-3 水平的敏感度比 GL-3 更高,且与临床表型有良好的相关性。研究发现,接受酶替代治疗(enzyme replacement therapy,ERT)的患者,血浆 Lyso-GL-3 的水平比治疗前有所升高,可用于评估 ERT 的治疗效果。针对男性患者,可用于检测疾病严重程度和进展,对女性患者诊断的敏感度高于 α-Gal A 活性,但假阳性率也偏高。

【治疗】

1. **酶替代治疗**　ERT 是经静脉输注重组 α-半乳糖苷酶 A 替代缺失的酶,并分解脂质沉积物。目前可使用阿糖苷酶 α 或阿糖苷酶 β，每两周使用一次，须终生使用。迄今为止，该疗法是延缓疾病进展的唯一方法。但是，几乎所有患者在长期使用 ERT 后会产生具有中和酶活性的抗阿糖苷酶抗体，在 α-Gal A 活性完全缺失的男性患者中，治疗效果会因此受到影响，尚不明确是否导致女性患者的治疗效果受到影响。

Pegunigalsidase alfa 是在 PROCELLEX 平台制成的新型聚乙二醇化形式的 α-Gal A，与基于动物细胞生产的外源性蛋白相比，PROCELLEX 平台可用更低的成本实现更高效的生产。实验数据表明，该化合物的半衰期比现有 ERT 药物的半衰期长，心脏和肾脏的摄取增加而肝脏的摄取减少。为期 3 个月开放标签的药代动力学研究发现，pegunigalsidase alfa 的平均半衰期为 80 小时，耐受性良好，多数不良事件为轻度或中度。与基线比较，13 例 FD 患者使用该药物 6 个月后，11 例血浆 GL-3 水平降低了 50%。

2. **分子伴侣疗法**　目前，口服分子伴侣（molecular chaperone）已经成为一种可行的治疗方法。米加司他（migalastat）是一种小分子伴侣，通过与 α-Gal A 的活性位点可逆地结合，稳定突变后的 α-Gal A，并促进 α-Gal A 对细胞产物的分解代谢。米加司他是首个被美国 FDA 批准用于治疗 FD 的分子伴侣药物，可减少肾脏组织、尿液及血液中 GL-3 的异常沉积，改善肾脏功能，降低心肌的重量。且米加司他可通过口服给药，减少了 ERT 每两周静脉注射一次对生活质量的影响，安全性和耐受性良好，且可通过血脑屏障。值得注意的是，该药物目前仅适用于部分错义突变的 FD 患者。

3. **减少底物疗法**　lucerastat 是一种亚氨基糖，通过减少神经酰胺，限制其转化为糖鞘脂来减少 GL-3 的沉积。最近的一项研究表明，按照每天 2 次 1 000mg 的剂量使用，可降低循环中 GL-3 和其他鞘脂的水平。目前正在进行使用 lucerastat 治疗 FD 的临床试验，该药物在所有剂量下耐受性均良好，未引起任何严重不良事件。此外，另一种减少底物的药物 venglustat 也正在进行药物临床试验。

4. **基因治疗**　最近，FD 的基因治疗（gene therapy，GT）成为研究的焦点，基因编辑技术（gene editing technologies，GET）可在体内或体外进行。体外疗法即从患者体内获取造血干细胞，对其进行基因编辑，然后对患者进行清髓治疗，再将经过基因编辑的造血干细胞输入患者体内进行植入。体内疗法即将具有基因编辑功能的载体直接输入患者体内，对细胞直接进行基因编辑。Huang 等证明通过重组慢病毒载体将 GLA 基因转导入自体 CD34$^+$ 造血干细胞，并将其注回受体 1~2 年后可以良好植入并持续产生 α-Gal A。此外，在 GAL 基因敲除小鼠中单次注射载有 GAL 基因的肝脏靶向腺病毒后，α-Gal A 活性的水平以剂量依赖的方式上升，且可达到 GAL 基因缺陷小鼠中 α-Gal A 活性的 300 倍以上，且未检测到血浆 GL-3。另一种治疗方法无须进行清髓或使用病毒载体进行基因转导，即使用 GAL 基因的 mRNA 刺激产生 α-Gal A。De Rosa 等通过使用脂质纳米粒包裹人 GAL 基因的 mRNA 增加了肝脏、心脏和肾脏组织中 α-Gal A 的活性水平，改善了 GL-3 的清除率。

【遗传咨询和产前诊断】
FD 为伴 X 连锁遗传性疾病，男性患者不会将致病基因遗传给男性后代，但可将其遗传给所有女性后代，女性患者的后代有 50% 的概率遗传致病基因，继承这一致病基因的男性后代确定为患者，而女性后代可能为杂合子，也可能不会出现疾病表现。一旦确定诊断，就应征询遗传学家的意见并进行家族筛查，通过系谱分析和家庭成员诊断可有效筛查出致病基因，为家族成员提供遗传咨询，以及及时治疗或干预的机会。

产前诊断（prenatal diagnosis，PD）应讨论各种选择和风险，由于 FD 的遗传模式及表型的变异性,对于女性胎儿的产前诊断尚存在争议。目前可通过孕 10 周时在直接和/或培养的绒毛膜绒毛中,或孕 14 周时在培养的羊膜绒毛中检测 α-Gal A 活性对胎儿进行辅助诊断。偶尔有在孕 9~11 周通过测定胎儿性别进行产前诊断。目前,胚胎植入前基因诊断的经验十分有限。

(二) FD 神经系统受累

FD 神经系统的受累包括周围神经系统和中枢神经系统病变。FOS(the Fabry Outcome Survey)数据库显示,神经系统症状和体征是 FD 患者最常见的临床表现(84% 男性 FD 患者,79% 女性 FD 患者)。

【发病机制】

研究表明,GL-3 可在施万细胞、背根神经节及中枢神经系统神经元中沉积。FD 患者的腓肠神经活检显示无髓鞘神经纤维和小的有髓鞘神经纤维明显缺失,而大的有髓鞘神经纤维密度正常。超微结构检查显示在神经束周围、内皮细胞及失神经的施万细胞中出现 GL-3 和其他糖脂的异常沉积。FD 患者的尸检显示 GL-3 选择性地在皮质、脑干和海马神经元中积累。

目前认为,中枢神经系统神经元 GL-3 的异常沉积可能与轻度认知功能障碍有关,但对疾病自然病程没有显著影响。FD 导致中枢神经系统血病变的发病机制尚不明确,可能与 α-Gal A 缺乏导致血管内皮功能障碍有关。此外,GL-3 的异常沉积及其继发的炎症可导致血管内皮细胞和血管壁功能障碍,最终形成阻塞性血管病变。周围神经系统受累主要影响小的有髓(Aδ)纤维和无髓(C)纤维。导致这些神经病变的机制尚不明确,目前认为,可能与脉管内 GL-3 异常沉积导致神经缺血或周围神经本身功能障碍有关。

【临床表现】

FD 导致周围神经病变的临床特点与小纤维神经病相似。下肢远端为主的神经疼痛是儿童时期起病者最常见的症状之一,表现为足底和手掌烧灼感,常常难以忍受,可放射到四肢近端,偶尔可放射到腹部,可能误诊为肾绞痛或阑尾炎。疼痛间断发作,慢性存在,可因天气变化、发热、精神紧张、体育锻炼加剧,多在青春期减轻。慢性疼痛可引起情绪障碍、行为改变和严重抑郁等精神症状,导致健康相关生活质量受损。

少汗或无汗、唾液和泪液减少以及胃肠道功能紊乱伴肠动力受损也是 FD 的常见临床表现。目前认为,无汗或少汗较多汗更常见,但也有报道发现,50% 以上的男性患者和 25% 的女性患者存在出汗、发热和运动不耐受的症状,出汗主要见于手心和脚底,运动、压力和温度变化通常会加剧出汗。部分患者可出现脑神经病变表现,如感音神经性耳聋。目前研究发现,FD 患者中 16%～88% 出现听力损失,30%～80% 出现前庭功能障碍。此外,FD 可导致心血管自主神经功能障碍,可出现直立性低血压和晕厥。

中枢神经系统病变主要为脑血管病变。临床可表现为偏瘫、眩晕或头晕、复视、构音障碍、眼球震颤、恶心、呕吐、头痛、共济失调、脑出血、精神行为异常及痴呆等。大血管病变通常导致颅内大血管闭塞或血栓形成,最终导致缺血性脑卒中;小血管病变更加常见,可表现为典型的脑卒中症状,也可无临床症状,病变多位于白质,且多以侧脑室后部周围白质区域和半卵圆中心区域为主,随着年龄的增加更加常见。

脑血管病变在 FD 患者中并不少见,男性患者的平均发病年龄为 33～46 岁,女性患者的平均发病年龄为 40～52 岁。由于 FD 的诊断比较困难,脑卒中的实际患病率难以明确。据报道,6.9% 的男性患者和 4.3% 的女性患有出现脑卒中,在男性患者中,脑卒中的发生与 FD

的疾病严重进展相关。此外,在 FD 导致脑卒中的患者中,脑卒中的复发率和死亡率分别高达 76% 和 55%。

【诊断】

若出现肢体麻木和疼痛、反复脑卒中发作及无法解释的脑白质病变等临床表现,须警惕 FD 可能。已经确诊 FD 的患者,在定期随访过程中,头颅 MRI 出现符合 FD 相关神经系统病变的特征,即使无临床症状也可诊断。

研究表明,58% 的 FD 患者存在头颅 MRI 异常。青年患者较少出现头颅 MRI 异常,但在约 32 岁时出现异常的概率为 5%,在 40 岁及 55 岁时分别为 40% 和 52%。头颅 MRI 可表现为脑室周围白质病变、微出血、皮质灰质梗死、灰质和白质深部腔隙性梗死等。此外,还可见丘脑枕高信号,其在头颅 CT 上表现为高密度,这一现象可能是由于后循环血流量增加引起钙化导致。若头颅 MRI 提示弥漫性神经元病变,可进一步行磁共振波谱成像辅助诊断。磁共振血管成像可显示大血管扭曲、异常扩张。此外,有报道通过基底动脉直径的数值预测 FD 的准确率可高达 87%,但还需更多研究进一步明确其临床意义。

此外,有研究表明,Lyso-GL-3 是男性 FD 患者出现脑血管和白质病变发展的独立危险因素。

【治疗】

有研究报道,使用 ERT 后肢体疼痛、听力丧失、前庭功能障碍和低/无汗症有所改善,但中枢神经系统病变逐渐加重的进程并未得到延缓,尤其是脑血管病变者,可能的原因包括:①治疗使用的酶不能透过血脑屏障;②治疗开始较晚,治疗前已经存在不可逆的血管损伤。因此,是否能在疾病早期开始使用 ERT 以期预防中枢神经系统病变需要进一步探索。鉴于目前尚无证据证明 ERT 预防脑卒中的有效性,可使用的其他预防措施包括抗血栓药物、降压药和降脂药,但使用这些药物的益处尚不明确。出现神经疼痛的患者可使用加巴喷丁和卡马西平治疗。

(三)FD 心血管系统受累

研究表明,超过 50% 的 FD 患者可以出现心脏病变。心血管受累是 FD 患者死亡的主要原因之一,占全因死亡率的 38%,多为疾病晚期表现。在极少数 FD 患者中,心脏病变也可能是唯一症状。研究显示,正常人群中,3% 虽无临床症状但存在 FD 导致的左心室肥大。在诊断为原发性左心室肥大的男性中,4% 由 FD 导致,若初诊时年龄大于 40 岁,则 6% 由 FD 导致。

【发病机制】

FD 患者心脏受累的病理表现与肥厚型心肌病相似。心脏大体可见非对称性心室肥厚(ventricular hypertrophy,VH)、乳头肌肥大、瓣膜小叶硬化、轻度二尖瓣和主动脉瓣关闭不全,死于心力衰竭(heart failure,HF)的 FD 患者可见左室后基底部局部变薄。光镜下可见肌细胞肥大及细胞质中空泡。电镜下可见心肌细胞胞质内大量嗜锇髓鞘样小体。在 FD 患者心脏的各类型细胞中均可发现 GL-3 异常沉积,包括心肌细胞、传导系统细胞、瓣膜成纤维细胞、所有类型血管内皮细胞和血管平滑肌细胞。目前认为,GL-3 的异常沉积可引起溶酶体和细胞本身进行性功能障碍,从而激活细胞肥大、细胞凋亡和坏死、细胞纤维化的信号通路,最终导致心脏病变。此外,有研究对出现肥厚型心肌病的 FD 患者行心脏 MRI 发现三磷酸腺苷与无机磷酸盐的比值下降,提示 FD 可引起心脏能量消耗,从而导致心脏病变。

【临床表现】

FD 心脏受累包括心室肥厚、瓣膜结构和功能异常、心律失常以及心肌缺血等。其中，10% 出现 HF，25.5% 可见主动脉和二尖瓣小叶轻度增厚，10.9% 可见二尖瓣轻度脱垂。男性经典型 FD 患者通常在 30~50 岁出现心脏病变并逐渐进展。女性患者的心脏病变通常比男性 FD 患者更轻，病变出现得更晚，疾病进展更慢，平均中位生存期更长。

FD 心脏受累的临床表现包括呼吸困难、胸痛、心绞痛、心悸、晕厥及周围性水肿等。呼吸困难和胸痛主要与左心室肥厚有关，心绞痛主要与冠状动脉病变有关，心悸主要为传导功能障碍导致。晕厥多见于存在房室传导阻滞患者，罕见于出现严重左室流出道梗阻的患者。

FD 导致的心室肥厚主要累及左心室，且进行性加重，早期以向心性重塑为特征，后逐渐发展为显著肥大。绝大多数患者为对称性心肌肥厚，5% 为不对称节段性肥厚，可能与左室流出道梗阻严重程度有关。此外，左心室舒张功能障碍是 FD 的常见表现，但少见与限制型心肌病类似的病理生理学表现。此外，也可出现右心室肥厚，最终可发展为严重右心室收缩和舒张功能障碍，但其对疾病进程的影响小于左心室肥厚。

FD 患者可出现冠状动脉病变，可能是因为血管内皮细胞 GL-3 异常沉积及功能障碍，导致冠状动脉的血流储备显著减少。研究表明，约 23% 的女性 FD 患者和 22% 的男性 FD 患者可出现心绞痛，但不到 2% 出现心肌梗死，不到 1% 出现血管狭窄导致的血运重建。尽管冠状动脉病变导致的相应临床表现并不常见，但不应低估其导致死亡的风险。

FD 患者的心脏传导功能异常在疾病初期表现为房室传导时间缩短。随着病程进展，后期逐渐发展为房室传导阻滞及各种形式的室上性或室性心律失常，其中，室上性心动过速、心房颤动及心房扑动最常见。室性心律失常多见于疾病晚期。此外，部分患者可出现进行性窦房结功能障碍，从而导致心动过缓，需安置心脏起搏器。

FD 患者的心脏瓣膜病变几乎完全累及左侧心脏瓣膜，少有肺动脉瓣膜受累。瓣膜病变导致的瓣膜反流通常为轻至中度，很少需要进行手术矫正；主动脉根扩张可导致瓣膜功能不全，在疾病晚期更容易出现；二尖瓣脱垂的发生率相对较低。

【诊断】

出现不明原因心肌肥厚的患者，需要警惕 FD 心脏受累可能；已经确诊 FD 的患者，在定期随访过程中发现心电图和/或超声心动图的改变符合 FD 心脏受累的特征，即使无临床症状也可诊断。

超声心动图是监测 FD 患者是否出现心脏受累最常用的工具，尤其适用于无法行心脏 MRI 检查的患者，同时也是监测治疗效果的首选方法。在疾病早期主要表现为向心性非阻塞性左心室肥大，在疾病晚期表现为对称性心肌肥大，表现为室间隔和左心室侧壁明显增厚，但后外侧壁肥大不明显，还可见乳头肌肥大。此外，还可使用超声心动图的应变率和斑点追踪成像功能评估心肌纤维化(myocardial fibrosis，MF)。这一技术可用于评估肥大心肌的质量，但无法确定 MF 的数量。

心脏 MRI 是筛查 MF 的重要手段，平扫可见广泛 MF，且左室壁越厚 T_1 值越低，但房间隔 T_1 值较其他导致左心室肥大的疾病更高。此外，钆造影剂的延迟增强可见室间隔、左心室壁和下后壁基底段肌壁间延迟强化。

FD 患者的心电图检查结果几乎都是异常的。除 QRS 电压异常外，多达 40% 的男性 FD 患者心电图结果提示 PR 间期缩短。随着年龄的增加，心电图可能会出现 PR 间期逐渐延长、QRS 时限延长（＞120ms）和 QRS 电轴异常。由于左心房增大和舒张功能障碍，心电图可见非持续性室性心动过速、持续性恶性室性心律失常（如室性心动过速、室颤）和房颤。

此外，还可见血清高密度脂蛋白水平、脂蛋白（a）的水平升高。在疾病晚期左心室肥厚的患者中可检测到血清 B 型尿钠肽和肌钙蛋白 IC 水平的升高，还可见血 25（OH）维生素 D 水平的降低。研究表明，鞘氨醇-1-磷酸（sphingosine-1-phosphate，S1P）是鞘磷脂代谢产生的一种生物活性脂类，参与 FD 患者的心脏重塑，其血浆水平与左心室质量指数之间存在相关性。目前已经发现，FD 患者的血浆 S1P 水平明显高于健康对照组，且颈动脉内膜中层更厚。

【治疗】

目前认为，ERT 对心脏病变的治疗是否有效取决于治疗前 MF 的程度。在发生 MF 之前使用 ERT 可达到最好效果，但已经发生 MF 的患者获益有限或无受益。研究表明，使用 ERT 后，左心室的重量降低，心肌功能增强，患者的运动能力和健康相关生活质量均有所提高。此外，ERT 有益于左心室结构和功能的长期改善。

一项使用 agalsidase beta 治疗 FD 的 Ⅲ 期临床试验发现，治疗后心肌毛细血管内的内皮细胞中沉积的 GL-3 被清除，左心室的结构和功能得到显著改善。此外，接受米加司他治疗的患者，左心室的质量指数显著降低，左心室肥大得到缓解，钆造影剂的延迟强化减弱，血清心脏标志物的水平降低。

在对症治疗中，目前认为所有出现临床症状的患者都应使用抗血小板聚集药物。针对心绞痛的治疗须谨慎，对于出现临床症状的心动过缓和房室传导阻滞患者，使用 β 受体阻滞剂可能加重症状，此类患者使用二氢吡啶类钙通道阻滞剂相对有效和安全。

心脏病变晚期（如出现充血性 HF）的患者可首选血管紧张素转换酶抑制剂或血管紧张素受体阻滞剂，有益于缓解心肌的肥大，但其低血压的副反应可能导致病情加重，因此，使用该药物期间须定期监测血压。除此之外，此类患者可考虑心脏移植。出现左 VH 的患者，即使没有临床症状，也应考虑使用血管紧张素转化酶抑制剂或血管紧张素受体阻滞剂。此外，室间隔酒精消融术对左室流出道梗阻的患者可能有效，但对于室间隔分支结构不适合行该手术的患者，应考虑其他治疗方式，如心肌切除术、二尖瓣置换术等。

在心律失常的患者中，出现心动过速的患者可使用 β-肾上腺素能阻滞剂预防室性心律失常的发生。若出现室上性心律失常者应立即开始抗凝治疗。对于有临床症状的心动过缓和/或房室传导阻滞的患者，须考虑植入心脏起搏器。由于抗心律失常药物如胺碘酮等与 ERT 可产生相互作用，因此，患有恶性心律失常的晚期患者，应考虑植入型心律转复除颤器，尽量避免 ERT 与抗心律失常药物组合使用。

四、LEOPARD 综合征

LEOPARD 综合征（LEOPARD syndrome）是一种罕见的、可累及全身多系统的常染色体显性遗传病，主要临床表现有全身多发雀斑样痣、头面部畸形、心血管系统异常、生长发育迟缓、生殖器畸形及感音神经性耳聋等。*PTPN11* 基因突变是 LEOPARD 综合征的主要病因。绝大多数患者合并心血管系统异常，尤以肥厚型心肌病（hypertrophic cardiomyopathy，HCM）最为多见，故该病逐渐受到心血管专科医师的重视。

1936 年，Zeisler 和 BeckerH 首次报道了一位时年 24 岁全身多发雀斑样痣的女性患者，该患者自幼年至青春期，全身雀斑样痣逐渐增加，并有瞳距过宽、下颌前突、鸡胸等临床表现。此后，又陆续有学者报道了类似病例。Gorlin 等初步归纳总结了此类患者的临床特点，发现他们普遍具有全身皮肤多发雀斑样痣（Lentigines）、心电图传导异常（ECG conduction abnormalities）、瞳距过宽（ocular hypertelofism）、肺动脉狭窄（pulmonic stenosis）、生殖器异常（abnormal genitalia）、生长发育迟缓（retardation of growth）及感音神经性耳聋（sensorineural deafness）等症状，据此将该病命名为 LEOPARD 综合征。鉴于 LEOPARD 综合征和努南综合征（Noonan syndrome, NS）发病机制相似，临床症状高度重叠，亦有学者将 LEOPARD 综合征称为多发雀斑样痣型努南综合征（Noonan syndrome with multiple lentigines, NSML）。由于 LEOPARD 综合征是一种相对罕见的疾病，缺乏相关的大规模流行病学调查资料，亦无国际大样本多中心的临床研究，关于其发病率学术界尚未形成统一认识。截至 2008 年，根据各类文献报道，针对 LEOPARD 综合征的发病率学术界尚未形成统一认识，同时各类文献共报道了 LEOPARD 综合征 200 余例。

【发病机制】

LEOPARD 综合征是一种常染色体显性遗传病，亦有个别患者为新发突变致病。90% 的病因为位于 12q24.1 染色体上的 *PTPN11* 基因错义突变，导致其编码的含有 Src 同源结构域 2 的蛋白酪氨酸磷酸酶 2（Src homology-2 domain-containing protein-tyrosine phosphatase-2, SHP2）功能降低。SHP2 在多条细胞信号通路的调控中发挥着重要作用，如在 Ras 丝裂原活化蛋白激酶（mitogen-Activated protein kinase, MAPK）信号通路中，SHP2 可作为生长因子受体结合蛋白 2（growth factor receptor-bound protein 2, GRB2）/SOS（son of sevenless）复合体的停靠蛋白而促进 SOS 的募集，还可使部分对 Ras-MAPK 通路起负性调控作用的蛋白脱磷酸而失活，从而促进 Ras-MAPK 信号通路的传导；此外，SHP2 还可通过其脱磷酸作用，减弱磷脂酰肌醇-3 激酶（phosphatidylinositol-3-kinase, P13K）的 P85 亚基与受体酪氨酸激酶的结合能力，从而降低 P13K 的募集和活化，抑制 P13K 信号通路的传导。如 SHP2 功能降低，会导致上述信号通路调控紊乱，进而影响细胞的正常生长、发育、分化和凋亡而致病。目前，已发现 11 种位于 *PTPN11* 基因上并可导致 LEOPARD 综合征的错义突变，尤以 Tyr279Cys 和 Thr468Met 两处突变最为常见。少部分 LEOPARD 综合征患者未发现 *PTPN11* 基因突变，对这些患者的基因测序结果表明，部分为 *RAF1*、*BRAF*、*MAP2K1* 基因突变，而这些基因所编码的蛋白均在 Ras-MAPK 信号通路中发挥着重要的调控作用。约 5% 的 LEOPARD 综合征患者未发现上述基因突变，具体原因不明，第 2 代高通量基因测序可为明确此类患者的病因提供更多的信息。

【临床表现】

LEOPARD 综合征临床表现复杂，累及多个系统，以下逐一阐述。

1. 心血管系统　大部分 LEOPARD 综合征患者合并心血管系统异常，其中尤以 HCM 最为常见，71%~87% 合并 HCM。Limongelli 观察了 26 例年龄 0~63 岁的 LEOPARD 综合征患者的临床特点，发现 19 例患者（73%）有左心室肥厚（其中 9 例为左心室流出道梗阻），8 例患者（31%）合并右心室肥厚，15 例患者合并心脏瓣膜异常，4 例患者有冠状动脉异常。在合并 HCM 的 LEOPARD 综合征患者中，部分在出生时就有 HCM 表现，也有部分患者出生后一段时间方逐渐出现心肌肥厚。合并 HCM 可对 LEOPARD 综合征患者的生命安全构成威胁，可见其发生猝死或心脏骤停的报道。LEOPARD 综合征患者亦常合并心脏瓣膜病变，尤以二尖瓣病变最为多见，其次为主动脉瓣病变。心电图异常在 LEOPARD 综合征患者中常见，常表现为左心室或右心室肥厚，亦可见 Q 波、QT 间期延长及复极化异常，部分患者动态心电图可见非持续性室性心动过速。早期曾一度认为肺动脉狭窄是 LEOPARD 综合征患者最易出现的心血管异常,但近期研究表明仅 10%~23% 的患者合并肺动脉狭窄。部分 HCM 患者可出现冠状动脉异常(主要是冠状动脉扩张)。此外,个别 LEOPARD 综合征患者可有房间隔缺损、室间隔缺损、左心室心尖部室壁瘤、左心室扩大以及心内膜纤维组织增生等表现。

2. **神经精神系统** 罹患 LEOPARD 综合征可影响神经精神系统发育。部分患儿肌张力减退,感音神经性耳聋,半数患儿运动发育迟缓,约 27% 的该类患者智力低下,认知能力异常,个别患儿有多动症状。

3. **皮肤** 绝大多数 LEOPARD 综合征患者有皮肤多发雀斑样痣,这也是其最具特征性的表现。患儿在 4~5 岁时逐渐出现皮肤雀斑样痣,主要分布于面部、颈部和躯干,且数量不断增加至数以千计,直到青春期方停止生长。47%~75% 的患者有咖啡斑,多见于躯干,其边界清晰,形状不规则,一般为棕色,范围自数毫米至数十厘米不等,表面皮肤质地正常。

4. **面部畸形** 几乎所有的 LEOPARD 综合征患者都有面部畸形,只是有的畸形较为明显,有的相对轻微。畸形主要包括瞳距过宽、低鼻梁、上睑下垂、厚唇、面部呈倒三角形、低位耳、耳垂螺旋褶皱、鼻唇沟较深等。随着年龄增长,面部畸形愈加明显。此外,患者还常有颈部畸形,表现为短颈、颈背部皮肤皱褶、蹼状颈。

5. **肿瘤** LEOPARD 综合征与肿瘤的关系近年来逐渐受到关注。已有多篇文献报道了 LEOPARD 综合征合并肿瘤的病例,肿瘤包括急性白血病、椎旁神经纤维瘤、成神经管细胞瘤、脂肪瘤、角膜迷芽瘤及神经母细胞瘤等。如前所述,LEOPARD 综合征患者细胞信号通路调控紊乱,导致细胞生长、发育、分化、凋亡异常,可能与其并发肿瘤相关,但具体机制仍有待进一步研究。

6. **听力** 约 20% 的 EOPARD 综合征患者合并感应神经性耳聋,听力下降。

7. **生长发育** LEOPARD 综合征患者常生长发育迟缓。患儿出生时,体重一般不低或高于正常新生儿,但出生后,患儿身高体重逐渐低于同龄人,可有扁平胸、鸡胸、漏斗胸表现,约半数患儿喂养困难。

8. **泌尿生殖系统** LEOPARD 综合征常合并泌尿生殖系统异常。约 50% 男性患者罹患隐睾,生殖器异常和尿道下裂亦常见,而女性患者常出现卵巢发育不全,青春期延迟,偶见合并马蹄肾的报道。

【诊断】

临床工作中,如遇全身多发雀斑样痣或咖啡斑、面部畸形、身材矮小、听力下降且合并心血管系统异常的患者,需考虑 LEOPARD 综合征可能。LEOPARD 综合征的诊断需符合下列标准之一:①全身多发雀斑样痣,合并 2 项主要临床症状(如心血管系统异常、身材矮小、面部畸形);②如患者无雀斑样痣表现,则需具备 3 项主要临床症状,同时患者有 1 个已确诊 LEOPARD 综合征的一级亲属,方能明确诊断。鉴于上述诊断标准较为严格,易漏诊症状不典型的患者,且 LEOPARD 综合征各项临床症状的出现是一个动态变化的过程,故密切随访疑似患者对明确诊断十分重要,必要时需结合基因测序技术。

LEOPARD 综合征应与下列疾病进行鉴别:①NS 患者也常有身材矮小、面部畸形、生殖器异常等表现,且半数 NS 患者亦因 *PTPN11* 基因突变而致病,但一般无皮肤多发雀斑样痣、咖啡斑和听力下降,少见合并 HCM,且其 *PTPN11* 基因突变一般导致 SHP2 活性增强,可资鉴别。②1 型神经纤维瘤病(neurofibromatosis type 1, NF1)亦常见皮肤咖啡斑,腋下和腹股沟可见雀斑,但有神经纤维瘤、骨骼损害、虹膜 Lisch 结节及视神经胶质瘤等改变,少见心肌肥厚,基因测序可见 *NF1* 基因突变,可资鉴别。③单纯 HCM 患者一般无皮肤多发雀斑样痣及咖啡斑、面部畸形、身材矮小、听力下降等表现,可资鉴别。

【治疗】

大部分 LEOPARD 综合征患者预后较好,无须特殊处理,仅需要长期随访,对于合并 HCM 的患者,需由心血管专科医师定期评估,治疗原则与普通 HCM 相同,如使用 β 受体阻滞剂、非二氢吡啶类钙通道阻断剂等,如有适应证,可考虑外科室间隔切除术或酒精消融术,如患者为心源性猝死高危人群,可安装植入型心律转复除颤器(implantable cardioverter defibrillator device,ICD)。有研究表明,西罗莫司可逆转 LEOPARD 综合征动物模型的心肌肥厚,但其对人类的疗效仍有待研究。对于听力下降的 LEOPARD 综合征患者,需由专科医师定期监测听力直至成年,必要时可使用助听器乃至人工耳蜗。对于智力低下及运动发育迟缓患儿,应及早进行神经康复治疗。鉴于 LEOPARD 综合征是一种遗传疾病,对患者和亲属给予恰当的遗传咨询和指导是必要的。

综上所述,LEOPARD 综合征是一种常染色体显性遗传病,可导致全身多系统病变,尤以 HCM 对患者威胁最大。大部分患者病因为 *PTPN11* 基因突变导致 SHP2 功能异常,影响多条细胞信号通路正常传导,最终导致细胞生长、发育、分化及凋亡异常而致病。大部分患者预后较好,对于合并 HCM 的患者,其治疗策略与普通 HCM 相同。儿童和青春期患者需定期监测听力,必要时给予助听器或人工耳蜗治疗。有必要为患者及亲属提供适当的遗传学咨询,密切随访和遗传学检查在 LEOPARD 综合征患者的诊断中具有重要作用。随着对 LEOPARD 综合征研究的逐渐深入,基因靶向治疗可能给患者带来新的曙光。

五、PHACES 综合征

PHACES 综合征(PHACES syndrome)是一种少见的血管瘤合并其他脏器畸形的先天性疾病。Pascual-Castroviejo 于 1978 年首先报告 1 例面颈部血管瘤合并颅内畸形的患者,此后 Frieden 建议将这一类疾病定义为 PHACES 综合征。PHACES 是颅后窝畸形(posterior fossa brain malformations)、面部血管瘤(hemangiomas of the face)、脑血管动脉异常(arterial cerebrovascular anomalies)、心血管系统异常(cardiovascular anomalies)、眼部异常(eye anomalies)和腹侧异常(主要指胸骨发育缺陷或脐上裂)英文首字母的综合。其发病率不详,婴儿血管瘤发生率占出生儿童的 4% ~ 5%,PHACES 占婴儿血管瘤的 2% ~ 3%,其中婴儿血管瘤发生在面部且为节段性或较大范围时,PHACE 综合征的可能性为 20% ~ 31%。女性多见,男女之比为 1:9。

【发病机制】

目前 PHACES 的病因与致病机制尚不明确,可能与下列因素相关:①宫内缺氧可以导致后颅窝以及幕上畸形,由于胚胎动脉发育异常以致血流动力学发生改变,从而导致缺氧,缺氧后葡萄糖转运子 1、血管内皮生长因子 A 与基质金属蛋白酶 9 的上调与 PHACES 综合征的发生存在密切联系。②中胚层血管内皮细胞的异常克隆,形成 PHACES 这种以皮肤神经、皮肤血管损害为特征的综合征。③已有研究证实 PHACES 患者可出现 *RNF213* 基因变异,从而增加烟雾病的遗传易感性。④在增生期血管瘤内皮细胞上,表达有人绒毛膜促性腺激素和人胎盘催乳激素,而细胞角蛋白 7 和人类白细胞抗原 G 未见表达。此种细胞表面标志物分布特点符合胎盘绒毛膜绒毛间质干细胞的细胞表型特征,若在胚胎发育早期植入胎儿的神经嵴细胞中,随着胎儿发育,可引起节段性病变,或最终形成 PHACES 综合征。⑤PHACES 综合征女性中的患病率明显高于男性[(5.6~9):1],因而有学者提出 PHACES

综合征遗传的异质性属于 X 连锁基因突变的一部分。但在一项涉及 31 名女性 PHACES 综合征患儿初步 X 染色体失活研究中,并未发现患儿及其母亲存在明显基因突变。

【临床表现】

1. **脑部临床表现**　PHACES 综合征最常见的临床表现是颅内结构及脑血管发育异常(83%~91%),这种异常不随患儿年龄的增长而发展,其中 Dandy-Walker 综合征(Dandy-Walker syndrome)发病率最高,表现为后颅窝、小脑及其毗邻结构的少见的先天性中枢神经系统畸形,以小脑蚓部未发育或发育不良导致第四脑室与小脑延髓池相通、小脑发育不全、第四脑室和后颅窝扩张为特征。大脑发育异常较少见,但有灰质异位等脑皮质畸形报道。此外,PHACES 综合征还可伴发大脑额叶钙化、破裂孔闭锁、多小脑回及小头畸形等。这些患儿往往伴有多种神经系统症状,最常见的是癫痫发作和发育迟缓,也可有肌张力减退、对侧偏瘫、角弓反张等。超过一半的患者出现血管畸形,包括动脉发育不全、动脉瘤、颈内动脉异常分支、椎动脉发育不全,持续性三叉动脉是成年人中最常见的颈内动脉和基底动脉异常吻合,通常无症状,部分患者可表现为脑神经麻痹、三叉神经痛、后循环缺血、蛛网膜下腔出血和头痛等症状。大部分 PHACES 综合征患儿神经系统检查正常,患者出现明显的神经系统症状,常常由大脑或小脑出血引起。临床上 16% 的 PHACES 综合征患儿至少有一项认知功能受到影响,44% 的患者认知功能完全正常。有报道 18 例成人 PHACES 中有 89% 有头痛,34% 有听力障碍,17% 有急性或慢性的脑缺血样表现。

2. **心脏大血管临床表现**　PHACES 患者先天性心脏病的患病率为 41%~67%,主动脉缩窄为 19%~30%。这一比例明显高于普通人群和那些患有先天性心脏病的其他症状的人群。主动脉弓发育异常常伴有头臂干血管发育畸形。主动脉狭窄病例中,主动脉瓣狭窄最为常见,但这种发育异常对左心室的功能影响极小。与一般血管狭窄显著不同,PHACES 综合征出现的血管狭窄的特征为大段横弓样狭窄,且邻近动脉瘤样扩张。早期发现 PHACES 综合征中锁骨下动脉发育异常,对患儿的诊治具有重要意义。临床上可通过上、下肢血压的差异来评估主动脉狭窄,但伴有锁骨下动脉发育异常的 PHACES 综合征患儿,这种参考并不可靠。其他少见的心血管异常包括室间隔缺损、法洛四联症、主动脉瘤、先天性卵圆孔未闭等。

3. **其他系统的病变与临床表现**　PHACES 综合征的特殊表现是巨大节段型血管瘤(直径>5cm),主要发生于头颈部,生物学行为具有侵袭性,节段型血管瘤接受治疗的可能性为单发血管瘤的 8 倍,溃疡、出血、视力受损、气道阻塞及外耳道阻塞等并发症的发生率为后者的 11 倍。节段型血管瘤来自神经外胚层,好发于皮肤或组织器官的特定区域。此类血管瘤临床上可表现为孤立型、融合斑块状或散发的簇状丘疹,这与常被称为葡萄酒色斑(port-wine stains)的 Sturge-Weber 综合征(Sturge-Weber syndrome)的毛细血管畸形不同,Sturge-Weber 综合征常在出生时出现,与孩子生长正常,从不消退。婴儿血管瘤在出生时可能不明显,在新生儿期呈快速生长期,之后数月或数年开始缓慢消退。皮肤血管瘤可能开始于网状或融合性红斑斑块,类似于毛细血管畸形或毛细血管扩张区周围苍白,数周内出现红斑丘疹和斑块,并符合血管瘤的诊断。在某些情况下,血管瘤不继续增殖并保持网状或毛细血管扩张样外观。

眼部可以表现为先天性小眼球、霍纳征(Horner sign)、视网膜血管畸形、视神经萎缩、虹膜血管增生、先天性白内障、角膜硬化、晶状体缺损、突眼症、斜视、脉络膜血管瘤、先天性三叉神经麻痹等。此外,还可出现胸骨发育缺陷或脐上裂。也有报道脂肪瘤、泌尿生殖系统异常、溃疡、脊髓栓系、骨畸形、肛门直肠畸形、动脉异常和肾功能异常等表现。

【诊断】

在 PHACES 的诊断标准中包括 5 个主要标准和 5 个次要标准:5 个主要标准为:①大脑动脉异常、脑动脉发育不良、脑动脉狭窄或阻塞伴或不伴烟雾病、大脑动脉先天缺如或严重发育异常、持续性三叉动脉、脑动脉瘤;②后颅窝发育畸形、Dandy-Walker 复合征或单侧、双侧小脑发育不全;③主动脉弓发育异常、主动脉狭窄、动脉瘤、锁骨下动脉变异伴或不伴血管环形成;④眼后段发育畸形、视网膜血管畸形、牵牛花综合征、视神经发育不全;⑤胸骨缺损、胸骨裂、脐上裂。5 个次要标准包括:①寰椎前节间动脉与颈总动脉缺失、舌下动脉发育不全、听动脉发育不全;②颅内血管瘤、垂体发育不全或异位、胼胝体发育不全;③室间隔缺损、主动脉弓异位或双主动脉弓;④眼前段发育畸形、角膜硬化、白内障、眼组织缺损、小眼畸形;⑤甲状腺异位。

面颈部节段型血管瘤或血管瘤面积>5cm^2+1 个主要标准或 2 个次要标准,可确诊为 PHACES。疑似 PHACES 综合征诊断标准(符合其中任何一条):①面颈部节段型血管瘤直径>5cm+1 个次要标准;②颈部或躯干上部血管瘤+1 个主要标准或 2 个次要标准;③单独 2 个主要标准。

【治疗】

由于 PHACES 综合征是一个累及多脏器的疾病,应当由神经内外科、整形科、眼科、心脏内外科等多学科联合诊治,避免各专科医师治疗各自专科疾病时,未重视其他异常器官所可能引起的影响。一经确诊,PHACES 综合征应尽早进行长期药物规范化治疗。PHACES 综合征的治疗,除治疗颅内及器官异常外,皮肤血管瘤的治疗也至关重要。由于 PHACES 综合征为全身多部位病变并累及深部组织及器官,需要系统性全身用药,可配合使用局部药物治疗。

1. 节段性皮肤血管瘤的治疗　治疗血管瘤的一线药物有普萘洛尔、糖皮质激素,也可使用化疗药物长春新碱。局部外用类药物:5% 咪喹莫特、β 受体阻滞剂药物如噻吗洛尔乳膏、卡替洛尔滴眼液;局部注射类药物:糖皮质激素注射剂、平阳霉素注射剂。临床上口服普萘洛尔联合局部药物噻吗洛尔滴眼液效果良好。对于较浅表的血管瘤可给予激光治疗,其缺点为特异性差,因 PHACES 综合征瘤体面积一般较大,易伴发溃烂出血等,故不推荐使用。

(1) 普萘洛尔:目前为婴幼儿节段性血管瘤的一线用药,剂量按 1.8mg/kg,分 2~3 次口服,平均疗程 12.3 个月。主要作用机制是通过 β 受体阻滞剂直接抑制内皮依赖性一氧化氮的释放,从而促进毛细血管收缩,间接抑制包括碱性成纤维生长因子和基质金属蛋白酶 2 和 9,诱导产生细胞凋亡因子。

(2) 糖皮质激素:糖皮质激素在治疗面部节段性血管瘤时,因其效果较普萘洛尔缓慢且并发症较多而逐渐被边缘化。口服泼尼松 3~5mg/kg,总量不超过 50mg,隔日早晨 1 次顿服,共服 8 周,之后逐渐递减,至 12 周停止服用,完成 1 个疗程。使用糖皮质激素会造成生长发育迟缓、骨质疏松、易感染、高血压、高血糖等不良反应。在治疗 PHACES 综合征时很少单独使用糖皮质激素,多与普萘洛尔联合应用。

(3) 长春新碱:长春新碱是双吲哚型生物碱,具有细胞毒性,使处于有丝分裂中期的细胞生长停滞,对于血管瘤有良好的治疗效果。长春新碱可以静脉给药,常经中心静脉注入。1 次 1~1.4mg/m^2 或 0.02~0.04mg/kg,1 次剂量不超过 2mg,每周 1 次,总量 20~30mg 为 1 个疗程,直到患者症状改善,然后减少给药量。

2. PHACES 综合征脑部血管异常的处理 在 PHACES 综合征中脑部血管畸形的发生率仅次于面部血管瘤，即使不进行有效干预，大多数患者也会随着面部节段性血管瘤的好转而缓解，但如果发生脑部烟雾病，即使血管瘤得到有效治疗，脑部血管畸形仍有发生急性缺血性脑卒中的高风险，需要特别关注。PHACES 综合征病变的范围和数量不同以及脑部血管畸形的类型也不同，患者颅内影像学特征的变异度也非常高。对于面部节段性血管瘤（长径>5cm）需行头颅 MRI 进行辅助诊断。大脑皮质较少发现病变，血管瘤病变区的对比增强以及发育不良的大脑区域被软脑膜覆盖呈现出信号增强，其发生机制并不清楚，但可以确定这种信号增强会随着时间推移而逐渐消失。在极个别情况下，可出现异常脑动脉血管周围对比增强。

3. 心脏畸形的处理 无论是从原发心脏畸形或大血管异常的角度考虑，患者发生血栓栓塞的风险都极高，可考虑给予阿司匹林或氯吡格雷等抗血小板凝集药物进行治疗。有动脉弓异常的患者中有 37% 需要手术治疗，通常需要进行广泛的动脉弓重建。仔细的术前评估是必要的，以充分说明主动脉和脑血管的动静脉异常。因为需要非生物组织技术来缓解动脉弓畸形，复发性梗阻也常见。鉴于缺血性脑损伤的风险增加和体外循环的需要，PHACE 患者的标准术中监测应包括神经生理监测。

近期有文献报道西罗莫司治疗血管瘤效果良好，但样本量较小，其疗效有待进一步研究。mTOR 受体抑制剂西罗莫司，由链霉菌产生的一种大环内酯类免疫抑制剂，由 FDA 批准并广泛用于接受异体肾移植患者治疗。此外，西罗莫司作为哺乳动物雷帕霉素靶蛋白（mammalian target of rapamycin，mTOR）受体抑制剂，已有学者将其用于治疗肺淋巴管平滑肌瘤（pulmonary lymphangioleiomyoma）、结节性硬化症。对于复杂的血管畸形，西罗莫司也具有良好的治疗效果，且患者的耐受较好。已有多中心研究证实西罗莫司治疗进展期卡波西样血管内皮瘤疗效确切，对于 PHACES 综合征，目前已有采用西罗莫司治疗的病例报道，但西罗莫司对婴儿血管瘤治疗的疗效与安全性尚需更多临床研究证实。

六、结节性硬化症

结节性硬化症（tuberous sclerosis complex，TSC）是一种常染色体显性遗传的多器官受累的神经皮肤综合征。我国目前尚无相关流行病学的资料，国际资料报道 TSC 在活婴中的发病率为 1/（6 000~22 000），多于儿童期出现症状，男性略多于女性，家族性病例约占 1/3，其中 *TSC-1* 与 *TSC-2* 突变比例相当；而其他更多见的是散发病例（约占 2/3），而散发性患者中 *TSC-2* 突变明显更常见。

【发病机制】

TSC 致病基因为 *TSC-1* 和 *TSC-2* 基因。*TSC-1* 基因位于 9q34 染色体，编码错构瘤蛋白，10%~15% 患者存在突变；*TSC-2* 基因位于 16p13.3，编码结节蛋白，70%~75% 患者存在突变；也有 15% 的患者，尚未发现 *TSC* 基因突变。*TSC-1* 或 *TSC-2* 基因突变后导致 TSC-1/TSC-2 复合体结构与功能异常，对 mTOR 抑制作用减弱，影响孕 7~20 周的神经前体细胞，导致蛋白合成增加，细胞生长增快，血管生成增多，葡萄糖摄取与代谢异常，细胞的定位和移行障碍，从而出现临床多器官受累表现。

【临床表现】

1. 脑部临床表现 脑部的主要病理损害是皮质结节、白质放射状移行线、室管膜下钙化灶和室管膜下巨细胞星形细胞瘤（subependymal giant cell astrocytoma），临床症状主要包括癫痫发作、发育迟滞、精神异常和神经功能缺失,其中癫痫发作最为常见。癫痫发作(epileptic seizure)是 TSC 的主要神经症状,发病率占 70%~90%,至少 50%~70% 为药物难治性癫痫。可自婴幼儿期开始,多数在几个月内起病,发作形式多样,约 45% 自婴儿痉挛症开始,84% 以上可有部分性发作,也可有全面性发作。癫痫总体治疗困难,从婴儿到青少年癫痫发作呈加重趋势,症状逐渐加重,发作频率增加,频繁而持续的癫痫发作后可继发违拗、固执等癫痫性人格障碍。EEG 可出现棘慢波和强直发作等 Lennox-Gastaut 综合征(Lennox-Gastaut syndrome)样表现,也有一些患者转化为全面性、简单部分性和复杂部分性发作,频繁发作者多有性格改变。在 38%~80% 的 TSC 患者中可出现智能减退,多呈进行性加重。智能减退者几乎都伴有癫痫发作。新生儿癫痫、2 岁以内起病、孤独症、癫痫持续状态、婴儿痉挛(infant spasm)、全面性 EEG 放电、药物难治性癫痫、室管膜下巨细胞星形细胞瘤、3 个以上结节、*TSC-2* 基因突变等提示严重的智能障碍。其中癫痫及其发病年龄早是关键影响因素。TSC 相关药物难治性癫痫中,90% 以上存在认知损害和发育迟滞,通过手术治疗有效控制癫痫发作后,TSC 癫痫患儿的认知水平可完全或部分恢复,同时晚发性部分性癫痫和一过性婴儿痉挛发作患者可不出现明显的认知损害。有报道显示皮质结节大于 10 个以上者几乎全部存在智力发育障碍;智力正常的患者皮质结节直径较小、数量少,多位于顶叶和中央区,同时癫痫发作起病晚且多表现为单一的部分性发作。TSC 相关的神经精神问题是影响 TSC 患者生活质量的重要原因,表现为睡眠障碍、情绪不稳、行为幼稚、易冲动、自伤和思维紊乱等精神症状。睡眠障碍是 TSC 儿童最常见的精神行为问题。TSC 患者,特别是 *TSC-2* 突变者(25%)可表现为孤独症,多与婴儿痉挛发作及发育迟滞相关。少数 TSC 患者可有其他神经系统阳性体征,如锥体外系体征或偏瘫、腱反射亢进等。室管膜下结节阻塞脑脊液循环通路或局部巨大结节、并发室管膜下巨细胞星形细胞瘤等可引起颅内压增高表现。

2. **心脏大血管临床表现**　47%~67% 患者可出现心脏横纹肌瘤,该肿瘤一般在新生儿期最大,随年龄增大而缩小甚至消失,可引起心力衰竭,是本病婴儿期最重要的死因。产前超声最早能在妊娠 22 周时发现,提示患 TSC 的可能性为 50%。

3. **其他系统临床表现**　①皮肤损害:最为常见,主要表现为血管纤维瘤、色素脱失斑、鲨鱼皮斑、甲下纤维瘤和咖啡牛奶斑(coffee milk spot)与皮肤纤维瘤等,出生时多不明显,之后而呈逐步增加或明显趋势;②眼部病变:视网膜胶质瘤最常见,约 50% 患者可出现,也可有小眼球、突眼、青光眼、晶体混浊、白内障和原发性视神经萎缩等表现;③肾脏病变:肾血管平滑肌脂肪瘤(renal angiomyolipoma)和肾囊肿最常见,表现为无痛性血尿、蛋白尿、高血压或腹部包块等,TSC 死亡者中肾脏疾病占 27.5%,是 TSC 患者第二大死因。

肺淋巴管肌瘤病常见于育龄期女性患者,是结缔组织、平滑肌及血管过度生长形成网状结节与多发性小囊性变,可出现气短、咳嗽等肺心病及自发性气胸的表现。

另外一些少见临床表现包括骨质硬化与囊性变及脊柱裂和多趾(指)畸形等,消化道、甲状腺、甲状旁腺、子宫、膀胱、肾上腺、乳腺及胸腺等均可受累。

【诊断】

2012 年国际 TSC 共识小组对 TSC 诊断标准进行了修订,将诊断分为两类,即确定诊断和可能诊断。在诊断标准中主要指标为 11 个:色素脱失斑(≥3 处,直径至少 5mm);面部血管纤维瘤(≥3 处)或头部纤维斑块;指(趾)甲纤维瘤(≥2 处);鲨鱼皮样斑;多发性视网膜错构瘤;脑皮质发育不良(包括皮质结节和白质放射状移行线);室管膜下结节;室管膜下巨细胞星形细胞瘤;心脏横纹肌瘤;淋巴血管肌瘤病(如果和血管平滑肌脂肪瘤同时存在,则合并为 1 项主要指标）；血管平滑肌脂肪瘤（≥2 处）。次要指标为 6 个："斑驳样"皮损；牙釉质点状凹陷（>3 处）；口内纤维瘤（≥2 处）；视网膜色素脱失斑；多发性肾囊肿；非肾性错构瘤。

确定诊断：至少 2 项主要指标，或 1 项主要指标+2 项次要指标；可能诊断：1 项主要指标，或 2 项次要指标。该标准中明确了 TSC 基因的诊断意义：致病性突变（已报道致病性突变或功能证实 TSC 基因突变并影响 TSC-1/TSC-2 复合体的功能）可作为独立的诊断标准；但要注意基因突变检测阴性不能排除 TSC 诊断，另外非致病性突变不能作为独立的诊断标准。

【治疗】

1. TSC 的 mTOR 抑制剂治疗　TSC 的致病机制主要是 mTOR 的去抑制，所以利用 mTOR 抑制剂是对 TSC 的病因治疗，目前临床应用的西罗莫司和依维莫司。对室管膜下巨细胞星形细胞瘤、肾血管平滑肌脂肪瘤、肺淋巴管肌瘤病、面部血管纤维瘤等均有效。

2. 癫痫的治疗　对已知或疑似癫痫发作的患者进行常规脑电图检查。常规脑电图的频率应根据临床需要确定，而不是一个特定的时间间隔。当癫痫发作不清楚或存在无法解释的睡眠、行为改变或认知或神经功能的其他改变时，可以完成 24 小时或更长时间的视频脑电图检查。氨己烯酸是婴儿痉挛的首选一线治疗药物，如治疗效果不佳，可以使用促肾上腺皮质激素（ACTH）、妥吡酯或其他抗癫痫发作药物治疗，也可以考虑生酮饮食治疗。对 TSC 的其他癫痫类型的抗惊厥治疗一般应遵循其他癫痫的治疗。对经过 2 种或 2 种以上正规药物治疗不满意的患者，经过综合评估后可考虑手术治疗，出现神经功能损害的年龄较小的儿童应更为积极治疗，TSC 相关癫痫的手术治疗最好是在具有 TSC 经验和专业知识的癫痫中心进行。如果可以准确定位致痫结节，应当进行切除性手术治疗，术后 50%~90% 的患者可以达到无癫痫发作。如果不能定位致痫结节可以进行迷走神经刺激术治疗和胼胝体切开术治疗，术后 10%~15% 的患者达到无发作；术后无癫痫发作患者可以显著改善认知和社会适应能力。

3. 室管膜下巨细胞星形细胞瘤的治疗　小于 25 岁的无症状 TSC 患者每 1~3 年进行一次脑部 MRI 检查，以监测是否出现室管膜下巨细胞星形细胞瘤，体积较大或不断增长的室管膜下巨细胞星形细胞瘤或导致无症状性脑室扩大的患者，应更频繁地进行 MRI 扫描，并就潜在的新症状对患者及其家属进行指导说明。儿童时期无症状室管膜下巨细胞星形细胞瘤的患者应在成年后继续定期进行影像学检查，以确保没有生长。急性症状性室管膜下巨细胞星形细胞瘤应行手术切除。脑脊液分流也经常应用。手术切除或药物治疗（mTOR 抑制剂）可用于生长但无症状的室管膜下巨细胞星形细胞瘤。在确定最佳治疗方案时，应在决策过程中考虑并发症风险、不良反应、成本、治疗时机以及对 TSC 相关共病的潜在影响。

4. 心脏相关的随访和治疗　在无症状的儿童患者中每 1~3 年进行一次超声心动图检查，直到发现心脏横纹肌瘤消退。有症状的患者可能需要更频繁或更先进的诊断评估。每 3~5 年对所有年龄的无症状患者进行一次心电图检查，以监测传导缺陷。有症状的患者可能需要更频繁或更先进的诊断评估，如动态和事件监测。心脏横纹肌瘤多不需要手术治疗，但如果造成梗阻的也应当手术治疗。

七、Friedreich 共济失调

Friedreich 共济失调（Friedreich ataxia，FRDA）是一种常染色体隐性遗传病，也是最常见的遗传性共济失调，我国发病率不详，欧洲和美国报道患病率约为 1/250 000，存在明显的地

域差异。自 Friedreich(1863 年)首先报道,认为本病与脊髓变性有关,现已知本病累及多个系统,影响中枢和外周神经系统、肌肉骨骼系统、心肌和内分泌胰腺。临床表现复杂多样。

【发病机制】

在大多数病例中,该病与共济蛋白基因非编码第一内含子的病理性 GAA 三核苷重复有关,正常染色体中含有小于 40 个重复序列的扩展三核苷酸束,超过 70 则为异常,FRDA 中的三重态数通常在 600～900,重复扩增长度与发病年龄和疾病严重程度相关。其余病例(1%～3%)为点突变或缺失相关的杂合子扩增共济蛋白基因异常导致共济蛋白缺乏,损害铁硫簇的生物合成,扰乱线粒体铁稳态,并影响机体对氧化应激的敏感性,导致心脏、神经系统和胰腺 β 细胞的细胞毒性并逐步死亡的渐进过程。

【临床表现】

1. 神经系统临床表现　FRDA 是一种多系统疾病,虽然"经典"FRDA 表型变化很大,可表现为步态和肢体共济失调、构音障碍和下肢腱反射、深感觉消失。症状往往出现在 10～16 岁,混合性共济失调是周围感觉神经病变、脊髓小脑束变性和小脑病理学的结果。早期出现步态共济失调,逐渐发展为躯干性共济失调,平衡功能障碍和躯干共济失调,使患者逐渐需要看护人员的支持,大多数患者在 20 岁后不能行走,需要依靠轮椅生活。肢体共济失调影响机体基本的日常活动,灵活性和协调性差,指鼻试验、双上肢轮替试验、跟膝胫试验笨拙都是常见的早期症状。构音障碍表现为言语缓慢、含糊,晚期言语难以理解。下肢腱反射消失,反映周围神经病变,早期远端振动觉丧失反映脊髓背根神经节和脊髓萎缩。

疾病晚期与锥体束受损有关,表现为下肢痉挛性截瘫和肢体远端肌萎缩,进一步加重残疾。痉挛性截瘫通常发生在疾病的晚期阶段,然而一项使用生物力学技术的研究分别检测了轻症和病程少于 10 年的患者的下肢痉挛症状。事实上,在典型表型中跖伸肌的高患病率揭示了在疾病早期就存在锥体束受累。晚期可继发肌肉挛缩和痛性痉挛。吞咽困难很常见,并随着疾病的发展而加重,在晚期患者进食困难,最终需鼻饲或胃造口。FRDA 中常见的动眼神经异常包括眼球固定不稳和频繁的方波样跳动(square-wave jerks),而凝视诱发的眼球震颤则不常见。约 2/3 的患者表现出临床或亚临床视神经病变,并且随着疾病的发展,视力缓慢下降,少数患者出现失明。较罕见而需引起注意的是,快速进行性视力下降的患者表现与 Leber 遗传性视神经病变相似。在 FRDA 中,听觉异常也很常见,可检测到异常的诱发电位,相关的听觉异常加剧言语交流困难,在某些情况下,会发展为感音神经性耳聋。23%～41% 可出现尿急和尿频,膀胱过度活动可反映脊髓受累。消化道症状表现为便秘或大便失禁,可能与行动不便和皮质脊髓束受损有关。也有报道患者出现阻塞性睡眠呼吸暂停,发生频率高于正常人群,可能与疾病持续时间和严重程度有关。轻微的认知缺陷包括执行功能、速度和注意力、工作记忆和视觉空间推理等多个领域。一些小规模队列研究报道了FRDA 患者中存在明显的抑郁和焦虑,部分研究者认为这反映了患者处于神经退行性疾病背景下的心境反应状态,但也有证据认为抑郁和额叶灰质体积损失有关。

FRDA 的神经表型是中枢和外周神经系统各组成部分的弥漫性病理过程的反映。小脑萎缩主要发生在齿状核和小脑上脚的传出通路。背根神经节较正常小,早期大的初级感觉神经元萎缩。这些变化导致感觉神经轴突周围病变和后索丢失,各级脊髓直径均减小,胸椎萎缩尤为突出,皮质脊髓束和脊髓小脑束的丢失也明显。MRI 研究显示小脑深核和脑干有明显的灰质和白质丢失,小脑上脚明显萎缩。最近的容积和纤维(弥散张量)成像技术还发现双侧中央前回的灰质丢失、胼胝体和锥体束的进行性白质改变。

2. 心肌病的临床表现　FRDA 与心肌病变密切相关,多数患者存在心肌壁异常,但多为无症状性改变。心电图通常会发现复极异常,在侧壁或下壁导联可有典型的 T 波倒置或扁平,ST 段压低或抬高。常见的超声心动图表现包括舒张末期室间隔和后壁厚度增加,左室肥厚,约20%的患者表现出射血分数降低,随着年龄的增长,射血分数趋于下降。一项研究显示 FRDA 患者在 10 年的随访期内有两种不同的心脏轨迹:大多数为基线射血分数正常的低风险组,随着时间的推移,射血分数略有下降,但仍在正常范围内;而另外一组例数较少的高风险组存在射血分数明显和进行性下降。有趣的是,射血分数的演变与心肌肥大无关,但与较短 GAA 重复的大小相关。病理学的整体显示随着时间的推移左室肥厚逐渐表现为左室扩张。疾病的晚期与室上性心动过速有关,最常见的是心房纤颤,患者可感觉心悸。此外,心律失常可导致心脏收缩功能恶化,最终导致临床心力衰竭,占 FRDA 死亡人数的 50%以上。

3. 其他系统临床表现　①骨骼肌肉异常:主要包括脊柱侧凸、弓状足和马蹄内翻足。脊柱侧凸是常见的早期表现,多数的患者需要手术矫正;②与同年龄的对照人群相比,1% ~ 32% FRDA 患者可有糖尿病。发病年龄越小,病程越长,糖尿病的危险性越高,可出现急性酮症酸中毒。有证据表明,继发于 β 细胞凋亡的胰岛素缺乏和胰岛素抵抗都会导致葡萄糖不耐受,最终导致糖尿病。

【诊断】

诊断依据为:青春期前后起病,进行性四肢共济失调,腱反射消失,深感觉明显减退;感觉传导速度明显减慢,有家族史。检测发现共济蛋白缺乏,或者其下游的表观遗传学、mRNA或蛋白质改变,也可以通过基因检测发现共济蛋白基因非编码第一内含子的病理性 GAA 三核苷重复数超过 70 次。

除"典型"表型外,部分病例可出现"非典型"表型,其中大多数发病较晚。经典 FRDA 的平均发病年龄在 10 ~ 16 岁,而迟发性和极迟发性 FRDA 分别发生在 25 岁和 40 岁之后。与经典的 FRDA 相比,迟发病例的特点是临床表现较轻,疾病进展缓慢,体征和症状表现多样。步态和肢体共济失调仍然是最常见的表现特征,但构音障碍出现较晚,痉挛和腱反射存在更常见。特别注意的是,在迟发性病例中,非神经系统特征包括脊柱侧凸、弓形足、心肌病和糖尿病的发生率较低。因此,发病率和死亡率归因于心脏并发症,尽管值得注意的是,心电图多数情况下与典型表现相似。少数患者在 5 岁前会出现症状,这类病例被归类为早发性 FRDA,这与更多的 GAA 重复、更严重的表型、更快的疾病进展和更高的心脏并发症发生率有关。

【治疗】

1. 神经系统症状的治疗　对于确诊为 FRDA 的患者,建议转诊到综合的共济失调中心进行治疗。康复物理治疗是维持肢体运动平衡、柔韧性、力量和准确性的重要手段,有助于改善步态和肢体共济失调。此外,有氧运动训练可能有助于改善虚弱和疲劳,被动拉伸可以暂时改善痉挛状态,然而,长时间的肌肉拉伸需要夹板、石膏和矫形器。康复治疗可能有助于抵消共济失调、无力和痉挛对 FRDA 患者功能的影响,从而延缓、维持甚至改善功能衰退。特别是,强化住院康复治疗计划能改善包括 FRDA 在内的多种神经退行性疾病患者的功能。作业治疗能评估和优化机体功能状态,从而减少日常生活活动障碍。具体而言,治疗处方和提供设备以最大限度地提高独立性,家庭/工作调整、功能技能培训以及教育和职业问题的管理都是 FRDA 所需整体管理方法的重要组成部分。构音障碍和吞咽困难在 FRDA 患者中普遍存在,需要专业性的早期评估、监测和治疗。行为管理策略包括一系列有助于促进特定沟通缺陷的措施,是解决言语问题的主要方法。包括物理治疗改善言语功能、代偿性言语策略、发展替代性或增强性的沟通方式以及管理沟通环境。出现吞咽困难表现的患者应接受言语和语言治疗师的吞咽评估。多学科小组可以提供环境改造和补偿姿势训练,以促进吞咽功能,改变饮食也可能是有益的,严重吞咽功能受损的情况下,需要进行鼻饲或胃造瘘术。

痉挛相关症状需要药物干预,包括口服巴氯芬、替扎那丁、小剂量加巴喷丁和苯二氮䓬,也可行肉毒杆菌注射、鞘内巴氯芬泵入等治疗方法。

2. 心脏症状的治疗　应在诊断时进行心电图和超声心动图检查,如果结果异常或出现心脏症状,应由专业的心脏内科医师评估。目前在 FRDA 病例中没有评估室上性心动过速心律或速率控制的随机对照试验。FRDA 患者并发心房颤动时,特别是在存在结构性心脏病或心力衰竭的情况下,需避免使用具有负性肌力或促心律失常作用的药物,是否应用抗凝,应采用 CHA_2DS_2VASc 评分评估血栓栓塞风险,推荐使用华法林或新型口服抗凝剂。目前没有证据支持治疗射血分数正常、无心力衰竭症状或体征的患者。在治疗心力衰竭和射血分数降低的 FRDA 患者时,应该开始使用血管紧张素转换酶抑制剂或血管紧张素受体阻滞剂和 β 受体阻滞剂,可以降低死亡率和住院率。如果出现射血分数降低的症状性心力衰竭,应用利尿剂减轻左心室前负荷,射血分数<35% 的患者可使用盐皮质激素受体拮抗剂,心力衰竭和房颤患者可使用地高辛强心、抗心律失常治疗。左室射血分数<35% ,QRS 持续时间>0.12 秒,窦性心律的患者可考虑行心脏再同步治疗。

3. 其他治疗　FRDA 患者肌肉骨骼并发症常见表现为脊柱侧凸,脊柱侧凸手术矫正的指征包括侧弯大于五十度和导致机体功能障碍的畸形,如坐姿平衡不良和头部控制不良。虽然没有证据显示支具对预后有影响,但它可能有助于延迟幼儿的手术矫正。

虽然还没有针对 FRDA 有效的疾病修饰治疗,但在临床试验中已经评估了一些针对特定病理过程的分子。早期的临床试验集中于共济蛋白缺乏的下游后果,特别是氧化应激和铁积累在 FRDA 中的作用,抗氧化剂和铁螯合剂可用于单一治疗和联合治疗,但既往研究结果不一致。其他方法可通过恢复共济蛋白水平来治疗 FRDA。例如,糖蛋白促红细胞生成素在 FRDA 模型中被证明能提高共济蛋白的水平,但临床试验至今尚未验证其临床益处。最近的研究主要集中在产生共济蛋白缺陷的上游过程。例如,组蛋白去乙酰化酶抑制已经成为一种有前景的治疗策略,它基于 FRDA 是一种具有表观遗传学基础的基因沉默疾病的基础之上。烟酰胺是一种组蛋白去乙酰化酶抑制剂,首次临床试验表明可改善 FRDA 患者的共济功能。另外,也有嗅鞘干细胞治疗 FRDA 的相关报道。总之,FRDA 是一种进行性疾病,共济失调进行性加重。FRDA 最常见的死亡原因是心功能不全,即充血性心力衰竭或心律失常,在一项大型回顾性研究中,平均死亡年龄为 36.5 岁(12~87 岁)。其他死因包括卒中、缺血性心脏病和肺炎。

八、遗传性共济失调性多发性神经病

遗传性共济失调性多发性神经炎样病(hereditary ataxia polyneuropathy)又名植烷酸贮积病,于 1946 年首先由挪威的 Refsum 报道,故又称为 Refsum 病(Refsum disease),是一种常染色体隐性遗传病,大多有近亲婚姻史。英国发病率约为 1/1 000 000。

【发病机制】

Refsum 病的主要机制是先天性类脂质代谢异常,主要是由于患者体内缺乏植烷酸-α-羟化酶,导致植烷酸转变为降植烷酸的 α-氧化过程发生障碍,植烷酸在体内沉积引起髓鞘病变,周围神经在髓鞘形成过程中可能利用了此类异常的脂肪酸,形成的髓鞘可能较正常髓鞘易于被破坏,从而发生进行性的髓鞘脱失和继发性纤维增生。

【临床表现】

Refsum 病的特征是缺氧和早发性视网膜色素变性,基本上所有患者均有此类症状,可以合并神经病变、耳聋、共济失调和鱼鳞病等症状。发病年龄从 7 个月到 50 岁以上不等。约 30% 患者<10 岁发病,50% 在 10~30 岁间发病,因此可分为成人型和婴儿型,两型患病率相等。多数起病缓慢,但也存在急性和亚急性发作,首发症状常表现为夜盲、步态不稳和嗅觉缺失。成人型病情进展缓慢,具有自发缓解和复发的特点。婴儿型病情较重,进展迅速,多于 1~2 岁死于心、肺并发症。

1. 神经系统临床表现

(1) 嗅觉缺失:多数患有典型 Refsum 病的个体都存在嗅觉缺失,通过气味实验测试嗅觉,所有患有典型 Refsum 病的人都有异常表现。

(2) 多发性神经病:多发性神经病是一种混合性运动和感觉神经病,发病初期临床表现并不明显,后期呈不对称、慢性的和进行性的,症状常常反复。之后下肢远端出现肌肉萎缩和无力。随着症状进展,肌肉无力逐渐累及四肢、躯干。患有 Refsum 病的人都伴有感觉障碍,最常见的是深感觉障碍,尤指下肢远端振动觉、位置觉、运动觉。

(3) 听力障碍:双侧对称性轻至重度感音神经性听力障碍,明显的听觉脑干诱发反应异常。听觉神经受累的个体即使在听力图正常的情况下也可能出现听力下降。

(4) 共济失调:小脑功能障碍是 Refsum 病的主要临床症状,但与视网膜病变和神经病变相比,其发病相对较晚,主要表现为步态不稳,共济失调的特征比肢体无力和感觉丧失更加明显。

2. 心肌病临床表现　可以表现为肥厚型心肌病、扩张型心肌病或兼而有之,但未见有限制型心肌病的报道。心肌病引起的心律失常和心力衰竭常于疾病晚期出现。

3. 其他系统临床表现

(1) 视网膜色素变性:典型 Refsum 病的发病年龄从 7 个月到 50 岁以后不等。然而,由于发病具有隐匿性,难以确定起病时间。少数成年前没有任何临床症状。早发性疾病不一定与预后不良有关。早期的临床特征表现为视网膜色素变性、嗅觉缺失。之后的 10~15 年中可能出现其他表现。然而经典的视网膜色素变性、慢性神经病变、共济失调和脑脊液蛋白升高很难同时在一个患者病程中同时出现。一些研究者将 Refsum 病分为急性和慢性典型 Refsum 病。在急性典型 Refsum 病中,常同时出现多发性神经病、肢体无力、共济失调、视力下降和听力下降,并伴有鱼鳞病,可能有心律失常、肝转氨酶和胆红素升高。急性发作的诱发因素包括体重减轻、压力、创伤和感染。相反,在慢性典型 Refsum 病中,可见到视网膜色素变性,但 CRD 的其他特征轻微。

(2) 骨骼异常:约 30% 患者存在短掌骨和跖骨,短跖骨常引起足部第四指的典型背侧移位。

(3) 鱼鳞病:儿童时期可表现为轻度全身性脱屑,但通常始于青春期,患病率相对较低。

【诊断】

根据临床上儿童期晚期视网膜色素变性合并其他临床表现(如缺氧、感觉运动神经病变、听力丧失、共济失调、鱼鳞病、短掌骨和跖骨、心律失常和心肌病)和血浆植烷酸浓度大于

200mmol/L,为可疑 Refsum 病。明确诊断需要以下两条中至少 1 条:

1. 分子遗传学检测　检测到占 Refsum 疾病 90% 以上的 *PHYH*(编码 phytanoyl CoA 羟化酶)或 *PEX7*(编码 PTS2 受体)中的双等位基因致病性变异,后者占 Refsum 病的不到 10%。

2. 酶分析　发现 phytanoyl CoA 羟化酶活性或过氧化物酶体靶向信号 2 型受体的缺陷。

【治疗】

治疗原则是低植烷酸饮食、避免突然体重下降、长期使用保湿霜进行皮肤护理、由心脏病专家定期护理心律失常和心肌病,以便使用抗心律失常和心源性支持药物适当治疗症状和体征。

急性多发性神经病、共济失调、鱼鳞病和心律失常等症状可随着血浆植酸浓度的降低而消失。由于植烷酸可通过脂蛋白转运,血浆置换或脂质置换可用于急性心律失常或极度虚弱的情况。血浆置换时,应持续心电监护,维持血糖浓度保持在较高水平,以防止发生或加重心律失常。可以口服或经鼻胃管予以低植烷酸饮食,必要时予以肠外营养和液体治疗,以保持血糖浓度和防止发生酮症酸中毒。

九、遗传性肌病

遗传性肌病是一类通常由单基因突变导致骨骼肌退行性病变的遗传性疾病。遗传性肌病的种类多样,遗传方式多样,临床表型以骨骼肌进行性肌无力为主,常常有心脏受累,各型间可部分重叠但并不完全相同。遗传性肌病的心脏损害可分为心肌病和心脏传导异常伴心律失常,心脏并发症的发生率、发病年龄和严重程度在不同类型的遗传性肌病之间存在差异。本部分将根据遗传性肌病的分类进行简要阐述。

(一) Dystrophin 蛋白相关的肌营养不良

Dystrophin 蛋白相关的肌营养不良为 X-连锁隐性遗传性肌病,男性发病,女性患者罕见。因抗肌萎缩蛋白基因(*dystrophin* 基因)致病性变异所导致,表型谱包括早发且严重的 Duchenne 肌营养不良(Duchenne muscular dystrophy,DMD)和发病相对较晚且症状相对较轻的 Becker 型肌营养不良(Becker muscular dystrophy,BMD),以及更温和的临床表型,如肌痉挛、肌红蛋白尿和无症状的高磷酸肌酸激酶(creatine kinase,CK)血症。

【发病机制】

DMD 基因致病性变异包括缺失突变、重复突变、点突变等,2/3 的病例与遗传相关。根据阅读框假说,在 DMD 中,*dystrophin* 基因的变异破坏阅读框架,从而阻止全长 dystrophin 蛋白的翻译,导致 dystrophin 蛋白几乎完全缺乏,进而引起肌营养不良的发生发展。脑组织、心肌、视网膜、肾脏、周围神经等组织的多种 dystrophin 蛋白亚型的异常表达,还可导致部分患者伴有其他器官系统受累的表现,出现认知功能受损、行为障碍、消化功能障碍以及心肌病等。在 BMD 中,*dystrophin* 基因的变异保持阅读框架的翻译阅读,产生的 dystrophin 蛋白质量降低,但保留部分功能,因此发病晚,临床症状较轻。

【临床表现】

DMD 患者通常在 5 岁前发病,肌无力自躯干和四肢近端开始,下肢重于上肢,缓慢加重,患儿出现鸭步、跑步易跌倒、Gower 征阳性,多在 13 岁前丧失独立行走的能力。从晚期独走阶段开始,随年龄增长,出现运动耐力下降等心功能障碍表现,扩张型心肌病、心力衰竭的风险逐渐增大,亦可发生危及生命的心律失常。78% 的 DMD 患者在 6 岁前出现心电图异常,主要是左心室改变,可伴有心律失常。72% 的 DMD 患者心脏磁共振(cardiac magnetic resonance,CMR)显示心肌纤维化。通常对心力衰竭的诊断依赖于运动耐力的降低,而运动耐力降低是 DMD 患者的一个特征。在不能行走的个体中,心力衰竭的症状和体征常常不明显而易被忽视,对临床识别提出挑战。未经干预的 DMD 患者存活时间很少超过 20 岁,心肌病与呼吸道并发症是 DMD 的主要死亡原因。

BMD 发病较晚,一般在 5 岁后发病,轻症 30 岁后起病,60 岁时仍能行走。以四肢近端为主的肌无力,少数伴有腓肠肌肥大。扩张型心肌病在 BMD 患者的发病早期较少见,通常出现在 10~40 岁,随着年龄的增长而增加,到 40 岁时高达 70% 的 BMD 患者出现心力衰竭症状。在 BMD 患者中,扩张型心肌病起病轻微,左室收缩功能障碍进展缓慢,患者可稳定在美国纽约心脏病协会心功能分级的 Ⅰ~Ⅱ 级,或因轻微的诱因如流感样发热事件而快速恶化。快速心律失常的风险通常随着心室功能不全的严重程度而增加,但在射血分数正常(EF)的情况下亦可发生包括室上性心动过速在内的快速心律失常。

【诊断】

根据上述临床表现,结合患者性别、发病年龄、高 CK 血症及 DMD 基因检测,不难作出 DMD 或 BMD 的诊断。在 DMD 基因诊断不明确的患者,可借助肌活检 dystrophin 蛋白组化染色协助诊断。

心电图与超声心动图常用于 DMD/BMD 患者的心脏功能评估,首次评估应在确诊时进行基线评估,在独走期每 12 个月评估一次,随着心力衰竭症状的出现或心脏成像首次出现异常,如心肌纤维化、左室扩大或左室功能不全,应增加心脏功能评估(至少每 6 个月评估一次)。当常规心电图出现异常时,应定期行动态心电图监测。

当 DMD/BMD 患者发生扩张型心肌病时,心电图可见电轴右偏、左心前导联 Q 波和传导缺陷;超声心动图可见扩张型心肌病改变,有条件者,可进行 CMR 扫描了解左室壁结构和左室小梁信号改变。

【治疗】

目前缺乏 DMD 的精准治疗,基因靶向治疗尚在进一步研发中。对 DMD 患者应进行包括神经、心脏、呼吸、康复、营养、骨科、整形外科等多学科综合管理,以最大限度地延长生命周期和提高生活质量。

糖皮质激素有助于延缓患者运动功能和心脏功能的下降。通常使用泼尼松 0.75mg/(kg·d),患者不能独走后,泼尼松剂量可降低至 0.3~0.6mg/(kg·d)。如果患者不能耐受不良反应,可酌情减少每日剂量,但不应低于泼尼松 0.3mg/(kg·d)的最低有效剂量。如果使用泼尼松治疗的患者体质量在 12 个月内增加 20% 或出现行为异常,可改用地夫可特治疗。

DMD 相关心脏病的治疗中,一线药物为血管紧张素转换酶抑制剂(ACEI)或血管紧张素受体阻滞剂(ARB)。ACEI 主要用于左室收缩功能障碍的患者,在 DMD 患者(<10 岁)左室收缩功能障碍发生之前,ACEI 可能有益,但其临床应用尚有争议。不能耐受 ACEI 的患者可使用 ARB 治疗。伴有窦性心动过速的患者,可以联合应用 β 受体阻滞剂。鉴于缺乏抗 dystrophin 蛋白的特异性靶向心脏治疗,应采用传统的心力衰竭治疗策略。盐皮质激素受体拮抗剂依普利酮可能有助于改善 DMD 患者心力衰竭,尚需进一步研究确定其有效性。对于严重左心室功能不全的患者,应考虑预防血栓栓塞。

DMD 患者有心律异常的风险,包括心房颤动或扑动、室性心动过速和室颤,可使用标准抗心律失常药物或定期的 Holter 监测。植入型心律转复除颤器作为室性心动过速或室颤的主要预防措施的益处尚不清楚。在心力衰竭的终末期,可给予机械循环支持,但存在血栓栓塞、出血、感染、设备故障和右心衰竭等风险。若有可供选择的捐赠者,可考虑心脏移植。

BMD 患者在出现心脏受累后,处理同 DMD 患者。

(二)肢带型肌营养不良(limb-girdle muscular dystrophy,LGMD)

LGMD 是一组遗传异质性和临床异质性广泛的遗传性肌病,LGMD 的分类已从最初的根据临床描述进行分类发展为基于基因的新分类。

【发病机制】

目前已知的 LGMD 亚型有 30 多种,它们是由参与不同分子通路和细胞结构的蛋白缺陷引起的,包括 dystrophin 相关糖蛋白、核结构、肌节、Z 带、分子转运和信号转导通路。新分类将 LGMD 按常染色体显性遗传(LGMD type 1,LGMD1)或常染色体隐性遗传(LGMD type 2,LGMD2)分为两大类,并以对应的突变蛋白/基因的字母作为补充。

【临床表现】

LGMD 多在青少年期发病,主要累及盆带肌和肩带肌,以及四肢近端肌肉,以缓慢进展的四肢肌无力为主要表现,心脏、呼吸道、胃肠道、神经系统、骨骼亦可受到不同程度的影响。LGMD 患者在失去行走能力后,常见心脏和呼吸功能受累。扩张型心肌病是 LGMD 心脏受累的常见表型,在 LGMD 不同亚型中存在差异。肥厚型心肌病、房性心律失常和室性心律失常均有报道。恶性肿瘤和猝死的风险在 LGMD 中变异也很大。

迄今为止,已知 LGMD1 包括 9 个亚型(LGMD1A ~ LGMD1L),除 LGMD1H 的致病基因未确定外,其余 8 个亚型的致病基因已明确。LGMD1 的发病年龄多为儿童期及青少年期。扩张型心肌病伴传导阻滞在 LGMD1B 常见,在 LGMD1E、LGMD1H、LGMD1L 中亦有报道。LGMD1B 存在高猝死风险。LGMD1C 心肌病(即 CAV3 相关性心肌病)曾被认为是肥厚型心肌病,但已发表的病例报道提示的临床特征更符合扩张型心肌病。

目前已知 LGMD2 是由 25 个不同致病基因引起(LGMD2A ~ LGMD2Y)。LGMD2 通常在儿童或青少年时期起病,其临床表型变异广泛,且与 DMD 和 BMD 表型重叠,以肩带肌和盆带肌的进行性无力和肌萎缩为主,可见腓肠肌假性肥大、翼状肩、进行性肌挛缩和脊柱侧凸。从 10 岁到年轻成人,行走能力的丧失各不相同。左室壁运动异常和扩张型心肌病最早开始于青少年时期。随着时间的推移,部分患者出现症状性心力衰竭,平均年龄为 38 岁。扩张型心肌病在各亚型存在差异,超过 1/3 的肌聚糖病患者(LGMD2C ~ LGMD2F)发展为扩张型心肌病,20% ~ 30% 的 LGM2D 患者出现轻度心电图和/或超声心动图异常,有 29% ~ 62% LGMD2I 患者的心脏受累,多达 50% 的 LGMD2I 患者最终发展为扩张型心肌病。CMR 成像显示心室早期功能和形态异常,包括心室壁纤维化。尚无严重心律失常或猝死的报告。

【诊断】

各种 LGMD 之间存在广泛的临床异质性,高 CK 血症在 LGMD 常见。常规超声心动图和 CMR 有助于评估心脏的结构与功能,肌电图、肌肉超声与骨骼肌 MRI 有助于评估骨骼肌受累情况。特异性诊断可通过基因检测或肌活检免疫染色确定。

【治疗】

LGMD 尚无特异性的靶向治疗,临床管理应针对 LGMD 的不同亚型和患者的具体情况进行个性化治疗,尤其是心肺功能评估与随访,并进行多学科联合管理,以延长患者的生存期,提高生活质量。对并发心肌病、心律失常和传导阻滞的患者,应遵循现有的心脏疾病治疗指南,由心脏专科医生给予进行治疗。由于 LGMD1B 的高猝死风险,无论骨骼肌是否受累,临床医生可考虑植入型心律转复除颤器(implantable cardioverter defibrillator device,ICD)治疗。

（三） Emery-Dreifuss 肌营养不良（Emery-Dreifuss muscular dystrophy，EDMD）

【发病机制】

EDMD 由编码核膜蛋白的基因突变所致,分为 7 个亚型(EDMD1~EDMD7)。遗传方式包括 X-连锁隐性遗传(*EMD* 和 *FHL1* 基因)、常染色体显性遗传(*LMNA*、*SYNE1*、*SYNE2* 和 *TMEM43* 基因)及较少见的常染色体隐性遗传(*LMNA* 基因)。*LMNA* 和 *EMD* 是目前在 EDMD 中发现的两个最常见的突变基因,约 50% 的 EDMD 患者携带 emerin、lamin A/C、nesprin1 和 nesprin2 编码基因突变。这些基因编码的核膜蛋白核膜连接复合物的组成部分,连接核骨架和细胞骨架。

【临床表现】

EDMD 患者常表现为肌无力、关节挛缩和心脏病三联征。

肌无力发生在青春期,呈肱-腓骨肌分布伴肌萎缩、高 CK 血症。肌无力进展缓慢,多为轻~中度肌无力,丧失独走能力的严重病例少有报道,AD-EDMD 病情较重,17% 可在早年丧失独走能力。关节挛缩出现较早,分布于肘部、脚踝和颈椎,导致前屈站立,蹒跚步态和跟腱反射消失。

EDMD 心肌病的典型表现是扩张型心肌病,常与房室传导阻滞相关。由于正常心肌组织(病变始于心房,常累及房室结,最终累及心室)逐渐被纤维组织和脂肪组织所取代,EDMD 患者可出现房性心律失常(包括心动过缓)、心脏传导阻滞、心房颤动/扑动和心房停搏、进行性心室扩张和收缩功能障碍。心脏受累的严重程度与肌无力的进展不一致。许多 EDMD 患者仅轻微骨骼肌受累,但可出现严重的心脏传导阻滞,需植入起搏器。值得注意的是,*EMD* 或 *LMNA* 基因突变者均有严重扩张型心肌病的报道。此外,左心室功能不全导致的猝死和心力衰竭死亡的重要原因,尤其是 *LMNA* 突变的患者。

与上述不同的是,*FHL1* 基因所致 XLR-EDMD 的最常见的心脏表型是伴有传导阻滞和心律失常的肥厚型心肌病,以收缩功能障碍和轻度肥厚的限制性、非扩张型心室、QTc 延长、纤维脂肪组织替代、左室小梁瘢痕化为特征。XLR-EDMD 的房室传导阻滞和心律失常可先于左室收缩功能障碍出现,且多为心房起源,治疗上通常会考虑植入起搏器。

【诊断】

根据 EDMD 临床三联征、高 CK 血症及基因测序,可进行 EDMD 诊断。由于 Emerin 和核纤层蛋白 A/C 在核膜广泛表达,可使用剥脱的颊黏膜细胞、皮肤活检或血液样本进行组织活检,而不一定选择肌肉活检。免疫组化染色有助于诊断 Emerin 缺陷,但并不能帮助核纤层蛋白 A/C 缺失的诊断。

在几乎所有的 EDMD 患者中,心脏受累是普遍的,也是最严重的方面,建议确诊为 EDMD 的患者均应进行心脏评估。心电图和超声心动图可以帮助检测心律异常或心肌病。由于 EDMD 患者常常需要植入心脏起搏器,CMR 在 EDMD 患者的应用受限。

【治疗】

目前,EDMD 缺乏特异性靶向治疗,临床治疗策略以对症治疗为主,需进行多学科管理。对 EDMD 患者应进行常规心脏功能评估,并由心脏专科医师制定心脏疾病的治疗方案。发现有症状的心动过缓或心脏传导阻滞时,植入心脏起搏器有助于降低威胁生命的风险。心脏起搏器并不能消除猝死的风险,尤其是 *LMNA* 突变的 EDMD 患者,存在恶性室性心律失常的高风险,在给予起搏器治疗的同时,应考虑使用植入型心律转复除颤器(implantable cardioverter defibrillator device,ICD)。在年轻人中,卒中可能是 EDMD 的第一个临床表现,并可能致残。因此,对出现心房颤动/扑动的 EDMD 患者应启动抗凝治疗预防脑血栓栓塞的发生。对于心力衰竭的治疗,应遵循治疗指南。由于 β 肾上腺素受体阻滞剂可导致心脏传导阻滞和心动过缓,对于未安装起搏器的 EDMD 患者应谨慎使用。

(四)面肩肱型肌营养不良(facioscapulohumeral muscular dystrophy,FSHD)

FSHD 是最常见的肌营养不良之一,发病率仅次于 DMD 及强直性肌营养不良。FSHD 得名于受累肌群(面部-肩胛肌-肱骨上肌肉)。

【发病机制】

FSHD 是一组常染色体显性遗传性肌病,由 *DUX4*(double homeo box 4)基因在骨骼肌中异常表达所致。FSHD 分为两种类型:FSHD1 和 FSHD2。FSHD1 型约占 95%,是由位于 4q35 区域多态性 EcoR I 片段内的 D4Z4 串联重复序列的缺失所致。重复次数为整数的缺失会产生缩短的 DNA 片段,疾病的严重程度和发病时的年龄与残存片段的大小相关,而残存片段的大小在后代中保持不变。FSHD2 型约占 5%,是由 4q35 号染色体上 D4Z4 区域呈现较低的甲基化水平引起,DNA 甲基化调控基因 *SMCHD1* 和 DNA 甲基转移酶 3B 基因突变参与 FSHD2 的发生。

【临床表现】

FSHD 的发病和严重程度广泛,包括快速进展的婴幼儿或早期发病,缓慢进展的青年-成人发病,以及无症状的等位基因携带者。FSHD1 型和 FSHD2 型的临床表型相似。FSHD 起病的平均年龄在 16 至 20 岁,以对称性或不对称的面肌、肩胛带肌和上臂肌群肌无力和肌萎缩为主要表现,肩带肌无力为主,三角肌无力相对较少,面部肌肉受累轻微和不对称,临床可见猫脸、鱼嘴、翼状肩胛、游离肩、衣架肩等体征,随年龄增长,肌无力可向下进展累及躯干肌、骨盆肌和下肢肌群,约 20% 患者最终依靠轮椅。总体而言,FSHD 病程进展缓慢,预后相对较好,一般不直接影响预期寿命。

迄今为止,研究发现仅有不到 25% 的 FSHD 患者有轻微心电图异常,以不全性右束支传导阻滞最为常见,阵发性室上性心动过速、房扑、房颤亦有报道。已报道的心肌病几乎与 FSHD 无关,有 4 例 FSHD 合并心肌病相关的病例报道,其中 2 例肥厚型心肌病,1 例扩张型心肌病,1 例右心室发育不良伴心律失常,但心肌病与 FSHD 关系尚不确切。

【诊断】

根据上述临床特征,基因检测发现一个或多个等位基因的 4q35 位点上出现 8 个或更少的 D4Z4 重复位点,是目前 FSHD 诊断的金标准。FSHD 患者骨骼肌 MRI 显示正常肌肉组织中夹杂被脂肪和纤维组织所取代的异常组织,肌肉活检可见肌肉纤维表现出交替的退行性和再生、圆形、纤维化、大量内部核和淋巴细胞炎症。FSHD 患者血清 CK 增高,但一般不会超过正常上限的五倍。

【治疗】

目前尚无针对 FSHD 的特异性治疗,物理治疗和康复训练,以及借助辅助装置矫形,有助于改善患者的运动功能。除此以外,还应对 FSHD 患者进行慢性疼痛管理和心理支持,以帮助 FSHD 患者改善生活质量。

（五）强直性肌营养不良（dystrophia myotonic，DM）

DM 是一组遗传性非均质性肌病，由核苷酸串联重复序列的遗传扩增和不稳定性引起。以常染色体显性遗传、进行性肌无力、肌萎缩、肌强直和多系统损害为特征。威胁生命的室性心律失常和猝死可以是 DM 的首发症状。DM 分为两类：DM1 即 1 型强直性肌营养不良，又称为 Steinert 病；DM2 即 2 型强直性肌营养不良，也称为近端强直性肌病（PROMM）或 Ricker 病。

【发病机制】

DM1 由编码强直性肌营养不良蛋白激酶 *DMPK* 基因 3' 端非翻译区三核苷酸（CTG）n 不稳定重复序列的扩增引起，大于 37 个（CTG）n 重复序列通常是不稳定的，下一代可能遗传到更长的重复序列，从而产生子代较父代发病年龄更低，病情更重的现象。（CTG）n 重复序列的长度大于 50 为完全突变，重复序列的长度与疾病的严重程度及发病年龄密切相关。DM2 型由编码细胞核酸结合蛋白 *CNBP* 基因内含子 1 中 CCTG 重复序列的扩增（75~11 000 个重复）引起。CNBP 又称锌指蛋白 9（zincfinger protein 9，ZNF9）。

【临床表现】

DM1 的临床特征包括进行性面部、颈部和远端肢体肌肉无力和肌强直，可见其他退行性症状如白内障、神经/神经精神障碍、内分泌/代谢异常。按最新国际分类标准，DM1 可分为 5 组：先天性 DM1（出生时起病，<1 岁），CGT 长度>1 000，严重营养不足，进食困难，呼吸困难和心肺并发症；儿童期发病 DM1（1~10 岁），CGT 重复序列为 50~1 000，肌强直，心脏传导障碍；青少年发病 DM1（11~20 岁），CGT 重复序列为 50~1 000，肌无力症状缺失或轻微，在生命后期可出现心脏受累；成人发病 DM1（20~40 岁），CGT 重复序列为 50~1 000，肌强直，白内障，心脏传导障碍，胰岛素抵抗和呼吸衰竭；晚发/无症状 DM1（>40 岁），CGT 重复序列为 50~1 000，白内障和轻度肌强直。CGT 重复序列为 38~49 的为携带者，可以无临床症状。

高达 90% 的 DM1 患者出现心脏受累，以心脏传导障碍最为常见，心肌病罕见但表型多样。DM1 患者可出现室性心律失常或完全性心脏传导阻滞而发生猝死。呼吸系统并发症和心律失常是 DM1 患者最常见的死因。心脏事件的风险高低与 CGT 重复序列的长短无明确相关性，因此不论 CGT 重复序列的长短，所有的 DM1 患者均应进行心脏专科评估。

DM2 的主要临床特征为肌强直和肌萎缩，可伴性腺功能减退（男性患者）、心律失常、糖尿病和早期白内障等多系统受累。DM2 在临床表现和发病年龄上具有更高的变异性，但临床病程和预期寿命通常比 DM1 好。仅有 10%~20% DM2 患者出现心脏受累，心脏传导异常通常局限于一度房室传导阻滞和束支传导阻滞；10%~16% 的 DM2 患者出现左室收缩功能障碍伴心房颤动、心力衰竭，少数患者出现猝死和严重心律失常，扩张型心肌病亦不常见。

【诊断】

根据 DM 的临床表现，血清 CK 轻~中度升高，肌电图呈肌强直电位及低波幅、短时程的肌源性改变，通过 *DMPK* 基因、*CNBP* 基因检测可确诊 DM。所有的 DM 患者均应进行心电图、超声心动图等心脏评估，特别是 DM1 患者。

【治疗】

目前本病尚无特效治疗方法。可给予卡马西平、丙戊酸钠改善肌强直。90% DM1 患者出现心脏传导障碍，应由心脏专科医生进行诊断与管理，若合并严重房室传导阻滞，推荐植入永久心脏起搏器；鉴于这些患者有 1/3 可发生猝死，应评估是否使用双腔起搏器和心脏复律除颤器。针对不同靶点的基因治疗有待进一步探索。

（六）先天性肌营养不良（congenital muscular dystrophy，CMD）

CMD 是为一组出生时或婴儿早期出现的遗传性肌病，以肌无力和肌张力低下为主要特征，肌活检提示肌营养不良。

【发病机制】

CMD 多为常染色体隐性遗传，Ⅵ型胶原蛋白缺乏症可见常染色体显性遗传。CMD 致病基因与临床表型复杂多样，且与肢带型肌营养不良、先天性肌病之间存在重叠，目前尚无完善的分类系统。根据致病基因编码的蛋白位置，可将 CMD 分为细胞外基质缺陷、α 抗肌萎缩相关糖蛋白病、内质网缺陷以及核膜缺陷。

【临床表现】

CMD 的发病年龄、病情进展快慢及严重程度取决于 CMD 亚型，从婴儿期夭折到成年期存活，病情缓慢进展或非进行加重等患者均可见。CMD 以肌无力和肌张力低下为特征，常常表现为从出生到婴儿早期的运动功能下降，运动发育迟缓或停滞，关节挛缩和/或脊柱畸形，可有喂养困难、呼吸功能障碍和心脏受累。在某些亚型中，眼、脑和结缔组织也可受累。

CMD 的主要亚型包括：层粘连蛋白 α-2 缺乏症（MDC1A，Merosin 缺乏症），Ⅵ型胶原蛋白缺乏症（Ullrich 先天性肌营养不良），抗肌萎缩相关糖蛋白病，SELENON（SEPN1）-CMD，以及 LAMA-CMD（L-CMD）。

层粘连蛋白 α-2 缺乏症是由定位于 6q22-q23 的 *LAMA2* 基因突变所致，欧美多见，严重程度与 Merosin 缺乏程度相关。除 CMD 常见临床表现外，头颅 MRI 可见脑白质信号改变，20%～30% 的患者可出现癫痫发作。本病可能存在心脏受累，少数患者的左室收缩功能降低，目前尚无临床意义的心肌病报道。

Ⅵ型胶原蛋白缺乏症由 *COL6A1*、*COL6A2* 和 *COL6A3* 基因突变导致，表型谱包括早发且严重的 Ullrich 先天性肌营养不良，中等程度表型，以及表型轻微的 Bethlem 肌病。近端关节挛缩和远端关节过度松弛是 Ullrich 先天性肌营养不良特征之一。

抗肌萎缩相关糖蛋白病具有临床和遗传异质性，目前已发现 19 种相关的致病基因。WalkerWarburg 综合征（WWS）、福山型 CMD（FCMD）和肌-眼-脑病（MEB）是表型谱中最为严重的，常见多系统损害，包括严重的脑结构和眼部异常，伴认知损害，且常在早年夭折。福山型 CMD 由 FKRP 基因突变引起，大多数患者中在 10 岁以后出现收缩性左室功能不全导致心力衰竭，并可在 20 岁前死亡，尸检发现患者左室游离壁心肌纤维化。

SELENON-CMD 由 *SEPN1* 基因编码硒蛋白 N 缺陷所致，儿童期脊柱强直和脊柱侧弯多见。由于 SEPN1 在膈肌内高表达，常伴有严重的呼吸功能不全。

LAMA-CMD 是由 *LMNA* 基因突变引起的。*LMNA* 基因可导致 LMNA-CMD、Emery-Dreifuss 肌营养不良、LGMD1B 和其他表型。在 LMNA-CMD 中，患病的婴儿松软，运动发育迟缓，可见垂头、脊柱强直、下肢挛缩。患儿可出现夜间呼吸功能不全。与 Emery-Dreifuss 表型相似，LMNA-CMD 的心脏受累最初表现为房性心律失常型心肌病，并伴有传导阻滞，室性快速心律失常亦有报道。

【诊断】

根据 CMD 临床特征，结合分子遗传学检测结果，可进行 CMD 及其亚型的临床诊断与鉴别，组织学和肌肉活检可作为诊断的补充。由于本病常为多系统受累，应进行综合评估，包括心脏评估。

【治疗】

CMD 尚无特异性治疗,治疗应以神经、呼吸、胃肠、营养、骨科、康复、心脏等多学科管理为主,针对患者特定的亚型,提供个性化护理计划,对提高 CMDs 患者的生活质量和延长寿命具有重要作用。

（七）先天性肌病（congenital myopathies，CM）

【发病机制】

CM 是一组异质性遗传性肌病,肌活检可见特定的肌纤维结构异常,包括杆状体、核心肌、中枢核、透明体和Ⅰ型纤维的选择性萎缩(先天性纤维不均衡)等。这些结构异常与超过15个不同的基因有关,其中大多数基因编码与肌纤维完整性相关的肌节或细胞内蛋白。CM基因型与表型之间的存在异质性,许多常见的病理特征与不同基因的突变有关,而同一基因的突变可导致不同的肌肉病理。

【临床表现】

CM 的临床表现缺乏特异性,以肌张力低下和肌无力为特征的,通常从出生开始,呈静态或缓慢进展。肌无力的严重程度差别很大,从全身性肌无力到危及生命的新生儿肌无力到轻度近端肌无力的老年患者均可见。近端肌无力伴肌萎缩、面肌无力、肌张力低下、腱反射减退、呼吸肌和延髓肌群受累时,常提示为 CM,与患者的认知发育正常形成鲜明的对比。

CM 患者心脏受累少见,新生儿暂时性心力衰竭、伴先天性长 QT 综合征的左室功能不全、心肌肥大、扩张和 LVNC 心肌病表型,以及猝死均有报道。*TTN* 基因和 *MYH7* 基因的突变与扩张型心肌病、室性心律失常和心源性猝死的早期发展有关。

【诊断】

根据 CM 的临床特征、肌肉组织活检,结合分子遗传学检测,可进行 CM 的临床诊断,同时应对患者进行综合评估,包括心脏评估。

【治疗】

CMD 尚无特异性治疗,治疗仍以多学科管理为主,为患者提供个性化治疗计划。出现心脏受累者,需由心脏专科医师进行管理和治疗。

由于遗传性肌病复杂多样,且缺乏特异性治疗,临床应以多学科综合管理为主,帮助患者延长生存期和改善生活质量。在多数遗传性肌病中可见心脏受累,对不同的遗传性肌病应进行注册登记研究,进一步探索心脏功能评估方法与时机,心肌保护药物的使用时机与疗效,以及植入型除颤器、机械循环支持(MCS)和心脏移植在晚期心力衰竭中的作用。

（作者：梁树立 王晓琴 谢玲玲 胡越 陈蕾 洪思琦；审校：陈蕾）

参 考 文 献

[1] DIETZ H C,LOEYS B,CARTA L,et al. Recent progress towards a molecular understanding of Marfan syndrome[J]. Am J Med Genet C Semin Med Genet,2005,139C(1):4-9.

[2] NOLLEN G J,VAN SCHIJNDEL K E,TIMMERMANS J,et al. Pulmonary artery root dilatation in Marfan syndrome:quantitative assessment of an unknown criterion[J]. Heart,2002,87(5):470-471.

[3] VAN DE VELDE S,FILLMAN R,YANDOW S. Protrusio acetabuli in Marfan syndrome. History,diagnosis,and treatment[J]. J Bone Joint Surg Am,2006,88(3):639-646.

［4］ 杨思源,陈树宝.小儿心脏病学［M］.北京:人民卫生出版社,2012:697-700.

［5］ 中国法布雷病专家协作组.中国法布雷病诊疗专家共识(2021年版)［J］.中华内科杂志,2021,60(4):321-330.

［6］ KUBO T. Fabry disease and its cardiac involvement［J］. J Gen Fam Med,2017,18(5):225-229.

［7］ SEYDELMANN N,WANNER C,STÖRK S,et al. Fabry disease and the heart［J］. Best Pract Res Clin Endocrinol Metab,2015,29(2):195-204.

［8］ WANNER C,GERMAIN D P,HILZ M J,et al. Therapeutic goals in Fabry disease:Recommendations of a European expert panel,based on current clinical evidence with enzyme replacement therapy［J］. Mol Genet Metab,2019,126(3):210-211.

［9］ GERMAIN D P. Fabry disease［J］. Orphanet J Rare Dis,2010,5:30.

［10］ FELIS A,WHITLOW M,KRAUS A,et al. Current and Investigational Therapeutics for Fabry Disease［J］. Kidney Int Rep,2019,5(4):407-413.

［11］ MCCAFFERTY E H,SCOTT L J. Migalastat:A Review in Fabry Disease［J］. Drugs,2019,79(5):543-554.

［12］ LIMONGELLI G,PACILEO G,MARINO B,et al. Prevalence and clinical significance of cardiovascular abnormalities in patients with the LEOPARD syndrome［J］. Am J Cardiol,2007,100(4):736-741.

［13］ PACILEO G,CALABRÒ P,LIMONGELLI G,et al. Diffuse coronary dilation in a young patient with LEOPARD syndrome［J］. Int J Cardiol,2006,112(2):e35-e37.

［14］ YAGUBYAN M,PANNETON J M,LINDOR N M,et al. LEOPARD syndrome:a new polyaneurysm association and an update on the molecular genetics of the disease［J］. J Vasc Surg,2004,39(4):897-900.

［15］ MARTÍNEZ-QUINTANA E,RODRÍGUEZ-GONZÁLEZ F. LEOPARD Syndrome:Clinical Features and Gene Mutations［J］. Mol Syndromol,2012,3(4):145-157.

［16］ WIJNGAARDE C A,BLANK A C,STAM M,et al. Cardiac pathology in spinal muscular atrophy:a systematic review［J］. Orphanet J Rare Dis,2017,12(1):67.

［17］ FINSTERER J,WAHBI K. Cardiac disease in brain-heart disorders［J］. Acta Cardiol,2016,71(4):389-394.

［18］ ROTTER A,SAMORANO L P,RIVITTI-MACHADO M C,et al. PHACE syndrome:clinical manifestations,diagnostic criteria,and management［J］. An Bras Dermatol,2018,93(3):405-411.

［19］ DISSE S C,ZEMLIN M,MUELLER C,et al. PHACE Syndrome-before and after Propranolol Therapy［J］. J Pediatr,2018,193:275.

［20］ HADISURYA J,GUEY S,GRANGEON L,et al. Moyamoya angiopathy in PHACE syndrome not associated with RNF213 variants［J］. Childs Nerv Syst,2019,35(7):1231-1237.

［21］ CURATOLO P,NABBOUT R,LAGAE L,et al. Management of epilepsy associated with tuberous sclerosis complex:Updated clinical recommendations［J］. Eur J Paediatr Neurol,2018,22(5):738-748.

［22］ LIANG S,ZHANG J,YANG Z,et al. Long-term outcomes of epilepsy surgery in tuberous sclerosis complex［J］. J Neurol,2017,264(6):1146-1154.

［23］ LIU S,YU T,GUAN Y,et al. Resective epilepsy surgery in tuberous sclerosis complex:a nationwide multi-centre retrospective study from China［J］. Brain,2020,143(2):570-581.

［24］ 中国抗癫痫协会结节性硬化专业委员会.结节性硬化症相关癫痫外科治疗的中国专家共识［J］.中国当代儿科杂志,2019,21(8):735-742.

［25］ COOK A,GIUNTI P. Friedreich's ataxia:clinical features,pathogenesis and management［J］. Br Med Bull,2017,124(1):19-30.

［26］ ZHANG S,NAPIERALA M,NAPIERALA J S. Therapeutic Prospects for Friedreich's Ataxia［J］. Trends Pharmacol Sci,2019,40(4):229-233.

［27］ REZENDE T J R,MARTINEZ A R M,FABER I,et al. Developmental and neurodegenerative damage in

Friedreich′s ataxia[J]. Eur J Neurol,2019,26(3):483-489.

[28]　TSANG S H,SHARMA T. Inborn Errors of Metabolism:Refsum Disease[J]. Adv Exp Med Biol,2018,1085:191-192.

[29]　PICHER-MARTEL V,DUPRE N. Current and Promising Therapies in Autosomal Recessive Ataxias[J]. CNS Neurol Disord Drug Targets,2018,17(3):161-171.

[30]　MERCURI E,BÖNNEMANN C G,MUNTONI F. Muscular dystrophies[J]. Lancet. 2019;394(10213):2025-2038.

[31]　BIRNKRANT D J,BUSHBY K,BANN C M,et al. Diagnosis and management of Duchenne muscular dystrophy,part 2:respiratory,cardiac,bone health,and orthopaedic management[J]. Lancet Neurology,2018,17(4):347-361.

[32]　ARBUSTINI E,DI TORO A,GIULIANI L,et al. Cardiac Phenotypes in Hereditary Muscle Disorders:JACC State-of-the-Art Review[J]. J Am Coll Cardiol. 2018,72(20):2485-2506.

[33]　LABOMBARDA F,MAURICE M,SIMON J P,et al. Cardiac Abnormalities in Type 1 Facioscapulohumeral Muscular Dystrophy[J]. J Clin Neuromuscul Dis,2017,18(4):199-206.

[34]　FU X N,XIONG H. Genetic and Clinical Advances of Congenital Muscular Dystrophy[J]. Chin Med J (Engl),2017,130(21):2624-2631.

第二节　代谢性神经-心脏共患疾病

一、概述

代谢性疾病(aminoacidopathy)可以是获得性的,如脑叶酸缺乏症、尿毒症性脑病、肝性脑病、中毒性脑病等,但多数是遗传性的,即遗传代谢病(inherited metabolic disorders,IMD)。IMD 于 1908 年由 Garrod 首先提出,是一类因维持机体正常代谢所必需的某种酶、运载蛋白、膜或受体等的编码基因发生突变,使其编码的产物功能发生改变,而出现相应的病理和临床症状的一类疾病。根据受累物质的特点,可分为"小分子病(small molecular disease)"与"细胞器病(organelles disease)"(大分子病)(表 5-2-1)。小分子病临床表现常无特异性,多为急性发作,而间歇期可基本正常。细胞器病临床上常有相对特异的症状或体征,表现为多系统损害、器官肿大、骨骼畸形、生长发育落后、全身肌肉萎缩或肌无力等肌病、具有特殊面容等,病程呈进行性,如黏多糖病、岩藻糖贮积症、甘露糖贮积症、神经节苷脂贮积病多有骨骼畸形,线粒体病则多见局部或全身肌肉萎缩。

表 5-2-1　遗传代谢性疾病分类及与神经/心脏系统的关系

受累物质	常见疾病	神经系统症状	心脏系统症状
小分子病			
糖类	糖原贮积病、半乳糖血症、果糖不耐受症、儿童 1 型糖尿病(T1DM)	少数婴幼儿重症低血糖可伴发惊厥、癫痫、意识障碍、肌张力减退,半乳糖血症患儿可有头面部畸形(如小颌畸形)、精神行为异常,感音神经性耳聋,T1DM 患儿可有周围神经病变以及因酮症酸中毒导致的意识改变等	可有进行性心肌病(肥厚型或扩张型),GSD Ⅱ 患者可有左室流出道梗阻,最终均可发展为心力衰竭

续表

受累物质	常见疾病	神经系统症状	心脏系统症状
氨基酸	苯丙酮尿症、同型胱氨酸尿症、枫糖尿症、尿黑酸症	可出现惊厥、癫痫、智力发育迟缓、认知障碍、肌张力异常、运动障碍、精神症状	可有扩张型心肌病、瓣膜病变（如二尖瓣、主动脉瓣狭窄）、心力衰竭,尿黑酸症患儿死亡的主要原因是心肌梗死
有机酸	甲基丙二酸血症、丙酸血症、异戊酸血症	可有智力发育迟缓、肌张力减退（见于丙酸血症）、精神行为异常、运动障碍、卒中、视神经萎缩（多见于丙酸血症）、惊厥	可有心肌病（肥厚型或扩张型）、丙酸血症患儿可有长QT间期
尿素	先天性高氨血症	严重的脑功能障碍,可有惊厥发生、脑水肿、嗜睡、昏迷、认知障碍、行为异常、精神症状（如睡眠障碍、幻觉、妄想）	可有心肌病、心力衰竭
蛋白	家族性高脂蛋白血症、无白蛋白血症	可有惊厥发作、颅内动脉粥样硬化、脑卒中、神经退行性变化、共济失调、卒中	可有冠脉斑块、冠心病、主动脉瓣狭窄、心肌梗死、心力衰竭,无蛋白血症患儿还可有先天性心脏病、感染性心内膜炎
脂质	戈谢病、神经节苷脂贮积病、中性脂质贮积病（neutral lipid storage disease,NLSD）、原发性肉碱缺乏症	可有惊厥、肌张力减退、肌阵挛、智力迟钝、运动障碍（如共济失调、步态不稳）,戈谢病Ⅱ型还有动眼神经异常（如不自觉水平眼球运动）、斜视等,NLSD患儿还有神经感觉性听力丧失	可有瓣膜病变（如戈谢病Ⅲ型患儿有心脏二尖瓣和主动脉钙化）,冠脉粥样斑块形成、肥厚（扩张）型心肌病、心律失常
金属	肝豆状核变性、Menkes病	可有共济失调、构音障碍、精神症状、智力发育迟缓、震颤、Menkes病又有进行性脑实质变性	可有心肌肥厚、房颤、心力衰竭、动脉破裂
嘌呤	雷-尼尔综合征、Art综合征、焦磷酸合成酶过活性或缺失、腺苷酸琥珀酸裂解酶缺乏、腺苷脱氨酶缺乏症	可有精神发育迟缓、认知障碍、智力迟钝、肌张力障碍、运动发育迟缓、缺血性/出血性脑梗死、共济失调、听力受损、视神经萎缩、周围神经病变,少数有惊厥发作,雷-尼尔综合征患者可有行为异常（自残）	可有冠状动脉粥样硬化、房颤、心力衰竭、心肌梗死

续表

受累物质	常见疾病	神经系统症状	心脏系统症状
色素	高铁血红蛋白血症、含铁血黄素沉着症、卟啉病	可有运动障碍、肌张力障碍、生长发育迟缓、癫痫发作；含铁血黄素沉着症患儿可有感音神经性耳聋、共济失调、锥体束征，高铁血红蛋白血症患儿还可有小头畸形，卟啉病急性发作可有精神症状（如精神错乱、幻觉）	可有心肌肥厚、心律失常
神经介质	多巴反应性肌张力障碍、γ羟基丁酸尿（SSADH）	可有共济失调、运动障碍、肌张力障碍，SSADH 患儿可有发育迟缓、智力障碍，少有惊厥发作	
激素	先天性甲状腺功能低下、先天性肾上腺皮质增生症	先天性甲减患儿可有运动障碍、共济失调、下肢痉挛甚至瘫痪、精神发育迟缓、严重者可有呆小症，部分先天性肾上腺皮质增生症患儿大脑结构改变，影响认知、记忆等功能，少有惊厥发作	部分先天性甲减患儿有心包积液、心动过缓、心律失常、长 QT 间期、充血性心力衰竭；先天性先天性肾上腺皮质增生症的患儿心肌收缩力下降并可能产生心源性休克

细胞器病

受累物质	常见疾病	神经系统症状	心脏系统症状
肾小管病	肾小管酸中毒	常有手足搐搦，甚至惊厥，可有肌无力、反射减弱	部分高钾患儿有心律失常、心脏骤停
溶酶体病	戈谢病、法布里病、黏多糖贮积症、神经元蜡样脂褐质沉积症（NCL）、Danon 病（GSD Ⅱ b 型）	可有癫痫、智力发育迟缓、运动障碍、共济失调、瘫痪，黏多糖贮积症患儿常有特殊面容，NCL 患儿可有小头畸形	可有心律失常、瓣膜病变、心肌肥厚，有时可发生心力衰竭或猝死，黏多糖贮积症还可有冠状动脉硬化、主动脉斑块沉积
线粒体病	Kearns-Sayre 综合征、Barth 综合征、Leigh 综合征、MELAS 综合征、MERRF 综合征	可有视神经萎缩、听力受损等，Leigh 综合征可有周围神经病变，MELAS 综合征可有卒中，Kearns-Sayre 综合征可有慢性进行性眼外肌麻痹	可有心律失常（如完全性房室传导阻滞、预激综合征）、扩张型（或肥厚型）心肌病、左心室致密化不全、心力衰竭
过氧化物酶体病	植烷酸贮积症（refsum disease）、Zellweger 综合征（Zellweger syndrome）	可有慢性多神经病、小脑症状（如共济失调、小脑萎缩）、智力发育迟缓、神经性耳聋和嗅觉丧失，Zellweger 综合征还可有癫痫、特殊面容、肌张力障碍	可有心动过速，心律失常，心脏增大，心功能不全、心力衰竭

IMD 多为单基因病,常呈常染色体隐性遗传,少数为常染色体显性遗传或 X、Y 连锁伴性遗传及线粒体遗传等。目前已明确病因的人类遗传代谢病已达 1 000 多种。虽然单一病种患病率低,但总体发病率较高。此类疾病早期症状多无特异性,且临床表现多种多样,累及的部位和病情轻重差异很大,易造成误诊、漏诊,其中约 2/3 以上 IMD 可累及中枢神经系统。代谢性脑病(metabolic encephalopathy)的发病机制不尽相同,包括脑血流改变、脑水肿、神经递质异常、代谢毒物蓄积、能量代谢衰竭、细胞去极化等,从而导致高氨血症、低血糖、酸中毒和能量缺乏,引起脑功能障碍。代谢性脑病常常急性或亚急性起病,于感染、饥饿、手术等应激时好发。临床表现包括:①意识障碍:嗜睡、木僵、昏迷;②惊厥;③自主神经症状:呼吸异常(深大呼吸),心律失常、心脏停搏、眩晕、恶心、呕吐;④血管运动和泌汗功能异常;⑤精神症状:激惹、幻觉、妄想、谵妄;⑥脑干症状:口、面自动征,掌颏反射、握持反射异常,肌张力异常,去皮质、去大脑强直,震颤,多灶性肌阵挛。在发育落后或有慢性神经系统异常的儿童,尤其是既往有过脑病的患儿,出现上述症状时应首先除外代谢性脑病。IMD 也可导致心肌的结构、功能缺陷,包括肥厚型、扩张性、限制性或混合型心肌病。代谢性心肌病(metabolic cardiomyopathies)的临床表现具有一定的特异性,起病年龄小、阳性家族史、症状累及包含心脏的多个器官,常表现为心脏扩大和心肌肥厚同时出现。肥厚程度因原发代谢疾病的不同而不同,但大多为均匀性肥厚,部分病因可累及腱索、乳头肌、心脏瓣膜等(表5-2-1)。

具有代表性代谢性神经-心脏共患的疾病,如线粒体脑肌病(mitochondrial encephalomyopathy,ME)、脂质沉积性肌病(lipid storage myopathy,LSM)、糖原贮积病(glycogen storage diseases,GSDs)、系统性淀粉样变(systematic amyloidosis)将在下文进行阐述。

(一)糖代谢障碍(glucose metabolism disorders)

人类机体中的糖主要来源于食物,经人体摄入消化成单糖吸收后,经血液运输到各组织细胞进行合成与分解代谢。糖在生物体内经过一系列分解代谢后,为机体提供大量的能量,同时分解过程中产生的某些中间产物(如丙酮酸)又可作为合成脂类、蛋白质等生物大分子的原料。生物体也可将某些小分子非糖物质转化为糖(糖异生)或将单糖合成多糖(糖原合成)。糖原是葡萄糖的主要储存形式,也是非氧化性葡萄糖进入肌肉和肝脏组织的主要途径。

糖原代谢是由多个酶促反应控制的复杂过程,当其中一个或多个酶异常时便可能导致糖原的代谢异常从而蓄积在细胞内,称为糖原贮积病(glycogen storage disease,GSD)。GSD主要根据受影响的酶分为多种类型。心脏受累常见于 GSD Ⅱ 型庞贝病(Pompe disease)、Ⅲ型和Ⅳ型。有研究显示约 20% 的庞贝病患者心内膜发生纤维弹性增厚,心肌明显增大,最严重的类型是典型的婴儿起病型庞贝病,表现为出生后几周或几个月心肌细胞内糖原积累导致进行性肥厚型心肌病,左室流出道梗阻,肌张力减退和肌无力,呼吸窘迫,逐渐丧失独立通气能力,运动发育明显滞后。多数 1 岁以内死亡,死亡的主要原因是心脏和呼吸衰竭。GSD Ⅰ 型、Ⅱ 型可伴有运动及智力发育迟缓,低血糖惊厥。GSD Ⅲ 型常有肌病表现。GSD Ⅳ型的神经肌肉表现与发病年龄有关,围产期起病胎儿表现为胎动少,羊水多和宫内窒息;婴儿期患儿多运动能力发育不良,肌肉萎缩,肌张力下降;儿童期表现为肌病;成人期表现为孤立性肌病。GSD Ⅴ 型以运动后肌痉挛和肌红蛋白尿为主要临床表现。

(二)脂质代谢障碍(lipid metabolism disorder)

脂质与蛋白质、碳水化合物是产能的三大营养素,也是人体细胞组织的重要组成成分,参与构成细胞膜、神经髓鞘。脂质主要由两类分子组成:脂肪酸及其衍生物(包括甘油三酯)和含有甾醇的代谢物(如胆固醇)。脂肪酸最终通过线粒体中的 β-氧化循环分解代谢,产生三磷酸腺苷,为机体提供能量。短链和中链脂肪酸可以通过扩散进入细胞,然后进入线粒体。长链脂肪酸则需要特定的转运机制,即质膜上的脂肪酸转运子和线粒体膜上的肉碱-棕榈酰转移酶系统。因此,当细胞内甘油三酯分解代谢障碍、长链脂肪酸转运障碍和肉碱缺陷、脂肪酸 β-氧化缺陷等都会导致脂质代谢紊乱造成脂质沉积,从而导致组织器官的功能障碍。如累及心脏,在临床上可表现为肥厚型心肌病、扩张型心肌病、左室心肌致密化不全等,也可表现为不同类型的心律失常,是儿童尤其是婴儿猝死的重要病因之一。

中性脂质贮积病(neutral lipid storage disease,NLSD)是一种罕见的脂质贮存障碍,该病是因为脂肪甘油三酯脂肪酶或含自水解酶域 5 缺陷导致甘油三酯(triglyceride,TG)分解障碍,从而导致 TG 在各种器官的细胞质中积聚。TG 沉积在多种组织,包括心脏和中枢神经系统,导致肥厚型心肌病、神经感觉性听力丧失、智力低下等。肉碱是长链脂肪酸通过内线粒体膜的重要辅助因子。肉碱缺乏会导致细胞质中长链脂肪酸的积累和脂肪酸氧化缺陷。患者可表现出发作性无力、发作性低血糖、癫痫、扩张型心肌病和心动过缓、心律失常。脂质沉积性肌病是长链脂肪酸氧化过程缺陷所致的代谢性肌病,常见于儿童,成人亦可发病。大多缓慢起病,主要累及骨骼肌,四肢呈对称性肌无力,以肢带肌受累严重,表现为运动不耐受并伴肌肉胀痛,少数可有程度较轻的肌萎缩;呈慢性进展病程,可同时累及心脏、肝脏、肌肉等组织,此外颈肌、咀嚼肌、吞咽肌及舌肌均可受累;并可反复出现低血糖和低酮血症。

(三)蛋白质代谢障碍(protein metabolic disorder)

蛋白质不是人体的主要供能物质,当糖类和脂质供应不足时,蛋白质参与供能。因此,蛋白质代谢障碍不会对能量供应产生较大的影响。蛋白质是具有三维结构的生物大分子。当蛋白质错误折叠使其正常结构改变,错误折叠的蛋白无法正常溶解,在细胞外聚集形成不溶性的纤维丝,沉积在除了脑室膜之外的任何组织。淀粉样蛋白的积聚通过诱导炎症、氧化应激和细胞死亡导致细胞功能障碍和组织损伤,并进一步导致脏器功能的受损,称为系统性淀粉样变性。每种蛋白聚集体通常对一种疾病有特异性,如淀粉样 β 蛋白和 tau 聚集体是阿尔茨海默病的特征性表现;转甲状腺素蛋白淀粉样积聚,可以导致四肢失去知觉、周围神经病变和心脏淀粉样变。最常见的两种类型是转甲状腺素淀粉样变性和获得性单克隆免疫球蛋白轻链淀粉样变性。

(四)线粒体代谢障碍(mitochondrial metabolic disorder)

线粒体病是指原发于线粒体能量合成系统功能异常所引起的一组特定的疾病。目前已知有 5 种原因可致线粒体能量合成系统功能障碍,包括线粒体呼吸链功能障碍、丙酮酸代谢障碍、三羧酸循环障碍、脂肪酸氧化障碍和肌酸代谢障碍,其中由线粒体 DNA(mitochondrial DNA,mtDNA)和核 DNA(nuclear DNA,nDNA)突变所致呼吸链传递障碍是线粒体病最常见的原因。mtDNA 的致病突变率至少为 1/8 000。由于氧化磷酸化过程受损、三磷酸腺苷产量减少、活性氧产生增加,从而导致多器官同时受累,包括心脏和神经系统。线粒体肌病可以导致心肌结构、功能异常,如肥厚型或扩张型心肌病、心律失常、左心室心肌致密化不全和心力衰竭等,同时合并冠状动脉疾病、高血压、瓣膜病或先天性心脏病。神经系统损害包括癫痫、运动障碍、共济失调、卒中等。20% ~ 25% 的患者临床可表现出明显的周围神经病变。

（五）有机酸血症（organic acidemia，OA）和氨基酸代谢病（aminoacidopathy）

有机酸是氨基酸、脂肪、糖中间代谢过程中所产生的羧基酸，由于某种酶的缺陷，导致相关羧基酸及其代谢产物的蓄积。有机酸代谢障碍又称有机酸血症或有机酸尿症。某阶段的代谢障碍造成其前身有机酸类物质的异常蓄积，引起代谢性酸中毒及脑、肝、肾、心脏、骨髓等脏器功能损害。除前驱物质的蓄积外，旁路代谢增加，其他相关有机酸的产生亦随之增多，体液分析伴随多种有机酸异常。由于体内蓄积的有机酸需转化为乙酰肉碱向尿中排泄，肉碱消耗异常增加，导致继发性肉碱缺乏症。新生儿期多以哺乳困难、呕吐、肌张力低下、呼吸急促、意识障碍、惊厥为主。婴幼儿期临床表现则以发育落后、肌张力低下、惊厥、哺乳困难、体重增加不良、顽固性呕吐为多见。生化异常包括贫血、代谢性酸中毒、酮症、低血糖、高氨血症、高乳酸血症、肝肾功能异常、心肌酶谱异常等。

琥珀酰辅酶 A 合成过程障碍可导致丙酸血症和甲基丙二酸尿症（methylmalonicaciduria，MMA）。临床表现与酶缺乏程度有关，绝对缺乏者在新生儿期早期就可表现出易怒、脑病、癫痫等神经系统症状。随病程的延长，患者可出现扩张型心肌病、发育迟缓、智力障碍、癫痫、视力和听力障碍等表现。胱硫醚 β 合成酶的缺陷可导致高同型半胱氨酸血症（hyperhomocysteinemia）和高同型半胱氨酸尿症（hyperhomocysteinuria）。有研究显示，血浆中的高胱氨酸水平是儿童心血管事件的独立危险因素，高胱氨酸水平升高是闭塞性动脉疾病、严重的精神疾病以及迟发型运动障碍（如迟发型帕金森病）的危险因素。苯丙氨酸羟化酶缺陷引起苯丙氨酸的聚集，导致苯丙酮尿症，产生智力发育迟缓、癫痫、肌张力异常等神经系统症状，同时增加患者患心血管疾病的风险。

（六）过氧化物酶体生物合成障碍

过氧化物酶体是一种普遍存在的细胞器，参与多种代谢反应，维持细胞内环境稳定。过氧化物酶体功能障碍可导致心脏的代谢异常、氧化应激，甚至发展为心力衰竭；还可造成神经元的无序迁移和分化缺陷。代表疾病有植烷酸贮积症、Zellweger 综合征等。

植烷酸贮积症的临床表现包括心动过速、心律失常、心脏增大、心功能不全等，严重可因心力衰竭导致死亡；同时伴视网膜色素变性、慢性多神经病、小脑症状（如共济失调、小脑萎缩）、智力发育迟缓、神经性耳聋和嗅觉丧失等神经系统表现。Zellweger 综合征是最严重的过氧化物酶体功能障碍（peroxisomal dysfunction）疾病。由于过氧化物酶体功能缺失，导致严重的神经功能障碍，如新生儿张力低下、特殊面容、智力发育迟缓和癫痫等，也可出现心肌病、心律失常、心血管畸形等。

二、线粒体脑肌病

线粒体是细胞内普遍存在的细胞器，通过呼吸链-氧化磷酸化系统合成 ATP 为细胞提供生命活动所需的能量。线粒体脑肌病是一组线粒体基因（mitochondrialDNA，mtDNA）或核基因（nuclear DNA，nDNA）缺陷导致线粒体功能障碍或结构异常，ATP 合成障碍所引起的以脑和肌肉受累为主的多系统疾病，为最常见的先天性代谢缺陷，估计发病率为 1/5 000。有母系遗传及孟德尔遗传等多种遗传方式，致死及致残率高。出生后至老年均可起病，可急性或隐袭起病。临床表现具有高度异质性，各器官系统均可能单独或联合受累，能量需求越旺盛的器官组织越容易受累，尤以神经肌肉系统受累最为常见，心脏作为仅次于神经系统的高耗能组织也经常受累，部分特殊类型的线粒体脑肌病尤其容易出现心脏损害（表 5-2-2）。该类疾病表型众多，诊断困难，目前常用的诊断标准有 Morava 等修订的 MD 标准（MDC）评分系统（表 5-2-3）。

表 5-2-2　线粒体脑肌病心脏受损高危群体的神经及心脏损害表现

表型	缺陷基因	神经系统损害表现	心脏损害表现
线粒体脑肌病伴高乳酸血症和卒中样发作（MELAS）	mtDNA 点突变（80% 为 m.3243A>G）	慢性进行性脑病，癫痫，头痛，卒中样发作，肌病，听力下降，头颅 MRI 可见不符合血管分布的颞枕叶多见皮质和皮质下病变反复出现和消退，MRS 乳酸峰	心脏传导阻滞、心肌病
肌阵挛伴破碎红纤维（MERFF）	m.8344A>G 最常见	肌阵挛，肌病，小脑性共济失调	心肌病
Leigh 综合征	多种 mtDNA 或 nDNA 突变（最常见为编码复合物 I、IV 或丙酮酸脱氢酶相关基因）均可导致	运动发育迟滞，脑干和/或基底节受累的症状与体征，小脑性共济失调，痴呆，视听力下降，MRI 显示双侧基底节和/或脑干异常信号	心肌病
慢性进行性眼外肌麻痹（CPEO）	mtDNA 大片段缺失或点突变，nDNA 突变	上睑下垂、眼球运动障碍、偏头痛、肌病、共济失调、视力下降	心脏传导阻滞、心肌病
Kearns-Sayre 综合征（KSS）	mtDNA 大片段缺失	眼外肌麻痹、吞咽障碍、共济失调、听力障碍、视力下降、智力障碍	心脏传导阻滞、心肌病
神经源性肌无力，共济失调，视网膜色素变性（NARP）	mtDNA 点突变（最常见为 m.8993T>G）	肌病，周围神经病，色素性视网膜炎，共济失调，癫痫，头痛、精神发育迟滞	心脏传导阻滞、心肌病

表 5-2-3　MDC 评分系统

项目	内容
I 临床表现（最高4分）	
肌肉系统（最高2分）	眼外肌麻痹、面肌病、运动不耐受、肌无力、横纹肌溶解、肌电图异常
中枢神经系统（最高2分）	发育迟滞、技能丧失、卒中样发作、偏头痛、抽搐、肌阵挛、皮质盲、锥体束征、锥体外系征、脑干征
多系统症状（最高3分）	血液系统、胃肠系统、内分泌系统、心脏、肾脏、听力损害、神经系统、复发、家族史
II 代谢/影像学（最高4分）	血乳酸升高[b]、乳酸/丙酮酸升高、丙氨酸升高[b]、CSF 乳酸升高[b]、CSF 丙氨酸升高[b]、尿三碳酸盐排泄、乙基丙二酸尿症、MRI 卒中样改变、MRI 为 leigh 综合征样改变[b]、MRS 乳酸峰
III 形态学（最高4分）	破碎红/蓝纤维[a]、COX 阴性纤维[a]、COX 染色降低[a]、SDH 染色降低[b]、SDH 阳性血管[b]、电镜下线粒体异常[b]

注：[a] 每项4分；[b] 每项2分；其他项每项1分；各项评分相加，8～12 分为确诊，5～7 分为拟诊，2～4 分为可能，1 分则排除。

（一）常见累及神经系统的线粒体脑肌病

线粒体脑肌病的神经损害可累及神经系统的各个部位,表现为发育障碍、癫痫、卒中样发作、偏头痛、共济失调、肌张力障碍、视神经病变、运动不耐受、肌无力、眼外肌麻痹、周围神经病等。常见累及神经系统的线粒体脑肌病主要有:

1. Leigh 综合征（Leigh syndrome,亚急性坏死性脑病）　可有母系遗传、常染色体隐性遗传或 X 连锁遗传等多种遗传方式。患者常于 12 个月至 3 岁之间发病,且常继发于病毒感染。以发作性失代偿（常伴血液和/或脑脊液中乳酸水平升高）为特征,颅脑磁共振检查发现（基底神经节和/或脑干出现双侧对称性 T_2 加权高信号）、血液和/或脑脊液乳酸水平升高,伴随精神运动发育落后或倒退,患者发病后可出现一过性或长期稳定状态,甚至可出现症状好转,但最终常不可避免出现进行性神经系统衰退。神经系统表现包括肌张力低下、共济失调、运动障碍（包括舞蹈症）、小脑共济失调及周围神经病。非神经系统表现可包括肥厚型心肌病、多毛症、贫血、肾小管病变、肝脏受累。约有 50% 患者在 3 岁时死亡,最常见死因为呼吸衰竭或心力衰竭。基因检查可发现 *MT-ATP6*（最常见为 m.8993T>G）、*MT-ND3*、*MT-ND5*、*MT-ND1* 编码基因或核基因（*NDUFS1~4,7,8*;*SURF1*;*NDUFV1*;*NDUFA2,9,10,12* 等基因突变）。

2. POLG-相关疾病　从婴儿到成年晚期均可发病。与 POLG 有关的疾病包括一系列重叠的表型。基因检查发现两个（双等位）*POLG* 基因致病突变（adPEO 仅需 1 个 *POLG* 基因致病突变）。主要累及神经系统的 POLG-相关疾病包括以下 6 种:

（1）Alpers-Huttenlocher 综合征（AHS）:为 POLG 相关疾病最严重的表型,常染色体隐性遗传,多在出生后数月或 2 岁内发病。其特征是进行性发展的脑病,出现运动和智力发育倒退、难治性肌阵挛或局灶性运动性癫痫发作和共济失调,伴随肝脏功能障碍,严重者出现致死性肝性脑病,多数患者在 11 岁前死亡。

（2）儿童型肌脑肝综合征（MCHS）:婴儿期至 3 岁发病,伴有智力运动发育迟缓或痴呆、乳酸酸中毒、肌病,还可能出现肝功能衰竭、肾小管性酸中毒、胰腺炎、周期性呕吐和听力障碍等症状。

（3）肌阵挛癫痫肌病感觉性共济失调（MEMSA）:又称癫痫、肌病和不伴眼肌麻痹共济失调谱系疾病。主要表现为癫痫发作、近端肌无力和感觉性共济失调。

（4）共济失调谱系疾病（ANS）:约 90% 的人以共济失调和神经病为核心特征。约 2/3 发展为癫痫发作,几乎一半有眼肌麻痹,但少见其他肌病表现。

（5）常染色体隐性渐进性眼外肌麻痹（arPEO）:特征为眼外肌进行性麻痹,而无全身症状,大多患者在数年至几十年后出现 POLG 相关疾病的其他表现。

（6）常染色体显性进行性眼外肌麻痹（adPEO）:除眼外肌麻痹外,常可见全身肌病表现,且伴有不同程度的感觉神经性耳聋、轴突神经病、共济失调、抑郁症、帕金森病、性功能减退和白内障（也称为"慢性进行性眼外肌麻痹加"或"CPEO+"）

3. **线粒体脑肌病伴高乳酸血症及卒中样发作**（mitochondrial encephalomyo-pathy with lactate acidosis and stroke-like episodes,MELAS）　母系遗传,多在 2~40 岁发病。所有患者均可见反复卒中样发作,常伴有多种类型的癫痫发作、智能发育迟滞或痴呆、反复头痛、反复呕吐、皮质盲、多毛、肌肉无力和运动不耐受、听力下降和身材矮小等。少数患者伴糖尿病、心肌病、肾病、视网膜病、胃肠病表现。在卒中样发作期间,神经影像显示 T_2 加权信号区域增加,与供血区分布不一致。常见高乳酸血症,肌肉活检通常显示参差不齐的红色纤维。可与 Leigh 综合征或 MERRF 叠加。多在发病后 10~15 年死亡。基因检查发现 80% 患者为 m.3243A>G 致病性突变,此外,也可见 *MT-TL1*、*MT-ND5* 编码基因致病突变。

4. 肌阵挛性癫痫伴破碎红纤维(myoclonic epilepsy with ragged red fibers,MERRF) 母系遗传,多儿童发病,特征表现为肌阵挛发作,其次可见全面性癫痫发作、共济失调,还可伴肌无力、耳聋、智力低下、视力下降,Wolff-Parkinson-White 综合征。肌肉活检可见破碎红纤维(RRF)。80% 以上患者可见 m.8344A>G 突变,也可见 *MT-TF*、*MT-TL1*、*MT-TI* 和 *MT-TP* 编码基因突变。

5. mtDNA 缺失综合征　主要表现为 Kearns-Sayre 综合征(KSS)、Pearson 综合征和进行性眼外肌麻痹(PEO)三种重叠的表型,可随时间发生表型变化,个别患者可表现为 Leigh 综合征。分子诊断发现受累儿童患者血/尿中或成人患者肌肉中检出 1.1 to 10kb 的 mtDNA 片段缺失。主要累及神经系统的表型为:

(1) Kearns-Sayre 综合征(Kearns-Sayre syndrome,KSS):母系遗传,20 岁前发病。以眼外肌麻痹为首发症状,而后可见视网膜色素变性导致的视力下降以及心脏传导阻滞,部分患者存在无力、共济失调、感音性耳聋、智能减退、吞咽障碍、运动不耐受、肌肉无力和内分泌疾病。心脏传导阻滞是主要的猝死原因。

(2) 进行性眼外肌麻痹(progressive external ophthalmoplegia,PEO),其特征是眼外肌麻痹(上睑下垂、眼球运动障碍)、口咽无力和伴有运动不耐受的严重近端肢体无力。

6. 线粒体神经胃肠脑肌病(mitochondrial neurogastrointestinal encephalomyo-pathy,MNGIE)　常染色体隐性遗传,发病年龄多在 10~50 岁。以进行性胃肠动力障碍(腹泻、便秘或周期性的假性肠梗阻或胃排空障碍)起病,导致消瘦或恶病质;伴随或随后出现眼肌麻痹(上睑下垂和眼球活动障碍)、脑白质病、脱髓鞘性周围神经病(感觉异常、对称性肢体远端肌无力)。血浆胸苷和脱氧尿苷的血浆水平升高,胸苷磷酸化酶的酶活性明显降低,基因检查发现 *TYMP*(或称 *ECGF1*)双等位基因致病性变异。

7. Leber 遗传性视神经病(Leber hereditary optic neuropathy,LHON)　是一种由 mtDNA 突变所引起的母系遗传性视神经萎缩。好发于青年男性,主要表现为双眼先后发生的无痛性视力急性或亚急性下降,体检发现中央视野丧失、周边视力保存、瞳孔对光反射保存,伴色觉障碍。眼底检查在疾病早期表现为视盘充血水肿、视盘旁毛细血管迂曲扩张,疾病后期视盘水肿和毛细血管扩张消退,最终视盘颞侧或全部呈萎缩性改变。多数 LHON 患者只存在眼部表现,少数可合并全身其他系统症状如智力障碍、癫痫、听力障碍、肌张力障碍等。一些患有 LHON 的个体(通常是女性)也可能会发展成多发性硬化样疾病。分子诊断可发现 mtDNA 致病突变,最常见为 m.3460G>A,m.11778G>A,m.14484T>C。

(二) 线粒体脑肌病合并心脏损害

约 30% 线粒体脑肌病患者可出现心脏损害,主要表现为心肌病和心律失常。其中,心肌病发生率为 20%~40%。高达 53% 的线粒体脑肌病伴高乳酸血症和卒中样发作(mitochon-drial encephalopathy lactic acidosis stroke-like episodes,MELAS)患者中可见到左心室射血分数受损、左心室肥厚或晚期钆增强。慢性进行性外眼肌麻痹、Kearns-Sayre 综合征(KSS)患者则更常见肥厚型心肌病,但也可见扩张型、限制性、左室不压实和组织细胞型心肌病。约 10% 的原发性线粒体病患者有心律失常,尤其在 KSS 及 m.3243A>G 突变患者中最为常见。原发性线粒体病患者的心律失常主要表现为沃尔夫-帕金森-怀特综合征、不完全束支或房室传导阻滞、室性期前收缩、预激导致室上性心律失常。同时,心律失常也是该病患者猝死的重要原因,研究发现室内传导阻滞是线粒体病患者不良心脏事件独立危险因素。

对于线粒体脑肌病合并心脏损害患者的管理,除线粒体脑肌病的一般管理外,尚强调对于心脏损害的评估及管理,主要包括:

1. 基线评估

(1) 标准 12 导联心电图(ECG)和超声心动图(测量左室厚度及收缩/舒张功能)。

(2) 对于已有心悸表现或发作性事件、心脏受累高危患者、已有心肌病表现的患者应进行 24 小时动态心电图监测。

(3) 除患者外,无症状的突变携带者,尤其是 m.3243A>G 突变的无症状携带者也应进行常规筛查。

(4) 应同时评估其他与心脏受损高度相关的疾病表现,包括高血压、糖尿病和血脂异常。

2. 随访评估

(1) 基础随访内容包括:临床评估、血压监测、心电图、超声心动图,每年 1 次至少连续 3 年。

(2) 有新发心脏症状或高危患者,应尽早随访。

(3) 在 3 年的连续随访期间,如果患者上述心脏情况稳定,可将随访间隔延长至每 2~3 年随访 1 次,反之,则应缩短随访间隔。

(4) 无症状携带者,随访的时间应根据其患病风险而定。

3. 24~48 小时动态心电监测

(1) 高危患者、左室收缩功能严重受损(左室射血分数<35%)患者、左室收缩或舒张功能障碍患者、有心悸症状的患者,应至少每 1~2 年进行一次。

(2) 对于线粒体 DNA 缺失综合征及携带 m.3243A>G 或 m.8344A>G 突变者增加监测频率。

4. 心脏 MRI　适应证为超声心动图不能明确是否存在结构重塑者,治疗前量化评估以及侵入性治疗(如室间隔肌切开术等)开展前。

5. 运动负荷超声心动图和平板运动试验

(1) 适应证:不适用于所有患者,仅用于评估心脏功能贮备、治疗反应和运动诱发的动态左室流出道梗阻。

(2) 行该检查前应综合评估患者运动不耐受、代谢失代偿的可能性,并在严密监测下开展。

(三) 线粒体脑肌病合并心脏损害的治疗

线粒体脑肌病目前没有特异性治疗方法,维持患者持续性的能量代谢平衡是治疗该病的目标,并且需要多学科管理。经验性的线粒体脑肌病的药物治疗可以在临床试用,需要结合患者的具体临床表现和可能的发病机制。

【药物治疗】

药物治疗包括:①清除自由基:艾地苯醌、辅酶 Q10、维生素 E、硫辛酸、维生素 C、硒、β 胡萝卜素、番茄红素和玉米黄素;②降低乳酸:碳酸氢钠、二氯乙酸、二甲基甘氨酸;③电子转移载体:艾地苯醌、辅酶 Q10、维生素 B_1(硫胺)、维生素 B_2、琥珀酸、维生素 K、烟酰胺;④能量替代物:一水肌酸、三磷酸腺苷;⑤补充肉碱。

【营养管理】

避免饥饿;主张低糖、低碳水化合物,适当高蛋白及高脂肪饮食,鼓励摄入颜色鲜艳的蔬菜水果;条件允许应给予胃造口管(G-tube)或胃空肠造口管(J-tube)植入。

【运动疗法】

耐力运动应遵循低强度短时间,循序渐进原则。

【对症治疗】

1. **神经系统相关** 包括:①代谢性卒中的治疗:静脉滴注 L-精氨酸 [500mg/(kg·d)] 连续使用 3~5 天;②抗癫痫药物的选择:疑诊或确诊 POLG 相关疾病避免使用丙戊酸;③解热镇痛药物的选择:可使用布洛芬。

2. **心血管系统相关** 包括:①控制血压、血糖、血脂等心脏疾患相关高危因素。②根据心功能来制定线粒体脑肌病患者体力活动的强度。③射频消融术可用于治疗线粒体脑肌病患者的室上性心动过速、Wolf-Parkinson-White 综合征或任何可能通过该技术治疗的心律失常。④对于高危患者应该尽早考虑植入型起搏器或植入型除颤器,以降低心源性猝死的风险;左室壁厚度大于 30mm 的患者以及有(持续性和非持续性)室性心动过速患者优先使用植入型除颤器;必要时可联合使用植入型起搏器与植入型除颤器。⑤心脏衰竭终末期可考虑心脏移植,但移植前应结合线粒体脑肌病自然史及共患疾病综合评估。

【用药禁忌】

避免使用线粒体毒性药物,包括:①抗病毒药物:拉米夫定、替比夫定和齐多夫定等;②干扰素类药物;③抗生素:利福平、氨基糖苷抗生素、氯霉素、阿霉素、四环素;④心血管药物:利多卡因、卡维地洛、奎尼丁、异丙肾上腺素、氯吡格雷、阿司匹林;⑤抗肿瘤药:异环磷酰胺、卡铂;⑥大剂量长时间糖皮质激素;⑦抗癫痫药:mtDNA 耗竭综合征慎用氨己烯酸,高乳酸血症患者慎用托吡酯;⑧其他:他汀类药物,双胍类药物。

三、脂质沉积性肌病

脂肪酸是骨骼肌及心肌的主要供能燃料,高效率的脂肪酸氧化是骨骼肌、心肌维持正常功能的能量基础。脂肪酸氧化代谢障碍时,将出现细胞能量不足和中间代谢产物蓄积,以及过多的脂肪在组织内沉积,从而导致骨骼肌和心肌损害。

脂质沉积性肌病(lipid storage myopathy,LSM)是一组异质性遗传性肌病,由原发性脂肪代谢途径中的酶或辅酶缺陷所致脂肪酸氧化代谢障碍,以肌纤维内脂肪沉积为主要病理特征,以进行性肌无力、运动不耐受为主要临床表现。

(一)晚发型多酰基辅酶 A 脱氢缺陷

晚发型多酰基辅酶 A 脱氢缺陷(multiple acyl coenzyme A dehydrogenation deficiency, MADD),即戊二酸尿症Ⅱ型(glutaric aciduria type Ⅱ, GAⅡ),是一组常染色体隐性遗传疾病,具有临床异质性,根据发病年龄可分为新生儿型和晚发型。晚发型 MADD 以反复发作的非酮症或低酮症性低血糖、代谢性酸中毒、轻度高氨血症和脂质沉积性肌病为特征,是我国 LSMs 最常见的病因。

【发病机制】

MADD 主要由电子转移黄素蛋白(ETFA,ETFB)或电子转移黄素蛋白脱氢酶(ETFDH)基因突变引起。这些基因分别编码电子转移黄素蛋白(ETF)和电子转移黄素蛋白泛醌氧化还原酶(ETF-QO)的 α 和 β 亚基。ETF 和 ETF-QO 功能的缺失影响酰基辅酶 A 脱氢酶接收电子的转移,从而引起脂肪酸 β 氧化障碍。基因型-表现型相关性研究表明,ETFA 和 ETFB 的纯合突变在新生儿型 MADD 更常见,而具有剩余活性的 ETFDH 突变则常见于晚发型

MADD。与核黄素转运相关的其他基因(如 *SLC52A1*、*SLC52A2* 和 *SLC52A3*),或线粒体黄素腺嘌呤二核苷酸(FAD)转运与合成基因(如 *SLC25A32* 和 *FLAD1*)亦可能与 MADD 发病相关。

【临床表现】

新生儿型 MADD 伴先天畸形者,可在生后 24~48 小时内发生严重低血糖,伴肝大、代谢性酸中毒,大多在生后一周内死亡。新生儿型 MADD 无先天畸形者,表现为肌张力低下、肝大、低血糖、代谢性酸中毒、脚汗味,常常会在生后数月内死于严重的心肌病。1 例经新生儿筛查诊断 MADD 的患儿,生后 6 月超声心动图显示心包积液、心室肌肉增厚、房室瓣膜关闭不全,死亡后尸体解剖发现心脏肥大、脂肪浸润和心室肥厚。

晚发型 MADD 在发病年龄和病程上差异极大,2~64 岁均可发病,10~40 岁好发。婴幼儿晚发型 MADD 常表现为间歇性呕吐、低血糖、高氨血症和代谢性酸中毒等代谢危象,很少有肌肉内脂肪沉积。而青少年和成人晚发型 MADD 可在儿童期无症状,青少年或成年后出现间歇性呕吐、低血糖、肝大、肌无力、肌疲劳、肌痛。晚发型 MADD 起病隐匿,常表现为运动不耐受,即运动后出现肌肉酸痛无力,以四肢近端和躯干肌为主,肌无力呈持续性或波动性,可自发缓解,但无晨轻暮重;轻者肌萎缩不明显,重者可见受累肌群肌萎缩;部分患者在病情加重期可能出现横纹肌溶解。国外报道晚发型 MADD 约半数伴有发作性脑病等中枢神经系统受累表现,而中国患者罕见。心肌病和猝死亦有报道。

【诊断】

晚发型 MADD 的诊断主要依据相关的临床表现和实验室检查。肌肉活检可见肌细胞中大量脂肪滴沉积。发作期尿有机酸分析发现戊二酸等多种有机酸升高,血串联质谱分析发现中、长链脂酰肉碱增高,游离肉碱多正常。分子遗传学检查发现 *ETFA*、*ETFB* 或 *ETFDH* 突变即可确诊。对伴有心脏损害的患者,应定期进行心脏功能、超声心动图、心电图等评估。

晚发型 MADD 的诊断需注意与多发性肌炎、Lambert-Eaton 肌无力综合征、线粒体肌病、重症肌无力等疾病鉴别。MADD 患者对饮食变化特别敏感,限制碳水化合物的摄入、禁食与饥饿可能加剧代谢紊乱,导致 MADD 病情加重,在临床诊疗中应注意询问饮食习惯并予以避免。

【治疗】

大多数晚发型 MADD 对核黄素治疗有反应(30~120mg/d),1~3 月多数患者体力可恢复正常。肉碱、大剂量的辅酶 Q10(150~500mg/d)和维生素 B_{12} 也被推荐用于提高临床疗效。新生儿型 MADD 通常是致命的。曾有报道 D-L3-羟基丁酸钠(NaHB)治疗一例新生儿发病的 MADD(*ETFA* 基因突变),获得临床症状的改善,NaHB 在新生儿 MADD 治疗的应用值得进一步探讨。同时,应避免高脂饮食及长时间禁食等诱因。

（二）单纯肌病型中性脂肪沉积症

单纯肌病型中性脂肪沉积症(neutral lipid storage disease with myopathy,NLSDM)是一种罕见的常染色体隐性遗传疾病,其特征为中性脂肪在骨骼肌、心肌等组织中异常沉积,导致相应临床表现。

【发病机制】

NLSDM 是由 Patatin 样磷脂酶结构域 2(*PNPLA2*)基因突变所致。*PNPLA2* 编码脂肪甘油三酯脂肪酶(ATGL),ATGL 负责三酰甘油水解的第一步,为限速酶。ATGL 缺陷导致三酰甘油水解障碍而沉积于 NLSDM 患者的大多数组织(包括肝脏、骨骼肌和心肌细胞),从而阻碍能量代谢。现已报道 *PNPLA2* 基因的多个突变。

【临床表现】

NLSDM 的发病年龄多在中年发病,临床以近端或远端肌无力、运动不耐受、肌痛和/或心肌病为主要表现,可伴高脂血症、糖尿病、肝脏、胰腺受累。心脏和骨骼肌的受累程度和严重程度有很大的差异。大约一半的 NLSDM 患者在 50 岁左右出现扩张型或肥厚型心肌病,亦有少数病例报道心肌病发生于青年期。心肌病可能是较温和的表型,亦可能出现充血性心力衰竭,需要植入心室辅助系统或心脏移植才能存活。

尽管 *PNPLA2* 基因严重突变率在男性和女性中相似,但 NLSDM 的心脏受累程度存在性别差异。近 20% 的 NLSDM 女性患者(4/20 例)和 55% 的男性患者(15/27 例)存在心脏损害。这种性别差异超出了 *PNPLA2* 基因突变的严重程度,可能与雌激素调节过氧化物酶体增殖激活受体(PP-ARs)家族成员的表达相关。PP-ARs 控制线粒体代谢,主要参与心脏脂肪酸和葡萄糖的利用。

不同国家的 NLSDM 患者存在临床表型差异,日本报道的患者肌无力出现时间早,在 33 岁时出现严重的心脏受累,需要心脏移植;意大利报道的女性患者在 53 岁时仅表现出轻微的心脏受累。这种差异可能与纯合突变、杂合突变相关,或由于修饰基因和表观遗传因素参与。

【诊断】

根据 NLSDM 的临床表现,结合肌肉活检发现肌细胞内大量脂肪沉积,外周血涂片 ORO 染色中性粒细胞内脂质包裹体(Jordan 现象),以及 *PNPLA2* 基因突变可确诊。对伴有心脏受累的患者应进行心脏相关的评估。临床上应注意与 MADD、遗传学包涵体肌病、包涵体肌炎等相鉴别。

【治疗】

目前,NLSDM 尚缺乏特异性治疗,饮食和生活方式等因素可能影响疾病的严重程度和进展,中链脂肪酸饮食疗法可能有一定的疗效,同时应注意补充足够碳水化合物。苯扎贝特是一种 PPAR-α 激活剂,能够诱导脂肪组织中 FATP 和 FACS 的表达,从而促进细胞对 NEFA 的摄取。目前已有患者应用苯扎贝特,虽未获得明显疗效,但患者肌肉中三酰甘油的沉积减少,氧化作用增强,其疗效有待进一步研究明确。

（三）原发性肉碱缺乏症

原发性肉碱缺乏症(primary carnitine deficiency,PCD)是一种常染色体隐性遗传疾病,其发病率约为 1:40 000,携带者约为 1%。

【发病机制】

PCD 由 *SLC22A5* 基因突变引起。*SLC22A5* 基因编码有机阳离子/肉碱转运体 2(OCTN2)蛋白。OCNT2 在心肌、骨骼肌、肾小管等组织中表达,通过 OCTN2 的 Na^+ 耦合的肉碱主动转运对维持细胞内高肉碱浓度必不可少。OCNT2 缺乏导致尿肉碱丢失,血清肉碱水平降低,细胞内肉碱积累减少。而肉碱在长链脂肪酸转化成脂肪的过程中起重要作用,肉碱缺乏引起长链脂肪酸氧化受损(特别是在禁食或应激期间),从而导致能量产生不足和酮体生成减少,以及长链脂肪酸在受累组织细胞质中的积累。由于骨骼肌、心肌的大部分能量依赖于脂肪酸氧化,因此这些组织在 PCD 中最容易受累。

【临床表现】

根据发病年龄和器官受累程度,PCD 从无症状到致命性心脏疾病,临床表型差异很大。

PCD 的典型临床表现为婴儿期或儿童期发病,以肝脏、骨骼肌和心肌受累为主,骨骼肌无力、运动功能受损、易疲劳和心肌病为主要表现,可能伴发低血糖、高氨血症、肝大和肝性脑病。该病最常见的表现是进行性心肌病伴或不伴骨骼肌无力。

心肌病在婴儿患者中很常见,但在成人中并不常见。心肌和骨骼肌严重肉碱缺乏症的表现需要较长时间。半数以上的 PCD 发病年龄在 12 个月~7 岁,伴有进行性心肌病,包括扩张型心肌病和肥厚型心肌病,其中扩张型心肌病的发病率高于肥厚型心肌病。若未能得到及时正确诊断及补充肉碱的治疗,则会出现进行性心力衰竭,最终导致死亡。

心律失常在 PCD 患者中少见。PCD 患者心律失常表现多样,可出现 QT 间期延长伴晕厥,短 QT 间期和心室纤颤,不伴明显心肌病的心室纤颤,心动过缓和房性心律失常,严重的室性心律失常可能导致 PCD 患者猝死。与其他心肌病相比,PCD 患者短 QT 间期是否具有特异性尚不清楚。短 QT 间期与心脏猝死之间的相关性也有待研究阐明。

SLC22A5 基因杂合突变者常常无症状,其血清肉碱水平可轻度降低,并可逐渐发展为良性心肌肥大。目前尚不清楚 *SLC22A5* 基因杂合突变者是否会增加心肌病的患病风险。

【诊断】

PCD 的诊断根据骨骼肌无力伴多脏器受累,血清游离肉碱和各种酰基肉碱水平明显降低、低血糖、高血氨、高乳酸血症等代谢紊乱,结合肌肉活检见肌纤维内大量脂肪沉积,以及 *SLC22A5* 基因致病性突变,可确诊。已有国家通过干血片进行 PCD 新生儿筛查。

PCD 患者的超声心动图表现通常是非特异性的,可见扩张型心肌病或肥厚型心肌病的特征,亦有研究报道超声心动图发现左室增大伴左室射血分数降低,同时伴有心肌增厚,小梁和二尖瓣乳头肌增厚,是 PCD 心肌病的特征表现。

PCD 患者的心电图检查亦可见多种形式的心律失常,QT 间期延长、短 QT 间期、心动过缓、房性心律失常、心室纤颤等。

【治疗】

左旋肉碱已被证明可以保护抗氧化防御系统的关键酶免受进一步的过氧化损伤。在发生不可逆的损害前,PCD 患者的心脏和骨骼肌功能可通过补充左旋肉碱来恢复。出现代谢危象时,可给予静脉左旋肉碱 $100 \sim 400 \text{mg}/(\text{kg} \cdot \text{d})$,稳定期可口服左旋肉碱 $100 \sim 300 \text{mg}/(\text{kg} \cdot \text{d})$,分 3 次口服。由于大剂量左旋肉碱可引起腹泻、恶心等胃肠道反应,可从小剂量逐渐增加至治疗剂量。治疗期间应避免饥饿和长时间运动。PCD 患者需终身进行左旋肉碱补充治疗,并定期进行心脏功能、超声心动图、心电图和血浆肉碱水平评估。突然停药可能导致 Reye 样发作,甚至发生心脏骤停而猝死。

含有新缬氨酸的抗生素是 PCD 患者的禁忌证。新缬氨酸是一种通过酯化作用消耗肉碱的化学物质,PCD 患者暴露于含有新缬氨酸的抗生素与严重并发症(包括脑病和致死性心律失常)之间有很强的相关性。临床上对怀疑或诊断为 PCD 的患者应避免使用。

综上,脂质沉积性肌病常累及身体多个器官系统,临床上可表现为心肌病、进行性肌无力、肌痛和运动不耐受,病程可有波动性,严重者可猝死或出现婴儿猝死综合征。由于部分 LSM 可以通过营养补充剂治疗,大剂量左旋肉碱对 PCD 有效,维生素 B_2(核黄素)对晚发型多酰基辅酶 A 脱氢缺陷(MADD)有效,因此早期诊断并及时采取治疗和预防措施至关重要。在临床管理中,应避免饥饿、禁食、长时间运动等诱因,伴有心肌损害的患者,应定期对心脏功能、超声心动图、心电图等进行评估,以指导治疗。

四、糖原贮积病

糖原贮积病(glycogen storage disease,GSD)是由于糖原合成和分解所需的酶有遗传性缺陷引起的一种临床上比较少见的遗传性疾病,其遗传方式大多数为常染色体隐性遗传,个别类型为 X-伴性遗传。因为糖原合成和分解涉及许多酶,不同酶的缺陷引起不同类型的病。不同的糖原贮积病的类型虽各有其临床特征,但低血糖症和/或肌无力是所有类型的糖原贮积病所共有的临床表现。本病多发生于婴儿、幼儿和青少年儿童,但也有到老年才发病者。Applegarth 等报告在加拿大的 British Columbia 新出生的活婴中患有某种类型糖原贮积病的发病率为 2.3/10 万,各种类型的发病率不同。

【发病机制】

GSD 为遗传性疾病,其遗传方式除肝脏磷酸化酶激酶 α 亚基异构酶为伴性遗传外,其余类型糖原贮积病均为常染色体隐性遗传。糖原贮积病的病因为糖原合成和分解过程中所需的酶基因发生突变,其表达的相应酶活性完全丧失或大大减低,因此引起糖原贮备减少或糖原在细胞中堆积而致病。各种酶基因和酶突变包括点突变、缺失、插入和剪接突变,其中以点突变最为常见。各型对应的不同的先天酶和基因缺陷见下表(表 5-2-4)。

表 5-2-4　糖原贮积病的分类

分型	酶的名称	基因名称
0 型	糖原合成酶	Gys2
Ⅰ型(Von Giarke 病)		
Ⅰ A 型	葡萄糖 6 磷酸酶	G6PC
Ⅰ B 型	葡萄糖-6-磷酸移位酶(T_1)	G6PT1
Ⅰ C 型	磷酸/焦磷酸移位酶(T_2)	G6PT2
Ⅰ D 型	葡萄糖转运蛋白(T3 或 GLUT-7)	—
Ⅱ型(pompe 病)	酸性 α-糖苷酶(酸性麦芽糖酶)	
Ⅲ型(cori 病)		
Ⅲ A 型	糖原脱支酶	AGL
Ⅲ B 型	糖原脱支酶	AGL
Ⅳ型(Anderson)病	糖原分支酶(GBE)	PYGL
Ⅴ型(McArdle 病)	肌肉磷酸化酶	PYGM
Ⅵ型	肝脏磷酸化酶	PYGL
Ⅶ型	肌磷酸果糖激酶缺乏	—
Ⅸ型	心脏磷酸化酶激酶	—
	肝脏磷酸化酶激酶 α 亚基异构酶	Xp22.1-22.2
	肝/肌肉磷酸化酶激酶 β 亚基	16q12-13
	睾丸/肝磷酸化酶激酶 γ 亚基	16p11.2-12.1
Ⅹ型	葡萄糖转运蛋白	GLU-2
Ⅺ型	肌肉特异性磷酸酶互变酶	PGAM-M
Ⅻ型	醛酮酶缺乏	—

本病的病理生理改变是:肝脏中糖原不能合成或不能分解→空腹、夜间和白天延迟进食时发生低血糖→低血糖症状。如果在肝脏中长期大量糖原累积,则会使肝细胞功能发生障碍,肝纤维化,最后发生肝硬化;如果肾脏细胞中有大量糖原累积,也将影响肾功能;肌肉中糖原累积,一方面在肌肉活动中,因肌糖原分解障碍而不能供给肌肉活动时所需能量,故有肌肉软弱无力。反复发作低血糖,可导致神经系统的损害。心脏中糖原累积易发生心功能不全。

【临床表现】

糖原贮积病系因糖化酶原合成和分解代谢中某阶段酶的缺乏而引起糖原合成障碍、结构异常或分解障碍而产生细胞内能量代谢异常,多数有糖原在组织内堆积,以肝、心、肌肉、脑等组织器官较多。

本病临床表现因发病年龄、类型和受累器官不同而有极大异质性。本病为遗传性疾病,故发病时间多在新生儿和婴幼儿,少数患者到成年才发病。其中同时合并神经系统及心血管系统损害的类型有糖原贮积病Ⅰ、Ⅱ、Ⅲ、Ⅳ、Ⅴ型。

（一）糖原贮积病Ⅰ型

此型患者有ⅠA、ⅠB、ⅠC和ⅠD 4个亚型,但临床上最常见者为ⅠA和ⅠB。此型患者由于G6P酶有缺陷,使葡萄糖不能进行磷酸化,既不能合成肝和肌糖原;糖异生通路也被阻断,故此型患者在糖原贮积病中是最严重的一型。估计发病率为1/200 000。各亚型的临床表现分述如下:

1. ⅠA型临床表现　此型病儿在出生后即出现低血糖,严重者有抽搐、昏迷,如不喂食,即可死于低血糖。在出现低血糖的同时,如果在进食后3至4小时未给喂食,则出现高乳酸血症、酮中毒和代谢性酸中毒,表现呼吸深快。低热也常见,但不一定是由于感染。

频繁发作的低血糖和长期大量糖原累积可导致神经系统损害,如运动、识别能力发育延迟。肾小球和肾小管细胞能量缺乏,肾血流量增加和肾小球滤过率增加以代偿能量供给不足,长期则引起肾功能不全,加上肾脏中有大量糖原堆积,最终导致肾小球萎缩、肾小管扩张和间质纤维化。近端肾小管损伤表现有糖尿、低钾血症和普遍性氨基酸尿;远曲小管损伤则有高钙尿、尿不能酸化和低钾血症等。在幼少年患者,可出现蛋白尿。晚期患者可出现高血压,最后可发展为肾功能不全。

患者有严重的高脂血症,最高血甘油三酯可达1 000mg/dl以上。临床上在上肢伸侧和臀部可发生黄色瘤。高脂血症使血液黏滞度增高,故易患急性胰腺炎。尽管有明显的高脂血症,但患者发生动脉粥样硬化的危险性却不增加,可能与apoE升高具有抗衡粥样硬化发生危险作用有关;加之apoE3和apoE4具有明显的多态性,结合甘油三酯容量大,可增加甘油三酯的清除。

长期存活的患者(大多数在成年期20~30岁)可发生肝腺瘤(单个或多个),其中有些患者肝腺瘤可发生出血和癌变。Wolfsdorf等的经验是:即使从婴儿时期即持续用葡萄糖治疗也不能防止局灶性肝脏病变的发生。

骨质疏松可以发生在疾病较后期,其发病机制与甲状旁腺激素、降钙素和维生素D代谢无关。骨矿含量减少,可能与乳酸酸中毒、血皮质醇升高,对生长激素抵抗和青春期发育延迟有关。

其他少见临床表现有肺动脉高压、多囊卵巢、进行性心力衰竭等。患儿不能茁壮成长,身材比同龄小孩矮,如果能得到及时有效的治疗,智力可不受影响。少数患者除肝大外无其他症状。

2. ⅠB 型的临床表现 患者临床表现与ⅠA 型相同,不同点是此型患者有中性粒细胞减少和功能不全,故易反复发生感染,如炎症性肠病。临床表现与 Crohn 病相似。

(二)糖原贮积病Ⅱ型

糖原贮积病Ⅱ型,也叫庞贝病(Pompe disease),是一种罕见的进展性溶酶体贮积病,由位于第 17 号染色体上的酸性 α 葡糖苷酶(GAA)基因突变所致;由于溶酶体内 α 葡糖苷酶活性缺乏,糖原降解障碍,沉积在骨骼肌、心肌和平滑肌细胞溶酶体内,导致细胞破坏和脏器损伤,并引起一系列临床表现。糖原贮积病Ⅱ型临床分型依据发病年龄分为婴儿型和晚发型。发病年龄与 α 葡糖苷酶缺乏程度有关,α 葡糖苷酶降低程度越严重,发病年龄越早,病情进展越快。

1. 婴儿型 于 1 岁内发病,主要累及骨骼肌和心肌,表现为"软婴儿",四肢肌力、肌张力下降。典型患儿于新生儿期至出生后 3 个月内发病,呈进行性肌无力、运动发育迟缓、喂养困难、吞咽困难,查体可见心脏扩大、心肌肥厚、肝大、舌体胖大;呼吸肌受累导致通气性呼吸衰竭、反复肺炎,气管插管后易产生呼吸机依赖。肥厚型心肌病早期表现为心室肌和室间隔肥厚、心室流出道梗阻,随后出现扩张型心肌病,亦可累及心脏传导系统,增加室性心律失常和猝死风险。患儿常于 1 岁左右死于循环、呼吸衰竭。

2. 晚发型 于 1 岁后发病,亦可至成年期发病,主要累及躯干和四肢近端骨骼肌和呼吸肌。依据发病年龄又分为儿童和成年型。儿童型主要表现为运动发育迟缓、四肢无力,Gower 征阳性;成年型以缓慢进展的肢体近端肌无力为主,下肢较上肢明显,腰肌无力或屈髋无力可以是最早表现。呼吸肌无力十分常见,表现为咳嗽无力、呼吸困难,严重时需呼吸机辅助通气。少数患者以呼吸肌无力发病,甚至可因呼吸障碍首诊于呼吸科。约有 74% 的患者存在呼吸功能下降,38% 表现为明显的膈肌无力。呼吸肌无力是导致晚发型患者死亡的重要原因。晚发型患者心肌较少受累,部分患者可有不同程度血管病变,如胸主动脉瘤、基底动脉瘤等。也有少数患者以血管病变作为首发表现,而后才出现肌肉病症状。成年型患者的临床过程一般好于婴儿型和儿童型。肢带肌无力和呼吸肌无力是成年型的主要表现,翼状肩胛、股四头肌萎缩和上睑下垂等也十分常见。Güngor 等对 2002—2009 年诊断与治疗的 268 例未接受酶替代治疗的成年型患者的临床资料进行回顾分析,患者平均诊断年龄为38 岁,诊断后平均生存 27 年,其中依赖轮椅或呼吸机支持的患者 5 年生存率约为 75%。

(三)糖原贮积病Ⅲ型

从糖原贮存中把葡萄糖释放出来需要两种酶的作用:即糖原磷酸化酶和糖原脱支酶(GDE)。后者在一个单一的肽链上有两种互不依赖的催化活性:即寡 1,4→1,4 葡聚糖(glucan)转移酶和淀粉-1,6-糖苷酶。GDE 要有完全的活性需要这两种酶具有正常的活性。当GDE 活性缺乏时,糖原颗粒最外层的分支点被分解后,糖原则不再分解,由此导致磷酸化酶限制性糊精的堆积(异常型糖原)。

肝脏和肌肉中的 GDE 酶是由一个脱支酶基因通过不同的 mRNA 转录而表达,除了在 5′非翻译区不同序列外,肝脏和肌肉中 GDE 酶是相同的。根据 GDE 酶活性缺失的组织不同,糖原贮积病Ⅲ型可分为ⅢA、ⅢB、ⅢC 和ⅢD。ⅢA 型是肝和肌肉中 GDE 活性均缺失;ⅢB型只有肝脏中 GDE 缺失;ⅢC 型是指 GDE 两个组成的酶活性中只缺失糖苷酶活性;ⅢD 型则只有转移酶活性缺失。在美国糖原贮积病ⅢA 型占 80% ~ 85%;在以色列则是ⅢB 型占75%,主要是非血统的非 Ashkenazi 犹太人。ⅢC 和ⅢD 型患者极少见。

糖原贮积病Ⅲ型发病率存在地域差异,临床表现随年龄增长而变化。

婴儿型:表现反复低血糖,易饥饿,低血糖抽搐发作或意识障碍,可有鼻出血,严重的有心脏增大、肝大、肌张力低,多在 4 岁内死亡。

儿童型:以肝病和低血糖为主,所有患儿均有肝功能异常和肝大,饥饿易诱发低血糖,严重的可伴抽搐,其他还可伴有高脂血症、酮症、生长发育迟滞、身材矮小或骨龄落后、体重偏低。半数患儿可有轻度肌病,表现为乏力和易疲劳、肌张力低、运动发育迟缓,心肌病表现轻或无症状。青春期后肝脏逐渐缩小,甚至恢复正常大小,但少数患者远期可能出现肝硬化、肝功能衰竭、肝脏腺瘤、肝细胞癌。

成人型:异质性较大,可在幼年期以肝大和低血糖为主,随着年龄增长,肝脏症状和低血糖发作逐渐减轻,而渐出现肌病症状;也有患者无幼年肝损表现,仅在成年期出现缓慢进展四肢远端或近端肌无力和萎缩,可累及躯干肌,少数可有肌肉肥大或假性肥大,一般无运动相关的易疲劳、肌痛、横纹肌溶解等症状。多数成人患者在临床上的心肌病表现并不明显,但心电图和超声心动图存在异常,左室肥厚比较常见,少数出现心房、心室扩大和心功能不全。部分患者可伴发肝功能衰竭、肝硬化、轴索性周围神经病、多囊卵巢、骨密度减低等。

（四）糖原贮积病Ⅳ型

糖原贮积病Ⅳ型是一种罕见的常染色体隐性遗传的代谢性疾病,由位于 3p12 上的 GBEl 基因突变而致病,1,4-α-葡聚糖分支酶（1,4-α-glucan branchingenzyme,GBEl）的作用是在糖原合成的最后一步将 α-1,4 糖苷键变为 α-1,6 糖苷键。分支酶的缺乏,导致糖原合成障碍,支链淀粉样多糖在组织细胞中聚集,包括骨骼肌、心肌、肝脏、脑、周围神经等。

糖原贮积病Ⅳ型十分少见,国内仅有个别病例报告。临床异质性大,骨骼肌受累明显,可分为 3 个类型:

婴儿型:出生后即伴有严重低张力、肌肉萎缩、关节挛缩、神经损害、肝硬化、肝衰竭,婴儿期死亡。最严重的表现为胎儿运动不能伴畸形,新生儿期死亡。

儿童型:以肝病为主的患儿,出生时无明显异常,1 岁左右出现渐进性肝、脾大、肝硬化、门脉高压、肝功能衰竭,可伴有肌张力降低、肌无力和心肌病,多在 3~5 岁死亡。以肌病为主的患儿,多在 10 岁前发病,表现为运动能力下降、四肢无力,可伴有肌病面容、肌肉萎缩、呼吸困难。常伴有心肌病,个别可出现心源性猝死、非进行性肝大,后期可能出现肝硬化和脾大。

成人型:可以骨骼肌受累为主,表现四肢近端为主的肌无力,下肢比上肢严重,可伴有肥厚型或扩张型心肌病,后期可出现肝硬化和脾大。也可以中枢和周围神经受累为主,称为成人葡聚糖小体病（adult polyglucosan body disease,APBD）,临床表现多样,主要表现为运动功能异常、肌肉无力及萎缩、神经性膀胱、周围神经病、共济失调、痴呆。病程多为进展性,个别报道呈波动性病程。神经影像学显示脑白质多发异常信号、脑萎缩。

临床上需要与先天性肌营养不良、脊肌萎缩症、先天性肌病、肌营养不良、肌原纤维肌病、GSD Ⅱ型、脑白质营养不良及其他遗传代谢性疾病相鉴别。病理显示的细胞内葡聚糖小体还可见于 GSDVⅡ型、Lafora 病,健康老年人也可在个别肌间神经轴突内存在葡聚糖。

（五）糖原贮积病Ⅴ型

糖原贮积病Ⅴ型是一种常染色体隐性遗传性疾病,由于位于染色体 11q13 上的肌磷酸化酶基因（human myophosphorylase gene,*PYGM*）发生突变,导致肌磷酸化酶的活性明显减低或缺失,使糖原支链的 α-1,4 葡萄糖苷键不能被水解生成葡萄糖-磷酸,影响糖原分解和

ATP 的产生,糖原在肌纤维内大量堆积,细胞膜的兴奋性和肌肉收缩或放松功能出现异常。

在发病年龄和病情严重程度上存在异质性。一般在 15 岁之前发病,也可在 50 岁以后发病;隐袭起病,慢性病程,男性多于女性。绝大多数患者的主要症状是运动不耐受和易疲劳,运动诱发性肌痛、强直、痉挛、肿胀僵硬感,常出现在四肢近端,伴有心率加快和气短。剧烈运动或持续中、高强度运动易诱发症状,如:举重物、连续俯卧撑、爬楼梯、搬运重物等,个别患者咀嚼或刷牙等也可诱发运动肌肉的疲劳、疼痛;休息可使症状缓解;疼痛也可持续数小时或更长时间。

再振作现象(second wind phenomenon)又称继减现象,是本病的特征性症状,表现为患者在开始运动的 10~15min 内出现运动肌肉渐进性疲劳感、无力、肌痛、肌强直,伴心慌,但在经过短暂停顿或减慢运动后,症状突然消失,且运动能力和耐力明显改善。

部分患者逐渐出现持续性肌无力,以四肢近端为主,多数程度较轻,部分患者日常生活能力下降。半数以上的患者有过肌球蛋白尿或横纹肌溶解发作,部分发作导致了急性肾衰竭。多以剧烈运动为诱因。个别患者仅表现为单纯肌酸激酶水平增高或轻度易疲劳;个别研究报道称,在应用降脂药引发肌酸激酶升高伴或不伴有肌肉症状的患者中,可筛查出 GSD Ⅴ型;个别伴有肥厚型心肌病;个别严重的病例可在婴儿期出现全身无力、呼吸衰竭或精神运动发育迟滞,预后差。

【诊断】

糖原贮积病是遗传性疾病,且呈家族性发病。诊断包括临床诊断、分型诊断和病因诊断。

1. **临床诊断**　在新生儿和婴幼儿在延迟喂食的情况下频发低血糖抽搐和意识不清,喂食或注射葡萄糖后即可恢复;特别在出现低血糖的同时有呼吸深快的酸中毒症状,这是诊断糖原贮积病的重要临床线索。肝脏肿大使右上腹隆起是肝脏受累类型的常见体征,部分类型肝脏肿大呈进行性(如 Ⅰ 型)。实验室检查应包括血糖、血酮体、乳酸、血脂和尿酸(禁食和餐后)的动态变化。Ⅰ 型患者无血糖升高,只有血乳酸升高,Ⅲ、Ⅵ和Ⅸ型患者血糖稍升高或不升高,血乳酸也不升高。Dunger 等观察了 13 例 Ⅰ 型、5 例 Ⅰ b 型、12 例Ⅲ、10 例Ⅸ型患者对胰高糖素的血糖和血乳酸的反应。结果:①所有 Ⅰ b 型和Ⅲ型患者注射胰高糖素后血糖上升小于 1mmol/L;Ⅰ 型和Ⅸ型则反应变化较大,有血糖稍有升高、不升高或反应正常者。②所有 Ⅰ 型和 Ⅰ b 型患者在注射胰高糖素后 120 分钟血乳酸水平均大于 2.4mmol/L;Ⅲ型和Ⅸ型则低于 2.4mmol/L。只有肌肉受累的糖原贮积病,胰高糖素试验反应正常。

2. **分型诊断**　根据临床表现可以对某些类型糖原贮积病作出分型诊断。如Ⅺ型糖原贮积病,临床上除糖原贮积病的肝大外,还伴特征性 Fanconi 肾病,其他类型的糖原贮积病则均无此种临床表现,但其他类型糖原贮积病,只根据临床表现则不能作出肯定的分型,如Ⅵ型和Ⅸ型在临床上不可能进行鉴别。对糖原贮积病作出分型诊断必须依赖于受累组织细胞中的酶活性测定。但是,糖原贮积病有 12 型之多,有的类型其缺陷酶由两种或两种以上的亚基组成,或者是由几种作用互不依赖的酶组成的复杂酶系。因此在做酶活性检测定前应该有个大致大检测方向。

3. **病因诊断(基因诊断)**　各种类型的糖原贮积病都是由糖原合成或糖原分解过程中某种酶缺如或活性减低。这些酶缺陷与酶的相关基因发生突变有关,只有极少数某种类型的糖原累积患者中未检出有相关基因突变。

检查基因突变的标本可用活检所得的肝或骨骼肌的新鲜标本,也可用周围血白细胞,或培养的皮肤成纤维细胞。

肝性糖原贮积病有低血糖者应与其他原因引起低血糖的疾病鉴别,可根据有无酮中毒和血乳酸水平来鉴别,其他疾病引起的低血糖一般均无前述实验室检查。肌肉单独受累的糖原贮积病(如Ⅴ型)则应与其他代谢性肌病鉴别,如线粒体肌病、进行性肌营养不良、近端肌紧张性肌病等。肌肉活检有助于作出鉴别诊断,由糖原贮积病引起者肌细胞中有糖原堆积。

【治疗】

不同类型的糖原贮积病治疗的方法有所不同。有的患者无症状,同一类型的糖原贮积病,其疾病的严重程度也不相同。一般来说,新生儿和婴儿患者疾病较严重,治疗也较困难。年龄较大的儿童,由于依从性较好,治疗也较容易。本病为遗传性疾病,故难以根治,但近些年发展起来的基因治疗,有可能使糖原贮积病得到根治。治疗方法如下:

1. **饮食治疗** 饮食治疗是一种对症治疗,可防止威胁患者生命的低血糖症发生。饮食治疗主要用于有肝脏受累、易发生低血糖、酮中毒和乳酸中毒的新生儿和儿童患者。饮食治疗的原则根据糖原贮积病类型和患者情况,按时给患儿补充葡萄糖的来源,以满足餐后状态所需葡萄糖。0型、Ⅰ型、Ⅲ型、Ⅵ型、Ⅸ型、Ⅺ型都需要饮食治疗,但提供葡萄糖来源的间隔时间有所不同。0型和Ⅰ型白天需每隔2~4h补充一次,夜间每3~4h一次;Ⅲ型可隔4~6h补充一次,而Ⅵ和Ⅸ则只需在睡前加餐一次即可。但必须根据所监测的血糖和乳酸水平的变化来调整间隔时间。提供葡萄糖的食品不宜直接用葡萄糖,因为葡萄糖吸收快,维持时间短,且对某些类型患者带来不利影响。如0型糖原贮积病可引起高血糖和高乳酸血症,因为维持时间短,给予葡萄糖的间隔时间更短而使患者得不到休息。比较公认的能提供葡萄糖来源的食品为未煮过的大米淀粉(cornstarch),其优点为在肠道消化吸收较慢,可使喂食间隔时间延长到4小时,且不会出现高血糖,剂量为每次2g/kg(体重)。也可用乳类食品,其中含有等于白天所计算出来的葡萄糖产生速率的葡萄糖量。肾小球功能不全和肝脏腺瘤的形成是严重的较长时间内的并发症,饮食治疗也不能防止其发生。

Kiechl等报告1例47岁因严格禁食3周后发生亚急性呼吸肌肌病,肌肉活检诊断为Ⅲ型糖原贮积病,经机械呼吸机较长时间维持呼吸,同时用高蛋白饮食等治疗,最终患者得到康复。此例到47岁才因禁食后发病,经抢救后得到康复,说明此患者酶缺乏程度较轻。

关于饮食给予途径以经口或经胃喂食为首选,经口可用于年龄较大的婴儿;经胃则用于新生儿或年龄小的婴儿。可用鼻胃管和胃切开插管,在不能经口或经胃喂食时可用全胃肠外营养支持治疗。

特别应当注意的是,除提供葡萄糖来源的食品外,应注意营养平衡,包括蛋白质、脂肪、维生素、矿物质等,以保证营养平衡,促进婴儿正常的生长发育。最好有专业的营养师调配患儿饮食,否则可引起维生素缺乏、贫血等,但服支链氨基酸不能使Ⅴ型糖原贮积病患者运动能力改善。

2. **酶替代治疗** α重组阿葡糖苷酶(lumizyme,rhGAA)应用于糖原贮积病Ⅱ型的临床治疗,可以不同程度地改善心肌和骨骼肌功能,同时改善呼吸及神经肌肉功能,延长患者的生存期。其余类型尚无酶替代治疗方法。

3. **基因治疗** 由于基因工程研究的进展,一些糖原贮积病所缺乏的酶可用基因工程合成,选用适当的载体转输给有这种酶缺乏的动物模型,可使酶活性恢复到正常,从而使临床表现和生化异常得到恢复。基因治疗是一种很有希望的治疗糖原贮积病的方法,但目前尚未应用于临床。

4. **手术治疗** 手术治疗包括肝腺瘤切除术和部分肝切除术。Yoshidome 等报告 2 例并复习了从 1977 年以来的有关文献共 32 例。41%（13/32）有肿瘤内出血,其中 4 例有腹腔内出血,12 例作了肝切除,6 例作了肝移植,手术无死亡,14 例未做手术,2 例有癌变。该研究者认为较大的、位于肝脏表面的易发生出血患者,应手术治疗,在术中疑有腺瘤的小结节应做冰冻切片活检以确定诊断。Corbea 等报告 2 例患糖原贮积病ⅠB 患者,分别在 12 岁和 10 岁因身高分别为 -3.1SD 和 -1.7SD 而行肝 1/4 切除和门静脉分流术,并作了长期随访。术后 5 年内身高快速增长了 35cm,血糖和胰岛素水平升高;术后 2 年青春期发育开始。术后继续用生谷淀粉饮食治疗,同时用重组人粒细胞刺激因子,但此种手术不能预防肝腺瘤的发生。

5. **器官移植** 器官移植包括肝移植和心脏移植,文献中报告的病例不多。心脏移植的指征为顽固性心力衰竭,用常规抗心力衰竭治疗仍不能控制者。糖原贮积病Ⅰ、Ⅲ、Ⅳ型病情严重者均可考虑作肝移植手术。

6. **对症治疗** 对有心力衰竭、肾功能损害、营养缺乏和中性粒细胞减少而反复发生感染者均应采取相应的对症治疗。

五、系统性淀粉样变性

系统性淀粉样变性（systemic amyloidosis）是由于淀粉样蛋白（amyloid）在全身细胞外组织间隙中沉积,从而破坏细胞和器官功能的疾病。Picken 等给出本病的最新定义是:淀粉样变性是一组由遗传、变性和感染等不同因素引起的、因蛋白质分子折叠异常所致的淀粉样物质的沉积综合征。由于沉积的淀粉样蛋白和受累器官有所不同,因此临床表现不一。常见受累器官有肝、肾、外周神经、心脏、胃肠道等,受累组织则以皮肤、舌、淋巴结等较常见。全身所有组织和器官均可受累,但不一定有临床表现。其中系统性轻链（AL）型淀粉样变性是临床最常见的一种系统性淀粉样变性。随我国人口老龄化和环境致病因素的加剧,AL 型淀粉样变性的发病率呈现逐年增加的趋势。此类患者临床表现为多器官受累,病情重,进展快,治疗困难,病死率高,目前我国尚缺乏规范的 AL 型淀粉样变性诊断和治疗方案。

【**病因与发病机制**】

各种不同类型的系统性淀粉样变的病因和发病机制和淀粉样蛋白质来源均不相同,但为什么各种不同的淀粉蛋白会在各种细胞间隙中沉积下来目前并未完全阐明。同时患同样病的人中有些人发生系统性淀粉样变,而另外一些人则否,其间必然存在着目前尚不了解的因素。淀粉样蛋白均来源于一些存在于正常人中的蛋白质,但这些正常的蛋白都发生了变异,故在组织间隙沉着。这些变异的蛋白统称淀粉样蛋白,其特性为:①具侧面聚集性;②不被蛋白酶分解;③不溶解性。由于这些特性,淀粉样蛋白长期覆盖在组成组织和器官的细胞表面和间隙中,加之血管壁也有淀粉样蛋白沉积使血管狭窄而影响细胞的血液供应,从而使细胞功能逐渐衰竭而死亡,导致器官功能衰竭。AL 淀粉样蛋白可能是由巨噬细胞使免疫球蛋白降解而产生;AA 蛋白则可能是由内毒素刺激肝细胞产生 SAP;后者再由白细胞和单核细胞表面蛋白分解酶降解而来。下面介绍一些系统性淀粉样变的病因和发病机制。

1. **与骨髓瘤相关的淀粉样变**（myeloma associated amyloidosis） 这种淀粉样蛋白为多种免疫球蛋白的 N-末端的轻链。在 1 例由骨髓瘤引起的淀粉样变性病患者所得到的 K-1 型本-周蛋白原一级结构中,发现有 8 个氨基酸被取代,这是此患者所特有,也是已知的 K-轻链中很少见的一种类型。这些被取代的氨基酸都是骨架之内的氨基酸,结果使结构变得不稳定而促进淀粉样蛋白外形的改变。用质量分光计(mass spectrometry)检查患者沉积在组织间隙中的淀粉样蛋白小纤维均有恒定区域被截短,相差的氨基酸恒定为1~125、1~444和1~210,这些小片断是特异性碱性氨基酸酶作用于K-轻链的N-末端而被截短的。由此正常K-轻链中高度保留的氨基酸被取代而转变为致淀粉样蛋白的免疫球蛋白轻链。

2. **FA 淀粉样变**　在 FA 淀粉样蛋白可由多种蛋白基因突变而来,所表达的突变的蛋白有致淀粉样变作用。

(1) transthyretin(TTR):此种蛋白是正常的甲状腺素转运蛋白和与视网膜醇结合的蛋白质,其基因可发生突变。文献中已报告的 TTR 基因有 50 多种突变,但常见的只有两种:一种为 Val30Met,另一种为 Leu55Phe 变异性蛋白。多见于家族性淀粉样蛋白多发性神经病中,亦可见于老年性系统性淀粉样变中。在正常情况下,由野生型 TTR 基因所表达的 TTR 蛋白以四聚体形式存在,不能形成小纤维状蛋白沉积。在 pH 为 5~3.9 时,则形成折叠的第三种结构。在正常浓度下可自身同化为第四种结构的网格状中间产物,分子量进一步增加。这种中间产物可以形成淀粉样蛋白小纤维。变异性 TTR 有与正常的 TTR 蛋白的酸变通路。因此,无论是正常的或变异性的 TTR 蛋白经酸化变构和同化后所产生的中间产物是致淀粉样变的关键步骤。也有人认为野生型和变异性 TTR 的磺酸化有高度致淀粉样变作用。用质量分析计分析野生型和变异型 TTR 制备物中发现有游离的、与硫结合的和几种小的 TTR 蛋白。TTR122 位被异亮氨酸取代也可引起心脏淀粉样变性。在巴西报告 TTR Val30Met 变异引起家族性淀粉样变性的多发性神经病。

(2) gelsolin 蛋白:gelsolin 是一种正常的肌动朊调节蛋白,其基因有两种突变,因此产生两种突变的 gelsolin 蛋白:即 Gly654Ala 和 Gly654Thr,其所引起的系统性淀粉样变呈家族性。先是发生于芬兰国少见的一种疾病,后在全世界均有报告。与 gelsolin 相关的淀粉样蛋白主要沉积于中枢神经系统中,包括大脑、脊髓、软硬脑膜、脊神经根和感觉神经节的血管中,从而引起神经功能不全,gelsolin Asp187Asn 也可引起淀粉样变,同时可有血小板形状变化。

(3) 载脂蛋白 A-1(apo A-1)变异:Apo A-1 是正常血中存在的一种脂质转运蛋白。这种蛋白基因发生突变所表达的 Leu174Ser 的 Apo A-1 可引起家族性、系统性淀粉样变。主要表现为遗传性心脏淀粉样变,用氨基酸测序和光谱计分析,其沉积于心脏中的淀粉样蛋白为正常 Apo-A1 氨基末端第 93 位的多肽,即在第 93 位的缬氨酸被蛋白酶裂解。这种裂解出来的片断聚集而引起淀粉样变。

(4) 变异性溶酶:英国一大家族中因溶酶有 Asp67His 组氨酸点突变而引起遗传性系统性淀粉样变。以前曾报告过突变还有 Ile56Thr。有相同溶酶突变的家族其表型可不相同。Gillonore 等报告的家族中几代人中均有肾脏受累,而另一家族则表现为自发性肝破裂。Ile56Thr 突变者开始只有皮肤瘀斑,以后则进展为致命的内脏淀粉样变。

(5) 与 Gaucher 病(GD)相联系的系统性 AL 淀粉样变:GD 与系统性 AL 淀粉样变合并在一起极为少见。Katolerakis 等报告 1 例 46 岁的希腊男性有葡萄糖脑苷脂酶(glucocerebrosidase)在成纤维细胞中活性低而证实为慢性 GD,这种酶基因有 Asp370Ser/Ile444Phe 突变。骨髓中有弥漫性浆细胞增多,血清中有单克隆 IgGλ,肝脏、脾、肾和骨髓中均有淀粉样蛋白沉积。

3. **与透析相关的淀粉样变**　长期用血透或腹膜透析治疗以维持生命的终末期肾病患者,如果透析在 10 年以上可发生系统性淀粉样变。沉积的淀粉样蛋白为 β_2 微球蛋白。β_2

微球蛋白是人白细胞抗原 1 类复合物的无利用性的轻链蛋白,95% 从肾脏排泄,但不能通过透析膜,因而在全身广泛沉积而引起系统性淀粉样变。导致 β_2 微球蛋白沉积的其他全身和局部的因素:①转变为进展性糖基化终产物和进展性氧化蛋白产物;②抗蛋白酶和蛋白酶;③血清蛋白成分;④钙结晶;⑤激肽;⑥免疫球蛋白轻链;⑦修饰过的葡胺聚糖;⑧泛素(ubiquitin)。

4. 与炎症反应相关的淀粉样变　身体中长期存在慢性炎症,在炎症急性期肝脏有血清淀粉样蛋白(SAP)产生增多反应。其沉积的蛋白就是从 SAP 转变而来,在全身广泛沉积而导致系统性淀粉样变。常见的慢性炎症性疾病有类风湿关节炎、炎症性肠病(包括克罗恩病和溃疡性结肠炎)、慢性骨髓炎、慢性脓胸、支气管扩张症、家族性地中海热和结核病等。

5. 老年性淀粉样变　老年性淀粉样变是指发生于老年人的系统性淀粉样变,其淀粉样来源有多种。独特的老年心脏淀粉样蛋白是由于 transthyretin 的磺酰化使 transthyretin 变性,但 transthyretin 磺酰化的机制目前仍不清楚。

【临床表现】

1. 症状与体征　系统性淀粉样变是指在全身各种组织和器官中均有淀粉样蛋白沉积,但有些患者只在局部沉积,其中有些患者可能是系统性淀粉样变的早期阶段,以后再发展到其他组织或脏器的淀粉样蛋白沉积。此病多发生于 40 岁以上的中老年人,临床表现极不均一,与类型、淀粉样蛋白沉积的部位、淀粉样蛋白特性和受累器官受损的程度有关。常见受累器官和组织为肝、肾、心、血管、皮肤和骨髓。

(1) 一般临床表现:一般临床症状无特异性,主要有体重减轻、易倦,以体重减轻最为明显,但原因不清楚。比较特殊的体征为眼周紫癜。

(2) 心血管系统表现:心脏淀粉样变性可作为全身性淀粉样变性的一部分或仅有心脏受累。淀粉样物质可浸润心脏的任何部位,包括心肌、血管、心内膜、瓣膜、心外膜,是最常见的浸润性心肌病之一,预后欠佳。心脏受累后可由早期的心脏舒张功能减低逐渐发展成限制型心肌病,伴随右心功能不全的症状和体征,如颈静脉压增高、胸腔积液、腹水、心包积液、肝大和下肢水肿,也有些患者最终呈现为难治性充血性心力衰竭。若累及心脏传导系统则可导致多种难治性心律失常,其中最常见的是传导阻滞与心房颤动,严重时甚至需要安置起搏器。继发于淀粉样变的获得性心肌病呈现与充血性衰竭相一致的临床特征,中位生存期一般不超过 6 个月,1~2 年的心脏淀粉样变性的存活率小于 50%。

心电图多表现为肢导联低电压和胸前导联的 R 波递增不良,可以伴有多种心律失常。超声心动图可见全心增厚,心肌内回声不均匀("雪花状"回声),左室射血分数多数正常或轻度下降。心脏磁共振延迟显像可见心内膜下环形强化。血清肌钙蛋白 T/I(cTnT/I)和 N 末端前体脑钠肽(NT-proBNP)升高是较为敏感的心脏受累的血清标志。

原发性、系统性、老年性和 TTR 第 122 有异亮氨酸突变者常有心脏受累。AA 型淀粉样变可引起巨细胞性动脉炎。

(3) 神经系统:常见于 FA 型及 AL 型患者。前者引起神经系统临床表现主要是脑、脊髓和周围神经营养血管壁有淀粉样蛋白沉积而导致缺血和缺氧引起神经细胞和神经纤维的破坏;也可由于血脑屏障破坏而使脑组织中也有淀粉样蛋白沉着。后者主要表现外周神经出现对称性的双下肢感觉运动神经病变,自主神经病变表现为胃排空障碍,假性梗阻,非器官浸润导致的排泄紊乱。Rajani 等根据坐骨神经活检证明为周围神经淀粉样变 13 例患者,年龄 46~82 岁,其中有感觉障碍者 6 例,运动障碍 2 例,混合性障碍 5 例。AL 和 AF 各有两例,后者有第 60 位丙氨酸有点突变,可能为家族性淀粉样变多发性神经病。神经病变除有淀粉样蛋白沉积外,神经本身有轴突退变、丧失和脱髓鞘。由于交感神经节和交感神经链有淀粉样蛋白沉积,故临床上有自主神经功能障碍,常见者为瞳孔异常:①小瞳孔,光反应减弱,黑暗中无瞳孔扩大;②霍纳(Horner)综合征;③张力性瞳孔,无光反应。

(4) 消化系统:从口到肛门包括肝脏和胰腺均可有淀粉样蛋白沉积。巨舌是系统性淀粉样变的临床特点之一,常为正确诊断的线索。舌由于大量淀粉样蛋白的沉积而增大,有吐词不清。常有吞咽不畅和困难,这些症状是由于食管平滑肌中有淀粉样蛋白沉着而使食管蠕动功能障碍所引起。胃蠕动功能有严重障碍,胃排空延迟,患者常感上腹饱胀和食欲减退,甚至恶心、呕吐和上腹痛。小肠缺血可引起肠坏死、穿孔。横结肠淀粉样蛋白而形成的假性肿瘤而引起肠阻塞。肝脏因大量淀粉样蛋白沉积而肿大,血清碱性磷酸酶增高。约有 5% 的患者有肝内胆汁淤积。胰腺腺泡由于大量淀粉样蛋白沉积而被破坏,导致胰腺功能不全而影响食物消化,引起脂肪痢。

(5) 肾脏:肾脏也是淀粉样蛋白最易沉积的器官。临床表现主要是蛋白尿和水肿,最后发展为肾衰竭。特别是 AH 型患者,本来就有肾衰竭,如果再发生 AH 型淀粉样变,则使病情更为恶化,预后不良。

(6) 呼吸系统:淀粉样蛋白在肺部广泛沉积而引起气体弥散障碍,活动时呼吸困难。胸膜淀粉样变可引起胸腔积液,甚至呈顽固性,也是引起呼吸困难的因素。除了淀粉样蛋白在肺部弥漫性浸润外,也可呈结节样病变。在 X 线照片上呈现肺纹理增多增粗,散在性肺部结节状阴影,肺门淋巴结肿大。有的患者只有肺部淀粉样蛋白沉积而无系统性淀粉样变。

(7) 血液系统:淀粉样变性所产生的单克隆蛋白存在于血循环中可保持安静状态,其意义未定。但也可引起临床综合征:如血液高黏滞性、肢端发绀、冷凝集、溶血和出血性表现。由于淀粉样蛋白对某些凝血因子具有亲和力,加上血液中存有干扰纤维蛋白形成的成分,故可引起凝血改变。Gamba 等分析了 36 例单克隆 γ 球蛋白病患者凝血因子。结果:①纤维蛋白原转变为纤维蛋白障碍;②凝血酶时间延长;③Russell 蝰蛇毒时间(RVTT)延长;④凝血酶原时间和部分凝血活酶时间延长,少数患者有 X 因子缺乏。在由 gelsolin 基因突变引起的 AF 淀粉样变中,血小板形态可发生改变。AL 型患者多有贫血,晚期有全血细胞减少。

(8) 关节肌肉:AA 型淀粉样变可引起多发性风湿性肌痛、慢性关节痛、破坏性关节痛和腕管综合征。Danesh 等报告 1 例 AH 患者发生致命性破坏性颈椎脊椎关节病是由于在颈枕交界区,有 β_2 微球蛋白沉积。

(9) 皮肤:与骨髓瘤相关的淀粉样变常见皮肤病变有瘀斑、紫癜、苍白、透亮的或紫癜性丘疹、结节等,少见病变有皮肤囊性变,苔藓状色素沉着性丘疹,大疱性、出血性皮病和粟米样丘疹。淀粉样蛋白主要沉积于表皮内和真皮乳头处。Ahmed 等报告 1 例 AL 型患者有慢性甲沟炎,掌指皮肤有红斑性肿和手有硬结形成。有些患者还可发生全秃。

(10) 淋巴结:全身淋巴结均可有淀粉样蛋白沉积,根据淀粉样蛋白沉积的量及受累的淋巴结所在部位不同,可引起一些临床表现。有些患者呈局限性淀粉样蛋白沉积,有的患者颈部淋巴结肿大而怀疑为肿瘤,纵隔淋巴腺肿大明显时可压迫纵隔血管而引起上腔静脉阻塞综合征。

(11) 五官:结合膜可有局灶性淀粉样蛋白沉积,导致反复发生的结合膜下出血。在英国报告的一家族性系统性淀粉样变的患者中有晚发性窗格样角膜营养不良。声带淀粉样蛋白沉积可引起声嘶,咽部淀粉样蛋白沉积可引起吞咽不畅,气道阻塞。这些病变部位组织脆,轻度损伤即可导致出血。

2. 实验室与其他检查

(1) 尿:90%的 AL 型淀粉样变尿中有蛋白,其中 1/2 患者可检出凝溶蛋白,每日的排出量为 1g 左右。这种蛋白称 Bence-Jone 蛋白,为单克隆轻链 κ 和/或 λ 的同型体,也可检出完整的免疫球蛋白,在血中无此种蛋白。当把尿加温到 $45\sim60℃$ 时出现凝固蛋白,继续加温至沸,则消失,冷却到 $60℃$ 时又可出现凝固蛋白。做尿蛋白电泳时,此种蛋白介于 β 和 α 球蛋白之间。AH 型淀粉样变尿中可检出 $β_2$ 微球蛋白,但无诊断意义。

(2) 血液:AL 型淀粉样变患者血浆蛋白电泳可检出 M 峰,即单克隆免疫球蛋白及其轻链,以 IgG 最为常见,也可只单独出现轻链。AA 型和 AS 淀粉样变,前者淀粉样蛋白 A 是从 SAP 转变而来,其浓度尽管有大量淀粉样蛋白 A 沉积也不变;后者除心脏淀粉样变为 TTR 沉积外,淀粉样蛋白来源为多渠道,故测定血浆中淀粉样蛋白无意义。AF 型淀粉样变在血中可检出致淀粉样变的相关的变异性蛋白。与多发性骨髓瘤相关的淀粉样变有高钙血症,其发生可能与 M 蛋白能与钙结合或与甲状旁腺激素相关肽(PTHrP)有关。肝功能检查有碱性磷酸酶升高,肾衰竭时有血尿素氮和肌酐升高。

(3) 骨髓:与骨髓瘤相关的淀粉样变作骨髓穿刺抹片检查可找到骨髓瘤细胞,同时有浆细胞增多(约占有核细胞的 15%)。骨髓瘤细胞的特点:大小不一,成堆出现。细胞质疏松,呈灰蓝色或深蓝色,其中有多个小空泡和少数嗜苯胺蓝颗粒。核偏心,有 $1\sim4$ 个核仁,核染色质浓聚,排列呈车轮状。这种细胞除骨髓中可找到外,在有压痛的浅表骨骼处(如肋骨)穿刺涂片染色也可找到。

(4) X 线检查:X 线检查在 AL 型淀粉样变中最典型表现为大小不等多发性溶骨性病变,常见于颅骨、盆骨、脊柱、肱骨,形状呈圆形,边缘清楚。其他尚可有骨质疏松和病理性骨折。食管钡餐检查可见反流、蠕动缓慢。胃肠钡餐和钡灌肠检查,可见胃、肠蠕动缓慢、胃扩张、褶皱减少和胃壁僵硬,十二指肠黏膜呈颗粒状外观,颗粒呈白色,直径 $1\sim3mm$,少数患者在小肠和大肠内有多发性息肉突起,呈黄色。肺部可见肺纹理增粗或多结节性病变,肺门和纵隔淋巴结可肿大。

(5) 内镜检查:食管、胃、十二指肠、结肠和直肠黏膜表面呈细颗粒状外观,有时也可见腐蚀、息肉样隆起和溃疡形成。溃疡边缘突起,其中可见食物残留。有淀粉样蛋白沉积的组织脆而易出血。前述消化道内镜所见均非系统性淀粉样变所特有。

(6) 心电图检查:心脏有淀粉样蛋白沉积而影响心肌功能,在心电图上与其他心肌病心电图改变相似,无特异性。应当注意的是,有时在心电图上可出现假性心肌梗死图像。

【诊断】

本病比较少见,多发生于 40 岁以上的男性,女性较少。临床上一些表现可作为诊断本病线索,确诊有赖于活检和其他检查。

除详细询问现病史外,应着重询问过去史与家族史。过去史中应询问过去有无类风湿关节炎、炎症性肠病、结核、化脓性骨髓炎和脓胸、肾脏透析治疗病史等。巨舌、眼眶周围皮肤紫癜、不明原因的心脏扩大和心功能衰竭、肝脏肿大、蛋白尿、全身淋巴腺肿大、顽固性胸腔积液和全血细胞减少等应考虑有本病存在的可能性。

对本病诊断有帮助的实验室检查有:①尿中 Bence-Jone 蛋白检查;②骨髓穿刺涂片检查,本病 AL 型骨髓中未成熟及成熟浆细胞所占比例超过 15%,同时可看到骨髓瘤细胞;③AF 型测定血浆中相关的变异性蛋白。

确诊标准为证实在组织间隙中有淀粉样蛋白的沉积,最可靠的方法是从病变组织作活检和病理切片检查。

【治疗】

系统性淀粉样变目前无根治方法,可根据不同类型采取不同的方法。淀粉样变性的治疗途径主要有以下 3 种:最常见也最有效的治疗是通过干扰前体蛋白产生,从而阻止淀粉样纤维丝的形成和淀粉样蛋白的产生和沉积;第 2 种治疗途径是稳定前体蛋白的天然结构,从而阻止其转变为错折叠的蛋白;第 3 种途径则直接以淀粉样沉积物为靶标,通过破坏淀粉样蛋白纤维的结构稳定性使其不能继续维持 β 折叠构象。目前临床治疗的方法主要针对第 1 种途径。

对于 AL 型淀粉样变性的治疗,主要是对恶性单克隆浆细胞的清除。AL 型淀粉样变化疗方案目的是尽快达到一个充分、长期的血液学缓解,同时尽量减小治疗的不良反应,降低治疗相关死亡率。无论是对于新诊断的还是复发/难治的 AL 型淀粉样变性患者,包括硼替佐米、来那度胺和沙利度胺等新药的方案都表现出了一定的疗效,而以美法仑为主的方案在临床中也有其应用价值。

心脏受累患者常具有典型的心脏舒张功能障碍表现,对于射血分数低的心衰患者,使用 β 受体阻滞剂、血管紧张素转换酶抑制剂和血管紧张素受体抑制剂可能会加重病情。治疗以利尿剂为主,注意监测电解质。此类患者尚具有心内血栓风险,有研究对 AL 型淀粉样变性患者进行经食管超声心动图检查后,发现35%的患者存在心房血栓,多位于左右心耳。这些患者应当给予抗凝治疗,但同时需警惕出血的风险。对于合并心房颤动的患者,建议使用胺碘酮,禁用地高辛。对于合并室性心动过速、心室颤动等恶性心律失常的患者,尚无确切方法可以预防猝死。

有条件者可进行肝、肾和骨髓移植,后者可与大剂量化疗联合应用(即用大剂量化疗消除患者骨髓成分,再作干细胞移植)。目前只试用于少数患者,尚未见有成功的经验。这些治疗死亡率很高,患者常死于胃肠道出血和穿孔、突然心搏骤停和肾衰竭。选择作移植的患者最好是只有单个重要器官受累,年龄小于 55 岁和无肾功能不全。

与透析相关的淀粉样变性可通过改进透析膜和用高纯度的透析液可以使病情得到改善。由 TTR 变异所引起的淀粉样变的家族性多发性神经病和老年性淀粉样变心肌病用亚硫酸盐可使 TTR 变得稳定。用亚硫酸盐后可使 TTR 四聚体与单聚体比值增加,因此,亚硫酸盐可使家族性淀粉样变性多发性神经病和老年性系统性淀粉样变的发生延迟和延缓病情的进展可能是有效的药物。

本病无根治方法,预后差,用上述化疗也不能使平均寿命中位值增加。一般发病后只能存活两年,有心、肾功能不全者预后更差。本病的晚期病例可考虑器官移植治疗。Dubrey 等报道,在 Harefield 医院有 10 例心脏淀粉样变性患者接受心脏移植治疗的效果。7 例于术后 116 个月内死亡,主要原因是本病为系统性疾病,术后可因心脏以外器官的衰竭或移植心脏的再次淀粉样物沉积而失败。

(作者:胡越　郭艺　邓伟　洪思琦　王晓琴;审校:陈蕾)

参 考 文 献

[1] VAN DER PLOEG A T,REUSER A J. Pompe's disease[J]. Lancet,2008,372(9646):1342-1353.

[2] ELLINGWOOD S S,CHENG A. Biochemical and clinical aspects of glycogen storage diseases[J]. J Endocri-

nol,2018,238(3):R131-R141.

[3] LIANG W C,NISHINO I. Lipid storage myopathy[J]. Curr Neurol Neurosci Rep,2011,11(1):97-103.

[4] VASILJEVSKI E R,SUMMERS M A,LITTLE D G,et al. Lipid storage myopathies:Current treatments and future directions[J]. Prog Lipid Res,2018,72:1-17.

[5] DOGAN A. Amyloidosis:Insights from Proteomics[J]. Annu Rev Pathol,2017,12:277-304.

[6] DIMAURO S,SCHON E A,CARELLI V,et al. The clinical maze of mitochondrial neurology[J]. Nat Rev Neurol,2013,9(8):429-444.

[7] TOWBIN J A,JEFFERIES J L. Cardiomyopathies Due to Left Ventricular Noncompaction,Mitochondrial and Storage Diseases,and Inborn Errors of Metabolism[J]. Circ Res,2017,121(7):838-854.

[8] ZARIC B L,OBRADOVIC M,BAJIC V,et al. Homocysteine and Hyperhomocys-teinaemia[J]. Curr Med Chem,2019,26(16):2948-2961.

[9] COLASANTE C,CHEN J,AHLEMEYER B,et al. Peroxisomes in cardiomyocytes and the peroxisome/peroxisome proliferator-activated receptor-loop[J]. Thromb Haemost,2015,113(3):452-463.

[10] WANDERS R J,KOMEN J C. Peroxisomes,Refsum's disease and the alpha- and omega-oxidation of phytanic acid[J]. Biochem Soc Trans,2007,35(Pt 5):865-869.

[11] PARIKH S,GOLDSTEIN A,KARAA A,et al. Patient care standards for primary mitochondrial disease:a consensus statement from the Mitochondrial Medicine Society [J]. Genet Med, 2017, 19 (12): 10. 1038/gim. 2017. 107.

[12] PARIKH S,GOLDSTEIN A,KOENIG M K,et al. Diagnosis and management of mitochondrial disease:a consensus statement from the Mitochondrial Medicine Society[J]. Genet Med,2015,17(9):689-701.

[13] 郭艺,洪思琦,蒋莉. 对线粒体医学会原发性线粒体病患者理标准专家共识的解读[J]. 中国当代儿科杂志,2018,20(11):13-18.

[14] MURARESKU C C,MCCORMICK E M,FALK M J. Mitochondrial Disease:Advances in clinical diagnosis,management,therapeutic development,and preventative strategies[J]. Curr Genet Med Rep,2018,6(2):62-72.

[15] IMAI-OKAZAKI A,KISHITA Y,KOHDA M,et al. Cardiomyopathy in children with mitochondrial disease:Prognosis and genetic background[J]. Int J Cardiol,2019,279:115-121.

[16] HOLMGREN D,WÅHLANDER H,ERIKSSON B O,et al. Cardiomyopathy in children with mitochondrial disease:clinical course and cardiological findings[J]. Eur Heart J,2003,24(3):280-288.

[17] 中华医学会神经病学分会,中华医学会神经病学分会神经肌肉病学组,中华医学会神经病学分会肌电图及临床神经生理学组. 中国脂质沉积性肌病诊治专家共识[J]. 中华神经科杂志,2015,48(11):941-945.

[18] PENNISI E M,GARIBALDI M,ANTONINI G. Lipid Myopathies[J]. J Clin Med,2018,7(12):472.

[19] PENNISI E M,ARCA M,BERTINI E,et al. Neutral Lipid Storage Diseases:clinical/genetic features and natural history in a large cohort of Italian patients[J]. Orphanet J Rare Dis,2017,12(1):90.

[20] PASANISI M B,MISSAGLIA S,CASSANDRINI D,et al. Severe cardiomyopathy in a young patient with complete deficiency of adipose triglyceride lipase due to a novel mutation in PNPLA2 gene[J]. Int J Cardiol,2016,207:165-167.

[21] MISSAGLIA S,MAGGI L,MORA M,et al. Late onset of neutral lipid storage disease due to novel PNPLA2 mutations causing total loss of lipase activity in a patient with myopathy and slight cardiac involvement[J]. Neuromuscul Disord,2017,27(5):481-486.

[22] APPLEGARTH D A,TOONE J R,LOWRY R B. Incidence of inborn errors of metabolism in British Columbia,1969-1996[J]. Pediatrics,2000,105(1):e10.

[23] ORHO M,BOSSHARD N U,BUIST N R,et al. Mutations in the liver glycogen synthase gene in children with hypoglycemia due to glycogen storage disease type 0[J]. J Clin Invest,1998,102(3):507-515.

[24] VAN DE WERVE G, LANGE A, NEWGARD C, et al. New lessons in the regulation of glucose metabolism taught by the glucose 6-phosphatase system[J]. Eur J Biochem, 2000, 267(6):1533-1549.

[25] AKANUMA J, NISHIGAKI T, FUJII K, et al. Glycogen storage disease type Ia:molecular diagnosis of 51 Japanese patients and characterization of splicing mutations by analysis of ectopically transcribed mRNA from lymphoblastoid cells[J]. Am J Med Genet, 2000, 91(2):107-112.

[26] 中华医学会神经病学分会,中华医学会神经病学分会神经肌肉病学组,中华医学会神经病学分会肌电图与临床神经生理学组.中国糖原累积性肌病诊治指南[J].中华神经科杂志,2016,49(1):8-16.

[27] 傅立军,陈茜.婴儿型庞贝病的诊治进展[J].精准医学杂志,2018,33(4):283-285.

[28] PICKEN M M. The changing concepts of amyloid[J]. Arch Pathol Lab Med, 2001, 125(1):38-43.

[29] ESCRIBÁ A, MORALES E, ALBIZÚA E, et al. Secondary (AA-type) amyloidosis in patients with polymyalgia rheumatica[J]. Am J Kidney Dis, 2000, 35(1):137-140.

[30] DUBREY S W, BURKE M M, KHAGHANI A, et al. Long term results of heart transplantation in patients with amyloid heart disease[J]. Heart, 2001, 85(2):202-207.

[31] 中国抗癌协会血液肿瘤专业委员会,中华医学会血液学分会白血病淋巴瘤学组.原发性轻链型淀粉样变的诊断和治疗中国专家共识(2016年版)[J].中华血液学杂志,2016,37(9):742-746.

第三节　免疫性神经-心脏共患疾病

一、概述

免疫系统(immune system)是机体执行免疫应答及免疫功能的重要系统。由免疫器官(骨髓、胸腺、淋巴结、脾脏、黏膜相关淋巴组织等)、免疫细胞(吞噬细胞、树突状细胞、NK细胞、T细胞、B细胞等)和免疫分子(免疫球蛋白、补体、细胞因子、黏附分子、MHC分子和细胞因子受体等)组成。免疫系统具有识别和排除抗原性异物,与机体其他系统相互协调共同维持机体内环境稳定和生理平衡的功能。人体免疫系统是防卫病原体入侵最有效的武器,它能发现并清除异物、外来病原微生物等引起内环境波动的因素,可以说免疫系统是人体重要的健康屏障。但是在某些特殊情况下,免疫系统(免疫细胞或抗体或形成的抗原抗体复合物)会攻击正常人体的自身器官或组织(如皮肤、肾脏、心血管系统、神经系统等),抗原抗体复合物广泛沉积于血管壁等原因导致全身多器官损害,从而导致各种自身免疫性疾病,被称为系统性自身免疫性疾病,包括系统性红斑狼疮、类风湿病、白塞病、大动脉炎、系统性血管炎、皮肌炎、硬皮病、结节性多动脉炎等。

组织器官的病理损害和功能障碍仅限于抗体或致敏淋巴细胞所针对的某一器官,被称为器官特异性自身免疫性疾。主要有慢性淋巴细胞性甲状腺炎、甲状腺功能亢进、胰岛素依赖型糖尿病、重症肌无力、溃疡性结肠炎、恶性贫血伴慢性萎缩性胃炎、肺出血肾炎综合征、寻常天疱疮、类天疱疮、原发性胆汁性肝硬化、多发性脑脊髓硬化症、急性特发性多神经炎等。

如果累及神经系统时则称之为神经系统自身免疫性疾病(神经免疫性疾病)。神经免疫性疾病,包括中枢神经系统和周围神经系统的免疫性疾病。其中,中枢神经系统的免疫性疾病有自身免疫性脑炎、多发性硬化(MS)、视神经脊髓炎谱系疾病(NMOSD)、急性播散性脑脊髓膜炎(ADEM),还有急性脊髓炎、中枢神经系统血管炎等。周围神经系统的免疫性疾病有急性炎症性脱髓鞘性多发性神经根神经炎(吉兰-巴雷综合征,AIDP),慢性炎症性脱髓鞘性多发性神经根神经炎(CIDP)。神经肌肉接头的自身免疫性疾病有重症肌无力(MG)。

免疫性神经肌肉疾病主要是指累及周围神经、肌肉和神经肌肉接头的自身免疫性疾病,以特发性炎性肌病(IIM)、吉兰-巴雷综合征(GBS)、慢性炎性脱髓鞘性多发神经根神经病(CIDP)和重症肌无力(MG)等为代表。特发性炎症性疾病(IIM)是一组以慢性肌无力和骨骼肌炎性反应为主要特征的自身免疫性疾病,主要包括多发性肌炎(PM)、皮肌炎(DM)和包涵体肌炎(IBM)等,以 PM 和 DM 较为多见。

系统性自身免疫性疾病其基本病理特征为血管炎性病变,多累及全身多系统,心血管系统与神经系统出现临床症状常见。如系统性红斑狼疮,有 50%~80% 可累及心血管系统。累及神经系统使可出现偏头痛、性格改变、记忆力减退或轻度认知障碍;重者可表现为脑血管意外、昏迷、癫痫持续状态等。白塞病可累及心脏瓣膜和冠状动脉,以及动脉及静脉系统。中枢或周围神经受累者也常见。神经系统表现可为患者的首发症状,且有复发倾向,中枢神经系统受累比周围神经多见。

特发性炎症性肌病中常见的 PM 和 DM,也可合并系统性红斑狼疮、特发性关节炎等结缔组织疾病形成混合结缔组织疾病或重叠综合征。可累及中枢神经和周围神经系统。在临床上可出现脑功能不良、精神异常、肢体瘫痪、麻木、疼痛、步态不稳、抽搐、头痛、视力障碍、面瘫、肌肉萎缩等症。PM 和 DM 心脏受累的发生率为 6%~75%,但有明显临床症状者较少见,最常见的表现是心律不齐和传导阻滞。较少见的严重表现是充血性心力衰竭和心包压塞,这也是患者死亡的主要原因之一。

神经系统自身免疫性疾病自身免疫性脑炎突出表现为神经精神症状、癫痫、记忆力下降、意识水平下降甚至昏迷。中枢神经系统局灶性损害较少见,周围神经和神经肌肉接头受累可出现神经肌肉兴奋性升高、边缘性脑炎、肌无力综合征等。心脏受累少见,自主神经受累可出现窦性心动过缓或窦性心动过速。

本节主要讨论的疾病为白塞病、系统性红斑狼疮、炎性肌病、自身免疫性脑炎。该类疾病的神经系统与心血管系统表现见表 5-3-1。

表 5-3-1　免疫性疾病神经系统与心血管系统相关临床特征

疾病	心脏异常	神经系统并发症
白塞病	静脉血栓、动脉内膜炎、狭窄、闭塞和动脉瘤 心肌炎、心内膜炎、瓣膜关闭不全、心包炎、心腔内血栓形成、冠状动脉栓塞、冠状动脉瘤、心肌梗死	头痛、头晕、假性延髓麻痹、癫痫发作、脑膜刺激征、颅内压升高、视盘水肿、偏瘫、失语、截瘫、尿失禁、感觉障碍、共济失调
系统性红斑狼疮	心包炎、心肌炎和心内膜炎等或者全心炎 心律失常 动脉炎及静脉炎	偏头痛、性格改变、记忆力减退或轻度认知障碍 重者可表现为脑血管意外、昏迷、癫痫持续状态
炎性肌病	心律不齐和传导阻滞 心力衰竭 心包压塞	脑功能不良、精神异常、肢体瘫痪、麻木、疼痛、步态不稳、抽搐、头痛、视力障碍、面瘫、肌肉萎缩
自身免疫性脑炎	窦性心动过缓 窦性心动过速	神经精神症状、癫痫、记忆力下降、意识水平下降、昏迷、边缘性脑炎、肌无力综合征

二、白塞病

白塞病(Behcet disease,BD)是根据 1937 年土耳其皮肤科医师 Behcet 的病例报告而命名的,是以复发性口腔溃疡、外阴溃疡、眼炎及皮肤损害为突出表现的慢性全身性血管炎性疾病,又称眼-口-生殖器三联征。白塞病可累及神经系统、心血管系统、消化道、肺、肾及附睾等器官,症状逐个隐匿出现,也可能表现剧烈而累及多个脏器,病情常起伏不定。基本病理表现为皮肤黏膜、眼,以及全身多系统的血管炎。根据流行病学调查,白塞病主要分布于东亚、中东、地中海地区,被称为"丝绸之路病",土耳其发病率最高,为(80~370)/10 万,我国为 14/10 万。发病年龄为 14~40 岁的青壮年,男女之比为 3∶4,最近研究认为男女发病率无显著差别,但男性患者心血管、神经系统及眼部受累较女性多且严重。

【发病机制】

有证明免疫异常在白塞病的发病中有重要作用,但其病因和发病机制仍未完全阐明。目前认为与遗传、感染、免疫及环境等因素密切相关。遗传因素在发病中起重要作用,人类白细胞抗原(HLA)-B5 在亚洲患者中的阳性率为 60%~88%,与眼部受累相关,M1、HLA-B51 为易感基因,与眼、消化道受累密切相关。总之,环境、细胞因子、粒细胞及热休克蛋白抗原等在具有遗传易感因素的人群中触发了免疫功能紊乱及中性粒细胞功能亢进,导致血管内皮细胞损伤、功能异常并引起相关组织病理损害。

1. **感染**

(1)病毒:早期认为病毒感染为其发病原因,后经流行病学、组织培养、血清学、动物接种、免疫荧光及电镜等检查均未能得到进一步证实。报告认为发病可能与慢病毒感染引起的自体免疫异常有关;还有些报告发现单纯疱疹病毒 HSV-1 与本病发生关系的证据,如患者血中抗 HSV-1 抗体滴度升高影响 CD4 淋巴细胞而致免疫异常以及 HSV-1 具有与本病周围血淋巴细胞同源的 DNA。

(2)链球菌:由于一些患者常发生扁桃体炎、咽炎及牙周炎等疾病,故认为发病与这些病灶中的细菌有关。研究发现患者血清中抗链球菌抗体滴度升高;从患者口腔内分离的菌株中以链球菌关系最密切,而特别是血链球菌(s. sanguinis),以其菌体成分进行皮内试验及巨噬细胞游走抑制试验均可得到阳性结果;链球菌的 65kDa 热休克蛋白试验能引起皮肤超敏反应和系统性症状。这些研究主要在日本学者中进行,虽认为在发病中有重要作用,但并未获得一致结论。

(3)结核菌:自 1964 年,我国曾发生过与结核菌感染有关的白塞病病例报告,即在白塞病初发损害之前已患有结核病,如肺结核、淋巴结核等多种结核病灶。可以是陈旧性病灶,而以活动性病灶居多。OT 试验大都为强阳性;抗结核药物治疗,不但对原发病灶有明显效果,且可改善白塞病的有关损害,因而认为是结核菌的一种过敏性表现。结核菌的 65kDa 热休克蛋白也与本病发生有关。

2. **遗传因素**　本病有地区性发病倾向,如多见于地中海沿岸国家;有血缘性家族性发病病例,可见于 2、3 或 4 代,且发病以男性为多。HLA-B5(+)是免疫遗传性的标志,其阳性率可达 67%~88%,表明发病与 HLA-B5 有关,而与 HLA-D,特别是 HLA-DR 也有一定关系。白塞病易感性基因位于染色体 6 位臂上,在 HLA-B 与 TNF-beta 位点之间,这可能为以后研究基因治疗提供方向。

白塞病无一定遗传方式,可能系染色体隐性遗传。2010 年,英国曼彻斯特大学的研究人

员在 *Nature Genetics* 上发表论文称,通过比较"丝绸之路病"发病率最高的土耳其1 000多名白塞病患者的基因与数千名东亚、中东和欧洲等丝绸之路沿线地区健康人的基因,证实了基因"*HLA-B51*"与白塞病有关,还新确认基因"*IL10*"和"*IL23R-IL12RB2*"也与这种疾病有关。

3. **免疫异常**　患者血清中存在抗口腔黏膜抗体,抗动脉壁抗体;另外,血清中尚存在复合物,其阳性可达60%,并与病情活动有关;除IgG、IgT和IgM轻度升高外,有时IgE升高;DIF检查发现血管壁特别是细静脉壁内存在IgG、IgA、CIC和C3。在体外试验中这些患者的淋巴细胞转化试验值一般偏低,T细胞和TH细胞值均降低;结节性红斑样损害中浸润的细胞主要是T细胞,特别是TH和NK细胞,而眼球组织内浸润细胞主要是CD4淋巴细胞和巨噬细胞,很少有B细胞和NK细胞,这些CD4淋巴细胞与巨噬细胞是*HLA-DR*(+)的。以上事实说明本病有体液免疫与细胞免疫表现,但一般倾向认为细胞免疫异常与本病发生关系更为密切。

4. **性激素**　有研究曾测定21例男性和排卵前期女性性激素,如睾酮、孕酮、雌二醇、促黄体生成素、促卵泡生成素和垂体催乳素,经统计学分析,男性睾酮和女性孕酮值比对照组低,其分别为$P<0.01$和$P<0.05$,其余均在正常范围;同时测定14例排卵前期女性患者PGF-2d,其平均值较对照组低约2倍以上($P<0.001$)。

5. **其他**　本病病因虽未明确,但发病与免疫异常是有关的。在免疫调节和炎症反应过程中,细胞成分发生改变及所产生的多种活性物质,如纤溶酶抑制物可使纤溶酶溶解纤维蛋白的活性降低,而致纤维蛋白原含量增高;以及中性粒细胞的趋化性增强;肿瘤坏死因子(TNF-β)、IL-2和IL-6等产生,这些在病变的发展中可能也有一定作用。

【临床表现】

白塞病可累及全身各系统包括心血管系统及神经系统。发病有急性和慢性两型,急性者少见,多在5天~3个月内多部位发病;慢性者多见,经历半年甚至数年相继出现多部位受累,病情常反复发作。

1. **神经系统损害**　又称神经白塞病,发病率为5%~50%,少数可为首发症状,有复发倾向,中枢神经系统受累较多见,可有头痛、头晕、假性延髓麻痹、癫痫发作、无菌性脑膜脑炎、颅内压升高、视盘水肿、偏瘫、失语、截瘫、尿失禁、感觉障碍、精神异常等。周围神经受累较少,表现为四肢麻木无力、周围型感觉障碍等。神经系统损害者预后不佳,脑干和脊髓病损是本病致残及死亡的主要原因之一。

2. **心血管系统损害**　本病的基本病变是血管炎,全身大小血管均可受累,10%~20%患者合并大中血管炎,是致死致残的主要原因。动脉壁的弹力纤维破坏及动脉内壁内膜纤维增生,造成动脉狭窄、扩张或产生动脉瘤,临床出现相应表现。静脉系统受累较动脉系统多见。25%左右患者发生浅表或者深部的血栓性静脉炎及静脉血栓形成,造成狭窄与血栓。心脏损害少见,但与不良预后相关,主要累及心脏瓣膜和冠状动脉,表现为心肌炎、心内膜炎、瓣膜关闭不全、心包炎、心腔内血栓形成、冠状动脉栓塞、冠状动脉瘤、心肌梗死等。

3. **口腔溃疡**　复发性、痛性口腔溃疡[阿弗他溃疡(aphthous ulceration)]发生率为98%,是诊断本病的必要症状,多数患者为首发症状。溃疡可单发或多发,常分布于舌、咽、唇内侧缘和颊黏膜等处,呈圆形或椭圆形,边界清楚,深浅不一,基底黄色或污灰色,周围绕以边缘清晰的红晕,大部分1~2周可自行消退而不留瘢痕,部分较深者可留有瘢痕。

4. **生殖器溃疡**　生殖器溃疡发生率为60%~65%。男性最多见于阴囊、阴茎,尿道相对少见,女性多见于外阴和阴道。溃疡可为剧痛或无痛,在形态上与口腔溃疡基本相似,但出现次数少,溃疡更深大。50%的患者愈合后留有瘢痕,此有助于诊断。

5. **眼炎**　约50%患者有眼炎,常为双侧受累,病情重,进展快。包括前葡萄膜炎、白内障、青光眼、脉络膜炎、玻璃体炎、视网膜病变、黄斑变性、血管闭塞性动/静脉炎、视盘水肿等,5年致盲率可达25%~30%,是本病致残的主要原因。

6. **皮肤损害**　皮损发生率仅次于口腔溃疡,占80%~98%,可为假性毛囊炎、结节性红斑、丘疹、痤疮、脓疱、脓肿等,假性毛囊炎和结节性红斑最为常见,具有诊断意义。皮肤对微小创伤的反应性增加,出现炎症反应(针刺反应),即用20号无菌针头在前臂屈面中部斜行刺入皮内约0.5cm,沿纵向稍做捻转后退出,24~48小时后针眼处发生毛囊炎样小红点或脓疱疹样改变为阳性反应,阳性率为60%~78%,对诊断有价值且与疾病活动性相关。

7. **消化道损害**　BD累及消化道称为肠白塞病,全消化道均可累及,好发于回盲部,可有消化道溃疡、出血、穿孔等表现,内镜为首选的检查手段。

8. **关节损害**　半数以上患者有关节症状,45%的患者出现关节炎,四肢大小关节及骶髂关节均可受累,单发或多发,非对称性,部分患者出现 *HLA-B27* 阳性。

9. **其他**　肺部损害少见,以肺内血管病变为主,咯血是肺部最常见又最严重的症状,多为肺梗死或肺动脉瘤破裂,预后差;附睾、肾脏损害极少见。妊娠可使多数患者病情加重,可有胎儿宫内发育迟缓,产后病情大多加重。

【诊断】

1. **临床表现**　白塞病主要根据其典型临床表现进行综合诊断。具有诊断意义的临床表现为:复发性口腔溃疡、外阴溃疡、眼部损害、血管、神经系统以及特征性皮肤损害,如结节性红斑、假性毛囊炎、丘疹性脓疱疹、痤疮样皮疹。具有上述典型临床表现高度提示白塞病。

2. **辅助检查**　无特异性实验室检查异常。活动期可有红细胞沉降率增快、C反应蛋白升高;部分患者冷球蛋白阳性。*HLA-B5* 阳性率较高,与眼、消化道病变相关。白塞病无特异性血清学检查,诊断颇为困难,针刺反应是唯一特异性较强的检查,且与疾病活动性相关。神经白塞病常有脑脊液压力升高,白细胞数轻度升高。急性期磁共振成像(MRI)的检查阳性率高达98%,可以发现在脑干、脑室旁白质和基底节处的增高信号。慢性期MRI检查时应注意与多发性硬化相鉴别。胃肠钡剂造影及内镜、血管造影、彩色多普勒检查有助于诊断病变部位及范围。肺部X线片可表现为单或者双侧大小不一的弥漫性渗出或圆形结节阴影,肺梗死时表现为肺门周围的密度增高模糊影。高分辨率CT或肺血管造影等有助于肺部病变的诊断。

3. **诊断标准**　主要根据临床症状,应注意详尽病史的采集及典型的临床表现。目前多采用国际白塞病研究组于1989年制定的诊断(分类)标准,为:①反复性口腔溃疡:1年内至少反复发作3次;②反复生殖器溃疡或瘢痕;③眼损害:前葡萄膜炎、后葡萄膜炎,裂隙灯检查时发现玻璃体混浊或视网膜血管炎;④皮肤损害:结节性红斑、假性毛囊炎、脓性丘疹、未服用糖皮质激素的非青春期患者出现的痤疮样结节;⑤针刺试验阳性:试验24~48小时后由医生判定的阳性反应。上述5条标准应为医师观察到或患者本人提供并被确认为可靠的。诊断白塞病须具备复发性口腔溃疡并且至少伴有其余4项中2项以上者。应首先除外炎性肠病、系统性红斑狼疮、瑞特综合征和疱疹病毒感染等其他疾病。

【治疗】

本病目前尚无公认的有效根治办法。多种药物均可能有效,但停药后易复发。治疗的目的在于控制现有症状,防治重要脏器损害,减缓疾病进展。治疗方案依临床表现不同而采取不同的方案。

1. **一般治疗**　急性活动期应卧床休息。发作间歇期应注意预防复发,如控制口、咽部感染,避免进食刺激性食物,伴感染者可行相应的治疗。

2. **局部治疗**　口腔溃疡可局部用糖皮质激素膏、冰硼散、锡类散等,生殖器溃疡用1∶5 000 高锰酸钾清洗后加用抗生素软膏;眼部损害需眼科医生协助治疗,眼结膜炎、眼角膜炎可应用糖皮质激素眼膏或滴眼液,眼葡萄膜炎须应用散瞳剂以防止炎症后粘连,重症眼炎者可在球结膜下注射糖皮质激素。

3. **全身药物治疗**

（1）非甾体抗炎药（NSAID）:具消炎镇痛作用,对缓解发热、皮肤结节红斑、生殖器溃疡疼痛及关节炎症状有一定疗效,多种 NSAID 可供选用。

（2）秋水仙碱（colchicine）:可抑制中性粒细胞趋化,对关节病变、结节红斑、口腔和生殖器溃疡、眼葡萄膜炎均有一定的治疗作用,常用剂量为 0.5mg,每日 2~3 次。应注意肝肾损害、粒细胞减少等不良反应。

（3）沙利度胺（thalidomide）:用于治疗口腔、生殖器溃疡及皮肤病变。剂量为 25~50mg/次,每日 3 次。妊娠妇女禁用,可导致胎儿畸形,另外有引起神经轴索变性的不良反应。

（4）氨苯砜（dapsone）:具有抑菌及免疫抑制作用,抑制中性粒细胞趋化。用于治疗口腔、生殖器溃疡,假性毛囊炎,结节红斑。常用剂量 100mg/d。不良反应有血红蛋白降低、肝损害、消化道反应等。

（5）糖皮质激素:根据脏器受累及病情的严重程度酌情使用,突然停药易导致疾病复发。重症患者如严重眼炎、中枢神经系统病变、严重血管炎患者可静脉应用大剂量甲泼尼龙冲击,1 000mg/d,3~5 天为 1 个疗程,与免疫抑制剂联合效果更好。

（6）免疫抑制剂:重要脏器损害时应选用此类药,常与糖皮质激素联用。此类药物不良反应较大,用药期间应注意严密监测。

1）硫唑嘌呤（azathioprine,AzA）:是白塞病多系统病变的主要用药。用量为 2~2.5mg/（kg·d）,口服。可抑制口腔溃疡、眼部病变、关节炎和深静脉血栓,改善疾病的预后。停药后容易复发。可与其他免疫抑制剂联用,但不宜与干扰素-α 联用,以免骨髓抑制。应用期间应定期复查血常规和肝功能等。

2）氨甲蝶呤（methotrexate,MTX）:每周 7.5~15mg,口服或静脉注射。用于治疗神经系统、皮肤黏膜等病变,可长期小剂量服用。不良反应有骨髓抑制、肝损害及消化道症状等。

3）环磷酰胺（cyclophosphamide,CYC）:在急性中枢神经系统损害或肺血管炎、眼炎时,与泼尼松联合使用,可口服或大剂量静脉冲击治疗（每次用量 0.5~1.0g/m² 体表面积,每3~4 周 1 次或 0.6g/次,每 2 周 1 次）。使用时嘱患者大量饮水,以避免出血性膀胱炎的发生,此外可有消化道反应及白细胞减少等。

4）环孢素 A（cyclosporine A,CsA）:对秋水仙碱或其他免疫抑制剂疗效不佳的眼白塞病效果较好。剂量为每日 3~5mg/kg。因其神经毒性可导致中枢神经系统的病变,一般不用于白塞病合并中枢神经系统损害的患者。应用时注意监测血压,肾功能损害是其主要不良反应。

5）苯丁酸氮芥（chlorambucil,CB1348）:由于不良反应较大,目前应用较少。可用于治疗视网膜、中枢神经系统及血管病变。用法为 2mg,每日 3 次。持续使用数月直至病情稳定后减量维持。眼损害应考虑用药 2~3 年以上，以免复发。不良反应有继发感染，长期应用有可能停经或精子减少、无精。

（7）生物制剂：干扰素-α-2a，对关节损伤及皮肤黏膜病变有效率较高，有治疗难治性葡萄膜炎、视网膜血管炎患者疗效较好的报道。起始治疗为干扰素-α-2a，每日 600 万 U 皮下注射，治疗有效后逐渐减量，维持量为 300 万 U，每周 3 次，部分患者可停药。不良反应有抑郁和血细胞减少，避免与硫唑嘌呤联用。肿瘤坏死因子（TNF）-α 拮抗剂、英夫利西单抗（infliximab）、依那西普（etanercept）和阿达木单抗（adalimumab）均有治疗白塞病有效的报道。可用于 DMARD 抵抗的白塞病患者的皮肤黏膜病变、葡萄膜炎和视网膜炎、关节炎、胃肠道损伤以及中枢神经系统受累等。TNF-α 拮抗剂起效迅速，但停药易复发，复发患者重新应用仍有效。

（8）抗血小板药物（阿司匹林、潘生丁）及抗纤维蛋白疗法（尿激酶、链激酶）：目前尚无直接证据可用于治疗塞病的血栓疾病，使用时应谨慎，以免引起血管瘤破裂出血。明确诊断的新近形成的血栓可溶栓抗凝治疗。溶栓可静脉应用链激酶、尿激酶；抗凝可选用低分子肝素皮下注射或华法林 2~8mg/d 口服［需监测凝血酶原时间，维持国际标准化比值（INR）在 2~2.5］。有出血倾向、脑卒中、手术、未控制的高血压、肝功能、肾功能障碍、视网膜出血性病变等患者禁用溶栓抗凝治疗。

（9）手术治疗：一般不主张手术治疗，动脉瘤具有破裂风险者可考虑手术治疗。慢性期患者应首先选用糖皮质激素联合环磷酰胺治疗。重症肠白塞病并发肠穿孔时可行急诊手术治疗，但术后复发率可高达 50%，故选择手术治疗应慎重。血管病变手术后也可于术后吻合处再次形成动脉瘤，采用介入治疗可减少手术并发症。手术后应继续应用免疫抑制剂可减少复发。眼失明伴持续疼痛者可手术摘除。

4. 对神经及心血管重要脏器系统的参考治疗方案　脑实质损害可使用糖皮质激素、氨甲蝶呤、硫唑嘌呤、环磷酰胺、干扰素-α 和 TNF-α 拮抗剂。急性期需大剂量糖皮质激素冲击（常用静脉甲泼尼龙 1 000mg/d），3~7 次后口服糖皮质激素维持治疗 2~3 个月，联合应用免疫抑制剂可防止复发和减缓疾病进展；针对心脏大血管病变，目前尚无充分对照研究的证据指导白塞病心脏大血管病变的治疗。急性深静脉血栓推荐使用糖皮质激素联合免疫抑制剂，如硫唑嘌呤、环磷酰胺、环孢素 A，周围动脉瘤有破裂风险，可采用手术联合免疫抑制剂治疗，肺动脉瘤手术死亡率较高，主要用免疫抑制剂治疗，紧急情况可试行动脉瘤栓塞术。

本病一般呈慢性，缓解与复发可持续数周或数年，甚至长达数十年。在病程中可发生失明、腔静脉阻塞及瘫痪等。本病由于中枢神经系统、心血管系统、胃肠道受累偶有致死。

三、系统性红斑狼疮

系统性红斑狼疮（systemic lupus erythematosus，SLE）是一种由机体自身免疫介导的慢性、反复迁延的，以免疫性炎症为突出表现的弥漫性结缔组织病。其主要病理改变为全身红斑狼疮性血管炎性病变。血清中出现以抗核抗体为代表的多种自身抗体和多系统受累是 SLE 的两个主要临床特征，其中以肾脏受累最为常见和严重，但心脏病变及神经系统病变并非少见，心血管系统可单独或同时侵犯心包、心肌、心内膜、冠状动脉及心脏传导组织。神经精神受累表现也是广泛多样，包括感觉运动神经病、头痛、认知障碍、致命的缺血性脑卒中、脑炎和横贯性脊髓炎。SLE 全球患病率为 30~50/10 万，美国患病率为 14.6~50.8/10 万，其中黑种人女性的患病率比白种人高 3~4 倍，我国 1985 年对上海市 3.2 万纺织女工的调查显示,SLE 的患病率随地区、种族、性别和年龄等而异。有色人种显著高于白种人,女性显著高于男性,儿童男女比为 1:(1.5~6),育龄男女比为 1:(7~9),老年男女比为 1:2。发病年龄以青壮年为主,多见于 15~45 岁。

【发病机制】

1. **遗传因素**　SLE 是一种多基因遗传性疾病,其发病常需要多个基因共同作用。单一基因如补体 C1q 和 C4 的缺陷仅见于少数病例。目前认为 HLA-Ⅱ类基因较Ⅰ类基因与 SLE 相关性更为明显。单一基因 5% 的患者有家族发病史。患者亲属中如同卵孪生 DR2、DR3 姐妹、母女等患本病的机会更多。免疫遗传学研究证明,大多数患者与 DR2 或 DR3 相关。当 C4a 缺乏时 SLE 患病率增高。T 细胞受体同 SLE 的易感性亦有关联。TNF-α 低水平可能是狼疮性肾炎的遗传基础。

2. **内分泌因素**　在 SLE 患者中,育龄期女性患病率比同龄男性高 9~15 倍,而青春期前和绝经期后的女性患病率略高于男性,这与育龄期女性雌激素/雄激素比值显著升高有关。实验表明雌激素能增加抗 dsDNA 抗体生成并使其从 IgM 型转化为 IgG 型;降低巨噬细胞的吞噬功能,影响免疫复合物的清除;并可诱导 Ro/SSA 和 La/SSB 在角质形成细胞膜上的表达增强,还可诱导树突细胞、T 细胞和 B 细胞炎性细胞因子的产生。现证实,胸腺组织和非胸腺淋巴样组织、内分泌系统、中枢神经系统和下丘脑腹侧核等处均有丰富的雌激素受体。免疫学研究显示,胸腺、骨髓、脾脏、淋巴结和外周单个核细胞上表达催乳素和催乳素受体,催乳素可刺激 SLE 患者的 B 细胞分泌抗-dsDNA 抗体。

3. **环境因素**

(1) 病毒感染:多种病毒感染尤其是 EB 病毒、细小病毒、内源性逆转录病毒和巨细胞病毒可能与 SLE 发病相关。NZB/NEWF1 小鼠组织中分离出 C 型 RNA 病毒,并在肾小球沉积物中查到抗 C 型病毒抗体。病原体可能只是一种多克隆 B 细胞刺激因素而促发了本病。

(2) 日光及紫外线:25%~35% 的 SLE 患者对日光过敏。大多学者认为本病与日光中的紫外线有关。紫外线的照射使皮肤的 DNA 转化为胸腺嘧啶二聚体提高了免疫原性,并使角质细胞产生白介素 1,增强了免疫反应。

(3) 药物:有些药物是半抗原,一旦进入已处于超敏状态的 SLE 体内则诱发免疫应答而诱发 SLE 症状。药物还可能通过表观遗传学机制诱导红斑狼疮的发生。目前已有多种药物报道可诱发 SLE,高危类药物有肼屈嗪、普鲁卡因胺;中危类药物有:奎尼丁、异烟肼、柳氮磺胺吡啶;低危类药物:甲基多巴、卡托普利、氯丙嗪、米诺环素、卡马西平、丙硫氧嘧啶、青霉胺、氨苯磺胺和 5-氨基水杨酸。生物制品及血制品:通过大量的临床实践证实,生物制品如丙种球蛋白、疫苗、转移因子、干扰素、免疫核糖核酸等,对亚临床型 SLE 患者来说是急性发作的敏感激发因子,一旦激发病情急性发作,即使停药也不能终止其发展。临床对 SLE 患者输血(包括血浆、血有形成分、白蛋白等)可造成不可逆转的病情恶化,甚至死亡,由此说明生物制品及输血皆为 SLE 的诱发因素或恶化因素。

(4) 基因表达的表观遗传学调控:环境因素如紫外线和药物可能通过抑制 DNA 甲基化诱导红斑狼疮发生。SLE 患者 T 细胞中存在多种 miRNA 表达异常,已经初步证实 miR-21、miR-48a、miR-146 和 miR-29b 可能通过直接或间接抑制 DNMT1 导致 DNA 低甲基化。

(5) 免疫因素包括:①巨噬细胞清除凋亡物质障碍,大量自身 DNA 或 RNA 作为抗原释放入血液中,诱导机体产生多种炎症因子和自身抗体;②树突状细胞过度激活,释放大量 IFN-α;③B 细胞过度增殖和活化,自发产生多克隆免疫球蛋白和多种自身抗体;④T 细胞亚群比例和功能失平衡,相关细胞因子表达紊乱;⑤细胞因子表达异常:比较明确的有 IL-17A、IFN-α、Blys 和 IL-6。

【临床表现】

SLE 临床表现复杂多样。多数呈隐匿起病,表现为轻度的关节炎、皮疹、隐匿性肾炎、血小板减少性紫癜等,部分患者长期稳定在亚临床状态或轻型狼疮,部分患者可由轻型突然变为重症狼疮,更多的则由轻型逐渐出现多系统损害;也有一些患者起病时就累及多个系统,甚至表现为狼疮危象。SLE 的自然病程多表现为病情的加重与缓解交替。

1. **SLE 常见临床表现**　鼻梁和双颧颊部呈蝶形分布的红斑是 SLE 特征性的改变;SLE 的皮肤损害包括光敏感、脱发、手足掌面和甲周红斑、盘状红斑、结节性红斑、脂膜炎、网状青斑、雷诺现象等。SLE 患者口腔或鼻黏膜溃疡常见。对称性多关节疼痛、肿胀,肌痛等肌炎的表现。通常不引起骨质破坏。发热、疲乏是 SLE 常见的全身症状。

2. **SLE 重要脏器累及的表现**

(1) 神经精神狼疮:轻者仅有偏头痛、性格改变、记忆力减退或轻度认知障碍;重者可表现为脑血管意外、昏迷、癫痫持续状态等。在除外感染、药物等继发因素的情况下,结合影像学、脑脊液、脑电图等检查可诊断神经精神狼疮。以弥漫性的高级皮质功能障碍为表现的神经精神狼疮,多与抗神经元抗体、抗核糖体 P 蛋白(ribsomal P)抗体相关;有局灶性神经定位体征的神经精神狼疮,又可进一步分为两种情况:一种伴有抗磷脂抗体阳性;另一种常有全身血管炎表现和明显病情活动,在治疗上应有所侧重。横贯性脊髓炎在 SLE 不多见,表现为下肢瘫痪或无力,伴有病理征阳性。脊髓的磁共振检查有助于明确诊断。

(2) 心血管系统症状:心脏损害约见于 70% 的患者,包括心包炎、心肌炎和心内膜炎等或者全心炎,其中以心包炎为最常见,主要为干性纤维素性心包炎,慢性心包病变有心包纤维增厚,若脏层和壁层心包互相粘连,可造成缩窄性心包炎。急性心包炎常有心包积液,但心脏压塞少见。行超声心动图可明确诊断。

其次是心肌炎,虽较心包炎少见,但也为本病主要表现,可为全心炎的一部分,并容易波及心脏传导系统。患者可有气短、心前区疼痛、心动过速、心音减弱、奔马律、脉压差减小等症状,继之出现心脏扩大、充血性心力衰竭。心电图可有相应的改变,如低电压、ST 段抬高、T 波低平或倒置、PR 间期延长等。亦可无症状而在某种诱因下突然发生心肌炎。

SLE 还可以发生心内膜炎(Libman-Sach 心内膜炎),累及二尖瓣叶、腱索、主动脉瓣及三尖瓣,引起瓣尖乳头肌粘连变形,造成瓣膜狭窄或关闭不全。临床上极易误诊为风湿性心脏病(二尖瓣病变或主动脉瓣病变,或者联合瓣膜病变)。心脏外科对瓣膜病变矫正后,心衰症状可暂时缓解,但数月或数年后心衰症状更加恶化,甚至导致死亡。心内膜血栓可脱落引起栓塞,心内膜炎还可并发感染性心内膜炎。

心律失常亦常见,可呈房性、室性期前收缩和快速性心律失常,以及各级房室传导阻滞。主要由于心肌炎或者全心炎扩展侵犯房室束或左右束支或冠状动脉炎,使窦房结、房室结和房室束附近动脉管腔变窄,促使传导系统产生退行性变所致。

约 50% 的病例可发生动脉炎和静脉炎。比较常见的为锁骨下静脉的血栓性静脉炎,少数可出现冠状动脉炎,表现为心绞痛甚至出现急性心肌梗死。除冠状动脉炎外,长期使用糖皮质激素加速动脉粥样硬化,以及抗磷脂抗体导致动脉血栓形成可能是冠状动脉病变的另外两个重要原因。40% 以上的 SLE 患者有雷诺现象。下肢溃疡、坏疽、甲壁梗死、皮肤坏死和坏死性紫癜也可见。小血管病变或血管炎可见于任何器官系统,可以是危及生命的表现。

（3）狼疮肾炎（lupus nephritis，LN）：50%～70% 的 SLE 患者病程中会出现临床肾脏受累，肾活检显示几乎所有 SLE 均有肾脏病理学改变。LN 对 SLE 预后影响甚大，肾衰竭是 SLE 的主要死亡原因之一。世界卫生组织（WHO）将 LN 病理分为 6 型：Ⅰ型为正常或微小病变；Ⅱ型为系膜增殖性；Ⅲ型为局灶节段增殖性；Ⅳ型为弥漫增殖性；Ⅴ型为膜性；Ⅵ型为肾小球硬化性。病理分型对于估计预后和指导治疗有积极的意义，通常Ⅰ型和Ⅱ型预后较好，Ⅳ型和Ⅵ型预后较差。肾脏病理还可提供 LN 活动性的指标，如肾小球细胞增殖性改变、纤维素样坏死、核碎裂、细胞性新月体、透明栓子、金属环、炎细胞浸润，肾小管间质的炎症等均提示 LN 活动；而肾小球硬化、纤维性新月体、肾小管萎缩和间质纤维化则是 LN 慢性指标。

（4）其他系统表现：血液系统表现贫血和/或白细胞减少和/或血小板减少常见。多有网织红细胞升高，Coomb's 试验阳性，部分患者在起病初期或疾病活动期伴有淋巴结肿大和/或脾大；呼吸系统常见胸膜炎，有时可合并胸腔积液，多为渗出液，可有肺间质毛玻璃样改变和慢性肺间质纤维化，肺动脉高压和弥漫性出血性肺泡炎是重症 SLE 的表现；约 40% 病例有消化道症状，常见食欲减退、吞咽困难、恶心、呕吐、腹痛、腹泻、便血等；其他还包括眼部受累，如结膜炎、葡萄膜炎、眼底改变、视神经病变等，SLE 常伴有继发性干燥综合征，有外分泌腺受累，表现为口干、眼干，常有血清抗 SSB、抗 SSA 抗体阳性。

【诊断】

有多系统受累表现和有自身免疫的证据，应警惕狼疮。早期不典型 SLE 可表现为：原因不明的反复发热，抗炎退热治疗往往无效；多发和反复发作的关节痛和关节炎，往往持续多年而不产生畸形；持续性或反复发作的胸膜炎、心包炎；抗生素或抗结核治疗不能治愈的肺炎；不能用其他原因解释的皮疹、网状青斑、雷诺现象；肾脏疾病或持续不明原因的蛋白尿；血小板减少性紫癜或溶血性贫血；不明原因的肝炎；反复自然流产或深静脉血栓形成或脑卒中发作等。对这些可能为早期不典型 SLE 的表现，需要提高警惕，避免诊断和治疗的延误。

1. **诊断标准**　目前普遍采用美国风湿病学会（ACR）1997 年推荐的 SLE 分类标准（表 5-3-2）。

表 5-3-2　1997 年美国风湿病学会（AC）系统性红斑狼疮分类标准

标准	定义
颊部红斑	固定红斑，扁平或高起，在两颧突出部位
盘状红斑	隆起红斑，附有角质脱屑和毛囊栓，陈旧病变可有萎缩性瘢痕
光过敏	从病史中得知或医生观察到对日光有异常反应，引起皮疹
口腔溃疡	经医生观察到的口腔或鼻咽部溃疡，一般为无痛性
关节炎	非侵蚀性关节炎，累及 2 个或更多外周关节，有压痛、肿或积液
浆膜炎	胸膜炎或心包炎
肾脏病变	尿蛋白>0.5g/24h 或 +++，或管型（红细胞、血红蛋白、颗粒或混合管型）
神经系统异常	癫痫发作或精神症状，除外药物或已知的代谢紊乱
血液系统异常	溶血性贫血或白细胞减少，淋巴细胞减少或血小板减少
免疫学异常	抗 ds-DNA 抗体阳性，或抗 Sm 抗体阳性，或抗磷脂抗体阳性（包括抗心磷脂抗体、或狼疮抗凝物、或至少持续 6 个月的梅毒血清试验假阳性三者中具备一项阳性）
抗核抗体	未用药物诱发"药物性狼疮"的情况下，抗核抗体滴度异常

该分类标准的 11 项中,符合 4 项或 4 项以上者,在除外感染、肿瘤和其他结缔组织病后,可诊断 SLE。其灵敏度和特异度分别为 95% 和 85%。

需强调的是,患者病情的初始或许不具备分类标准中的条 4 条,随着病情的进展方出现其他项目的表现。11 条分类标准中,免疫学异常和高滴度抗核抗体更具有诊断意义。一旦患者免疫学异常,即使临床诊断不够条件,也应密切随访,以便尽早做出诊断和及时治疗。

2. SLE 病情活动性和病情轻重程度的评估

(1) 活动性表现:各种 SLE 的临床症状,尤其是新近出现的症状,均可能提示疾病的活动。与 SLE 相关的多数实验室指标,也与疾病的活动有关。提示 SLE 活动的主要表现有:中枢神经系统受累(可表现为癫痫、精神障碍、器质性脑病、视觉异常、脑神经病变、狼疮性头痛、脑血管意外等,但需排除中枢神经系统感染),肾脏受累(包括管型尿、血尿、蛋白尿、白细胞尿),血管炎,关节炎,肌炎。发热,皮肤黏膜表现(如新发红斑、脱发、黏膜溃疡),胸膜炎,心包炎,低补体血症,抗双链 DNA(dsDNA)抗体滴度增高,血三系减少(需除外药物所致的骨髓抑制),红细胞沉降率(ESR)增快等。国际上通用的几个 SLE 活动性判断标准包括:英国狼疮评估小组(BILAG)、SLE 疾病活动指数(SLEDAI)、系统性狼疮活动程度检测(SLAM)等,其中以 BILAG 和 SLEDAI 最为常用。

(2) 病情轻重程度的评估:轻型 SLE 指诊断明确或高度怀疑者,但临床稳定且无明显内脏损害。所有系统 BILAG 评分为 C 或 D 类,SLEDAI 积分<10 分。中度活动型狼疮是指有明显重要脏器累及且需要治疗的患者,BILAG 评分 B 类(≤2 个系统),或 SLEDAI 积分在10~14 分。重型 SLE 是指狼疮累及重要脏器,任何系统 BILAG 评分至少 1 个系统为 A 类和/或>2 个系统达到 B 类者,或 SLEDAI≥15 分。具体而言包括:①心脏:冠状动脉血管受累、Libman-Sacks 心内膜炎、心肌炎、心包压塞、恶性高血压;②肺脏:肺动脉高压、肺出血、肺炎、肺梗死、肺萎缩、肺间质纤维化;③消化系统:肠系膜血管炎、急性胰腺炎;④血液系统:溶血性贫血、粒细胞减少(白细胞<1×10^9/L)、血小板减少(<50×10^9/L)、血栓性血小板减少性紫癜、动静脉血栓形成;⑤肾脏:肾小球肾炎持续不缓解、急进性肾小球肾炎、肾病综合征;⑥神经系统:抽搐、急性意识障碍、昏迷、脑卒中、横贯性脊髓炎、单神经炎/多神经炎、精神性发作、脱髓鞘综合征;⑦其他:包括皮肤血管炎,弥漫性严重的皮损、溃疡、大疱、肌炎,非感染性高热有衰竭表现等。狼疮危象是指急性的危及生命的重症 SLE,如急进性狼疮性肾炎(LN)、严重的中枢神经系统损害、严重的溶血性贫血、血小板减少性紫癜、粒细胞缺乏症、严重心脏损害、严重狼疮性肺炎或肺出血、严重狼疮性肝炎、严重的血管炎等。

【治疗】

一般治疗:

(1) 患者宣教:正确认识疾病,消除恐惧心理,明白规律用药的意义,学会自我认识疾病活动的征象,配合治疗,遵从医嘱,定期随诊,懂得长期随访的必要性;避免过多的紫外线暴露,使用防紫外线用品,避免过度疲劳。

(2) 对症治疗和去除影响疾病预后的因素:如注意控制高血压,防治各种感染。

(3) 药物治疗:目前还没有根治的办法,但恰当的治疗可以使大多数患者达到病情缓解。强调早期诊断和早期治疗,以避免或延缓不可逆的组织脏器的病理损害。SLE 是一种高度异质性的疾病,临床医生应根据病情的轻重程度,掌握好治疗的风险与效益。既要清楚药物的不良反应,又要明白药物给患者带来的生机。

1) 轻型及中型 SLE 的药物治疗:患者虽有疾病活动,但症状轻微,仅表现光过敏、皮疹、关节炎或轻度浆膜炎,而无明显内脏损害。药物治疗包括非甾体抗炎药(NSAID),可用于控制关节炎;抗疟药可控制皮疹和减轻光敏感;对抗疟药不敏感的顽固性皮损可选择沙利度胺,可短期局部应用激素治疗皮疹,但脸部应尽量避免使用强效激素类外用药,一旦使用,不应超过1周;小剂量激素(泼尼松≤10mg/d)有助于控制病情,必要时可用硫唑嘌呤、氨甲蝶呤等免疫抑制剂。应注意轻型SLE可因过敏、感染、妊娠生育、环境变化等因素而加重,甚至进入狼疮危象。

对中度活动型SLE的治疗,个体化糖皮质激素治疗是必要的,通常泼尼松剂量$0.5 \sim 1mg/(kg \cdot d)$,需要联用其他免疫抑制剂。

2)重型SLE的治疗:治疗主要分2个阶段,即诱导缓解和巩同治疗。诱导缓解目的在于迅速控制病情,阻止或逆转内脏损害,力求疾病完全缓解,但应注意过分免疫抑制诱发的并发症,尤其是感染。常用药物包括:

A. 糖皮质激素:通常重型SLE的激素标准剂量是泼尼松$1mg/g$,每日1次,病情稳定后2周或疗程8周内,开始以每$1 \sim 2$周减10%的速度缓慢减量。减至泼尼松$0.5mg/(kg \cdot d)$后,减量速度按病情适当调慢;如果病情允许,泼尼松维持治疗的剂量尽量<10mg。在减药过程中,如果病情不稳定,可暂时维持原剂量不变或酌情增加剂量或加用免疫抑制剂联合治疗。可选用的免疫抑制剂如环磷酰胺、硫唑嘌呤、氨甲蝶呤等,联合应用以便更快地诱导病情缓解和巩固疗效。并避免长期使用较大剂量激素导致的严重不良反应。SLE的激素疗程较漫长,应注意保护下丘脑-垂体-肾上腺轴,避免使用对该轴影响较大的地塞米松等长效和超长效激素。激素的不良反应除感染外,还包括高血压、高血糖、高血脂、低钾血症、骨质疏松、无菌性骨坏死、白内障、水钠潴留等。治疗开始应记录血压、血糖、血钾、血脂、骨密度、胸部X线片等作为评估基线,并定期随访。

B. 环磷酰胺:是主要作用于S期的细胞周期非特异性烷化剂,通过影响DNA合成发挥细胞毒作用。其对体液免疫的抑制作用较强。能抑制B细胞增殖和抗体生成,且抑制作用较持久,是治疗重症SLE的有效的药物之一,尤其是在LN和血管炎的患者中,环磷酰胺与激素联合治疗能有效地诱导疾病缓解,阻止和逆转病变的发展,改善远期预后。目前普遍采用的标准环磷酰胺冲击疗法是:$0.5 \sim 1g/m^2$体表面积,加入生理盐水250ml中静脉滴注,每$3 \sim 4$周1次。多数患者$6 \sim 12$个月后病情缓解,而在巩固治疗阶段,常需要继续环磷酰胺冲击治疗,延长用药间歇期至约3个月1次维持$1 \sim 2$年。由于各人对环磷酰胺的敏感性存在个体差异,年龄、病情、病程和体质使其对药物的耐受性有所区别,所以治疗时应根据患者的具体情况。掌握好剂量、冲击间隔期和疗程,既要达到疗效,又要避免不良反应。白细胞计数对指导环磷酰胺治疗有重要意义,治疗中应注意避免导致白细胞过低,一般要求白细胞低谷$\geq 3.0 \times 10^9/L$,环磷酰胺冲击治疗对白细胞影响有一定规律,一次大剂量环磷酰胺进入体内,第3天左右白细胞开始下降,$7 \sim 14$天至低谷,之后白细胞逐渐上升,至21天左右恢复正常。对于间隔期少于3周者,应更密切注意血象监测。大剂量冲击前需查血常规。除白细胞减少和诱发感染外,环磷酰胺冲击治疗的不良反应包括:性腺抑制(尤其是女性的卵巢功能衰竭)、胃肠道反应、脱发、肝功能损害,少见远期致癌作用(主要是淋巴瘤等血液系统肿瘤),出血性膀胱炎、膀胱纤维化和长期口服而导致的膀胱癌。

C. 霉酚酸酯(MMF):为次黄嘌呤单核苷酸脱氢酶抑制剂,可抑制嘌呤从头合成途径,从而抑制淋巴细胞活化。被越来越多地用于治疗内脏器官受累者,尤其是肾炎,能够有效地控制Ⅳ型狼疮肾炎的活动;其不良反应总体低于环磷酰胺,但尚不能替代环磷酰胺。其常用剂量为 1~2g/d,分 2 次口服。值得注意的是随着 MMF 剂量的增加,感染风险也随之增加。

D. 环孢素:可特异性抑 T 淋巴细胞产生白细胞介素(IL)-2,发挥选择性的细胞免疫抑制作用,是一种非细胞毒免疫抑制剂。对 LN(特别是 V 型 LN)有效,环孢素剂量 3~5mg/(kg·d),分 2 次口服。用药期间注意肝、肾功能及高血压、高尿酸血症、高血钾等,有条件者应测血药浓度,调整剂量,血肌酐较用药前升高 30%,需要减药或停药。环孢素对 LN 的总体疗效不如环磷酰胺冲击疗法,对血液系统累及的治疗有其优势。

3) 狼疮危象的治疗:治疗目的在于挽救生命、保护受累脏器、防止后遗症。通常需要大剂量甲泼尼龙冲击治疗,针对受累脏器的对症治疗和支持治疗,以帮助患者渡过危象。后继的治疗可按照重型 SLE 的原则,继续诱导缓解和维持巩固治疗。大剂量甲泼尼龙冲击治疗通常是指:甲泼尼龙 500~1 000mg,每天 1 次。加入 5% 葡萄糖 250ml,缓慢静脉滴注 1~2 小时,连续 3 天为 1 个疗程,疗程间隔期 5~30 天,间隔期和冲击后需给予泼尼松 0.5~1mg/(kg·d),疗程和间隔期长短视具体病情而定。甲泼尼龙冲击疗法对狼疮危象常具有立竿见影的效果,疗程多少和间隔期长短应视病情而异。甲泼尼龙冲击疗法只能解决急性期的症状,疗效不能持久,必须与其他免疫抑制剂,如环磷酰胺冲击疗法配合使用,否则病情容易反复。需强调的是,在大剂量冲击治疗前、治疗中、治疗后应密切观察有无感染发生。①急进性肾小球肾炎:表现为急性进行性少尿、水肿、蛋白尿或血尿、低蛋白血症、贫血、肾功能进行性下降、血压增高、高血钾、代谢性酸中毒等。B 超肾脏体积常增大,肾脏病理往往呈新月体肾炎。治疗包括纠正水电解质、酸碱平衡紊乱,低蛋白血症,防治感染,纠正高血压,心力衰竭等并发症,保护重要脏器,必要时需要透析支持治疗。在评估 SLE 活动性和全身情况及有无治疗反应指征的同时,应抓住时机行肾脏穿刺,判断病理类型和急慢性指标,制定治疗方案。对明显活动、非肾脏纤维化或硬化等不可逆病变为主的患者,应积极使用激素(泼尼松≥1mg/(kg·d)),或使用大剂量甲泼尼龙冲击疗法,同时用环磷酰胺冲击治疗。②神经精神狼疮:必须除外化脓性脑膜炎、结核性脑膜炎、隐球菌性脑膜炎、病毒性脑膜脑炎等中枢神经系统感染。弥漫性神经精神狼疮在控制 SLE 的基础药物上强调对症治疗,包括抗精神病药物;癫痫大发作或癫痫持续状态时需积极抗癫痫治疗,注意加强护理。抗心磷脂抗体相关神经精神狼疮,应加用抗凝、抗血小板聚集药物。有全身血管炎表现的明显活动证据,应用大剂量甲泼尼龙冲击治疗。中枢狼疮包括横贯性脊髓炎在内,可试用地塞米松 10mg 或联用氨甲蝶呤 10mg 鞘内注射,每周 1 次,共 2~3 次。

4) 狼疮性心血管系统损害治疗:狼疮性心包炎的治疗取决于病情轻重及伴有的狼疮表现,轻者仅需非甾体抗炎药物,中度以上心包炎需要激素治疗,有心包压塞者需引流及激素治疗;狼疮性心肌炎及冠状动脉炎也应用激素;肺动脉高压者可使用内皮素受体拮抗剂和磷酸二酯酶 5 抑制剂治疗,如波生坦、西地那非等。

5) 其他治疗:有临床试验提示来氟米特对增生性 LN 有效;国内外的研究进展提示利妥昔(抗 CD20 单克隆抗体)对部分难治性重症 SLE 有效,并可塑成为新的 SLE 诱导缓解药物;血浆置换、自体干细胞移植不宜列入 SLE 诊疗常规,应视患者具体情况选择应用。

妊娠生育曾经被列为 SLE 的禁忌证。而今大多数 SLE 患者在疾病控制后,可以安全地妊娠生育。一般来说,在无重要脏器损害、病情稳定 1 年或 1 年以上,细胞毒免疫抑制剂(环磷酰胺、氨甲蝶呤等)停药半年,激素仅用小剂量维持时(≤10mg/d)方可怀孕。非缓解期的

SLE 妊娠生育,存在流产、早产、死胎和诱发母体病情恶化的危险,因此病情不稳定时不应怀孕。SLE 患者妊娠后,需要产科和风湿科医生双方共同随访诊治。出现病情活动时,还可以根据病情需要加大激素剂量,泼尼松龙经过胎盘时被灭活,但是地塞米松和倍他米松可以通过胎盘屏障,影响胎儿,故不宜选用,但对因母亲 SLE 出现房室传导阻滞的胎儿可能是有益的。在妊娠后期促胎肺成熟时可选用地塞米松。妊娠前 3 个月至妊娠期应用环磷酰胺、氨甲蝶呤等免疫抑制剂。可影响胎儿生长发育导致畸胎。对于有习惯性流产病史和抗磷脂抗体阳性的孕妇,主张口服低剂量阿司匹林(50~100mg/d)和/或小剂量低分子肝素抗凝防止流产或死胎。

SLE 的预后与过去相比已有显著提高,1 年存活率96%,5 年存活率90%,10 年存活率已超过80%。急性期患者的死亡原因主要是 SLE 的多脏器严重损害和感染,尤其是伴有严重神经精神狼疮和急进性 LN 者;慢性肾功能不全和药物(尤其是长期使用大剂量激素)的不良反应,包括冠心病等,是 SLE 远期死亡的主要原因。

四、炎性肌病

炎性肌病(inflammatory myopathy,IM),又称特发性炎性肌病(idiopathic inflammatory myopathy,IIM),是一组具有临床异质性,以骨骼肌(skeletal muscle)间质炎症性病变和肌纤维变性为特征的自身免疫性疾病,其基础病理学表现为 T 细胞、B 细胞和巨噬细胞在骨骼肌的浸润。除骨骼肌炎症外,IM 可导致多系统损伤,常见皮肤、心脏、肺和胃肠道等系统受累,且发生肿瘤的风险增加。

根据临床、组织病理学和血清学特征,IM 可分为皮肌炎(dermatomyositis,DM)、抗合成酶抗体综合征(antisynthetase syndrome,ASyS)、包涵体肌炎(inclusion body myositis,IBM)、免疫介导的坏死性肌病(immune-mediated necrotizing myopathy,IMNM)、多发性肌炎(polymyositis,PM)和重叠性肌炎(overlap myositis,OM),这些亚型的临床表现、对治疗的反应和预后各不相同。

目前研究表明,IM 的年发病率为(11~660)/1 000 000 人年,患病率约为(2.9~34)/10 万。IM 的发病率随年龄的增长而增加,在欧洲和北美地区,其发病的峰值年龄约为 50 岁。PM、DM 和 IMNM 在女性中比男性更常见,而 IBM 在男性中更常见。IM 的死亡率在不同地区存在较大差异,欧洲、北美和日本的研究表明,IM 的 10 年生存率约为20%~90%,挪威南部一项大型队列研究表明,与普通人群相比,PM、DM 和 IBM 的死亡比分别为 2.4、2.6 和1.7。目前认为,IM 的主要死亡原因是恶性肿瘤、心血管病变和肺部病变。

(一)IM 神经肌肉病变

【发病机制】

目前认为,遗传因素和环境因素(表 5-3-3)通过影响先天性免疫反应和适应性免疫反应,导致参与炎症反应的细胞,如中性粒细胞、NK 细胞、巨噬细胞、肥大细胞、树突细胞、B 细胞和 T 细胞(如 $CD8^+$、$CD4^+$、Treg、Th17、$CD28^{null}$ T 细胞)的活化,从而导致 IM。研究表明,细胞因子、趋化因子和干扰素也参与 IM 的炎症反应。此外,非免疫机制(如自噬、内质网应激和缺氧)也参与了 IM 的发病。研究表明,补体介导的微血管病在 DM 的发生中扮演了重要角色,补体 C3 和补体膜攻击复合物 C5b-9 的激活可导致内皮细胞肿胀、细胞空泡化、毛细血管坏死、血管周围炎症、肌肉缺血,最终导致肌肉损伤,但补体系统激活在其他类型 IM 中并不明显。IBM 的发病机制尚不明确。

表 5-3-3 可能触发 IM 的环境因素

环境因素	临床表型
紫外线暴露	抗 Mi-2 DM
吸烟	携带 *HLA-DRB1* * 03 等位基因、抗 Jo1 IM
疫苗接种	IM
病毒感染	IM
药物	使用抗 3-羟基-3-甲基戊二酰辅酶 A 还原酶抗体治疗他汀类药物诱导的肌病
慢性移植物抗宿主病	DM
美容用胶原蛋白注射液	DM 或 PM 样综合征

【临床表现】

IM 的临床症状主要为急性或亚急性发作的肌无力,不同类型 IM 的临床表现存在差异。

DM 的临床特征包括进行性对称性近端肌无力、特异性皮肤表现。其中,皮肤表现包括 Gottron 丘疹、光敏性皮炎、眶周皮肤水肿和暗红色皮疹。DM 患者可在皮肤表现出现数月,甚至数年后才出现肌炎的表现,且可因阳光暴晒加重。青少年患者还可出现肘部和膝盖皮下组织钙化,伴或不伴溃疡。DM 的其他表现包括关节痛、吞咽困难、雷诺现象和肺部病变等。此外,20%~25% 的 DM 患者可能与恶性肿瘤(尤其是肺、卵巢或胃肠道恶性肿瘤)和其他结缔组织疾病具有相关性。研究表明,大多数 DM 患者都存在肌炎特异性抗体(myositis specific autoantibodies,MSAs),如抗 Mi-2、抗黑色素瘤分化相关基因 5(MDA5)、抗转录中介因子 1(TIF1)、抗核基质蛋白 2(NXP2)或抗小泛素样修饰激活酶(SAE)抗体。因此,可根据 MSAs 的不同将 DM 分为六种不同的亚型,即抗 Mi-2 DM、抗 MDA5 DM、抗 TIF1 DM、抗 NXP2 DM、抗 SAE DM 和自身抗体阴性 DM。抗 Mi-2 或抗 NXP2 型 DM 往往存在明显肌炎,而抗 MDA5、抗 TIF1 或抗 SAE 型 DM 肌炎较轻,通常无症状。此外,不同的 DM 亚型也与特征性皮疹有关。

ASyS 患者体内的自身抗体抗氨基酰 tRNA 合成酶,这些酶是将氨基酸与其同源 tRNA 结合的酶。迄今为止,已经在 ASyS 患者中发现了 8 种自身抗体,包括抗 Jo1、抗 Ha/YRS、抗 Zo、抗 EJ、抗 PL-7、抗 OJ、抗 KS、抗 PL-12 抗体。ASyS 的临床表现包括 IM、间质性肺病(interstitial lung disease,ILD)、关节炎、雷诺综合征、发热、技工手等,也可有类似 PM 的皮疹,其中,慢性、进展性 ILD 最常见。ASyS 患者肌病表现与 DM 相似,表现为近端肌无力,血清肌酸激酶(creatine kinase,CK)水平升高,肌电图提示肌源性损害,肌肉 MRI 提示 T_2 加权象高信号,但无特异性表现。然而,并非所有 ASyS 都会出现肌无力,研究表明,90% 存在抗 Jo1 的患者会出现 IM,50% 存在抗 PL-12 的患者存在 ILD 但无肌肉受累。

IMNM 表现为急性或亚急性起病的对称性近端肌无力,血清 CK 水平明显升高,肌电图提示肌源性损害。IMNM 患者很少出现全身表现,如皮疹、关节炎及 ILD 等。目前认为,IMNM 包含抗 3-羟基-3-甲基戊二酰辅酶 A 还原酶(HMGCR)抗体阳性、抗信号识别颗粒(SRP)抗体阳性和自身抗体阴性 IMNM 三种亚型,另外,需排除与恶性肿瘤相关或由药物/毒素诱导的肌病。与抗 HMGCR 阳性 IMNM 相比,抗 SRP 阳性 IMNM 往往有更严重的肌病和肌肉外表现,包括心脏病变和吞咽困难。抗 HMGCR 阳性 IMNM 以骨骼肌病变为主,伴严重肌无力,无其他器官表现;由于 HMGCR 是他汀类药物的药理学靶点,其发病与他汀类药物的使用有关,但也可在既往未使用他汀类药物的个体中发现。自身抗体阴性 IMNM 的描述相对较少,但有报道称其特征是经常发生于结缔组织疾病尤其是系统性硬化症的患者中,其肌肉外表现的发生率远远高于血清抗体阳性的 IMNM 患者。

IBM 常见于 50 岁以上的老年男性,疾病进展缓慢,从症状出现到确诊可能经历数月至数年。IBM 的临床特征是近端和远端出现慢性、进行性、不对称性肌无力,包括股四头肌和长指屈肌,频繁跌倒是常见的临床表现,超过 50% 的患者出现吞咽困难,严重者出现肌肉萎缩,甚至残疾。多数患者血清 CK 水平仅稍有升高,肌电图检查可提示神经源性或混合性神经源性损害、肌源性损害。IBM 患者中,约 15% 与其他结缔组织疾病有关,约 30% 可检测到 MSAs。

PM 患者主要表现为慢性起病的四肢近端肌无力,并逐渐发展为亚急性肌病。疾病初期出现颈屈肌和近端肌肉对称性无力并缓慢发展,表现为平卧位抬头费力、举臂及抬腿困难,严重者可累及延髓肌群和呼吸肌,出现吞咽、构音障碍及呼吸困难,约 30% 有肌肉疼痛,上述症状通常持续数周至数月,远端肌肉及面肌受累少见,眼外肌通常不受累。PM 的其他临床表现包括全身症状(发热、疲劳、体重下降等)、关节症状(类风湿关节炎、关节痛)、肺部病变(胸膜炎、ILD)、心脏病变(心律失常、传导功能异常、充血性心力衰竭(congestive heart failure,CHF)、心包炎、肺动脉高压及心肌炎等)和皮肤病变(技工手,双手外侧和掌面皮肤出现角化、裂纹、脱屑)等,这些肌肉外表现多见于 MSAs 阳性的 PM 患者。

OM 指 IM 合并系统性红斑狼疮、硬皮病、干燥综合征、系统性硬化症等结缔组织疾病。在 OM 患者中检测到的自身抗体包括抗 U1RNP、抗 Ku、抗 PM-Scl、抗 RuvBL1、抗 RuvBL2、抗 Ro/SS-A 和抗 La/SS-B 抗体。抗 PM-Scl 和抗 Ku 抗体与系统性硬化症患者的 IM 表现相关。抗 U1RNP 阳性的结缔组织疾病多出现 IM 和其他系统性硬化表现(如硬化性指关节炎),此外,可也出现与系统性红斑狼疮类似的表现(如肾小球肾炎),通常可检测到抗 DNA 抗体。

【诊断】

IM 的诊断基于临床表现和辅助检查(表 5-3-4)。

表 5-3-4 IM 的诊断要点

IM 的诊断	临床资料/辅助检查
确诊 IM 的要点	肌无力或肌疲劳的临床病史
	临床检查:肌肉萎缩、肌无力、皮疹、关节异常、肺和心脏病变
	既往用药史
	风湿病或肌肉疾病的家族病史
	血清肌酶谱(CK、乳酸脱氢酶、谷丙转氨酶、谷草转氨酶、醛缩酶)
	肌肉活检(muscle biopsy)
	肌肉 MRI
	肌炎特异性和肌炎相关的自身抗体
	肌电图
确诊后评估其他器官	肺部高分辨率 CT
	肺功能测试
	心电图
	超声心动图

1975 年发布的 Bohan 和 Peter 标准已被广泛用于 PM 和 DM 的定义及诊断。数十年来，IM 的分类及诊断标准不断变化更新，2017 年欧洲抗风湿病联盟（EULAR）和美国风湿病学会（ACR）联合提出新的 IM 分类标准（EULAR/ACR 标准）。该标准基于全球 47 个中心的 976 个 IM 患者和 624 个非 IM 患者，根据有无肌活检结果制定两种分类，分类标准包括 16 个变量，每个变量有详细定义并被分配相应的加权分数，根据得分和患病概率分为"确诊"和"拟诊"。无肌肉活检时，5.5~7.5 分为"可能 IM"，≥7.5 分为"确诊 IM"；有肌肉活检结果时，6.7~8.7 分为"可能 IM"，≥8.7 分为"确诊 IM"。

在 IM 患者中，除 IBM 患者外，其余类型患者的血清 CK 水平通常是正常值的 10~50 倍，伴谷丙转氨酶、谷草转氨酶等肝酶升高，且肌电图可提示肌源性损伤。由于并不是所有 IM 患者都会出现血清 CK 水平升高，因此，血清 CK 水平正常的患者也不能排除 IM。

肌肉 MRI 多用于 IM 的早期诊断，可协助判断四肢肌肉、咽喉肌、脊旁肌、腹部肌肉、肋间肌、膈肌等部位是否有病变，若存在病变，则显示出不同程度的高信号。此外，肌肉 MRI 可能有助于通过观察骨骼肌的水肿来确定肌肉炎症的区域，确定区域后再行肌肉活检有助于提高 IM 的诊断率。在肌炎病程的后期，肌肉出现明显萎缩后脂肪化，MRI 可呈高信号，肌肉 MRI 还可用于评估肌肉的损伤程度。

肌肉活检可帮助确诊 IM 并辅助分型。目前认为，怀疑 IM 者应行肌肉活检术，然而，由于受累肌肉可能出现片状炎症性浸润，即使肌肉活检结果提示正常也不能排除 IM。IM 不同亚型的病理学改变具有不同特征。

DM 的肌肉病理学特点是坏变和萎缩的肌纤维呈束周分布而肌束中心的肌纤维一般不受累；可见血管周围 CD4$^+$ 细胞、B 细胞炎性浸润，肌纤维上 MHC I 表达，束周和毛细血管膜攻击复合物沉积。ASyS 的肌肉病理学特点是束周肌纤维坏死、束周萎缩和肌束膜碎裂。IMNM 的肌肉病理学表现为肌细胞坏死或再生，极少有淋巴细胞浸润，无束周萎缩；肌膜上 MHC I 高表达，肌纤维毛细血管和肌膜上膜攻击复合物沉积。IBM 的肌肉病理学改变包括坏死和炎症，其特征表现是带有淀粉样蛋白沉积物的液泡形成；肌内膜淋巴细胞和巨噬细胞聚集并侵入肌肉纤维，CD8$^+$ 细胞炎性浸润。PM 的肌肉在不同时期的病理改变不同，在急性期表现为肌纤维肿胀和坏死，严重者肌纤维破碎，肌纤维间隙可见 CD8$^+$ 细胞炎性浸润；慢性期表现为明显的肌纤维肥大、增生和分裂，部分萎缩，伴大量结缔组织增生。OM 的肌肉病理学改变与 DM 相似，表现为束周萎缩，但束周坏死纤维较 DM 更多。

自身抗体检测是辅助诊断 IM 的重要手段，有助于 IM 的分类、治疗和预后判断。疑诊或确诊 IM 的患者可行 MSAs 和肌炎相关性抗体（myositis associated autoantibodies, MAAs）检测。MSAs 包括抗氨基酰 rRNA 合成酶系列抗体（如抗 Jo1、抗 OJ、抗 EJ、抗 PL-7、抗 PL-12 等）、抗 SRP、抗 HMGCR、抗 TIF1、抗 Mi-2、抗 MDA5、抗 NXP2 抗体、抗 SAE、抗胞质 5 核苷酸酶 1A（cN1A）等抗体。其中，抗 Jo1 最常见。MAAs 包括抗 PM-系统性硬化症（PM-Scl）、抗 Ku、抗核糖体核蛋白（RNP）、抗 SSA（Ro）52kDa、抗 SSa（Ro）60kDa、抗 SSB（La）和抗 U1snRNP 等抗体。尽管在其他自身免疫性疾病中也可检测到 MAAs（如抗 Ro52 抗体、抗 Ro60 抗体、抗 La、抗 U1RNP 等），但可通过检测这些抗体区分 IM 和非 IM。此外，FHL1 作为一种新的作用于肌肉特异性蛋白的自身抗体，可在约 25% 的 PM、DM 或 IBM 患者中检测到，这类患者主要表现为重度肌肉萎缩和吞咽困难，而肺部和关节通常不受累。

怀疑神经受累可行神经传导速度检查、神经活检。

【治疗】

1. **抗炎症反应**　糖皮质激素是各类 IM 患者的首选药物。根据病情急缓和严重程度的不同,可选用直接口服醋酸泼尼松或静脉注射甲泼尼龙琥珀酸钠,当口服醋酸泼尼松减至维持剂量,一般疗程 2~3 年。由于糖皮质激素的不良反应和长期并发症发生率高,应限制其长期使用。

激素治疗效果不佳或病情迅速加重者,可加用硫唑嘌呤、氨甲蝶呤、吗替麦考酚酯、环磷酰胺、环孢菌素、他克莫司或硫酸羟氯喹等免疫抑制剂。目前,临床上常采用糖皮质激素联合甲氨蝶呤或硫唑嘌呤作为 IM 的初始治疗。吗替麦考酚酯通常是 IM 的二线治疗药物。环孢素和他克莫司可作难治性 IM 伴肌无力或 ILD 的二线治疗药物。环磷酰胺目前仅用于严重顽固性肌无力、快速进行性 ILD 或与 PM 或 DM 相关的系统性血管炎的患者。

静脉注射丙种球蛋白(intravenous immunoglobulin,IVIg)是 IM 的二线或三线治疗,对糖皮质激素不敏感、耐受性差或者病情较重的患者,可给予 IVIg,每月 1 个疗程,可连续 3~5 个月。利妥昔单抗可消耗 CD20⁺B 细胞,目前临床上多用于 IM 相关 ILD 和 ASyS。

2. **血浆置换**　病情严重且激素治疗无效者,甚至联合使用静脉免疫抑制剂后疗效仍欠佳者,可考虑行血浆置换治疗。但对于刚使用 IVIg 者,不考虑再行血浆置换。

3. **运动和物理疗法**　运动可改善患者的肌肉功能和生活质量。研究表明,增强力量和功能的运动计划可激活调节有氧能力、毛细血管生长和肌肉重塑的分子途径,同时减轻肌肉的炎症反应。因此,IM 患者应在理疗师的指导下尽早运动并循序进行。

4. **对症治疗**　使用糖皮质激素治疗期间,应适当补钾、补钙和使用胃黏膜保护剂以避免出现激素相关副反应。

(二)IM 相关心血管病变

1899 年,Oppenheim 首次观察到 PM 和 DM 患者存在心血管病变。目前认为,心脏病变可在 IM 疾病过程中的任何阶段发生,是导致 IM 患者死亡的重要因素。1977 年,Bohan 等人报告 19% 的 PM 患者和 6% 的 DM 患者存在心血管病变。近年来,IM 导致心血管病变的报道逐渐增加,可能是因为出现了更敏感的无创心血管诊断技术。研究表明,大多数心血管病变是亚临床的。仅有不到 10% 的 PM/DM 患者会出现临床表现,根据文献报道,13% ~72% 的 IM 导致心血管病变。在所有类型的 IM 中,IBM 出现心血管病变的概率相对较低。心血管病变可以在 IM 病程的任何阶段出现,任何时候发生,但其和 IM 的严重程度没有确切相关性。

【发病机制】

由于心肌也属于骨骼肌,免疫介导的炎症反应很可能也可导致 PM、DM 患者心血管病变。IM 相关心血管病变的患者中,最常观察到的心脏组织病理学是心肌炎伴/不伴心肌纤维化。心脏传导途径纤维化和心肌收缩带坏死可能是导致心律失常的电生理变化的原因。目前认为,心肌炎可能是导致 IM 患者心脏收缩功能障碍、射血分数降低的机制之一,而潜在的炎症过程可导致左心室纤维化和僵硬,从而导致舒张性 HF,但射血分数并无改变。此外,HF 与 MAAs 和 MSAs 也可能具有相关性。有研究表明,抗 SRP 抗体阳性与 IM 患者的心脏病变相关,但 Picard 等人回顾性分析了 36 例抗 SRP 抗体阳性的 IM 患者,仅有 2 例发生心肌炎,因此,抗 SRP 抗体与 IM 患者心脏病变的相关性还需要大规模队列研究进行证实。

【临床表现】

研究表明,6%~75% 的 PM/DM 患者会出现心血管病变,但多数为亚临床病变,仅有不到 10% 出现明显临床症状。出现临床症状者多数表现为心肌炎、CHF、心律失常、心肌病和冠状动脉病变;少数表现为心包炎、心包积液和心包填塞;此外,还可出现心绞痛、雷诺现象、动脉粥样硬化。30%~80% 的 PM/DM 患者可出现亚临床心脏传导异常,心电图检查可提示左前分支传导阻滞和右束支传导阻滞。其他可能出现的传导异常包括房性或室性心动过速、房性或室性期前收缩、房颤、房室传导阻滞、束支传导阻滞、异常 Q 波和非特异性 ST-T 波改变等。此外,还可出现 QT 间期延长,可能导致室性心律失常、心脏骤停和心源性猝死。

部分 PM/DM 患者还可出现无症状心包炎或心包积液。Deveza 等人比较了 112 例 PM/DM 患者与 86 例非风湿性疾病对照者的心电图,所有研究对象都没有心脏疾病病史,研究发现 PM/DM 患者的心电图提示左室肥厚的概率高于对照组。有研究认为,心率变异性反映了自主神经对心律的控制,但其临床意义仍存在争议。Barth 等人比较了 55 例青少年 DM 患者和对照组的心室率变异性,发现 DM 患者的心室率变异性降低,且这一降低与炎症标志物升高、活动性疾病、心脏收缩和舒张功能降低有关。这一发现提示青少年 DM 患者的心脏迷走神经控制能力降低。

Sharan 等人调查了不列颠哥伦比亚省 PM/DM 患者发生心肌梗死和缺血性脑卒中的风险,研究回顾性地收集了 774 名 PM/DM 成年患者,与从普通人群中随机挑选的 7 923 名成年人进行配对,并随访 15 年。这一研究发现 PM/DM 患者发生心肌梗死的风险明显增加,且在 IM 确诊后的第一年发生风险最高。研究表明,在每 1 000 人年中,PM/DM 患者发生心肌梗死的概率分别为 22.52 和 5.50;PM/DM 患者发生心肌梗死的校正风险比(95% 可信区间)分别为 3.89(2.28~6.65)和 2.92(1.48~5.78)。

心肌炎是 IM 的罕见临床表现。研究表明,PM 患者可以急性致命性心肌炎为首发症状。目前,心内膜活检术(endomyocardial biopsy,EB)是确诊心肌炎的金标准,但由于其为有创性检查,临床上应用较少。当将其用于辅助诊断时,心内膜组织病理学检查可提示肌内膜和血管周围单核细胞为主的炎症性浸润,伴有心肌细胞变性。目前认为,心脏 MRI 是辅助诊断心肌炎和心肌纤维化的最佳的无创性检查。在以下三种异常表现中满足 2 项即可确诊心肌炎:①T_2 加权成像提示心肌水肿;②T_2 加权成像提示毛细血管渗漏;③钆显影剂的增强可见心肌纤维化。此外,心脏 MRI 还可辅助提示少量心包积液。

CHF 是 IM 患者最常见的心脏病变,发生率为 10%~15%,可在疾病过程的任何阶段发生,即使在病情的缓解期也可出现。IM 相关 CHF 的临床表现与其他病因导致的 HF 无明显区别,包括疲劳、端坐呼吸、劳累性呼吸困难、咳嗽和周围性水肿等。在一项横断面研究中,研究者将 76 名 PM/DM 患者和 48 名配对的健康对照者进行比较。与健康对照组比较,PM/DM 患者的心脏舒张功能障碍更加明显。

IM 还可导致肺动脉高压,其可能引起右心室衰竭,进而导致患者死亡。

【诊断】

确诊 IM 的患者出现胸闷、胸痛、心悸等症状,或常规随访心电图时发现异常,即须怀疑心血管病变。进一步完善心电图、心脏彩超和心脏 MRI 检查,若出现符合 IM 心血管病变的表现即可确诊。

对于难以确诊的患者,必要时可行组织病理学检查助诊。心脏组织病理学表现为心肌细胞形态变化,收缩带坏死,间质和血管周围淋巴细胞浸润,间质水肿,心内膜单核细胞浸润及纤维化,传导束亦可出现纤维化,还可见心脏血管炎、内膜增生,冠状动脉内侧硬化。

在 IM 心血管病变的患者中,超声心动图可提示射血分数异常、心脏收缩或舒张功能异常、二尖瓣关闭不全、二尖瓣脱垂、左心室肥大、左室扩大、室间隔肥大、肺动脉高压、节段性或整体性心肌运动障碍和心包病变。^{99m}锝-焦磷酸盐闪烁显像(^{99m}Tc-PYP Scintigraphy)可评估左心室整体和局部心室壁的异常,通过增加^{99m}Tc-PYP 的摄取,可检测和量化心肌的炎症反应。研究表明,左心室舒张压与心肌高摄取 PYP 存在相关性,这一方法可在早期发现心脏病变,尤其是无症状患者,但还需更多研究评估^{99m}Tc-PYP 闪烁显像的诊断价值。

此外,IM 患者的血肌钙蛋白 T 和 CK-MB 的水平可出现升高;还可通过检测血脑钠肽或前脑钠肽评估是否出现 CHF。

Sanges 等将 9 名 IM 相关肺动脉高压患者与 35 名没有出现肺动脉高压的 IM 患者进行比较,研究发现,IM 相关的肺动脉高压可能与 DM 和抗 SSA(Ro)抗体阳性有关。目前,超声心动图是筛查肺动脉高压最有效的工具。

【治疗】

1. **抗炎症反应**　目前,还没有明确的共识或指南阐述 IM 相关心脏病变的治疗方案。基于目前的经验,可使用糖皮质激素冲击治疗 3 天后口服泼尼松序贯治疗。也有报道使用糖皮质激素冲击治疗后使用静脉注射环磷酰胺,再口服泼尼松及服硫唑嘌呤维持治疗。还有报道使用糖皮质激素联合硫唑嘌呤、羟基氯喹,氨甲蝶呤或依那西普治疗。此外,对激素联合其他药物治疗无效者,可使用利妥昔单抗治疗。部分患者使用 IVIg 亦可缓解病情。

2. **对症治疗**　IM 患者出现 CHF、心律失常及心肌病等心脏病变后,可使用传统的心脏药物,如 β 受体阻滞剂、血管紧张素转换酶抑制剂或醛固酮受体阻滞剂、钙通道阻滞剂、硝酸盐和利尿剂等改善临床症状。严重房室传导阻滞者可考虑安装心脏起搏器,高血压和血脂异常患者可使用降脂药、β 受体阻滞剂及阿司匹林。使用他汀类药物时须非常谨慎,他汀类药物可能引起肌肉病变,从而导致 IM 的临床表现更加复杂,甚至导致病情恶化。出现血管痉挛性心绞痛者使用硝酸盐和钙通道阻滞剂常常有效。

3. **心脏移植**　研究报道,严重 HF 者行心脏移植治疗后有效,但其远期预后还需进一步评估。

五、抗 γ 氨基丁酸受体脑炎

自身免疫性脑炎(autoimmune encephalitis,AE)泛指一类由自身免疫机制介导的脑炎,主要包括:抗细胞内抗原抗体脑炎、抗细胞表面抗原或突触蛋白相关抗体脑炎以及其他系统自身免疫性疾病相关脑炎。抗 γ 氨基丁酸受体(γ-aminobutyric acid receptor,GABAR)脑炎是一种与细胞表面抗原抗体有关的自身免疫性脑炎,分为抗 γ 氨基丁酸 A 受体(GABA$_A$R)脑炎和抗 γ 氨基丁酸 B 受体(GABA$_B$R)脑炎,目前国内外尚缺乏此型脑炎专门的诊断标准/共识和治疗规范。下文总结分析其临床表现、诊断、鉴别诊断及治疗进展,为该病的临床诊疗提供参考。

【发病机制】

γ-氨基丁酸（GABA）是中枢神经系统中主要的抑制性神经递质，通过作用于离子型的 GABA$_A$ 受体（GABA$_A$R）和代谢型的 GABA$_B$ 受体（GABA$_B$R）抑制神经活动。

GABAAR 是一个配体门控的氯离子通道，在中枢神经系统中介导快速抑制性突触传递。该受体有 19 种编码亚基，中枢内常见的组合形式是 2 个 α 亚基、2 个 β 亚基和 1 个 γ 亚基，形成 α-β-α-β-γ 排列的五聚体，在快速抑制信号、控制反射、高级的运动功能和认知中起关键作用。GABA$_B$R 是一种位于细胞表面的抑制性突触受体，通过兴奋与 G 蛋白受体偶联的内流型钾离子通道和抑制钙离子通道两种途径介导突触前抑制。

各种原因，如肿瘤、感染等导致体内出现抗 GABA$_A$R 或 GABA$_B$R 抗体，这些致病性抗体识别和结合到 GABAR 表面，从而抑制 GABA 介导的神经功能而发病。

【临床表现】

抗 GABAR 脑炎常常呈急性或亚急性起病，病程小于 3 个月，多数患者会出现前驱症状：头痛、发热、乏力、皮疹、上呼吸道症状等。

1. **抗 GABA$_A$R 脑炎**　癫痫是最常见的症状之一，常表现为难治性癫痫发作、癫痫持续状态或部分性癫痫持续状态。可伴有认知障碍、意识水平下降、行为改变或运动障碍，包括感觉异常、构音障碍、失语症、不自主运动、易怒、共济失调、舞蹈样动作、失眠等。症状和共病的表现在儿童（更多的与病毒相关）和成人（更多的与肿瘤相关）之间不同。感染发热相关性癫痫综合征或运动障碍常发生于儿童；所有患者中合并肿瘤者不足 5%，主要见于老年患者，以胸腺瘤为主。

2. **抗 GABA$_B$R 脑炎**　在临床上符合边缘性脑炎的表现，通常以癫痫发作、认知障碍和精神行为异常为主要特征。①癫痫发作：最常见症状，发生率高达 80%，表现形式多样，如复杂部分性癫痫发作、全面强直-阵挛性发作、部分性运动性发作，甚至出现癫痫持续状态。②认知障碍：尤其是记忆受损，主要表现为近记忆缺失、定向力障碍，伴有虚构或顺行性遗忘。③精神行为异常：多表现为明显的情感障碍（如淡漠、抑郁、孤独、情感缺乏）及突出的精神分裂样症状，包括强迫观念、错觉、幻觉及自知力丧失、大喊大叫、胡言乱语等，最初容易误诊为精神疾患。④少数可有共济失调、舞蹈症、肌张力障碍、肌阵挛或震颤。大约 50% 患者合并肿瘤，尤其是小细胞肺癌（SCLC）或肺神经内分泌肿瘤，主要是老年患者，男性与女性发病概率相等。

3. **心脏并发症**　心脏并发症在自身免疫性脑炎中比较少见。有限的报道显示，如自主神经功能紊乱等心脏表型，主要见于抗 NMDAR 脑炎病例。而抗 GABAR 脑炎出现明确心脏并发症的报道很少。

2015 年 Matthew 等首次报道一例抗 GABA$_B$R 脑炎患者合并急性心力衰竭，还伴有免疫性脑炎中少见的自主神经功能障碍。在该病例中没有找到心脏表现的其他病因，免疫治疗后心脏功能也随之恢复，未再次反复。影像学检查提示内侧颞叶高代谢。作者综合分析认为，致病性抗 GABA$_B$R 抗体抑制内侧颞叶、脑干等功能区 GABAR 功能，导致患者心力衰竭和自主神经系统功能紊乱。2017 年 Christopher 等报道一例抗 GABA$_B$R 脑炎患者有心脏骤停，分析是由于抗 GABA$_B$R 抗体导致自主神经功能紊乱、损害迷走神经反射，从而导致窦房结功能障碍、心脏停搏甚至心脏骤停。由此可见，虽然心脏并发症在抗 GABAR 脑炎病例中比较少见,但也应引起足够的重视。

【辅助检查】

1. **抗 GABAR 抗体检测** 脑脊液细胞学正常,或呈淋巴细胞性炎症,脑脊液蛋白可轻度升高。血清和/或脑脊液抗 GABAR 抗体阳性是核心诊断指标。脑脊液寡克隆区带可呈阳性。可同时伴有抗 GAD、NMDAR、Hu 抗体。

2. **MRI 检查** 抗 $GABA_AR$ 脑炎头颅 MRI 常表现为多发的皮质/皮质下区 T_2/FLAIR 异常高信号,以颞叶、额叶多见,也可累及顶叶、枕叶及基底节等部位;抗 $GABA_BR$ 脑炎头颅 MRI 示双侧或单侧的颞叶内侧异常信号,病变主要累及海马、杏仁核、岛叶及扣带回、颞叶内侧等边缘系统。这种影像学表现在其他自身免疫性脑炎中少见。

3. **脑电图** 可见癫痫放电,以及弥漫或者散在分布的慢波。

4. **肿瘤学检查** 多为老年患者,抗 $GABA_AR$ 脑炎患者主要合并胸腺瘤;抗 $GABA_BR$ 脑炎患者主要合并小细胞肺癌(SCLC)。这部分患者可有抗 Hu 抗体阳性,胸部 CT 与 PET 可有助于诊断。

5. **其他检查** 心电图和心脏彩超检查可帮助了解患者心脏并发症。

【诊断】

目前抗 GABAR 脑炎尚无单独的诊断标准,基于 AE 诊断标准基础上,结合临床表现,主要是脑脊液和血清中的抗 GABAR 抗体阳性则可确诊,影像学证据有助于诊断。

2016 年 AE 的早期诊断标准:①亚急性发作(快速进展不到 3 个月)的工作记忆丧失(短期记忆丧失),意识状态改变,或精神症状。②至少满足以下条件之一:A. 有新发的中枢神经系统病灶;B. 不能用既往的癫痫病因来解释现有的癫痫发作;C. 脑脊液细胞增多症(白细胞计数>$5×10^6$/L),或脑脊液蛋白增多,或脑脊液寡克隆区带阳性;D. 头颅 MRI 显示脑炎样病变。③合理排除其他原因。

【鉴别诊断】

需要合理鉴别多种疾病如下:

1. **原发性中枢神经系统炎症**

(1) 其他自身免疫性脑炎:如抗 NMDAR 脑炎、抗 LGI1 抗体相关脑炎、抗 CASPR2 抗体相关脑炎、抗 IgLON5 抗体相关脑病、抗 AMPAR 抗体相关脑炎等。

(2) 原发性或继发性中枢神经系统血管炎。

(3) 脱髓鞘疾病:急性播散性脑脊髓炎、多发性硬化症、视神经脊髓炎等。

2. **系统性自身免疫性疾病** 抗磷脂综合征、白塞病、结节病、系统性红斑狼疮、Sjogren 综合征,噬血细胞性淋巴组织细胞增多症等。

3. **感染性疾病** 包括病毒性脑炎,例如 EBV、HSV、Creutzfeldt-Jakob 病等,以及免疫抑制剂或者抗肿瘤药物相关的机会性感染性疾病。

4. **中毒性脑病** 例如神经阻滞剂恶性综合征、酒精中毒、氯胺酮中毒、有机磷中毒等。

5. **遗传代谢性疾病** 包括 Wernicke 脑病、肝性脑病和肺性脑病等代谢性脑病;线粒体脑病、甲基丙二酸血症、肾上腺脑白质营养不良等。

6. **精神疾病** 如新发精神分裂症、双相情感障碍、转换障碍、儿童期分裂障碍和心因性癫痫发作等。

7. 其他 如外伤,维生素 B_{12} 缺乏,热性感染相关性癫痫综合征等。

【治疗】

以免疫治疗为主,结合抗癫痫药、抗精神药物对症支持治疗。

1. 免疫治疗

(1)一线用药:

1)糖皮质激素:甲泼尼松冲击治疗,$20\sim30mg/(kg\cdot d)$,不超过 $1g/d$,连用 $3\sim5$ 天,维持治疗常口服泼尼松 $1\sim2mg/(kg\cdot d)$,数周至数月逐渐减量。

2)静脉注射用免疫球蛋白:$2g/(kg\cdot d)$ 连用 2 天或 $0.4g/(kg\cdot d)$ 连用 5 天,后 $0.4\sim1.0g/(kg\cdot d)$,每月 1 次,维持时间取决于症状和对丙球蛋白的反应性。

3)血浆置换:目的在于清除循环血中的致病抗体以改善临床症状,根据病情可多次进行。

(2)二线用药:对一线药物部分或无反应的严重难治性病例,包括:

1)利妥昔单抗:按 $375mg/m^2$ 体表面积静脉滴注,每周 1 次,一般给药 $3\sim4$ 次。

2)环磷酰胺:$750mg/m^2$,通常每月 1 次,持续 $3\sim6$ 个月,或直到临床康复。

3)吗替麦考酚酯:$600mg/m^2$,每日 2 次,最大剂量不超过 $2g/d$,主要用于复发患者。

4)硫唑嘌呤:$1\sim3mg/kg$ 口服,每日 1 次,主要用于预防复发。然而,关于使用何种免疫疗法、应用的顺序或治疗的持续时间,尚无明确共识,也没有随机对照临床试验数据。

2. 抗癫痫药 多数抗 GABAR 脑炎病例都有顽固的癫痫发作,虽然对于抗癫痫药物反应较差,但在积极的免疫治疗同时,可选用广谱抗癫痫药物,例如苯二氮䓬类、丙戊酸钠等。对癫痫持续状态的病例,可考虑静脉推注或持续泵入地西泮、咪达唑仑或者丙戊酸钠等。

3. 对症治疗 抗精神病药物,必要时予呼吸机辅助通气。对有心脏衰竭、心律失常及血压不稳定等的病例,需要及时对症处理。

4. 肿瘤治疗 发现有肿瘤,应尽早切除。

5. 综合康复治疗 主要是对生理、心理、精神、情绪的综合治疗。

【总结】

抗 GABAR 脑炎常被误诊为病毒性脑炎、癫痫或精神病等。接诊疑似脑炎并伴有新发的顽固性癫痫发作的患者,当常规抗癫痫及抗病毒治疗无效时,应尽早考虑该病的可能,及时行血清和脑脊液抗 GABAR 抗体检测,综合分析临床表现,动态随访影像学及脑电图检查,争取早期诊治。免疫疗法普遍被认为是抗 GABAR 脑炎的一线方案,初次发病时接受免疫治疗的患者比不接受免疫治疗的患者有更好的预后和更低的病死率。

（作者:王晓琴 谢玲玲 钟敏;审校:陈蕾）

参 考 文 献

[1] RAHMAN A,ISENBERG D A. Systemic lupus erythematosus[J]. N Engl J Med,2008,358(9):929-939.

[2] 杨思源,陈树宝. 小儿心脏病学[M]. 4 版. 北京:人民卫生出版社,2012:678-682.

[3] 中华医学会风湿病学分会. 多发性肌炎和皮肌炎诊断及治疗指南[J]. 中华风湿病学杂志,2010,14(12):828-831.

[4] GASTALDI M,MARIOTTO S,GIANNOCCARO M P,et al. Subgroup comparison according to clinical phenotype and serostatus in autoimmune encephalitis:a multicenter retrospective study[J]. Eur J Neurol,2020,27(4):633-643.

[5] ALIBAZ-ONER F,ERGELEN R,MUTIS A,et al. Venous vessel wall thickness in lower extremity is increased

in male patients with Behcet's disease[J]. Clin Rheumatol,2019,38(5):1447-1451.

[6] SAADOUN D,WECHSLER B. Behçet's disease [J]. Orphanet J Rare Dis,2012,7:20.

[7] DAVATCHI F,SHAHRAM F,CHAMS-DAVATCHI C,et al. Behcet's disease in Iran:analysis of 6500 cases [J]. Int J Rheum Dis,2010,13(4):367-373.

[8] DEMIRSEREN D D,CEYLAN G G,AKOGLU G,et al. HLA-B51 subtypes in Turkish patients with Behçet's disease and their correlation with clinical manifestations[J]. Genet Mol Res,2014,13(3):4788-4796.

[9] GÜL A,TUGAL-TUTKUN I,DINARELLO C A,et al. Interleukin-1β-regulating antibody XOMA 052(gevokizumab)in the treatment of acute exacerbations of resistant uveitis of Behcet's disease:an open-label pilot study[J]. Ann Rheum Dis,2012,71(4):563-566.

[10] 中华医学会风湿病分会. 系统性红斑狼疮诊断及治疗指南[J]. 中华风湿病学杂志,2010,14(5): 342-346.

[11] DIEDERICHSEN L P. Cardiovascular involvement in myositis[J]. Curr Opin Rheumatol, 2017, 29(6): 598-603.

[12] JAYAKUMAR D,ZHANG R,WASSERMAN A,et al. Cardiac Manifestations in Idiopathic Inflammatory Myopathies:An Overview[J]. Cardiol Rev,2019,27(3):131-137.

[13] SELVA-O'CALLAGHAN A,PINAL-FERNANDEZ I,TRALLERO-ARAGUÁS E,et al. Classification and management of adult inflammatory myopathies[J]. Lancet Neurol,2018,17(9):816-828.

[14] LUNDBERG I E,MILLER F W,TJÄRNLUND A,et al. Diagnosis and classification of idiopathic inflammatory myopathies[J]. J Intern Med,2016,280(1):39-51.

[15] CERIBELLI A,DE SANTIS M,ISAILOVIC N,et al. The Immune Response and the Pathogenesis of Idiopathic Inflammatory Myositis:a Critical Review[J]. Clin Rev Allergy Immunol,2017,52(1):58-70.

[16] INGRID E LUNDBERG,MANABU FUJIMOTO,JIRI VENCOVSKY,et al. Idiopathic inflammatory myopathies[J]. Nat Rev Dis Primers,2021,7(1):86.

[17] INGRID E LUNDBERG,ANNA TJÄRNLUND,MATTEO BOTTAI,et al. EULAR/ACR Classification Criteria for Adult and Juvenile Idiopathic Inflammatory Myopathies and their Major Subgroups[J]. Ann Rheum Dis, 2017,76(12):1955-1964.

[18] SPATOLA M,PETIT-PEDROL M,SIMABUKURO M M,et al. Investigations in GABAA receptor antibody-associated encephalitis[J]. Neurology,2017,88(11):1012-1020.

[19] OHKAWA T,SATAKE S,YOKOI N,et al. Identification and characterization of GABA(A)receptor autoantibodies in autoimmune encephalitis[J]. J Neurosci,2014,34(24):8151-8163.

[20] BENARROCH E E. GABAB receptors:structure,functions,and clinical implications[J]. Neurology,2012,78 (8):578-584.

[21] PETIT-PEDROL M,ARMANGUE T,PENG X,et al. Encephalitis with refractory seizures,status epilepticus, and antibodies to the GABAA receptor:a case series,characterisation of the antigen,and analysis of the effects of antibodies[J]. Lancet Neurol,2014,13(3):276-286.

[22] O'CONNOR K,WATERS P,KOMOROWSKI L,et al. GABAA receptor autoimmunity:A multicenter experience[J]. Neurol Neuroimmunol Neuroinflamm,2019,6(3):e552.

[23] LANCASTER E,LAI M,PENG X,et al. Antibodies to the GABA(B)receptor in limbic encephalitis with seizures:case series and characterisation of the antigen[J]. Lancet Neurol,2010,9(1):67-76.

[24] CUI J,BU H,HE J,et al. The gamma-aminobutyric acid-B receptor(GABAB)encephalitis:clinical manifestations and response to immunotherapy[J]. Int J Neurosci,2018,128(7):627-633.

[25] GRAUS F,TITULAER M J,BALU R,et al. A clinical approach to diagnosis of autoimmune encephalitis[J]. Lancet Neurol,2016,15(4):391-404.

[26] SULEIMAN J,DALE R C. The recognition and treatment of autoimmune epilepsy in children[J]. Dev Med

Child Neurol,2015,57(5):431-440.

[27] 中华医学会神经病学分会.中国自身免疫性脑炎诊治专家共识[J].中华神经科杂志,2017,50(2):91-98.

第四节 功能性神经-心脏疾病

一、概述

功能性神经-心脏疾病是以神经系统、心血管系统的有关症状为主要表现的一组疾病,属于功能性神经症中的一类。功能性神经-心脏疾病可以分为功能性神经疾病(functional nervous disease,FND)和功能性心脏疾病(functional heart disease,FHD)两大类,包括了心脏神经官能症、心因性运动障碍、心因性晕厥等。功能性神经-心脏疾病可单独存在,亦可与器质性神经-心脏疾病同时存在或在后者的基础上发生。

【疾病命名】

功能性神经-心脏疾病最初被定义为"可能源于心理/精神的神经-心脏疾病"。对于这类疾病最早可见于古希腊的医学著作,那时认为这是由于子宫在体内的位置和功能异常所致。这种观点一直持续到17世纪。概念化术语的提出最早始于"癔症(hysteria)"。癔症曾经是近代欧洲精神心理学的重要概念,著名神经病学家让马丁·查尔科特(Jean-Martin Charcot)称癔症患者为"最伟大的模仿者",但查尔科特在诊治这类患者时却执着于对患者的神经系统查体,很少或几乎没有涉及倾听患者的主诉,直到西格蒙德·弗洛伊德(Sigmund Freud)才迈出了关键的一步,不再只专注于检查神经系统损害,转而聚焦于倾听患者自诉,并提出了影响至今的转换(conversion)概念,将心理症状转换成躯体主诉,继而缓解心理冲突。此后,陆续出现了"心因性""躯体化"等名称描述上述疾病。1994年美国精神医学会《精神障碍诊断与统计手册(第4版)》(DSM-Ⅳ)正式将心因性障碍归类于转换障碍(conversion disorders,CD),强调转换障碍的诊断需要明确导致躯体症状的心理压力因素(心因性)。

然而机械地要求每位患者都要查明"心因性"源头,会给临床实践带来困惑:①缺乏认识:部分患者否认心因性因素源于未能识别或不愿把躯体症状与应激压力相联系;②否认:部分患者因"病耻感",即使心里明白,仍坚决反对将躯体症状归咎于心理原因(不愿承认存在心理或精神问题的事实),严重者造成医患冲突。因此,越来越多的临床医师采用"功能性"这一命名方式,其优点在于既不否认症状的真实性,又提出了病因并非器质性病变导致,强调这是"软件故障"而非"硬件问题",更易被医师和患者所理解和接受。

【临床特征】

功能性神经-心脏疾病的临床特点可概括为:①突发突止:发病突然、发作过程中也可戏剧性缓解;②症状表现形式复杂多变:有涉及神经系统的运动、感觉症状,也可出现涉及心血管系统的心悸、胸痛等自主神经功能症状,部分患者可出现多系统的混合症状;③转移注意有效,如将功能性运动障碍患者注意从患肢主动或被动转移时,症状减轻或停止;④心理因素在发病中常见,但有别于转换障碍,心理因素并非发病的必备条件。

1. 流行病学 在一般群体中,功能性神经-心脏疾病的患病率难以确定。但研究表明功能性神经疾病是继头痛(headache)/偏头痛(migraine)之后神经科门诊的第二大最常见疾病,但其在女性中的发病率更高,而当患者年龄超过50岁时,男女患病率无明显差异。而功能性心脏疾病大多发生在中青年,20~50 岁较多见,女性多于男性,尤其是更年期妇女,脑力劳动者多于体力劳动者。随着现代生活节奏增快,社会压力增大,表现为焦虑抑郁综合征的心因性疾病频发,其发病率呈现指数上升趋势。2019 年 2 月我国黄悦勤教授等报告了中国精神卫生调查(CMHS)的患病率数据显示:焦虑障碍(anxiety disorder,AD)是患病率最高的一类精神障碍,加权 12 个月及终生患病率分别为 5.0% 和 7.6%;其次为心境障碍(mood disorders),加权 12 个月及终生患病率分别为 4.1% 和 7.4%。

2. **病因学**　总的来看功能性神经-心脏疾病的病因不清楚。现代医学表示,该病是由于患者情绪、心理、精神等受到刺激的情况下,其中枢神经系统的抑制以及兴奋功能出现障碍,从而对自主神经的调节能力下降,致使神经系统及心血管系统紊乱、交感神经兴奋性增加而出现的疾病。功能性神经-心脏疾病可能是不同原因共同作用的后果,对其病因的理解可以按作用的时序将病因分为素质因素、诱发因素和维持因素。

(1) 素质因素:指某些大多发生在生命早期的因素,它们决定了患者对发病基因的易感性,这些因素包括遗传素质、宫内环境以及婴幼儿期的生理、心理和社会因素。从精神疾病病因学角度来看,素质因素的一个重要组成部分是人格。在功能性神经-心脏疾病的患者中回避型、暗示型人格更为多见。从精神分析(psychodynamic analysis)学派角度来看,婴幼儿时期依恋关系的建立及心智化水平也可能影响功能性疾病的发生。

(2) 诱发因素:指出现在疾病发作前不久,可能具有诱发疾病的作用。诱发因素包括生理的、心理的和社会的。但这些事件是否真的导致功能性神经-心脏疾病的发生,一定程度上取决于上述的体质因素。躯体性诱因包括如长期慢性疾病和突发重症疾病;心理社会性诱因则包括个人遭受的不幸(如失业)以及突发的灾难性事件等所致日常生活规律的改变等。如在遭遇亲人患冠状动脉粥样硬化性心脏病(coronary arteriosclerotic heart disease)突然离世后,部分患者可出现心悸(palpitation)、胸痛的心脏相关症状。

(3) 维持因素:指病发后使病程持续迁延的某些因素。在制订治疗计划时,特别要注意这些因素,因为发病的素质因素在患者就诊时可能已不再起作用,但维持因素不同,它往往可通过治疗得以改善。如某些继发性获益或涉及诉讼过程可能成为疾病持续迁延的维持因素。

【评估】

对于功能性神经-心脏疾病患者的评估应该包括:

1. 全面检查可能的躯体原因,进行全面的体格检查和辅助检查,即使检查结果为阴性时,仍应该警惕早期无法察觉的躯体疾病。

2. 全面描述相关临床症状及其发生时的情况(起病环境、诱发因素、起病形式、缓解因素)。

3. 必要的心理评估,对患者社会心理因素、人格特点、情绪等进行全面评估。

4. 了解患者关于疾病病因和其含义的信念。

【预后】

功能性神经-心脏疾病一般预后较好,预后良好的因素包括急性起病、病程短和发病年龄小;预后不良的因素包括病程长、人格障碍(personality disorder)和有继发性获益的诉讼过程等。

【治疗】

功能性神经-心脏疾病的治疗原则应该遵循以心理治疗(psychotherapy)为主,辅以药物对症治疗,在治疗中联合多学科管理,充分体现人文关怀,让家属参与到治疗联盟中来。

功能性神经-心脏疾病作为一种涉及神经、心血管、精神、心理等多学科疾病,常规检测手段多不能发现该类疾病的致病因素。同时,因其主要突出症状为神经系统症状或者心血管内科症状而常首诊于神经内科、心脏内科,但不可否认,除了神经系统查体、心脏内科查体和辅助检查之外,心理咨询与治疗,并非神经内科、心脏内科医师的专长,因此,类似多学科会诊(multidisciplinary team,MDT)之类的多模式干预将是未来功能性神经-心脏疾病诊疗的主流趋势,通过传统的药物治疗联合心理治疗、物理治疗、康复训练等方式,调整或重建人体的生理功能、缓解或消除临床症状,是功能性神经-心脏疾病诊疗的重点,这也是现代功能医学科的发展方向。

二、临床表现

(一)心脏神经官能症

心脏神经官能症(cardiac neurosis),又称功能性心脏不适、神经血循环衰弱症或奋力综合征(effort syndrome)、心血管神经官能症,国外称为神经性循环系统功能障碍或神经性循环无力症或高敏症等,是神经症的一种特殊类型,是一组以心血管相关症状为主要临床表现的功能性神经症,也是一种极为常见的心血管疾病。以心血管系统功能失常为主要表现,可兼有神经官能症的其他表现。与神经系统器质性或功能性改变相关,精神紧张、创伤可诱发此病。此病好发于20至50岁女性,更年期妇女尤为常见。在综合医院精神科医师联合-会诊工作中,医生常常在心内科遇见一些无器质性改变但具有心脏疾病相关症状的患者,患者门诊多次就诊,且反复行心电图、心脏彩超等相关检查,这不仅影响患者生活质量,同时造成医疗资源浪费,也给患者带来经济损失。因此及早识别心脏神经官能症,并采取适宜措施对症治疗十分重要。

【发病机制】

心脏神经官能症目前发病机制尚不明确,多与个性特质、遗传、行为、环境因素相关。心血管系统受神经和内分泌系统的调节,其中神经系统的调节起主导作用,交感神经兴奋使窦房结冲动发放加快,而迷走神经兴奋使窦性心律减慢。当中枢神经系统功能失调时,交感和迷走神经的正常活动也受干扰,心血管系统的功能因而发生紊乱,产生一系列交感神经张力过高的表现,精神、环境等的刺激可引起各种生理改变,主要表现为交感神经活性增加和肾上腺皮质激素分泌增加。

【临床表现】

心脏神经官能症临床表现多样,常见的症状有心悸、胸闷、胸痛、气短、呼吸困难、头晕、失眠、多梦、出汗、四肢乏力等表现,常常伴有焦虑、情绪低落等症状。一般无器质性心脏病证据,但可与器质性心脏病同时存在或在后者的基础上发生,虽临床表现很重,但经过系统治疗一般情况下预后良好。

【诊断】

心脏神经官能症患者有心慌、心前区疼痛、胸闷、呼吸困难、自主神经功能紊乱等心血管疾病相关症状,可伴有焦虑、抑郁、恐惧、烦躁不安等情绪症状以及失眠症状。躯体化症状自评量表可以评估躯体症状,汉密尔顿焦虑抑郁量表、宗氏焦虑自评量表可用于评估焦虑抑郁严重程度。根据患者不同临床表现行相关血液检查、胸部CT、超声心动图、动态心电图、冠状动脉造影或冠状动脉CT血管造影、甲状腺超声检查以判断患者是否存在冠状动脉粥样硬化性心脏病、甲状腺功能亢进症(hyperthyroidism)、心律失常(arrhythmia)等器质性疾病。

值得注意的是有些患者虽然有器质性心脏病,但当器质性疾病不能解释临床症状时,应再次仔细询问病史以免漏诊。

【治疗】

心脏神经官能症虽不会危及患者生命,但会对患者生活工作带来巨大影响。此病目前发病机制尚不清楚,缺乏特效药物,建议处理此病采用"双心"治疗模式,即从心脏、心理双重角度给予治疗,重视自主神经功能调节与情绪调适,可显著提高治疗效果。根据患者焦虑程度适当选择苯二氮䓬类药物及 SSRI 等药物进行治疗,也可考虑用中药或物理治疗。

（二）血管迷走性晕厥

血管迷走性晕厥(vasovagal syncope,VVS)又称为神经心源性晕厥(syncope),是临床最常见的晕厥类型,占不明原因晕厥的 50%~66%,普通人群中有 35%~40% 可能会经历 VVS 发作。VVS 是由自主神经反射异常引起的心动过缓(bradyarrhythmia)和/或周围血管舒张反应导致,以心率骤然下降、体循环低血压(hypotension)为特点,多呈自限性。经典的 VVS 可分为血管抑制型(以直立位血管收缩反应降低导致低血压为主)、心脏抑制型(以心动过缓或心脏收缩能力减弱为主)和混合型(两种机制并存)。尽管 VVS 是一类自限性的疾病,且预后相对较好,但其易复发(复发率 25%~35%)、难预测的特性仍可导致患者受伤和生活质量下降。因此,对 VVS 进行诊断及管理就显得尤为重要。

【发病机制】

基本病理生理机制是患者自主神经系统的代偿性反射受到抑制,而不能对长时间的直立体位保持心血管的代偿反应。其中肾素-血管紧张素-醛固酮系统、儿茶酚胺、5-羟色胺、内啡肽及一氧化氮等神经内分泌调节在 VVS 的发生过程中起重要作用,但其确切机制尚不清楚。

【临床表现】

VVS 通常表现为立位或坐位起立时突然发生晕厥,起病前可有短暂的头晕、注意力不集中、面色苍白、视觉或听觉下降、恶心、呕吐、大汗、站立不稳等先兆症状,严重者可持续 10~20 秒;醒后可有乏力、头昏等不适,严重者醒后可有遗忘、精神恍惚、头痛等症状,多数在 1~2 天内消失。

【诊断】

1. 多有明显诱因,如站立、坐位或情绪刺激、疼痛、医疗操作或晕血。

2. 典型症状为出汗、皮肤发热、恶心、脸色苍白。

3. 发作时伴低血压和/或心动过缓。

4. 意识恢复后常伴疲劳感。

VVS 的诊断主要依据典型病史、体格检查及目击者的观察(表 5-4-1)。直立倾斜试验(head-upright tilt,HUT)目前被认为是诊断 VVS 最可靠的手段,对典型 VVS 的诊断灵敏度为 65%~92%,特异度约 90%。心电图检查常被作为排除心律失常的常规检查。此外,对于任何有心脏病史或体征异常的患者,需进一步完善血液检查、动态血压监测、运动负荷试验(exercise load test)、电生理检查(electrophysiological examination)、超声心动图、头颅 CT 等检查以排除心血管疾病或其余晕厥原因。在排除明确器质性疾病后,VVS 通常需要与其余非心源性晕厥鉴别,包括直立性低血压(orthostatic hypotension,OH)、体位(直立)性心动过速综合征、颈动脉窦综合征(carotid sinus syndrome)、情景性晕厥、心因性假性晕厥(psychogenic pseudosyncope,PPS)(表 5-4-2)。

表 5-4-1　VVS 病史问诊要点

问诊要点	常见表现
发作前情况	
体位	立位多见
状态	体位改变、精神紧张
诱因	持久站立、闷热环境、饱餐
发作先兆	头晕、视物模糊、大汗、恶心、呕吐
发作时情况	
跌倒方式	慢慢滑到
肤色	苍白
意识丧失持续时间	多在 5 分钟以内
肢体情况	肢体发软、偶有抽动
发作后情况	
定向力障碍	无
外伤	少有
二便失禁	少有
其他病史	
猝死家族史	多无
心脏病史	多无
神经系统疾病史	用于鉴别其他疾病
用药史	用于鉴别其他疾病

表 5-4-2　VVS 鉴别诊断要点

诊断	鉴别要点
直立性低血压	从卧位变为安静站立姿势时,血压过度下降(典型者>20/10mmHg)而造成的晕厥
体位(直立)性心动过速综合征	PTOS 是直立不耐受的一种类型,青少年多发(15~25 岁),女性常见(75%),主要表现为站立位时出现头晕、心悸、震颤、全身乏力、视物模糊、不能耐受运动等症状。慢性疲劳综合征的患者中 PTOS 也较常见
颈动脉窦综合征	与颈动脉窦过敏相关的反射性晕厥。颈动脉窦过敏是指刺激颈动脉窦时心搏暂停≥3 秒和/或收缩压下降≥50mmHg。在老年人中发生更频繁
情境性晕厥	与特定动作相关的反射性晕厥,如咳嗽、笑、吞咽、排尿或排便
心因性假性晕厥	晕厥发作时有视频记录或者倾斜试验过程中晕厥发作而心率、血压及心电图正常,排除器质性疾病可考虑诊断

【治疗】

健康教育和物理训练是 VVS 管理的基石,告知患者此病为良性疾病,帮助其寻找诱因并注意避免,即可有效预防发作。如无禁忌,可鼓励患者增加水和盐的摄入,谨慎减少或停用引起低血压的药物。治疗效果不佳时可考虑药物治疗,心脏起搏治疗和心脏神经节丛消融治疗有望成为 VVS 治疗的新手段,但需严格掌握适应证。

（三）**心因性假性晕厥**

心因性假性晕厥(psychogenic pseudosyncope,PPS)是指在无脑灌注降低或功能异常时出现貌似意识(consciousness)丧失的临床综合征,其发病率 1%~8% 不等。通常认为其本质是外部躯体对内在心理压力的应答出现转换障碍。

【发病机制】

PPS 的发病机制尚不完全清楚,通常认为其发生是一种原始的应激(stress)现象,即人类在危机状态下所表现出的本能反应。

【临床表现】

PPS 常见于既往频发 VVS 或者经历躯体/性虐待的年轻女性,其意识丧失持续时间通常长达 5~20 分钟,而且发作频繁。PPS 发作时通常表现为双眼紧闭,不伴面色苍白、出汗,很少导致躯体损伤,且脉搏、血压和脑电图均显示正常。

【诊断】

对 PPS 的诊断主要依靠病史及发作期血压、心率、脑电图正常(表 5-4-3)。该病为功能性疾病,需要进行排除性检查,直立倾斜试验对于鉴别其他晕厥类型十分有益,根据患者临床表现可选择血液检查、心电图、动态血压监测、头颅 MRI 等排除相关器质性病因。PPS 通常需与其余非器质性晕厥鉴别,包括假性癫痫(pseudoepileptic seizures)、急性应激障碍(acute stress disorder)、诈病(maligning)等。

表 5-4-3　PPS 诊断依据

诊断	证据分类	推荐分级
发作时视频记录	C	Ⅱa
直立倾斜试验同时记录脑电图及视频录像	C	Ⅱb

【治疗】

对疑似 PPS 的患者,让其接受诊断对治疗而言非常重要。既往研究表明,坦诚告知患者PPS 诊断并向患者解释症状,认可症状发生的非自愿性,可使发作频率迅速下降,并且降低复发率。心理治疗尤其是认知行为疗法被认为有助于改善 PPS,目前没有数据支持药物治疗能为假性晕厥患者带来益处。

（四）偏头痛

偏头痛是临床常见的原发性头痛。其特点是发作性单侧头痛,少数表现为双侧头痛,多为搏动样,一般持续 4~72 小时,可伴有恶心、呕吐和/或畏光、畏声,有些患者头痛发作前可有视觉、感觉和运动等先兆,可自发缓解、反复发作、间歇期正常。偏头痛的患病率为 5%~10%,多起病于儿童和青春期,中青年期达发病高峰,90% 以上在 40 岁以前发病,女性多见,男女患者比例约为 1:(2~3)。大多数偏头痛患者的预后良好,偏头痛可随年龄的增长而症状逐渐缓解,部分患者可在 60~70 岁时不再发作。

【发病机制】

偏头痛是遗传与环境等多因素共同作用的复杂神经系统疾病,其发病机制目前学说众多,主要包括血管学说、基因遗传学说、神经元学说(皮质扩散抑制学说、三叉神经血管学说)、炎症介质学说等。现有学说中皮质扩散抑制学说、三叉神经血管学说占主导地位,皮质扩散抑制实质是一种电生理现象,其变化与偏头痛患者先兆症状进展几乎同期发生,很可能是偏头痛先兆的发生机制,并激活三叉神经血管系统参与偏头痛发病。三叉神经血管学说认为偏头痛是由三叉神经血管系统激活释放大量血管活性物质引起,其中降钙素基因相关肽(calcitonin gene related peptide,CGRP)起主要作用。

【临床表现】

2018 年国际头痛协会(IHS)国际头痛分类第 3 版将偏头痛共分为 6 种主要类别,其中无先兆偏头痛及有先兆偏头痛共占偏头痛的 90%(表 5-4-4)。

表 5-4-4 国际头痛协会(IHS)偏头痛分类(ICHD-3,2018)

1	无先兆偏头痛	4.2	无脑梗死的持续先兆
2	有先兆偏头痛	4.3	偏头痛脑梗死
2.1	伴典型先兆的偏头痛	4.4	偏头痛先兆触发的痫性发作
2.1.1	伴头痛的典型先兆	5	很可能的偏头痛
2.1.2	不伴头痛的典型先兆	5.1	很可能的无先兆偏头痛
2.2	伴脑干先兆的偏头痛	5.2	很可能的有先兆偏头痛
2.3	偏瘫型偏头痛	6	可能与偏头痛相关的发作性综合征
2.3.1	家族性偏瘫型偏头痛	6.1	复发性胃肠道功能紊乱
2.3.2	散发型偏瘫型偏头痛	6.1.1	周期性呕吐综合征
2.4	视网膜性偏头痛	6.1.2	腹型偏头痛
3	慢性偏头痛	6.2	良性发作性眩晕
4	偏头痛并发症	6.3	良性发作性斜颈
4.1	偏头痛持续状态		

偏头痛主要类型的临床表现:

1. **无先兆偏头痛** 是最常见的偏头痛类型,约占 80%。临床表现为反复发作的一侧或双侧额颞部疼痛,呈搏动性,疼痛持续时伴颈肌收缩可使症状复杂化。常伴有恶心、呕吐、畏光、畏声、出汗、全身不适、头皮触痛等症状。本型发作频率高,可严重影响患者工作和生活,常需要频繁应用止痛药治疗,易合并出现新的头痛类型——药物过度使用性头痛。本型偏头痛常与月经有明显的关系。

2. **有先兆偏头痛** 约占偏头痛患者的 10%,发作前数小时至数日可有倦怠、注意力不集中和打哈欠等前驱症状。在头痛之前或头痛发生时,常以可逆的局灶性神经系统症状为先兆,表现为视觉、感觉、言语和运动的缺损或刺激症状。最常见为视觉先兆,如视物模糊、暗点、闪光、亮点亮线或视物变形;其次为感觉先兆,言语和运动先兆少见。先兆症状一般在 5~20 分钟内逐渐形成,持续不超过 60 分钟;不同先兆可以接连出现。头痛在先兆同时或先兆后 60 分钟内发生,表现为一侧或双侧额颞部或眶后搏动性头痛,常伴有恶心、呕吐、畏光或畏声、苍白或出汗、多尿、易激惹、气味恐怖及疲劳感等。活动可使头痛加重,睡眠后可缓解头痛。头痛可持续 4~72 小时,消退后常有疲劳、倦怠、烦躁、无力和食欲差等,1~2 日后常可好转。有先兆偏头痛中最常见的是伴典型先兆的偏头痛,与先兆同时或先兆后 60 分钟内出现符合或不符合偏头痛特征的头痛,即为伴头痛的典型先兆。当先兆后 60 分钟内不出现头痛,则称为不伴头痛的典型先兆。

【诊断】

详尽的病史采集是诊断偏头痛的关键环节,诊断过程中要特别注意一些预警信号以排除由某些特殊病因引起的继发性头痛,必要时使用神经影像学检查,如头部 CT、CTA、MRI、

MRA 等排除脑血管疾病、颅内动脉瘤和占位性病变等颅内器质性疾病,使用血液、脑脊液等检查排除免疫性、代谢性、感染性疾病,国际头痛协会(IHS)对偏头痛的诊断标准如下(表5-4-5)。

表 5-4-5　国际头痛协会(IHS)偏头痛诊断标准(2018)

疾病名称	诊断标准
无先兆偏头痛	符合 A~D 特征的至少 5 次发作 A. 头痛发作(未经治疗或治疗无效)持续 4~72 小时; B. 至少有下列中的 2 项头痛特征:①单侧性;②搏动性;③中度或重度头痛;④日常活动(如步行或上楼梯)会加重头痛,或头痛时会主动避免此类活动; C. 头痛过程中至少伴有下列 1 项:①恶心和/或呕吐;②畏光和畏声; D. 不能归因于其他疾病
伴典型先兆的偏头痛	符合 A~C 特征的至少 2 次发作 A. 至少有下列 1 种完全可逆的先兆症状:①视觉症状;②感觉异常;③言语功能障碍;但无运动、脑干、视网膜症状; B. 至少满足以下 3 项:①至少 1 个先兆症状逐渐发展的过程≥5 分钟;②两种或多种先兆症状接连发生;③每个先兆症状持续 5~60 分钟;④至少 1 种先兆症状为单侧的;⑤至少一种先兆症状是阳性的(如闪光、针刺感);⑥在先兆症状同时或在先兆发生后 60 分钟内出现头痛; C. 不能归因于其他疾病

【治疗】

偏头痛目前是无法根治但可以有效控制的疾患,其治疗原则以患者教育及非药物治疗为主,对偏头痛患者应该加强宣教,帮助患者确立科学、正确的防治观念和目标,保持健康的生活方式,鼓励患者记录头痛日记,寻找并避免各种偏头痛诱因。非药物治疗包括按摩、理疗、生物反馈(psychology biofeedback)、认知行为治疗(cognitive behavioral therapy,CBT)和针灸(acupuncture)等。偏头痛的药物治疗以对症治疗为主,可分为发作期治疗和预防性治疗。发作期药物治疗可选择非特异性药物如非甾体抗炎药和阿片类药物,或者特异性药物如麦角类制剂和曲普坦类药物;预防性治疗主要适用于频繁发作、急性期治疗无效,以及可能导致永久性神经功能缺损的特殊型偏头痛。

(五)广泛性焦虑障碍

广泛性焦虑障碍(generalized anxiety disorder,GAD)是一组以持续存在的精神焦虑和躯体焦虑为主要临床表现的疾病,可能给患者带来痛苦,导致功能损害。流行病学研究发现,广泛性焦虑障碍终生患病率为 5%~7%,男女比例 1∶2,女性和老年人患病率更高,约 59% 共病抑郁障碍(depression),56% 共病其他焦虑障碍。综合医院联络-会诊精神病学研究发现,部分住院患者以躯体主诉为住院诉求,最终经过精神科医师诊断为广泛性焦虑障碍、惊恐障碍(panic disorder,PD)等,这些患者主要分布在神经内科、心脏内科、消化内科。

【发病机制】

发病与机体的自身素质及所处的环境密切相关,目前研究主要有三方面的理论:一是遗传学因素,荟萃分析表明广泛性焦虑障碍有家族聚集性。二是神经生物学因素,近年较多的研究重点在杏仁核。有研究发现广泛性焦虑障碍的青少年杏仁核体积增大,前额叶背内侧体积也增大,广泛性焦虑障碍患者外周血 γ-氨基丁酸受体密度下降,mRNA 也减少,当焦虑水平下降时这两项也恢复到正常。动物模型提示 5-羟色胺在焦虑的消长中起重要作用,同样在动物模型中对蓝斑的持续刺激可导致抑郁症焦虑样症状,应激诱导的 NE 释放可促进一系列的焦虑样行为。三是心理学假说,包括行为主义理论和心理动力学理论。其核心心理机制是:相信担心可以"避免进一步变糟";担心有助于"避免陷入最糟糕的结局";因担心未来不太可能出现(小概率)的威胁而不愿冒险,甚至包括抑制正常的现实需求。

【临床表现】

广泛性焦虑障碍起病缓慢,多表现为反复发作,病症迁延不愈,慢性病程者多见。具体临床表现为以下三个方面:

1. **精神性焦虑**　即为精神层面上的过度担心,此为焦虑症状的核心。比如有的患者表现为对未来难以预料的不幸事件或者危险终日惶惶不安;有的患者表现为不能明确自己的担心对象或者内容,仅为提心吊胆的内心体验和感受,这种体验是灾难性、难以抹除的;还有的患者表现为过分担忧现实生活中可能发生的事情或者自身身体健康,但其担心、焦虑的程度远远超过正常范围,或者说与现实环境不相称。警觉性增高也是精神性焦虑重要的一部分,可能表现为对外界的刺激敏感,容易出现惊吓反应;情绪容易激惹;难以入睡,或在低分贝声响中突然惊醒;注意力不容易集中,容易受到干扰等。

2. **躯体性焦虑**　常常表现为肌肉紧张与静坐不能(akathisia)。前者临床表现为一组或者多组肌肉难以忍受的紧张感,多见于头颈部、肩背部以及胸部肌肉,如有的患者描述自己头部紧绷感或者紧箍感,不能放松,紧张性头痛也属常见临床主诉。静坐不能表现为不停来回走动,无目的小动作增多,搓手顿足。

3. **自主神经系统功能紊乱**　即表现为皮肤潮红、出汗或苍白、口干,头晕头痛、胸闷气短、心慌难忍、尿频、胃部不适、恶心呃逆、腹胀、腹痛、便秘腹泻等。此主诉患者常在消化内科、神经内科、心脏内科多见。

【诊断】

广泛性焦虑障碍患者诊断必须存在的三组症状为过分忧虑、坐立不安、自主神经功能活跃,这三组临床表现必须持续存在 6 个月以上,且每日大部分时间,临床使用 7 项广泛性焦虑障碍量表(Generalized Anxiety Disorder-7, GAD-7)、汉密尔顿焦虑量表(Hamilton Anxiety Scale,HAMA)、宗氏焦虑自评量表(Self-Rating Anxiety Scale,SAS)评估焦虑严重程度。常与精神分裂症(schizophrenia)、抑郁障碍(depressive disorders)、痴呆(dementia)、药源性焦虑、躯体疾病所致焦虑鉴别,需完善相关的实验室检查,如甲状腺功能、血糖、血气分析、小便常规、心电图、脑电图、头颅 CT 或 MRI 检查等。

【治疗】

广泛性焦虑障碍是一种慢性易复发性疾病,预防复发尤为重要。临床上采取个体化治疗,以药物治疗为主,治疗分为急性期治疗、巩固治疗和维持治疗。急性期以缓解或消除临床症状,提高临床治愈率,恢复社会功能,提高生活质量为目标。巩固治疗至少 2~6 个月,维持治疗至少 12 个月。心理应激因素在本病的发生发展十分重要,建议心理治疗和药物治疗同时进行,全面改善患者的预后生物反馈治疗。目前,也有较多研究发现,物理治疗对广泛性焦虑障碍患者有效,如重复经颅磁刺激(repeated transcranial magnetic stimulation,rTMS)治疗等。

（六）惊恐障碍

惊恐障碍(panic disorder,PD),又称急性焦虑障碍,是一种慢性复发性疾病,会对患者的生活质量产生负面影响,并扰乱日常生活的重要活动,造成显著的社会功能损害。临床常表现为突发的、反复出现的心悸、胸闷、出汗、震颤或手脚发麻等自主神经功能紊乱症状,发作时多伴有显著的紧张、恐惧以及濒死感或失控感。其持续时间短暂,多在 5~20 分钟,一般不超过 2 小时。该病起病年龄常在少年晚期或成年早期,但 35~40 岁会有另一个发病高峰期,在一般人群中的年患病率约为 14%,女性的患病率大约是男性的 2 倍。惊恐障碍常同时伴有心脏症状与神经系统症状,患者往往首先被考虑为心血管急症而至综合医院急诊科就诊,多数检查结果阴性,是一类很有代表性的功能性神经-心脏疾病。

【发病机制】

惊恐障碍的发病机制主要涉及以下四个方面:

1. **遗传**　家系研究和双生子研究都发现惊恐障碍有较高的遗传度(30%~40%)。本病具有家族聚集性,其一级亲属较正常对照有更高的发病风险。

2. **神经生化**　有早期临床研究发现乳酸盐滴注入人体后可诱发惊恐发作。近代有关惊恐障碍的神经生物学研究,认为与恐惧和焦虑有关的神经递质系统主要是去甲肾上腺素能、多巴胺能、5-羟色胺能、γ-氨基丁酸能 4 种。这 4 种神经递质系统在脑的不同部位和不同水平相互作用,在亚细胞水平加以整合,在脑和身体的各部位引起不同的变化,形成焦虑的各种临床表现。

3. **神经解剖**　惊恐发作(panic attack)时患者出现的心悸、颤抖、多汗等症状都是 β-肾上腺素能受体大量兴奋的征象。而此类受体在蓝斑集中,因此认为蓝斑和惊恐发作有密切关系。另外,预期焦虑可能与边缘叶的功能损害有关。

4. **心理**　惊恐障碍的发生可能与早年的经历、生活应激事件有关。其中最主要的心理学理论之一是认知行为理论。

【临床表现】

惊恐障碍按照有无继发的恐惧性回避,可以分为伴有和不伴有广场恐惧的惊恐障碍。它的临床表现包括三个方面:

1. **惊恐发作**　典型表现为突然发生的、严重的窒息感、濒死感和失控感。这种发作往往无明显诱因,也无特定环境,其发作具有不可预测性。惊恐发作自主神经功能紊乱症状主要体现在三方面:①心脏症状:心悸、气短、胸闷、胸痛、心动过速。②呼吸系统症状:过度换气、呼吸困难,感到喉头堵塞等。③神经系统症状:头晕、头痛、不真实感、晕厥、多汗、震颤、手脚发麻、面色潮红或苍白、运动性不安等。有的患者也可出现胃肠道不适、腹泻、便秘、尿频、尿急等症状。

2. **预期焦虑**　因发作具有不可预测性,患者在经历反复惊恐发作的间歇期仍惴惴不安、心有余悸,担心再次发病或发病带来的不良后果,可伴有自主神经功能紊乱症状。

3. **求助和回避行为**　惊恐发作时来势凶猛,患者有强烈的恐惧和无助感,难以忍受,常要求给予紧急救助。为避免诱发该病,患者常不得不逃离一些场所或主动回避一些社交活动,如患者表现为不敢独立乘坐交通工具、不敢出门等。

【诊断】

根据 DSM-5 诊断标准,排除毒品、药物等物质的生理效应或甲状腺功能亢进、心肺疾病等其他躯体疾病后,如果反复出现无法预料、突然发生的强烈的害怕或强烈的不适感(可能表现为心慌、出汗、震颤、气短、胸痛、头昏等),并在几分钟内达到高峰;同时在 1 个月内每周至少发作 1 次或一次发作后持续担心另一次发作并担心发作带来的不良后果,则可诊断为惊恐障碍。除常规的心电图、胸片外，可进一步做心肌酶、甲状腺功能、超声心动图及肾上腺MRI等检查以排除心脏及内分泌系统疾病。可以使用惊恐障碍严重程度量表（PDSS）帮助评估患者惊恐障碍严重程度。

【治疗】

惊恐障碍的治疗目的是消除或缓解症状。治疗上可采取药物治疗和心理治疗结合的方式，根据患者的病情严重程度或疾病的不同阶段调整药物治疗和心理治疗的比重。惊恐发作时患者躯体症状明显，应首先完善相关检查排除心脏或神经系统器质性疾病后，予对症处理，尽快缓解躯体不适，之后予SSRI、SNRI或三环类药物足量足疗程规范化治疗，可结合心理治疗改善患者认知。

（七）转换障碍

转换障碍（conversion disorder）是DSM系统中用以取代旧的术语"癔症"的疾病；在ICD-11中被定义为分离性神经症状障碍。根据DSM-5的诊断标准，转换障碍主要表现为一种或者多种躯体症状，多为神经系统症状，包括运动、感觉等，但患者躯体找不到器质性的病变证据或找到的器质性证据无法解释患者所出现的症状。该疾病常起病于30～40岁，多见于女性、文化程度低、经济发展水平低下的群体。个体持续性转换障碍的估计发病率每年为（2～5）/10万。其最早称为"歇斯底里/癔症"，1980年DSM-Ⅲ取消了"癔症"，将其更名为"分离和转换障碍"。DMS-Ⅳ将转换障碍列为焦虑障碍单元下的亚单元，而分离障碍单独作为一个疾病单元列出。在DSM-5中，疾病诊断名更改为转换性障碍（功能性神经症状障碍），划分至躯体症状及相关障碍单元中。在最新的ICD-11中，将其命名为分离性神经症状障碍，列于分离障碍的亚单元中。转换障碍的历史演变反映了不同时期精神病理学家对转换障碍的渐进性认知过程。

【发病机制】

目前对于该疾病的发生机制仍然不清楚，可能与多种因素相关。①生物性因素：与遗传有关；②心理因素：经历应激性事件，幼年时期遭遇过精神、躯体的创伤，具有情绪化、暗示性、表演性的人格特征；③社会因素：经济发展落后、文化程度低下的地区、个体更容易发病。

可能的心理学机制：①从弗洛伊德精神分析层面看，转换是一种涉及压抑的心理防御机制，指个体在遇到无法调节的冲突时，会在潜意识中将冲突转化为各种躯体症状。②从认知行为层面看，个体所出现的症状、行为与环境相关，环境与行为症状形成操作性条件联系，从而强化行为症状。如果症状带给患者的是受关注、获得钱财或逃避责任等，即可产生继发性获益，强化症状持续存在。

【临床表现】

转换障碍临床表现形式多种多样，常表现在运动、感觉以及心血管系统。运动系统：肌无力（瘫痪）、舞蹈样运动、震颤、肌肉阵挛、异常步态、吞咽困难、饮水呛咳、失语、肢体抽搐等。感觉系统：感觉增强、感觉减退、本体感觉异常、视物变形、幻视、复视、听力下降等。意识状态的改变：如意识恍惚、昏迷等。认知的变化：记忆、注意、定向力下降，如"假性痴呆（pseudodementia）"等。心血管系统：心慌、胸闷、胸部灼烧感、压榨感等。

以上症状均无法用神经系统及心血管疾病进行解释，神经系统及心血管系统查体及检查未见导致此障碍的器质性改变或症状与所发现的证据无法解释患者的症状。症状的严重程度常常会影响到患者的日常生活功能。

【诊断】

患者出现上述一个或多个神经心血管系统症状，但根据头颅 MRI、心电图、脑电图、心血管超声等临床检查结果提供的证据，与症状所对应神经心血管疾病不一致，其症状不能用其他精神障碍及躯体疾病更好地解释，同时其症状或缺陷引起有临床意义的痛苦，或导致社交、职业或其他重要功能方面的损害或需要医学评估。若患者病程少于 6 个月，标注为急性发作；若病程超过 6 个月，标注为持续性。在诊断转换障碍之前需了解患者是否在起病前存在明确的心理社会因素（应激源）。不能因表现奇怪、或某些检查结果阴性就诊断为转换障碍，需要全面的临床检查结果发现与神经心血管疾病不相容。诊断过程中需完善全面的检查，如神经心血管系统查体，头颅 MRI、脑电图、肌电图、神经传导速度、脑血管检查、心电图、冠脉造影、心脏彩超及心理测试等辅助检查，以排除器质性疾病、诈病、做作性障碍（factitious disorders）等其他精神障碍。

【治疗】

转换障碍的治疗原则为早期识别、及时治疗，防止疾病慢性化。构建良好的医患关系是治疗的前提，对患者进行接纳理解尤为重要，但应避免过度关注、避免"继发性获益"导致的症状强化。治疗上，以心理治疗为主，包括认知治疗（cognitive therapy）、暗示治疗、精神动力学（psychodynamic）、辩证行为疗法（dialectical behavior therapies，DBT）等。对于存在明显焦虑抑郁、睡眠障碍，可先通过药物治疗，改善症状的严重程度，以帮助患者更好地进行心理治疗。

三、治疗

（一）治疗原则和治疗模式

功能性神经-心脏疾病的治疗原则应该遵循以心理治疗为主，辅以药物对症治疗，在治疗中联合多学科管理，充分体现人文关怀，让家属参与到治疗联盟中来。当病情进展顺利时，使患者充分了解他们的真实病情，进行充分的支持性解释。对患者实施认知干预、情绪干预及家庭干预，引导其练习自我情绪调节，保持情绪稳定。预防由不良情绪刺激而引发的功能性神经-心脏疾病，有助于控制病情的发展、更好发挥药物治疗的作用。对患者实施心理行为干预，首先应耐心倾听病史，尽可能多地了解可能的发病原因和有关因素。做仔细的体格检查和必要的实验室检查，然后通俗易懂地讲解疾病性质，用一些暗示性语言帮助患者解除顾虑。鼓励患者自我调整心态，安排好作息时间，适量进行文娱、旅游和体育活动。介绍治疗成功的例子，安排与恢复期患者交谈，树立战胜疾病的信心和决心。

实施心理行为干预的同时，可辅助药物治疗。焦虑的减轻会使交感神经兴奋性下降，冠状动脉痉挛及心肌电生理的不稳定性相应减轻。可以增加患者对医务人员的信任及治疗的信心，使药物等躯体治疗能够充分地发挥其临床的生理和心理效应。对于焦虑症状明显者可选用抗焦虑药物治疗，如苯二氮䓬类抗焦虑药物等。伴有明显抑郁症状的患者可选用5-羟色胺再摄取抑制剂抗抑郁如氟西汀、舍曲林等。睡眠障碍的患者酌情使用镇静催眠类药物。综上所述，采用"心理治疗为主，药物治疗为辅"的方式，对该类患者实施心理行为干预，使患者在态度和认知上发生了积极的改变。

【治疗原则】

1. 对于急性发病而躯体症状又严重的患者，比如心脏神经官能症、晕厥、惊恐发作，应该以躯体对症治疗为主，心理治疗为辅。

2. 对以心理症状为主或者虽然以躯体症状为主但是病程为慢性的功能性神经-心脏疾病，如偏头痛、广泛性焦虑障碍、转换障碍，则在实施常规的躯体治疗的同时，重点进行心理治疗。

3. 药物种类、剂量和用法均应注意治疗个体化，因人而异，辅助结合对症的心理治疗。

4. 治疗过程中应该密切观察，正确评价疗效，注意药物的不良反应，及时调整药物剂量和心理治疗方案。

5. 对偏头痛、广泛性焦虑障碍、转换障碍等病程冗长的疾病，药物一般由小剂量开始，逐渐增加至有效治疗量。药物的调整速度和幅度应根据患者的情况和药物性质、恢复状态而定。

6. 整体治疗方案疗程应充足，急性期治疗缓解后，应当有相当时间的巩固治疗，包括药物治疗和心理治疗，一般不少于 2~5 年，预防疾病复发。

【治疗模式】

现代社会的心理负担日益加重，心理矛盾和冲突导致各种功能性神经-心脏疾病，引起这些疾病的诱因主要是人们不良的心理状况、主观体验和心理应激引起的心理和躯体反应，单纯依靠药物治疗，往往疗效不佳且容易复发，迁延不愈。结合现在提出的"整合医学"的理念，建议采取心身并治的治疗模式，其实质和核心是用"生物-心理-社会医学"模式全面地、整体地和系统地考察、防治、研究人类的身心健康。倡导综合整合医学的积极意义体现在以下几个方面：

1. **转变临床诊疗指导思想**　通过推进整合医学的概念，多学科联合诊疗能更全面、系统的评估患者的身体与心理健康，开阔现有医学研究思维，为医学、心理学、生物学、社会科学等多学科综合协调发展开辟道路。

2. **完善病因学研究机制**　通过"生物-心理-社会医学"模式的多学科深入闭环研究，能更深入了解人类疾病的本质，提升大众整体身心健康水平，促进现代医学的发展。

3. **提高诊疗效果**　对于患者而言，不仅针对躯体问题进行对症治疗，而且对引起疾病的诱因也进行心理干预，利用心身并治的治疗模式，能最大程度提高治疗疗效，减轻患者痛苦，早日恢复患者日常社会生活功能。

4. **强化全面预防观点**　倡导人的健康必须包括躯体和心理的双重状态良好，能正常进行社会功能活动。对患者心理进行早期干预，能有效缓解心理疾病的发生频率，进而推动预防医学、康复医学和老年医学的发展。

5. **优化医院管理**　综合医院除了设定专门的精神医学门诊，还应该对一线医生和护士进行心理治疗干预培训，改善医患关系，确立以人为本的医学思想，形成基础临床医师、精神科医师、心理工作者、社区工作者等组织相互渗透，协同合作的新的综合医疗体系。

临床个体的综合防治措施，可以有效地解决之前单纯针对躯体治疗、缺乏有效的心理治疗和心身防治措施跟进、临床预后难以长期巩固等问题。利用多学科整合医学模式辅助心理治疗可以有效治疗功能性神经-心脏疾病，消除患者的不良心理社会刺激诱因，控制环境危险因素，改善临床生物学症状，帮助建立有效的社会支持系统。

（二）**药物治疗**

功能性神经-心脏疾病大多存在恐惧和忧虑等情绪核心症状以及躯体的各种不适。患者往往表现出对自己躯体健康状况的过度关注。疾病发作期患者难以忍受、万分痛苦，因此常反复辗转于各大医院就诊，希望得到快速、有效的治疗。故药物治疗的首要目标是较快改善和减轻患者的精神紧张和各种躯体不适。药物治疗原则:对症、缓解痛苦、稳定情绪,根据疾病类型或严重程度,选择适合的药物。如广泛性焦虑应针对精神焦虑或者躯体焦虑选择治疗方式,治疗指南建议程度在中度以上使用药物,药物的选择都是 SSRI 或者 SNRI,躯体焦虑侧重选 SNRI 类等。常见的治疗药物主要包括以下几大类:

1. **苯二氮䓬类(BZDs)** BZDs 药物具有抗焦虑作用强、起效快、疗效好、副作用小、安全可靠等特点,故通常作为快速控制紧张、焦虑和惊恐发作的首选药物。可选用阿普唑仑、劳拉西泮、氯硝西泮等药物。但该类药物的长期使用可能产生药物依赖、认知功能损害、跌倒,故仅被推荐短期使用(一般不超过 1 个月)。临床在使用该类药物时需注意避免形成药物依赖及突然停药所导致的戒断症状。

2. **三环类抗抑郁剂** 过去三环类抗抑郁剂是被广泛使用于功能性神经-心脏疾病治疗的药物,代表药物有丙咪嗪、氯丙咪嗪、阿米替林等。但由于三环类抗抑郁剂副作用较多,可引起口干、视物模糊、尿潴留、便秘、直立性低血压、头晕。严重者如药物过量时可造成心律失常、心衰,甚至死亡。患者对药物的耐受性差,目前已不作为一线推荐用药。

3. **选择性 5-羟色胺再摄取抑制剂(SSRI)** 该类药物通过选择性抑制 5-HT 的再摄取,增加突触间隙 5-HT 浓度,增强中枢 5-HT 能神经递质功能,同时能恢复突触间隙正常神经递质水平。因此,既能有效抗抑郁,也具有较好的抗焦虑疗效。该类药物很少引起镇静作用,对心血管和自主神经功能影响也较小。常用药物有舍曲林、帕罗西汀、氟西汀、氟伏沙明、西酞普兰和艾司西酞普兰。目前已推荐为功能性神经-心脏疾病长期治疗的一线用药。使用 SSRI 类药物时需注意从小剂量起始逐渐增加至治疗剂量,期间应密切观察有无药物不良反应如静坐不能或症状加重等。SSRI 不宜突然停药,停药时需要在患者可耐受的情况下缓慢减药直至停用。需警惕的是 SSRI 不应与 MAOI 合用,因为可能引起毒性 5-HT 综合征的发生。

4. **5-羟色胺-去甲肾上腺素再摄取抑制剂(SNRI)** 通过抑制神经元突触前膜对 5-HT 和 NE 的再摄取、增强中枢神经系统 5-HT 和 NE 神经递质的活性而产生疗效,常见药物包括文拉法辛和度洛西汀,对改善功能性神经-心脏疾病的精神和躯体症状均有效。SNRI 与 SSRI 一样,禁止与 MAOI 合用。

5. **5-羟色胺 1A 受体部分激动剂** 为阿扎哌隆类抗焦虑药,代表药物丁螺环酮。丁螺环酮副作用较少,无镇静和肌松弛作用,也不引起锥体外系反应,很少发生药物依赖或戒断反应,用于功能性神经-心脏疾病的治疗患者易于接受。但该药起效较慢,如症状较重,建议与其他药物合用。

6. **其他** 如 β 受体阻滞剂,可阻断周围性焦虑表现,可能是作用于 5-羟色胺系统而发挥作用。普萘洛尔对心悸、震颤症状有效,但没有苯二氮䓬类药物的镇静作用,可作为功能性神经-心脏疾病辅助用药。普萘洛尔的常见不良反应有直立性低血压、造成血脂代谢异常、引起心动过缓和传导阻滞等。需注意的是,有哮喘、心力衰竭及心动过缓(心率<60 次/min)患者不宜使用 β 受体阻滞剂。

(三) **心理治疗**

心理治疗(psychotherapy)是应用心理学的原则与方法来治疗患者的心理、情绪、认知与行为等问题。心理治疗的过程是指治疗者在与治疗师建立平等契约关系的前提下,运用语言交谈的形式共同进行治疗工作。在此过程中,患者需要有主动求治动机。

心身医学认为,心理社会因素可作为致病诱因或直接病因贯穿于整个疾病过程。强烈持久的不良情绪可导致躯体疾病,躯体疾病又可以出现相应的心理情绪反应。功能性神经-心脏疾病发病与社会心理因素有密切的关系,工作压力过大、环境、家庭等社会因素及紧张、焦虑、抑郁等负性情绪为该病的发生提供一定基础,心理治疗作为一种非药物治疗,在改善患者认知、情绪、行为等方面具有不可替代的优势,在功能性神经-心脏疾病的治疗中发挥着重要作用。

【分类】

心理治疗按治疗时间长短可分为:长程心理治疗、中长程心理治疗、短程心理治疗。按参与对象不同分为个人心理治疗、夫妻治疗、家庭治疗与团体治疗。

【临床常用心理治疗技术】

1. 支持性个体/团体心理治疗 支持性心理治疗主要是治疗师利用患者自身的力量和可获得的应对资源协助患者找出和解决目前的问题,并设计出可行的逐步解决方案。

支持性心理治疗主要的治疗要素包括:关系的建立、倾听、允许情感释放、解释、鼓励和说服。主要的治疗步骤包括:建立治疗关系、倾听患者关心的问题、告知解释及建议、允许情感释放、鼓励、回顾并发现有利资源、鼓励自助。

支持性心理治疗并不是只能由卫生专业人员提供,自助小组也可以为患者和家属提供有力的支持,并且有些支持比医生的支持更有效,特别是功能性神经-心脏疾病的患者之间症状相似,通过相互支持,效果较好。

团体支持性心理治疗:治疗师在团体中鼓励患者自助,引导患者积极的应用正性体验,时刻注意保护容易受到伤害的患者,确保每一个成员都能被支持并支持别人。团体治疗的疗效因子:普遍性、利他主义、团体凝聚力、社会化、模仿、人际间的学习和家庭关系重现同样在支持性团体中体现。功能性神经-心脏疾病患者症状的相似程度很高,普遍性强,社会化过程改善症状明显,通过相互的模仿和人际间的学习,可以更快地促进症状的缓解和病情的恢复。

2. 放松训练 功能性神经-心脏疾病大多存在自主神经功能紊乱,通过放松训练或生物反馈治疗,降低患者的交感神经系统兴奋性,表现为血压下降,心率、脉搏和呼吸变慢,肌电波幅下降,脑电呈慢波状态,紧张焦虑的情绪得以缓解。放松技术包括:身体扫描、肌肉渐进式放松、冥想等。

放松训练通常选择环境舒适的房间,播放一些柔和的音乐,节拍为每分钟约 60 次为宜,患者穿着尽量宽松,坐姿尽量保持放松,可以在治疗师的带领下做,也可以进行团体放松训练。单纯的放松训练,很多患者很难长期坚持,如果在治疗师的陪伴指导下进行训练,患者的依从性会更强,治疗效果会更好。

大量证据表明,放松训练对患者解决功能性神经-心脏疾病具有积极帮助。

3. 认知行为治疗 认知行为治疗是通过改变患者对问题的不合理认知和行为以达到治疗的目的,它关注的是在治疗期间影响问题存在的因素。

认知治疗理论认为患者倾向于维持不合理的信念和态度,他们会有选择地注意那些维持自己信念和态度的问题,而忽视其他问题。比如:广泛性焦虑患者感到自身无力对付威胁,对环境不能控制,很难全面地认识到其他的可能性。患者会不断去寻求安全的行为,最终发现这些行为并不能带来安全感,依然无助于缓解焦虑。

行为治疗的目的是让患者面对问题,逐步进行暴露或脱敏,从而达到消除回避行为和缓解症状的效果。

4. **正念治疗**　正念(mindfulness)源自佛教中的禅法,也被称为"观禅"或"内观禅"。在20世纪70—80年代被介绍到西方,为心理学界所注意,渐渐改良和整合为当代心理治疗中最重要的概念和技术之一,并因此诞生了正念减压疗法(mindfulness-based stress reduction, MBSR)、辨证行为疗法(dialectical behavior therapies, DBT)、接纳承诺疗法(acceptance and commitment therapy, ACT)、正念认知疗法(mindfulness-based cognitive therapy, MBCT)等多种当代正念心理疗法。

正念是有意识地,对每个当下的经验保持专注,不被判断或既定的念头和欲望所动摇;避免对可能性的过早封闭判断;包括有意识地、非评判地对当下发生的一切保持觉醒。与催眠(hypnosis)、冥想有所不同,正念技能的核心包括非评价观察、描述、参与,一次只聚焦一件事、一个物品或一个画面,而治疗师扮演的角色是存在—联结—共鸣。

针对功能性神经-心脏疾病患者,正念治疗需要患者聆听自己的身体,所谓的症状常常是身体在告诉我们有些地方失衡了,这只是我们身体的一个反馈。接纳此刻的自己,如实地,无论它是肌肉的紧张感、心动过速、呼吸急促还是头痛。通过呼吸、身体扫描、冥想等方式对神经系统进行自我调节,从而使得自身身体系统达到稳定与平衡的状态。

5. **暗示治疗**　暗示治疗是利用言语、动作或其他介导方式,使患者在不知不觉中受到积极暗示的影响,在不加主观意志的前提下接受治疗师的某种观点、信念、态度或指令,以解除其心理上的压力和负担,实现消除疾病症状或加强某种治疗方法效果的目的。

人的生理活动和心理活动是相互影响、互相作用的。暗示可以通过语言的联想过程,让人产生情绪,从而作用于机体和行为活动,对人的躯体和心理行为产生影响。而功能性神经-心脏疾病的情绪和躯体症状均很明显,暗示治疗对部分症状的改善有帮助。临床上的暗示包括言语暗示、情景暗示、药物暗示、手术暗示等。应根据患者暗示性、受教育程度、症状内容等合理选择。

综上所述,越来越多的临床医疗实践支持这样一个观点:任何单一的理论都不足以解释功能性神经-心脏疾病的原因和治疗有效的机制;同样,能够改变患者某一方面功能的方法,也可以改变其他方面的功能。在治疗技术方面,新的技术不断被创造,多种治疗技术整合应用被证实能提高疗效、缩短疗程,具有更强实践性。总之,整合性的心理治疗对功能性神经-心脏疾病的治疗将有更好的疗效。

(四)物理治疗

随着科学技术的发展及对功能性神经心脏疾病更深入的认识,针对这类疾病的治疗,除了传统的药物方法,现阶段还发展出了许多以调节人体本身节律、刺激功能细胞的治疗途径、创伤较小的物理治疗方法,与药物治疗相结合,可以增强药物的治疗效果,维持疗效的稳定。

1. **经颅磁刺激(transcranial magnetic stimulation, TMS)**　TMS是一种大脑皮质神经的无创性刺激技术,其本质是一种颅内的感应电刺激,TMS不用电极,不用直接接触人体,具有安全性高、能够反复进行、操作简便及患者接受度高等特点。目前一般认为,高频刺激可以激活大脑皮质神经兴奋性,低频刺激可降低兴奋性。不同的刺激位点、刺激强度、刺激频率、刺激时间、间歇、脉冲数量可组合成多种刺激模式,根据临床需要形成多种刺激方案,产生不同的治疗效果。

2009年,美国FDA已批准rTMS用于改善抑郁情绪;也有证据表明单脉冲TMS可以通过抑制动物实验中的皮质扩展抑制来治疗偏头痛。一项包括5个随机对照临床研究在内的

meta 分析发现 TMS 对于首次急性发作的先兆性偏头痛患者的治疗有效;2015 年,TMS 已被 FDA 认证可用于先兆偏头痛的治疗。

对于症状较轻的功能性神经心脏疾病患者,可用 rTMS 单一治疗,对于症状较重的或者难治性的患者,可作为药物治疗的辅助治疗加强疗效。作为临床医生,应根据不同疾病的病理机制、病情轻重、患者耐受程度、结合检验、影像学检查,采用个体化的刺激治疗方案。

2. 经颅直流电刺激　经颅直流电刺激(transcranial direct current stimulation,tDCS)是一种非侵入性的,利用恒定、低强度直流电(1~2mA)调节大脑皮质神经元活动的无创神经调控技术,主要机制是对神经元膜电位的极化产生影响,通过刺激电极依赖性的形式双相调节大脑皮质神经元的兴奋性;并可能通过改变 N-甲基-D-天门冬氨酸受体(NMDA 受体)及相关蛋白的表达调节突触的可塑性。这为 tDCS 成为一种治疗中枢神经系统疾病的新方法奠定了理论基础。

在精神性疾病中,tDCS 对于抑郁症状、幻听(auditory hallucination)、物质成瘾也有改善作用。在疼痛的治疗中,对初级视觉皮质的阴极刺激可以降低患者对头痛的敏感性或增加耐受性,从而缓解头痛症状。

tDCS 对中枢神经系统疾病的治疗可能是一种非常有效的无创性方法,不过和经颅磁刺激相似的是,针对不同疾病需要使用不同的刺激电极位置、电流强度、持续时间以及刺激频率,为不同的患者个性化地制定治疗方案。

(五)康复治疗

功能性神经-心脏疾病患者康复治疗旨在针对其心理社会功能的康复(rehabilitation)。通过各种不同的康复治疗手段,尽可能地改善患者的社会功能,促使其能够最大限度地发挥和保持其功能水平参加社会生活,并更好地履行其相应的社会职责。在《牛津精神病学教科书》中,康复治疗程序可分为:医学康复、心理康复、职业康复、社会康复。以下将按照此分类分别阐述:

1. 医学康复　药物治疗是功能性神经心脏疾病的重要组成部分,具体药物治疗的部分见前文。在康复治疗中的医学康复部分旨在关注功能性神经-心脏疾病患者的服药问题,主要包括以下几个方面:

(1)通过卫生知识的宣讲,帮助患者增进对所服用的药物的知识,明确药物的作用,清晰地了解药物治疗对于其现阶段治疗的重要性,从而提高患者对于药物治疗的依从性。

(2)教会患者如何识别药物服用过程中的不良反应及基本的自主处置方法。

(3)提高患者进行药物自我管理的能力,正确熟练掌握药物的合理服用方法。

(4)尝试学习评估药物对于自己的疗效,及如何和自己的主治医生进行科学有效地沟通,以便实现其在药物治疗中患者获益的最大化。

2. 心理康复　心理康复的方法除了支持性心理治疗、认知行为治疗、放松治疗以外,在心理康复中还会关注如何帮助功能性神经-心脏疾病患者学会预防和应对现实生活中的压力。

(1)在充分对患者的生物-心理-社会状况进行评估后,引导患者分析和讨论现实生活中的压力和自己的康复进程之间的关系,并促进患者思考对识别和管理压力的重要性。

(2)在前一阶段的基础之上,进一步引申患者对于自身日常生活中压力线索的发现,进而提升其对自身压力状态的识别,同时引导患者反思总结自身在面对压力时自己所习惯的应对方式及该应对方式所可能带来的相应利弊。

（3）在前两个阶段的基础上,在提升患者识别压力状态和患者发现现有应对压力方式的不足之处后,和患者讨论更具有建设性的压力应对方式并协助其制订压力管理计划并学会压力应对技巧。

3. 职业康复　职业康复主要包括和功能性神经-心脏疾病患者讨论未来的职业计划和职业相关技能训练(如自我照顾能力训练、居家照料能力训练、工作技能训练等)。职业康复是由治疗师根据患者的性格基础和兴趣爱好,通过特殊设计的活动作为媒介,指导患者发挥其自身潜能,进而提高社会功能,帮助其重返家庭与社会。通过职业康复,功能性神经-心脏疾病患者可从职业技能、应对能力、人际交往和社会适应等多方面得到训练和提高,故对于患者提高生存质量、缩短其住院周期和减少医疗费用而言,是一种较为理想的康复方式。

传统的职业康复训练模式以患者个人或小组的形式通过模拟教学练习、现场训练的形式开展。训练的内容包括:患者的日常生活能力、人际交往、厨艺、家务、农场练习、文体活动、工厂作业、艺术创作练习、服药管理、情绪管理等。职业治疗的第一周由治疗师对患者进行个人或团体的职业技能教学培训,使其学习到基本的职业技能,经培训合格的患者可进入相应的岗位。在职业康复期间,每位患者每周“工作”至少4天,并由治疗师记录患者每天的“工作量”。当患者完成预定的目标,可通过代币、劳务补贴等的形式给予患者适时的精神和物质激励。

随着虚拟现实(virtual reality)技术的快速发展及在医疗领域应用的日趋成熟,可以通过虚拟现实技术实现患者职业场景和任务的高仿真职业康复训练,较传统的职业康复训练方式、手段和内容上更具有趣味性、有效性和安全性。

4. 社会康复　既往研究表明,良好的社会支持有利于功能性神经-心脏疾病患者症状的缓解、社会生活技能的提升和减少复发率。一方面,当人处在压力状态时,良好的社会支持系统能够给人提供保护和缓冲压力源的作用。另一方面,良好的社会支持对个体和团体维持良好的情绪状态和应对方式有着重要积极作用。

在社会康复中,治疗师首先应当充分评估患者目前的社会支持系统,并引导其思考物质和情感上的支持对于每个人实现自己的个人或治疗目标都有着重要的作用。其次,治疗师和患者一起分析讨论当前患者的社会支持系统的功能状况,并发现有待提高的地方。然后,在前期讨论的基础之上,针对患者的情况通过不同训练手段帮助患者提高社会交往的技能,如怎样寻找合适的朋友、倾听的技巧、展开话题的技巧、情绪和表达识别、表情管理、自我表露等技巧。总体可以通过讨论技巧的重要性、示范、角色扮演、反馈、布置作业的流程进行。在具体的训练过程中,治疗师需要随时评估患者的学习情况,根据患者所掌握的情况灵活地调整进度。

综上所述,康复治疗的目的是如何帮助功能性神经-心脏疾病患者在现有治疗的基础上更好地充分客观地认识和理解自己的现状,并发挥其自身优势让其更积极有意义地回归到生活和工作中。

四、大脑皮质和心脏活动的耦合性

心脏是人体非常重要的器官,可以说心脏是生命之源。而伴随认知神经科学发展,大脑的核心作用越发凸显。如果说心脏的功能是维持生命体征,让我们有自由活动的可能,那么大脑就是指引我们行动,使人产生高级情感及认知活动并由此适应环境的指挥官。很早之前,人们便意识到大脑与心脏之间存在着密切的关联:比如愤怒,焦虑等情绪会引起心率波动。同时,心率的变化也会影响人的心理状态。沙赫特与辛格早在 20 世纪 60 年代就证明,当人们在不知道自己被注射了能引起心跳加快等生理反应的去甲肾上腺素时,会更容易产生激烈的情绪,也就是说人们能够意识到自己的心率变化并因此影响到自身的心理状态。因此,探寻心脑之间的耦合关系,对于研究者们进一步认识人的心理变化和意识活动,以及一些心理及生理疾病的监测与治疗有着重要意义。然而,人们对这一领域的探索还远远不足。本节梳理了情绪、睡眠(sleep)、意识活动及心理疾病这四个方向的心脑耦合(heart-brain coupling)关系,并在章节最后简要介绍了一些处理心脑耦合信号的算法,希望研究者能运用这些算法在心脑耦合领域的各个方向进行进一步的探索。

（一）情绪波动中的心脑耦合关系

由于现实生活中广泛存在由情绪引发心率波动的情况,对不同情绪的条件下人们心脑耦合关系的变化的研究是较多的。早期人们只是研究诱发不同情绪是否会引发人们心率的改变,后来逐渐将脑区纳入其中,探索哪些脑区的脑电信号与心脏电信号间存在共变关系。

健康人和植物人在听到积极效价情绪的音乐时心率会降低,而在听到消极效价情绪音乐时则升高,反过来以心率变异性(heart rate variability,HRV)作为指标,也可有效预测健康人及植物人的情绪效价。同时,这些被试在不同情绪下的 HRV 指数也与创伤性脑损伤患者在报告相应的情绪反应时的 HRV 指数一致。也就是说,HRV 可用于监测意识缺失的患者的情绪变化。被试在听一个生态有效的故事诱发情感体验时,右前额叶上皮质,左前扣带回皮质吻侧、右背外侧前额叶皮质和右顶叶皮质的激活均与高频 HRV 呈正相关。且仅在听积极情绪效价故事时,尾状核、脑周灰质和左岛叶中部的激活与高频 HRV 呈正相关。同时,静息状态下迷走中介 HRV(vagus-mediated HRV)较低的被试在情绪调节和接受负性情绪方面表现出更高的困难。

除情绪效价之外也有研究探索情绪的不同激活水平对心脑耦合强度的影响。在视觉情感激活过程中,前额叶皮质在心脑互动中起着重要的作用。相比于高激活与低激活状态,研究者在中度激活时发现了前额皮质活动和心搏动态之间的强烈耦合。同时发现了左颞区在 θ 频段(4~8Hz)的脑电波与低频 HRV 有显著耦合。

此外,在正常人完成工作记忆、认知等任务,以及失去亲人的人在接受悲伤刺激时均发现了前扣带回与 HRV 之间存在正相关关系。一项通过电影和回忆法诱发被试积极和消极情绪体验的研究中则发现前额叶、丘脑、中脑导水管叶灰质(periaqueductal gray)、尾状核及左岛叶中部(left mid-insula)都与 HRV 存在共变关系。

研究者也探讨了大脑偏侧化与 HRV 之间的关联。当被试被消极效价情绪的图片激发了负性情绪时,HRV 升高且大脑右半球激活程度较高。然而在观看图片时通过意志控制呼吸频率,与自然呼吸相比,则同时发现了 HRV 较低且大脑激活状态向大脑左半球移动的现象。运用格兰杰系数分别计算大脑到心脏和心脏到大脑的信息流时则发现,积极的刺激诱发了从左脑半球到心脏的更高的信息传递,具体涉及躯体感觉区、顶叶、枕叶和前额皮质等脑区。负性刺激诱发了前额叶和右侧躯体感觉区域的较高信息传递,而在顶叶和枕叶区域,左右半球的格兰杰系数均增加,同时,中性刺激也激发了右脑半球到副交感神经更多的活动。而在分析从心到脑的格兰杰系数时,效价依赖性的偏侧化也很明显,正向情绪激发使得从心脏到左额叶和躯体感觉区域的信息传递增加。

在情绪对心脑耦合关系的影响这一领域中,研究者们探索了情绪效价、情绪调节,以及激活水平对于心脑耦合的影响。发现了一系列相关脑区,以及大脑偏侧化与心脏电信号之间的关联。综合来看可以发现,前额叶和前扣带回在许多研究中都被发现与心脏有紧密关联。

（二）睡眠期的心脑耦合关系

我们将睡眠(sleep)单独列为一节有两个原因:一是因为 L Faes 教授已经尝试并开发了一些算法来研究睡眠中五个频段的脑波和 HRV 之间的关联,研究比较透彻且成体系;二是因为睡眠与意识有密切关联。与下文意识任务中的心脑耦合关系相对比,会有一些很有趣的发现。

临床上已有许多研究发现人们的睡眠质量与 HRV 指数相关。一项针对正在接受治疗的重度抑郁症(major depressive disorder,MDD)患者的追踪研究表明,随着患者的抑郁与焦虑症状的显著减弱,睡眠质量提高,患者在静息状态下的 HRV 指数也明显升高。当研究者试图用经皮耳廓迷走神经刺激术(transcutaneous auricular vagus nerve stimulation,taVNS)治疗原发性失眠症(primary insomnia)时发现,睡眠质量显著改善的患者比无显著改善的患者的 HRV 参数更高。在最近的一项研究中,研究者从睡眠心脏健康研究(sleep heart health study,SHHS)数据库中抽取了 1 252 名被试的数据作为心血管疾病(cardiovascular disease,CVD)组,859 名被试的数据作为对照组,用机器学习的方法对这批数据进行了分析。结果表明,对于有 CVD 风险的人,可能在 CVD 发生前很长一段时间就出现了睡眠时自主神经系统(autonomic nerves system,ANS)的变化。这种变化可以通过多种 HRV 指标的变化来捕捉。然而,这些研究未能解释 HRV 指数为何与睡眠质量相关。

为了进一步探究睡眠状态下脑电与心电信号之间的关系,研究者使用格兰杰系数计算了大脑中 α、β、θ、γ、δ 这五个频段波彼此之间的关系,以及它们与 HRV 之间的耦合关系,发现 β 频段的波像是一个心脏与脑电信号之间的枢纽,在这些节点之间传递了最多的信息。这个全连接网络的信息流强度随着浅睡眠、深度睡眠到快速眼动睡眠阶段依次递减,因此他认为该网络主要是通过不同睡眠阶段的过渡来维持的。

由于格兰杰系数仅能检测线性相关,因此 L Faes 在随后的工作中使用了能检测非线性相关的转移熵。如图 5-4-1 所示,在睡眠状态下,信息主要是从心脏到大脑传递的,而大脑到心脏的大部分信息流则几乎完全来自 β 波。有趣的是,用转移熵进行分析时,δ 波在链接网络中的作用类似信息源,而用格兰杰系数进行分析时则发现 δ 波更像是一个信息汇。

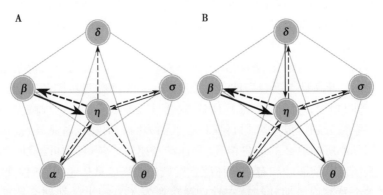

图 5-4-1　心脏与大脑间信息流动示意

注:心脑耦合网络实线箭头展示了心脏信号 η 与大脑五个频段波之间的链接网络,箭头越粗代表传输的信息流量越大。虚线箭头代表五个频段波之间的相互作用。A 与 B 分别是用格兰杰系数和转移熵计算出的连接强度。可以看出,用转移熵测出的总体信息量更高。

之后，L Faes 将转移熵和格兰杰系数结合，对睡眠呼吸暂停-低呼吸综合征(sleep apnoea-hypopnoea syndrome, SAHS)患者与接受了持续气道正压通气(continuous positive airway pressure, CPAP)治疗的患者，以及健康被试进行了可预测性分析。该研究发现患者心脑耦合系统的可预测性要显著低于健康被试，而经过长期治疗之后其自预测性已经恢复正常。这一发现表明，与自主神经相关一些疾病很可能引起心脑耦合系统异常，而心脑耦合过程中的一些指标(如自预测性)很有可能成为与自主神经相关疾病有关的监测指标。

（三）意识任务中的心脑耦合关系

每个人在日常生活中应该都有过这样的经历，在发觉自己心率加快或不适时，会通过深呼吸或闭目养神等方式有意识地控制心率降低。这是否说明大脑的意识状态能够对心率，乃至心脑耦合关系产生影响呢？早期的一些研究发现，人在意识努力程度较高时心脏信号也会出现波动。例如预先报告自己能抵制酒精诱惑的酗酒者，或自我调节(self-regulation)水平较高的参与者有更高的 HRV 值。而处于一些特殊意识状态，也会发现与正常状态不一致的心脑信号相关。比如在冥想状态时，心脏相干性与脑电 α 频段波的活动密切相关。

为进一步探索，研究者设计了一些调控意识活动的任务。比如要求被试在较短的时间内做算术题，从而激发应激状态，或要求被试有意识地控制自己的心率增高或降低，发现在数算应激任务中，中央前区、中央区和顶、枕叶脑区(FC3、FCz、C3、C4、Cz、P4、O1、Oz)的活动与 HRV 的相干性显著增强，而在控制心率任务中则仅有中央前区与中央区(C4、Cz、FCz、FC4)的活动与 HRV 的相干性增强。这可能是由于数算应激任务涉及更多脑区，过程更为复杂。在另一项使用格兰杰因果关系开发出，可分别测量心脏到大脑和大脑的信息流的部分定向相干算法(partial direct coherence, PDC)测量意识控制心率任务中的心脑耦合程度的研究中发现，大脑顶叶区域与心率降低有关，控制心率降低时从该区域流向心脏的信息量增加。此外，心率的增加与颞区和中央区有关，控制心率增加时从这些区域流向心脏的信息量增加。

符号熵是另一种能够测量心脑耦合关系的方向性的工具。在一项研究中，研究者测量了被试在清醒期和非快速眼动睡眠第一阶段的脑电及心电信号，并通过符号熵计算了两者之间的信息流大小及方向，发现两个时期中大脑到心脏的信息流都强于心脏到大脑的，并且在清醒期，心脑耦合强度大于睡眠期。

结合上一小结我们可以发现，几乎所有对睡眠期的研究都表明，心脏到大脑的信息流量强于大脑到心脏的，而在清醒时期却有相反的结果出现。事实上在清醒期是大脑对心脏的作用更强还是相反并没有一个一致的结论，在此之前也不曾有研究者总结过这一问题。但既然有相反的结果出现，我们是否可以假设，心脏与大脑之前的作用存在拮抗关系？也就是说，当大脑意识活动增强时，其在心脑耦合系统中的作用更强，而在睡眠等意识活动弱的时候则相反？

探寻心脑耦合系统内部的精细结构，是一个有趣的话题，不仅有助于我们进一步了解自身，或许还有利于临床医师开发出一些更加有效的监测或治疗疾病的手段。下面我们将介绍一些心理疾病中发现的心脑信号共变关系。

（四）心理疾病与心脑耦合关系

在上述几个方向的研究中，都有一些研究者在前人发现心脑信号存在共变关系的基础上，进一步探索心脑之间的耦合关系，比如转移熵、条件熵及格兰杰系数等。然而在心理疾病方向，还较少使用这类算法。在这里我们介绍一些精神疾病有关的心脑信号存在共变关系的研究。

抑郁症(depressive disorder,DD)和焦虑症(anxiety disorder)是非常广泛的心理疾病。最初人们意识到重度抑郁症(MDD)可能存在心脑耦合方面的病因是因为 CVD 和 MDD 之间的共病关系。高达 50% 的 CVD 患者会伴有抑郁,而抑郁会使心脏死亡率增加 2~4 倍,且与心脏病史无关。研究表明,CVD 抑郁患者的 HRV 低于非抑郁患者,而没有 CVD 的抑郁症患者的 HRV 也比常人更低。与焦虑症共病或伴忧郁症(melancholia)的 MDD 患者则表现出更大程度的 HRV 降低,且伴忧郁症的 MDD 患者表现出心率增加。研究者发现与健康被试相比,社交焦虑障碍(social anxiety disorder,SAD)患者在自我报告中表现出更强的自我关注能力,但对自己心跳的估计却不那么准确,他们的高频 HRV 更少。此外,SAD 患者右尾状核的激活与 HRV 呈正相关,而健康被试则为负相关。

精神分裂症(schizophrenia)患者也同样出现了脑区与 HRV 的共变关系。精神分裂症患者的 HRV 明显低于正常人。HRV 与双侧小脑与前扣带回之间的连通性、患者小脑低频波动幅度(amplitude of low frequency fluctuations)以及小脑中脚(middle cerebellar peduncle)的轴向扩散量(axial diffusivity)都呈正相关。

具有阳性家族史(positive family history)的酒精滥用障碍(alcohol use disorder,AUD)患者仅在接受酒精饮料线索时,其 HRV 值与自由回忆任务中的表现呈正相关,而在其接受情绪线索时则没有出现这一现象。

一项关于孤独症(autistic disorder)的研究发现,在孤独症特征较高的一组参与者中,较高的基线呼吸窦性心律失常(respiratory sinus arrhythmia,RSA)预示着较低水平的情绪障碍和孤独症特征,但这些关联在孤独症特征较低的参与者中没有发现。因此,在非孤独症样本中,孤独症特征的差异性可能导致心脏自主反应、对心脏反应的意识和情绪处理之间的差异关系。

对于各种心理疾病的心脑耦合研究不少,但深入挖掘其作用机制及结构的研究却并不多。除了上面介绍的焦虑症、抑郁症、精神分裂症、物质滥用(substance abuse)等常见心理疾病之外,还有一些对脑创伤、认知障碍以及痴呆患者的研究中也发现了心脑电信号的共变关系。这些研究表明,心脑耦合系统中很可能存在能够有效监测心理异常的指标。结合之前的对睡眠与意识活跃状态下的心脑耦合关系的研究中的发现,我们是否可以假设,对不同的疾病来说,心脏功能和脑功能异常的占比不一致? 也就是说,是否对于某些疾病来说,其主要原因是脑功能异常,而另一些疾病的主要病因却是心脏功能异常? 又或者说,是否在清醒状态下对患者实施治疗脑功能异常的疗法,而在睡眠状态下治疗心脏功能异常,会达到更好的效果?

因此,我们更需要使用合适的工具深入挖掘心脑耦合系统的作用机制及精细结构。下面我们将介绍几种处理心脑耦合信号的算法。

(五) 测量心脑耦合关系的算法

计算心脏信号与脑电信号之间的相关是最直接的算法,比如计算这两者在人处于不同状态下的回归系数,或使用一种能分析分散频率段相关的谱相干系数。然而这两者都仅能反应心脑信号之间的线性相关,无法探测非线性相关的成分。最大信息系数(maximum information coefficient,MIC)可以同时探测线性相关与非线性相关成分。MIC 的计算思路为找出互信息系数最高的网格划分方案,即使原始数据点最大程度落在网格点上。其计算公式为:

$$m(x,y) = \frac{max_{G\epsilon g(x,y)} II(X(G);Y(G))}{logmin(x,y)} \tag{1}$$

$$MIC \equiv max_{x,y,xy<B} {}^{m(x,y)} \tag{2}$$

计算相关的方法仅能得知心脑耦合的程度大小,无法获取心脑耦合的方向性,即在心脑耦合系统中哪一方的作用更大。从统计物理学中测量系统不确定性的熵的概念以及从格兰杰因果关系思想中衍生出来的几种算法,比如格兰杰系数、部分定向相干及有向传递函数。熵与从格兰杰因果关系思想中衍生出来的几种算法都可以测量心脑耦合的方向性。

熵的计算思路为分别计算出在有 X 参与的条件下,Y 的不确定性的减少程度,和在 Y 参与时 X 的不确定性的减少程度,然后比较这两个值的大小,即看哪一方对另一方的影响更大。格兰杰因果关系的基本思想为即在过去有 X 参与的条件下对当前 Y 的预测效果,大于仅由过去的 Y 对当前 Y 的预测效果时,我们就可以认为 X 为因,Y 为果。由于存在因果关系,用这种方法可以得出两个变量间信息流的方向。由于格兰杰因果关系的预测步骤涉及构建回归方程,因此仅能探测线性相关,而熵可以同时探测线性相关及非线性相关可以看出,研究者们在探寻心脑耦合方式的过程中,不断地吸取其他学科的相关概念,并综合考虑。然而,对一个复杂系统运作方式的探索,一定不只是单纯的发展理论模型,必须要经过大量的实验和应用来检测模型的适配性,补充细节,并总结出一般规律。令人遗憾的是,在自主神经机制研究的范畴内,对心脑耦合模型的应用还远远不足。

本部分简略梳理了情绪、睡眠、意识活动及心理疾病这四个方向的心脑耦合关系,以及一些处理心脑耦合信号的算法。提出可将已有的模型运用于临床方向的研究,以及不同疾病的患者,在完善模型,找出一般规律的同时找出合适的监测疾病的指标,或许也可为临床监测、诊断和寻找对疾病更有效的疗法提供新思路。

(作者:邓伟　吴清缘　刘超　伍海燕;审校:陈蕾　陈正举)

参 考 文 献

[1] HUANG Y,WANG Y,WANG H,et al. Prevalence of mental disorders in China:a cross-sectional epidemiological study[J]. Lancet Psychiatry,2019,6(3):211-224.

[2] ZHENG F,DUAN Y,LI J,et al. Somatic symptoms and their association with anxiety and depression in Chinese patients with cardiac neurosis[J]. J Int Med Res,2019,47(10):4920-4928.

[3] SAHOTA I S,MAXEY C,POURNAZARI P,et al. Clusters,Gaps,and Randomness:Vasovagal Syncope Recurrence Patterns[J]. JACC Clin Electrophysiol,2017,3(9):1046-1053.

[4] FENTON A M,HAMMILL S C,REA R F,et al. Vasovagal syncope[J]. Ann Intern Med,2000,133(9):714-725.

[5] 中华心血管病杂志编辑委员会,中国生物医学工程学会心律分会,中国老年学和老年医学学会心血管病专业委员会,等. 晕厥诊断与治疗中国专家共识(2018)[J]. 中华心血管病杂志,2019,47(2):96-107.

[6] BRIGNOLE M,UNGAR A,CASAGRANDA I,et al. Prospective multicentre systematic guideline-based management of patients referred to the Syncope Units of general hospitals[J]. Europace,2010,12(1):109-118.

[7] VAN DIJK J G,THIJS R D,VAN ZWET E,et al. The semiology of tilt-induced reflex syncope in relation to electroencephalographic changes[J]. Brain,2014,137(Pt 2):576-585.

[8] IGLESIAS J F,GRAF D,FORCLAZ A,et al. Stepwise evaluation of unexplained syncope in a large ambulatory population[J]. Pacing Clin Electrophysiol,2009,32(Suppl 1):S202-S206.

[9] BRIGNOLE M,MOYA A,DE LANGE F J,et al. 2018 ESC Guidelines for the diagnosis and management of syncope[J]. Eur Heart J,2018,39(21):1883-1948.

[10] RAJ V,ROWE A A,FLEISCH S B,et al. Psychogenic pseudosyncope:diagnosis and management[J]. Auton Neurosci,2014,184:66-72.

[11] 中国偏头痛防治指南[J]. 中国疼痛医学杂志,2016,22(10):721-727.

[12] 偏头痛诊断与防治专家共识组,李焰生. 偏头痛诊断与防治专家共识[J]. 中华内科杂志,2006,45

(8):694-696.

[13] Headache Classification Committee of the International Headache Society(IHS). The International Classification of Headache Disorders,3rd edition[J]. Cephalalgia,2018,38(1):1-211.

[14] BURCH R. Migraine and Tension-Type Headache:Diagnosis and Treatment[J]. Med Clin North Am,2019,103(2):215-233.

[15] AUTHER A M,MCLAUGHLIN D,CARRIÓN R E,et al. Prospective study of cannabis use in adolescents at clinical high risk for psychosis:impact on conversion to psychosis and functional outcome[J]. Psychol Med,2012,42(12):2485-2497.

[16] MILEV R V,GIACOBBE P,KENNEDY S H,et al. Canadian Network for Mood and Anxiety Treatments (CANMAT)2016 Clinical Guidelines for the Management of Adults with Major Depressive Disorder:Section 4. Neurostimulation Treatments[J]. Can J Psychiatry,2016,61(9):561-575.

[17] LAN L,ZHANG X,LI X,et al. The efficacy of transcranial magnetic stimulation on migraine:a meta-analysis of randomized controlled trails[J]. J Headache Pain,2017,18(1):86.

[18] SCHWEDT T J,VARGAS B. Neurostimulation for Treatment of Migraine and Cluster Headache[J]. Pain Med,2015,16(9):1827-1834.

[19] BRANSCHEIDT M,HOPPE J,FREUNDLIEB N,et al. tDCS Over the Motor Cortex Shows Differential Effects on Action and Object Words in Associative Word Learning in Healthy Aging[J]. Front Aging Neurosci,2017,9:137.

[20] 王莉,朱锦烨,陈春兰,等.职业康复个案管理对慢性精神分裂症患者的临床应用与研究[J].中国医学创新,2019,16(10):101-105.

[21] 吴莎,李锦,张明丽,等.基于改进的符号转移熵的心脑电信号耦合研究[J].物理学报,2013,62(23):439-444.

[22] RIGANELLO F ,CANDELIERI A ,QUINTIERI M,et al. Heart Rate Variability,Emotions,and Music[J]. Journal of Psychophysiology,2010,24(2):112-119.

[23] KEMP A H,QUINTANA D S,FELMINGHAM K L,et al. Depression,comorbid anxiety disorders,and heart rate variability in physically healthy,unmedicated patients:implications for cardiovascular risk[J]. PLoS One,2012,7(2):e30777.

[24] LANE R D,MCRAE K,REIMAN E M,et al. Neural correlates of heart rate variability during emotion[J]. Neuroimage,2009,44(1):213-222.

[25] ABUKONNA A,YU X,ZHANG C,et al. Volitional control of the heart rate[J]. Int J Psychophysiol,2013,90(2):143-148.

[26] FAES L,MARINAZZO D,JURYSTA F,et al. Linear and non-linear brain-heart and brain-brain interactions during sleep[J]. Physiol Meas,2015,36(4):683-698.

第五节　高原性神经-心脏共患疾病

高原病是指人体在高海拔地区(通常在2 000~2 500米以上)由于血液中氧气浓度降低而出现的急性或慢性的病理变化,主要影响脑部和心肺部的临床综合征。高原病包括急性高原病和影响大脑的高原性脑水肿,以及影响心肺部的高原性肺水肿。它们都是由高海拔缺氧引起的,其特点是脑部和肺部的血管外积液。尤其我国是一个多山国家,有许多大山和高原,海拔3 000米以上的地区占总面积的1/6。由平原移居或短期逗留高原的人均可发生高原病。此外,全世界有数以万计的登山者、徒步旅行者和滑雪者登上海拔3 000~5 500米(9 800~18 000英尺)的山峰,其攀升速度往往超过个人的适应能力,还有越来越多的登山者寻求登顶5 500米以上的山峰。而军事、救援和其他专业人员则由于职业要求,需要快速登上高海拔地区。这种快速攀升使未适应的登山者有可能患上高原病。

【发病机制】

氧分压(PO_2)是氧气向下扩散的动力。氧气经气道进入肺泡,然后通过肺泡扩散到血液中,在那里氧气主要与血红蛋白结合,但也有溶解的形式。在毛细血管层面,氧气穿过血管壁,穿过组织,进入细胞,最终进入线粒体。

气压和含氧量随着海拔高度的增加呈曲线下降。气压也随着气温降低、纬度升高、天气恶劣和冬季而降低。虽然这些变量对气压的影响不如海拔高度那么显著,但在海拔高度超过约 2 800 米时,气压就会变得很有生理意义。

在海平面上,吸入的空气和组织之间有一个很大的氧气压力梯度。然而,随着气压的下降,可用氧也会下降。在高海拔地区,特别是在运动或工作活动中组织对氧的需求量很大时,压力梯度和可用氧的明显降低会导致组织缺氧。这种形式的缺氧被称为低气压缺氧,它是高原病的最初原因。

1. **适应性**　吸入气 PO_2 随海拔上升而降低,PO_2 下行氧级联的驱动压力减弱,导致进行性低氧血症和组织缺氧。急性低氧的正常代偿反应被称为"适应性",这是一个复杂的、涉及多个器官系统的一系列生理变化,发生的时间长短不一(从几分钟到几周)。适应性是通过提高肺泡 PO_2 和氧气级联向下移动的效率以及优化细胞水平的氧气利用来改善组织的氧合。

适应性不同于进化论层面的"适应",后者指的是几代人长期暴露在低气压缺氧环境中所发生的生理变化,在一些长期处于高海拔地区的人群中可以观察到这种变化。需要强调的是,个体之间的适应能力差异很大,取决于许多因素,包括低氧应激的程度(上升速度、达到的海拔高度)、个体补偿 PaO_2 降低的内在能力(遗传和解剖变异、医疗条件),以及可能增强或干扰补偿机制的外在因素(如酒精、药物、温度)。

适应过程在登顶后几分钟内开始,但需要数周时间才能完成。缺氧诱导因子(HIFs)是一种转录因子,当细胞可用的氧减少时可做出反应。HIF-1-α 调节 3 000 多个基因以应对缺氧,并在激活负责适应的细胞机制方面发挥重要作用。其他因素和基因也可能参与其中。

虽然发生的复杂补偿性变化不能使组织 PO_2 完全恢复到海平面值,但适应性明显改善氧的输送和利用。事实上,适应性使一些登山者在珠穆朗玛峰上(8 844 米),在不补充氧气的情况下,只遇到很小的困难。在 8 844 米处,PO_2 为43.1 毫米汞柱,相当于在海平面呼吸 6%的氧气。突然暴露在这样的高海拔地区(例如飞行员的驾驶舱突然减压)会导致意识丧失和死亡。

2. **心脑血管变化**　海拔上升后的循环系统变化涉及全身、大脑和肺部血管。随着海拔的快速和持续上升,交感神经活动的兴奋会短暂地增加心排出量、血压、心率和静脉张力。心率继续升高,而心搏量却因血浆量减少而减少,在最初的 24 小时内,由于碳酸氢盐利尿、血管内液体移位和醛固酮的抑制,血浆量可下降 12%。血浆容量的减少不能通过增加液体摄入量来抵消。

大脑血管对氧气和二氧化碳的变化有高度的自动调节性。在大脑中,氧气的输送取决于脑血流量(CBF),而脑血流量又取决于血管扩张(对缺氧的反应)、血管收缩(对低碳酸血症的反应)和自律性变化的平衡。虽然缺氧个体的脑自主调节和脑血流有相当大的差异,尽管有明显的低碳酸血症,氧的输送一般都能维持到 SpO_2 的 70% ~ 80%。虽然低碳酸血症减轻了缺氧血管扩张,但对缺氧反应的净变化是 CBF 的增加。脑血流的个体差异与缺氧和低碳酸血症的通气反应差异有关。近红外光谱显示区域性脑组织轻度缺氧,但在中度缺氧时,总体上全局脑代谢维持良好。

肺血管对缺氧的反应是收缩(hypoxic pulmonary vasoconstriction,HPV),导致肺血管阻力和肺动脉压力迅速增加。增加灌注不足区域的流量可能会通过改善通气/灌注比来增强气体交换。HPV存在明显的个体差异。

在高海拔地区,静止状态下的轻度肺动脉高压可因剧烈运动而明显升高,肺动脉压力达到接近系统水平,尤其是有高原性肺水肿病史的人。高海拔地区寒冷的环境温度也会增加肺动脉压力。肺血管阻力的增加在多大程度上限制了高海拔地区的运动,目前尚有争议。

【临床表现】

1. **急性高原病(acute mountain sickness,AMS)**　急性高原病是指平时生活在低海拔地区,但突然登上高海拔地区(一般超过2 000米)的人出现的各种病理性反应。

成年人的症状与酒精宿醉相似:主要是头痛,常伴有疲劳、头晕、厌食、恶心和呕吐,睡眠紊乱,易惊醒,劳累时轻度气喘。症状可能是轻微的,也可能是严重的疲劳感。

婴幼儿高山反应的症状是非特异性的,可能包括大惊小怪、哭闹、玩耍减少、喂养不良、睡眠中断和可能的呕吐。单纯的AMS不会引起体温升高,对于高海拔地区的发热儿童,需要根据年龄和免疫状态进行适当的发热评估。AMS在这一群体中往往是一种排除性的诊断。临床医生应密切注意患儿的体征和对氧气的反应,将症状归结为良性原因前,应延长观察期。

AMS的发病时间通常在到达高海拔地区后6~12小时,但也可迅速至1~2小时或晚至24小时。症状通常在第一晚最为严重,如果没有继续上升,一般在一天内症状就会消失,而且不会在同一海拔高度复发。

上升到较高海拔时,AMS可能再次出现。有时尽管没有继续上升,但高原反应的症状可能持续数周。在这种情况下,如果标准治疗没有改善,就需要下降高度。

2. **高原性肺水肿(high altitude pulmonary edema,HAPE)**　HAPE一般从轻微的干咳、劳累时呼吸急促、上坡行走困难开始。这种非特异性的症状很容易被误认为是良性的上呼吸道感染,或者被归结为高海拔地区正常的呼吸困难或疲惫。最初的症状通常在到达高原后2~4天出现。偶尔,HAPE会突然发展。这种情况多发生在夜间或严重劳累后。在同一海拔地区一周后,几乎不会出现HAPE。

随着HAPE的发展,呼吸困难在休息时变得明显,而在任何用力时变得严重。即使在平坦的地面上行走也会变得很费力。HAPE主要临床特征是早期从劳累呼吸困难发展到休息时呼吸困难。在约50%的病例中,HAPE伴有急性高原反应。

随着症状的发展,咳嗽可产生粉红色的泡沫痰。严重的低氧血症,如果不及时到低海拔地区或补充氧气,可能会危及生命。严重低氧血症可引起嗜睡或伴有高原性脑水肿。

体检时,常见心动过速、低热(最高38℃)。吸气性爆裂音最初可能在右中叶更突出,但随着HAPE的进展,吸气性爆裂音变成双侧性和弥漫性。

脉搏血氧仪显示的血氧饱和度(SpO_2)比预期的海拔高度至少低10个点,绝对值可能低至40%~50%。通常情况下,考虑到低氧血症的严重性,患者的情况比预期的要好,在补充氧气的情况下,SpO_2迅速改善(通常在10~15分钟内)。通过补充氧气迅速纠正SpO_2和临床症状,几乎是HAPE的病理特征,因为这种情况不会发生在其他能够引起严重低氧血症并伴有弥漫性干湿啰音的肺部病变中(如肺炎、急性失代偿性心力衰竭)。

3. **高原性脑水肿(high altitude cerebral edema,HACE)**　HACE一般发生在海拔3 000~3 500米以上的急性高原病和/或高原性肺水肿患者。HACE的特征是脑病性症状和体征,包括共济失调的步态、严重的乏力、精神功能和意识的逐渐下降(烦躁、意识混乱、意识障碍、嗜睡、昏迷）。

可能出现共济失调,如指鼻测试和跟膝胫试验受损。局灶神经损伤,如偏瘫、言语不清或离散性视力缺损,相对较少。需要注意关注其他损害,如缺血性卒中、颅内出血或低血糖。

一般神经系统症状（即脑病和共济失调）的出现标志着从 AMS 到 HACE 的转变。这种转变可能无法预测,可能长达 3 天或短至 12 小时。HACE 在 HAPE 患者中发展较快,很可能是严重低氧血症的结果。

HACE 的早期症状可能会被忽略或误认为是疲惫,可表现为昏昏欲睡和烦躁不安,攀登能力下降,不参加集体活动,以及独处。如果患者躺在帐篷里,坚持说自己很好,只是想一个人待着,那么即使是共济失调,也可能被忽略,这是 HACE 最早的体征。

对于任何有近期登顶史（尤其是海拔 3 500 米以上）和脑病症状的患者,都要考虑到HACE,并开始治疗。当海拔下降后仍然存在,临床医生应该重新考虑鉴别诊断。

4. 高原性心脏病及相关疾病

（1）高原性心脏病:高原性心脏病指平原地区的正常人移居至高原低压、缺氧环境后,肺动脉持续高压,心肌细胞缺氧致右心室肥大,最终发展为心衰的一种疾病。高原心脏病的症状特点为:劳力性呼吸困难、心悸、胸闷、头昏、疲乏等症状,还可出现咳嗽、咯血,最终发生右心衰竭。有报告称患者常有头痛、头胀、兴奋、失眠或嗜睡、昏睡等症状。急性高原心脏病多为儿童,急速进入高原后短期（多在 2 周内）发病,有明显的咳嗽气促、烦躁不安、呼吸困难、夜啼不眠、拒奶等表现,常伴呼吸道感染。感染控制后症状无改善者更应注意本病之发生。幼儿往往病情重,发展快,应警惕进展为急性心力衰竭,影响预后。

（2）冠心病:在有限的研究中发现,在高海拔地区运动时,没有冠心病病史的受试者引发缺血的频率并不比低海拔地区高。一项研究对 149 名选定的滑雪者进行了 Holter 监测评估,从海拔 3 430 米开始监测,在 40 岁以上的滑雪者中,只有 5.6% 的滑雪者出现了缺血的ECG 证据,这与海平面无症状者筛查压力测试中 5% 的缺血发生率相似。

而对患有稳定型冠心病的患者来说,在真实或模拟的高海拔地区进行运动似乎是相对安全的,只要患者采取与低海拔相同的预防措施。一项高海拔地区运动反应和安全性的研究,评估了 22 名既往有心肌梗死的患者在血管重建后的应激试验,包括在休息时以及快速上升到 3 454 米后的 1~3 小时内,要求患者的左室射血分数（LVEF）高于 45%,基线压力测试无缺血证据,并控制血压。研究方案实施前,患者暂不使用 β 受体阻滞剂 5 天。所有患者都能耐受快速上升,未发生因心肺应激测试而需要过早停止,在高海拔地区的应激测试中,既没有观察到缺血证据,也没有观察到任何患者出现明显的心律失常。这些研究表明,对于冠心病稳定或既往急性冠脉事件的患者,登高都是相对安全的。而对于近期急性冠状动脉综合征且未进行血管重建的患者,在进行最大压力测试并确认无明显缺血之前,不应登高。

值得注意的是,与海拔/低氧血症相关的急性血流动力学变化会导致心绞痛症状或缺血性心电图（ECG）变化提前出现（本质上,出现明显症状的时间更短）。多种心血管危险因素受到海拔和寒冷的影响,心肌梗死的发生率会增加。

（3）瓣膜性心脏病:对于已有瓣膜病的患者,高原缺氧应激引起的急性血流动力学变化可能导致其病情恶化。急性缺氧会导致一系列因素的增加,包括心率、心脏收缩力、心排出量、肺动脉阻力和压力。心肌工作量和需氧量的增加将意味着瓣膜症状可能会急性恶化（呼吸困难、接近晕厥）。全身后负荷的增加可能使主动脉和二尖瓣反流的反流分数增加,使症状恶化。肺血管阻力增加导致的肺后负荷增加,可能加重肺动脉和三尖瓣反流。脱水可能导致前负荷降低,可能加重瓣膜狭窄的症状。心率升高可能会增加整个瓣膜狭窄的梯度,恶化症状。

对于重度瓣膜性心脏病患者或有症状的患者,应禁止和避免接触高海拔地区。对于轻中度瓣膜性心脏病患者,建议进行超声心动图检查以记录其目前的瓣膜和心室功能,并进行运动压力测试以评估其低海拔地区的血流动力学变化和运动能力。应告诫患者将活动量减少到基线活动量以下(尤其是在高海拔地区的前五天),摄入酒精时要谨慎(或避免),并注意可能的血流动力学改变,如高血压,必要时应给予他们药物调整的指导。

对于有人工机械心脏瓣膜的患者,急性海拔暴露引起的高凝状态可能会增加瓣膜血栓形成的风险,尤其是当抗凝水平不在理想范围时。

(4) 心律失常:高海拔地区心律失常的发生率是不同的,取决于所研究的患者群体。高海拔地区交感神经活动的增强可能会增加有潜在心脏病患者的室上性和室性心律失常的发生频率和持续时间。

在没有心律失常的年轻健康个体中进行了一项低气压室研究,研究对象为 8 名 21~31 岁的健康男性,他们在模拟海拔高度的运动过程中被观察到相当于珠穆朗玛峰的顶峰(8 844 米)时,未见心律失常或传导阻滞。

一项健康中年男性中的 Holter 研究发现,在海拔高度为 200 米相比,在 1 350 米时室上性和室性期前收缩的发生率几乎增加了一倍。在更高的海拔高度(2 630 米)时,期前收缩频率增加了 6~7 倍。据推测,期前收缩频率的增加是由于儿茶酚胺提前释放带来的高海拔地区肾上腺素刺激所致。

研究对稳定的冠心病患者也进行了评估。在 2 500 米的海拔对 10 名运动诱导的老年缺血性变化的老年患者进行了急性暴露和 5 天适应期后的研究。室上性和室性期前收缩在急性暴露时显著增加,但在适应化后恢复到海平面值。这表明急性暴露于高海拔高度时的早期交感神经刺激推动了这些变化。

海拔可能会加重心律失常,特别是在急性高原暴露和运动时,尤其是老年人和患有已知心律失常或心脑血管疾病的人。这类人群应尽量不选择坐飞机到高原,并且建议在高原时补充氧气。对于心律失常控制不佳的患者,显然更需要谨慎对待。高海拔地区的死亡往往是突发性的,虽然确定死因往往很困难,但需要高度警惕心律失常的可能性。

(5) 起搏器功能改变:高海拔地区起搏器的安全性和刺激阈值改变的可能性尚不确定,当前各类研究数据存在矛盾,但仍值得关注。在一项模拟高海拔地区吸入 10% 氧气的研究中,发现起搏器刺激阈值有显著但可逆的增加。在另一阶段的阈值测试中,机械性低通气引起的低碳酸血症(血液中二氧化碳含量低)导致起搏刺激阈值降低。在另一项研究中,从 450~4 000 米的阶梯式模拟低气压室上升,尽管动脉血中氧分压(PaO_2)显著下降,但起搏器刺激阈值没有变化。根据有限的数据,似乎可以预期起搏阈值在中等海拔高度下保持不变。在极端海拔地区,如徒步旅行和登山,起搏器的安全性尚不清楚。

(6) 先天性心脏病:在高海拔地区,先天性心脏病(即房间隔缺损/卵圆孔或动脉导管未闭)的发病率可能会增加。这可能是由于胎儿肺血管结构模式的持续存在(厚的平滑肌细胞、狭窄的肺腔、小肺血管、肺和右心室压力增加)。在一项对 1 116 名学龄儿童的前瞻性研究中,高海拔地区动脉导管未闭和房间隔缺损的发生率很高,而且随着海拔的升高,动脉导管未闭和房间隔缺损有分级效应。这可能是由于较低的氧张力不能使导管收缩,从而使导管和房室间隔闭合均受到抑制。

一项在我国青海省 4~18 岁的儿童中开展的大型横断面研究检出 1 633 例先天性心脏病患者。其中,随着海拔高度的增加,先天性心脏病的患病率呈梯度性增加,在海拔高度 2 535 米时为 4.9‰,在海拔高度 3 600 米时为 5.7‰,在海拔高度 4 200 米时为 8.7‰。另一项研究表明,在高海拔地区出生的房间隔缺损患儿的肺动脉压力高于高海拔地区无此类缺损的患儿和非高海拔地区有类似缺损的患儿。其他研究也有类似的发现,丹佛(海拔高度1 609 米)出生的房间隔缺损患儿的肺血管阻力是海平面出生的此类缺损患儿的 2 倍。

生活在高海拔地区的卵圆孔未闭(PFO)患者也有肺动脉高压和右心室功能障碍。PFO的存在与静息时右心室扩大、右心室压力梯度和功能障碍增加(25mmHg±7mmHg 与15mmHg±9mmHg,$P<0.001$)以及轻度运动时右心室面积变化分数改变有关。经过卵圆孔未闭封堵术的人能够顺利的在高海拔地区旅行或生活。

5. 高原性神经系统相关疾病

(1) TIA:在低海拔地区发生 TIA 的人群通常是有动脉粥样硬化等心血管危险因素的老年人群。但绝大多数到高海拔地区旅居的人,他们患 TIA 时相对年轻,可能没有老年人群的心血管风险因素。因此,可能存在其他机制诱发高海拔地区 TIA。缺氧可能导致血管内皮对血管收缩性张力的控制失败,导致脑循环中的动脉血管痉挛,或者在脑血流最小的分水岭区出现局灶性水肿、低碳酸性血管收缩或缺氧。有先兆的偏头痛在鉴别诊断中也很重要;然而,病因仍然不清。

(2) 偏头痛:这是影响高山滑雪者和登山者的最常见症状。它的发生频率从海拔 2 000 ~3 000 米的 25% 到 3 000 米以上的 80% 不等,典型与海拔有关的头痛最早发生在抵达海拔 2 500米以上地区的前 8~24 小时,但更典型的发生在 48~72 小时,可能是钝痛和跳动(30% ~40%),可在早晨醒来时出现,或在睡眠中发病。

有学者建议高海拔地区出现伴或不伴有头痛的短暂局灶性神经功能损害的患者,都应考虑到偏头痛的诊断。即使存在 AMS 的头痛,偏头痛也需要纳入鉴别诊断中。随着先进神经影像技术不断揭示高海拔偏头痛潜在的病理生理机制,我们在未来能够更好地理解这种疾病。

(3) 脑静脉血栓形成:在高原死亡患者的尸检中常能见到脑静脉血栓的形成。有研究发现如果患者在海拔 5 000 米以上的山区生活时间超过 3 周,所有的脑血栓都是静脉起源的。有研究对 21 例发生在海拔 3 658 ~5 500 米的脑静脉血栓患者展开观察,患者年龄为21~39 岁,平均血红蛋白浓度为 25.9g/dl,均有偏瘫表现,其中 10 例伴失语症。鉴于高海拔地区脑静脉血栓形成的发生率及危害性较高,因此对脱离高海拔地区后出现持续神经症状的患者要高度警惕脑静脉血栓的可能,磁共振静脉血管成像是一个有用的诊断检查。

(4) 蛛网膜下腔出血:是指脑底部或脑表面的病变血管破裂,血液直接流入蛛网膜下腔引起的一种临床综合征(蛛网膜下腔的出血(SAH)覆盖包围着大脑皮质,而不是从大脑内部流出)。临床表现中,全面性比局灶性的神经损伤更常见。在高海拔地区,随着脑血流量的增加和气压的降低,先前存在的脑动脉瘤和动静脉畸形可能更容易破裂。由于头痛是 SAH的显著特征,有时很难与 HACE 区分开来。病史是最重要的,最近的一个临床报告就说明了这一点:一名无症状、适应性良好的男子在 5 300 米左右的地方住了 2 个晚上,下山后在4 300 米处出现了强烈的头痛,并陷入了昏迷,最终证实他患有 SAH。在一系列与高海拔相关的死亡案例中,很多都与 SAH 有关。对于易感人群(如已知有脑动脉瘤)而言,去高海拔地区是不明智的。

(5) 癫痫发作:癫痫的局灶性发作或大发作是任何海拔地区最常见的神经系统症状之一。癫痫患者在高海拔地区可能出现癫痫电活动的增强,导致发作次数增多。这可能与高海拔导致的代谢紊乱有关。这些代谢紊乱包括高海拔地区的脑水肿,睡眠剥夺,过度通气,以及低氧缺氧。这些代谢紊乱以多种方式降低了癫痫整体发作阈值。

(6) 高原性晕厥:高原性晕厥常见于中海拔地区,通常发生在上升后不久,是一种与低氧血症有关的血管性事件。高原性晕厥是良性的,突然出现,发生前无头痛和恶心的症状,与高原病无关。高原性晕厥在迅速恢复后,患者不会像癫痫发作后那样出现意识混乱和迷失方向,除非恶化成抽搐性晕厥,但这很罕见,因此比较容易与癫痫发作活动区分开。登山者在陡峭的斜坡上攀登时,无论是用绳索攀登,还是更危险的徒手攀登,都可能会发生晕厥,且无法立即采取卧姿。

(7) 脑占位性病变:在高海拔地区,大脑会出现肿胀。因此,低海拔地区的无症状性脑占位性病变在高海拔地区都可能引起症状,很多病例报告都证明了这一点。有报道一位 31 岁患者从海平面上升到拔海 4 000 米时,两次出现复视和共济失调,其后这位患者被诊断为蛛网膜下腔囊肿。虽然在低海拔地区没有症状,但由于缺氧性脑肿胀,脑部对囊肿的压迫,以及颅内压升高,可能在上升时引起症状。也有病例报道,沉默的脑肿瘤在高海拔地区突然出现症状,可能与蛛网膜下腔囊肿的原因相同,并伴有头痛和恶心,从而发现了肿瘤。在高海拔地区神经系统疾病的鉴别诊断中应考虑占位性病变,需要与高原病区分开来。

(8) 发作性全面性遗忘症:发作性全面性遗忘症以一过性逆行性遗忘为主要特征,常在 24 小时内缓解。其机制尚不清楚,但可能是由脑部缺血引起的,尤其是在边缘皮质,继发于高海拔地区的高碳酸血症,导致血管收缩。如果有明确的既往史,通常可以与 HACE 鉴别。与 HACE 不同的是,发作性全面性遗忘症突然出现,没有头痛、恶心、头晕和疲劳等症状。这种疾病通常是良性的,一般没有长期的并发症。

(9) 高海拔谵妄:本病的特点是精神状态突然改变,注意力涣散,思维紊乱,激越。发病突然,且无初期头痛和其他症状,这与 AMS 和 HACE 不同。缺氧是公认的谵妄原因。低氧诱导的脑血管收缩可能是一个原因;另一个促成因素可能是高海拔缺氧通气驱动产生的组织碱中毒。矛盾的是,与酸中毒不同,碱中毒并不能保护脑组织免受缺血的影响。大脑神经递质和激素的作用可能也需要考虑。

(10) 脑神经麻痹:外展神经麻痹是目前高海拔地区常见的神经损伤。尽管复视和肌肉麻痹可能会持续数周至数月,但当与 HACE 无关时,这种情况通常是良性的。理论上,这种麻痹可能是由海拔引起的颅内压升高、上升到一定海拔高度时的脑肿胀,或影响外展神经干的血管病变引起的,而这些病变通常是由缺氧、脱水、凝血功能缺陷、多血症或血管痉挛所导致的。无论何种原因,降压可能是最好的补救措施。

面神经和舌下神经瘫痪也有被报道。这种孤立的脑神经瘫痪都发生在高海拔地区的不同患者身上,并随着海拔高度的下降而改善,这表明海拔高度可能在神经缺损的原因中起了重要作用。高海拔引起的脑肿胀可能会导致脑神经在经过颅底狭窄的解剖结构时受到压迫,如果是面神经,则是面神经管,如果是舌下神经,则是舌下孔。如果大孔处存在先天性异常,如 Arnold Chiari 畸形,或通过局部压迫脑内空间占位病变,这种缺损可能更容易产生。

【诊断】

目前急性高原病的诊断标准众多,但路易斯湖急性高山病评分系统仍然是世界公认的金标准。2018 年,路易斯湖 AMS 评分协商委员会提出了一份国际共识声明,正式形成了 2018 版 AMS 评分系统。

这个评分系统包括四个额定症状(头痛、胃肠道症状、疲乏、头昏/头晕),AMS 诊断需要达到 3 分或更多,其中至少有一分来自头痛。轻度 AMS 为 3~5 分,中度 AMS 为 6~9 分,重度 AMS 为 10~12 分。虽然症状可以在海拔升高后 6 小时内出现,但建议仅在 6 小时后评估 AMS 评分,以避免 AMS 与旅行或急性缺氧反应(如迷走神经反应)的混杂症状相混淆。如果研究者希望评估高海拔对 AMS 的影响,可以使用 AMS 临床功能评分,该表目前尚无中文授权。

【治疗】

1. **总体建议**　高原病的治疗是基于症状的严重程度。对于轻度或中度 AMS,应停止攀升,予补液及非阿片类止痛剂治疗,必要时可予乙酰唑胺或地塞米松。对于严重的 AMS,应立即降低海拔,补液,并给予非阿片类镇痛药和乙酰唑胺或地塞米松治疗。高原脑水肿(HACE)和高原肺水肿(HAPE)的患者,需立即转运至低海拔地区,予吸氧、药物及氧气加压治疗。

2. **对症治疗**　头痛的对症治疗包括服用阿司匹林、对乙酰氨基酚和布洛芬或其他非甾体抗炎药。异丙嗪,特别是昂丹司琼可能对恶心和呕吐有用。对于失眠,建议避免使用安眠药,最好使用乙酰唑胺治疗。

3. **降低海拔**　降低海拔是治疗高原反应的有效方法。通常在此前海拔基础上,下降500 到 1 000 米就足够了。降低海拔的绝对适应证包括神经系统症状(共济失调或意识改变)和肺水肿的迹象。此外对于微妙的症状也应高度警惕,如烦躁不安、昏昏欲睡、耐力下降和静息时呼吸困难,这些症状意味着患者正在向 HACE 或高海拔肺水肿(HAPE)方向发展。

4. **补充氧气**　血氧饱和度低与随后发生的 AMS 有关,补充氧气(supplemental oxygen)已被用于预防 AMS,并且是治疗 AMS 和 HACE 的主要手段之一,但是短期的氧气补充并不能扭转 AMS 的所有症状。如果症状不严重,一般规定 12~48 小时或只在睡眠期间进行氧疗。有些患者会对 1 小时左右的短期治疗有反应,并持续改善。

如果不能迅速转运到较低海拔处,而且患者病情严重,可应用高压气袋来争取时间。这种装置是由轻质纺织材料制成的便携袋,有足够大的空间容纳一个人,并带有手动气泵。将患者置于密闭的袋中,用泵使袋内压力增加。增加的气压等同于降低了一定的高度。患者留在袋中,直到症状消退。高压气袋与补充氧气同样有益,但在登山时通常不便使用,不能代替下降高度。

5. **药物治疗**

(1) 乙酰唑胺:口服乙酰唑胺可以降低高原病的发生风险。乙酰唑胺 250mg,每天口服2 次,连续服用 1~3 天。也可使用缓释胶囊(500mg 每天 1 次)。可以在海拔上升的前一晚使用乙酰唑胺,其作用是通过抑制碳酸酐酶从而增加通气。睡前口服乙酰唑胺 125mg 可减少周期性呼吸次数(在高海拔地区的睡眠期间普遍存在)从而抑制血氧大幅下降。

(2) 地塞米松:每 6 小时口服 2mg(或每 12 小时口服 4mg),可作为乙酰唑胺的替代品。用地塞米松治疗可以减轻 AMS 的症状,但不能改善适应性。虽然服用 1~2 天地塞米松的副作用一般很小,但可能会出现高血糖。使用时间一般以 48~72 小时为限。

(作者:朱曦　陈蕾;审校:陈蕾)

参 考 文 献

[1] ROACH R C,HACKETT P H,OELZ O,et al. The 2018 Lake Louise Acute Mountain Sickness Score[J]. High Alt Med Biol,2018,19(1):4-6.

[2] KAYSER B,HULSEBOSCH R,BOSCH F. Low-dose acetylsalicylic acid analog and acetazolamide for prevention of acute mountain sickness[J]. High Alt Med Biol,2008,9(1):15-23.

[3] AZAD P,STOBDAN T,ZHOU D,et al. High-altitude adaptation in humans:from genomics to integrative physiology[J]. J Mol Med(Berl),2017,95(12):1269-1282.

[4] GUDBJARTSSON T,SIGURDSSON E,GOTTFREDSSON M,et al. High altitude illness and related diseases-a review[J]. Laeknabladid,2019,105(11):499-507.

第六章　心脑交集性疾病的中医学理论与发展

第一节　心脑交集性疾病的中医学理论

心脑血管疾病是临床上老年人群的最常见病、多发病,生理老化现象的主要特征之一是动脉硬化(hardening of the arteries),动脉粥样硬化(atherosclerosis)又是动脉硬化中最常见的类型,为冠心病(coronary atherosclerotic heart disease)和脑卒中(stroke)的主要病因,也是两类疾病的共同病理变化基础。预防和治疗动脉粥样硬化便成为治疗心脑血管疾病的根本和基础。现代医学认为心、脑之间关系密切,二者之间通过神经反射、体液调节等来协调彼此的功能。在临床实践中发现,动脉粥样硬化常为心脑血管疾病共同的病理基础,高血压、高血脂、吸烟等动脉粥样硬化的危险因素及血液流变学的异常会同时对心脑血管疾病产生影响,故降脂、控制血压、降低血液黏滞度、合理使用钙离子拮抗剂既可分别治疗心、脑血管疾病,又能同时医治该两类疾病。

1912年Levy提出中枢神经系统与心脏相互有联系。1937年Dozzi首先报告了脑血管患者的心功能障碍,其后有许多临床及心电图报告。1947年,Byer等首次报告了脑血管意外时心电图的改变。1983年Main等报告在283例急性脑出血(cerebral hemorrhage)患者中23%出现心律失常(arrhythmia),而发病前无心脏病史。此类脑源性心电图改变,有人称为"脑心综合征"。自20世纪60年代初,赵步长教授潜心研究心脑血管疾病的中医治疗,吸取古今医学之精华,在中医学及西医学"脑心相通"理论的基础上,结合现代人特点,从宏观准确性出发,至微观精确性入手,1993年在继承和发扬中医学遗产中创新性地提出了心、脑血管疾病治疗的新理论体系——"脑心同治"理论,首次总结和创立了"脑心同治"理论,用"脑心同治"理论指导临床实践,在临床上取得了良好的效果。赵步长教授在创新性地提出"脑心同治"医学理论的基础上,结合30余年临床实践经验研制而成了脑心通胶囊,广泛应用于临床治疗冠心病、心绞痛和脑卒中等心脑血管疾病。历经长达数十年的发展与完善,该理论成为目前心、脑血管疾病中医整体观思维的创新思想体系,"脑心同治"理论认为心血管疾病和脑血管疾病有着密切的联系,脑心同治是联合防治心脑血管疾病的必然之路。心脑同治学说理论是在对脑血管病和冠心病病理生理学和病因病机的充分研究基础上,结合临床实践而提出的,这也是心脑同治概念的现代医学理论依据。

中医以前对心脑血管疾病的治法和方药非常多,但大多将心血管和脑血管分开来诊治。张锡纯根据心脑二者之间的关系提出了心脑相通理论,祖国医学对心、脑的生理病理联系亦有着深刻的认识。

一、中医学对"心""脑"的认识

"脑心同治"在历家医书典籍中没有明确的述及,应属于"异病同治"的范畴。异病同治是指不同的疾病,由于病机相同,故采取相同治则和治法,该法始见于《黄帝内经》,广泛应用于《伤寒杂病论》,书中阐明若不同疾病出现同一脉象,或同一病因,或同一病机,或同一病位,则治法相同,可异病同治。

近年来,众多医家在继承、发掘和发扬祖国医学遗产的基础上,结合临床经验,对"异病同治"进行深化和创新,创立并提出了"脑心同治"理论。

【中医学对心的认识】

1. 心主血脉 指心气推动血液运行于脉中,流注全身,循环不休,发挥营养和濡润作用。心主血脉包括主血和主脉两个方面。

(1)心主血:心生血的理论来源于《素问·阴阳应象大论》,主要是说:"饮食水谷经脾胃之气的运华,化为水谷之精,进而再化为营气和津液,营气津液入脉,经心阳的作用,化为赤色血液"。故《素问·五脏生成篇》云:"诸血者,皆属于心",如《灵枢·痈疽》:"中焦出气如露,上注溪谷,而渗孙脉,津液和调,变化而赤为血。"可见,心有总司一身血液的运行及参与血液生成的作用。全身的血液依赖心脏的搏动而输送到全身,发挥其濡养的作用。心主血的基本内涵指心气推动和调控血液运行,输送营养物质于全身各脏腑形体官窍的作用。人体脏腑组织以及心脉自身,其生理功能的正常发挥皆有赖于血液的濡养。血液运行与五脏功能密切相关,其中心的搏动作用尤为重要。心脏的搏动,主要依赖心气的推动和调控,心阳激发心的搏动,心阴抑制心的搏动。心气充沛,心阴与心阳协调,心脏搏动有力,频率适中,节律均匀,血液正常输布全身,发挥其濡养作用。若心气不足,心脏搏动无力,或心阴不足,或心阳不足,均可导致血液运行失常。

(2)心主脉:心主脉,指心气推动和调控心脏的搏动,维持脉道通利的作用。"脉为血之府",是容纳和运输血液的通道。《灵枢·决气》说:"壅遏营气,令无所避,是谓脉。"心气充沛,心阴与心阳协调,心脏有节律地搏动,脉道通利,血运流畅。《素问·六节藏象论》所说"心者……其充在血脉",即是针对心、脉和血液所构成的一个相对独立系统而言。血液的正常运行及其作用的正常发挥,除心气充沛外,还有赖于血液充盈和脉道通利。换言之,血液的正常运行必须以心气充沛、血液充盈、脉道通利为基本条件。其中心气充沛又起着主导作用,故说"心主身之血脉"(《素问·痿论》)。心主血脉的功能是否正常,可从心胸部感觉、面色、舌色、脉象反映出来。心主血脉功能正常,则心胸部舒畅,面色红润有光泽,舌质淡红,脉和缓有力。若心主血脉功能失常,则会产生相应的病理变化,如:心气不足、心血瘀阻、心血亏虚等症。正如《灵枢·经脉》所说:"手少阴气绝则脉不通,脉不通则血不流,血不流则毛色不泽,故面黑如漆柴者,血先死。"心气不足,推动血液无力,可见心悸怔忡,胸闷气短,面色无华,舌质淡,脉虚无力;甚则气虚血瘀,导致心脉痹阻,可见心胸部憋闷疼痛,面色紫暗,舌质瘀斑或青紫,脉细涩或结代。心血亏虚,则心悸心烦,面色淡白,舌质淡,脉细弱无力等。由此可以看出心的主导地位,如《素问·痿论》说,"心主身之血脉"。

2. 心藏神 指心具有主宰五脏六腑、形体官窍等生命活动和意识、思维等精神活动的功能。见于《素问·灵兰秘典论》说:"心者,君主之官也,神明出焉。"人身之神,有广义与狭义之分。广义之神,指整个人体生命活动的主宰和总体现;狭义之神,指人的意识、思维、情志等精神活动。心主神明,既包括广义之神,又包括狭义之神。人体的脏腑、经络、形体、官窍,各有不同的生理功能,但都必须在心神的主宰和调节下分工合作,共同完成整体生命活动。心神正常,各脏腑功能协调有序,则身心康泰。神驭精气,并调节血液和津液的运行输布,而精藏于脏腑之中而为脏腑之精,脏腑之精所化之气为脏腑之气,脏腑之气则推动和调控着脏腑的功能。因此,《灵枢·本神》说:"所以任物者谓之心。"心神通过协调各脏腑之精气以达到调控各脏腑功能之目的,即在"心神"的主导下,由五脏协作共同完成,故被称心为"五脏六腑之大主"(《灵枢·邪客》)。心还具有接受外界客观事物和各种刺激并作出反应、进行意识、思维、情志等活动的功能。故情志所伤,首伤心神,次及相应脏腑,导致脏腑气机紊乱。心主血脉与主神明密切相关。血是神志活动的物质基础之一,《灵枢·营卫生会》说:"血者,神气也。"而心主神明,又能驭气以调控心血的运行。病理状态下,两者也常相互影响。如心血不足,心神失养,可致心神失常,而见精神恍惚、心悸失眠等症;心神异常,亦可影响心主血脉功能。

【中医学对脑的认识】

脑,又名髓海,深藏于头部,居颅腔之中,其外为头面,内为脑髓,是精髓和神明汇集出发之处,又称为元神之府。《素问·五藏生成》说:"诸髓者,皆属于脑。"《灵枢·海论》说:"脑为髓之海。"脑的生成始于胚胎,由先天之精化生而成。《黄帝内经》认为脑是由父精母血结合的先天之精而化生,生成于诸器官的形成之前。脑髓既生之后,补给来源又分为二:首先,由肾精不断化生精髓以充沛。肾有藏精生髓的生理功能,肾精充盛,则髓海得以充养,脑也能发挥正常的生理功能。《素问·逆调论篇》云,"肾不生,则髓不能满",说明了肾精化生为髓、充沛脑髓的整个过程。其次,后天水谷之精不断补给预充。水谷之精是人体生长发育的物质基础,是人体生命活动的主要来源,脑也赖水谷精微之充养。本草纲目强调"脑为元神之府",故脑是人体极其重要的器官。脑位于颅腔之内,为髓聚之处。

1. **主宰生命活动**　《素问·刺禁论》说:"刺头,中脑户,入脑立死。"古人已认识到脑对生命至关重要的作用。精是构成脑髓的物质基础。《灵枢·经脉》说:"人始生,先成精,精成而脑髓生。"两精相搏,随形具而生之神,即为元神。《灵枢·本神》说:"两精相搏谓之神。"元神来自先天,属先天之神。"脑为元神之府"(《本草纲目》辛夷条),是生命的枢机,主宰人体的生命活动。元神藏于脑,为"吾真心中之主宰也"(《乐育堂语录》)。元神旺盛,则人体精力充沛、思维敏锐、脏腑气血安和。元神失常,则人体脏腑功能失控失序。《景岳全书·阴阳》说:"故凡欲保生重命者,尤当爱惜阳气,此即以生以化之元神,不可忽也。"元神存则生命立,元神亡则生命息。

2. **主宰精神活动**　意识、思维、情志是精神活动的高级形式,是外界客观事物作用于脑的结果,又有元神、识神、欲神的区别。其一,元神。脑主元神而主志意。如《灵枢·本藏》说:"志意者,所以御精神,收魂魄,适寒温,和喜怒者也。"人每忆往事,必凝神于脑,脑具有主司记忆的功能。故"灵机记性在脑"(《医林改错·脑髓说》)。其二,识神。在"元神之府"脑的调控下,通过心的"任物"(《灵枢·本神》)作用,承担接受和处理外界事物,属后天之神,又称"识神"。故张锡纯《医学衷中参西录·人身神明诠》说:"脑中为元神,心中为识神。"其三,欲神。情志活动是人对外界刺激的反应,与人的情绪、情感、欲望等身心需求有关,属"欲神"范畴,亦为先天"元神"所调控。脑主精神活动的功能正常,则精神饱满,意识清晰,思维灵敏,记忆力强,语言清晰,情志正常。反之,则出现狂乱、烦躁、情感淡漠、神情呆滞等意识思维及情志方面的异常。

3. **主感觉运动**　《灵枢·海论》说:"髓海不足,则脑转耳鸣,胫酸眩冒,目无所见,懈怠安卧。"脑髓充盈,主司感觉运动功能正常,则视物精明,听力正常,嗅觉灵敏,感觉无殊,运动如常,轻劲多力;脑髓空虚,会导致感觉、运动功能失常,出现听觉失聪、视物不明、嗅觉不灵、平衡失调、肢体懈怠等症。《类经·疾病类》说:"五脏六腑之精气,皆上升于头,以成七窍之用。"《医林改错·脑髓说》说:"两耳通脑,所听之声归脑;两目系如线长于脑,所见之物归脑;鼻通于脑,所闻香臭归于脑;小儿周岁脑渐生,舌能言一二字。"口、舌、眼、鼻、耳五官诸窍,皆位于头面,与脑相通,故视、听、言、动等功能,皆与脑密切相关。

总的来说,脑认识外界事物,并将各种事物进行记忆。髓海充足,则记忆牢固;髓海不足,则记忆力减弱。脑乃髓海汇集之处,藏而不泻,并靠后天肾精气及气血的转化予以补充、濡养,藏则充满而保持脑的正常功能,泻则不足而发为病态。一般认为,记忆力多归于肾,若记忆力差,则是因为肾精不足。五志指喜、怒、忧、思、恐五种情绪,主要是指感知、记忆、思维、想象、意志等过程。情志正常,五脏才能发挥正常生理功能。反之,情志太过或不及,都可以导致脑病和五脏六腑不和的病变。一旦脑失所养,或邪犯于脑,使元神散乱,则可引起神志不清、思维错乱、言语无序、行为失常等症。

二、中医学中心与脑的联系

【心、脑共主神明】

近年来,中医学术界围绕"心主神明"与"脑主神明"展开争论。一部分学者认为"心主神明"是中医学理论体系的产物,认为心在五脏整体系统中居统治地位,是人体的中枢,而"脑主神明"论完全是西化了的学术思想,与中医传统理论相悖。但是也有学者主张"心脑共主神明",认为心主神明和脑主神明是一个问题两个方面。明代以前的医家都认为心具有主血脉和藏神两种功能,但是自明代开始,这种认识就发生了动摇,明代医家李梴明确提出人心有二,一是藏于心中,称为"血肉之心",二是"神明之心"。到清代,有更多认为神藏于脑者,从现在解剖学和生理学的角度看,"血肉之心"是指胸中的心脏,而"神明之心"与脑的功能相近。近代医家结合医学发展,总结前人经验,提出心脑共主神明,何廉臣认为:"盖以脑为元神之府,心为藏神之脏,心主神明,所得乎脑而虚灵不昧,开智识而省人事,具众理而应万机。"脑居颅内,为髓之海,明代李时珍曾明确提出脑与精神活动有关,谓"脑为元神之府",汪昂在《本草备要》中有"人之记性皆在脑中"的记载。张锡纯《医学衷中参西录·痫痉癫狂门》曰,"心脑息息相通,其神明自湛然长醒",心与脑正是以"神明"为纽带紧密联系起来的。脑为元神,心为识神,脑中之神,体也;心中识神,用也。人欲用其神明则自脑达心,不用其神明,则仍由心归脑。可见,脑藏神,心受神明之调控,即脑通过"神明"调控心的功能。神志活动的产生是由脑而达于心,由心而发露于外,"盖脑中元神体也,心中识神用也。人欲用其神明,则自脑达心。不用其神明,则仍由心归脑"。"元神在脑,识神在心,心脑息息相通,其神明白湛然长醒",神明往来于心脑之路,脑为统帅,心气上入于脑,心脑神明贯通,主宰人体生命活动,产生意识思维并支配其相应行为。因心脑共为神明之府,又血脉相通,脑之神明伤,可累及于心,心之神明伤,可累及于脑,故有"一处神明伤,则两处俱伤"的说法。

【脑、心以脉络相连】

孙思邈《备急千金要方》曰,"头者,身之元首,气血精明,三百六十五络,皆上归于头",而《素问·痿论》曰,"心主身之血脉"。《内经》亦云:"手少阴心经其支者,从心系上挟咽,系目系;手少阴之别,名曰通里,去腕一寸半,别而上行,循经入心中,系舌本,属目系。"足太阳膀胱经"属脑""络心",可将肾之精气、心之气血以及其他脏腑之精微上输于脑,以奉元神,而且足太阳膀胱经是治疗心脑相关疾病的主要经脉。经络"内属于脏腑,外络于肢节",是运行气血、沟通上下、贯穿内外的通道,从而将人体联络成一个有机的整体,脑与心因此而相连。

"自脑至心,皆为神明所贯彻普照""心与脑神明贯通而后可以成思也",这就说明心与脑相通,相辅相成而成思。心主神明,脑为元神之腑;心主血,上供于脑,血足则脑髓充盈;故心与脑相通。临床上脑病可从心论治,或心脑同治。张锡纯提出的心脑相通理论,这是对心脑相通学说的一个重要的补充。从现在医学的角度来看,心脏和脑通过血管相通,心脏有冠状动脉,而脑有脑动脉,所以都是血管性疾病,都是相通的。如果说得更广阔一点,心脑血管是由一根血管连接在一起的。心脑相通将道家的元神、识神论引入中医学,弥补了传统中医心、脑认识的不足,为今后中医对心脑血管疾病的诊治提供了思路。

【心、脑疾病具有共同之病因病机】

心为"君主之官""生之本""五脏六腑之大主",心主血者,即所谓"奉心化赤";心主脉者,即如《素问·六节藏象论》所云,"心折……其充在血脉",脉为血之府,是容纳和运输血液的通道。心藏神者,《素问·灵兰秘典论》曰,"心者,君主之官,神明出焉",又如《灵枢·本神》曰,"所以任物者谓之心",心为神明之脏,主宰意识、思维及情志活动。脑为奇恒之腑,《素问·五藏生成》曰,"诸髓者,皆属于脑",又如《本草纲目》曰,"脑为元神之府",是生命的枢机,主宰人体的生命活动。脑主司精神活动者,《医林改错》曰,"灵机记忆不在心而在脑",心主司感觉运动者,"人身能知觉运动,及能记忆古今,应对万物者,无非脑之权"。由此可知,联系心脑的主要是气血、津液,他们是脏腑功能活动的物质基础。气病、血病、气血同病、津液病,本虚标实,虚实夹杂,相互转化,久病入络是心脑血管疾病的病理基础。《景岳全书·非风》曰:"卒倒多由昏聩,本皆内伤积损颓败而然。"《诸病源候论·心腹痛病诸侯》曰:"心腹痛者,由脏腑虚弱,风寒客于其间故也。"心、脑本虚则以气虚、血虚为主,标实则以瘀血和痰浊为主,而两者又相互为因,或因实致虚,或因虚生实。气血亏虚,心、脑失于濡养,则发为心慌、心悸、气短、头晕、目眩等症。而当瘀血和痰浊闭阻经络,则发为"不通则痛"之头痛、胸痹、心痛等。

【心脑同病的框架构建】

中国传统医学持心主神明说,至明清以后才提出脑主神明说;道教则在东晋以前出世的《黄庭内景经》中已经对脑主神明有了明确的认识。在《内经》及其后来医家充分认识和阐述心和脑各自的生理功能和生理特性基础上,医家在实践中总结前人经验,结合现代医学的发展,摸索并创造性地提出了心脑共主神明,心脑相通理论,其中明代医家张锡纯对其进行了系统地论述。

明末清初,西医传入中国,对传统医学的诸多理论造成了一定的冲击,如传统医学主张心主神明,而现代医学通过解剖和生理探究发现人的思维意识其实是来源于脑,因此产生了一场心和脑到底孰主神明的辩论,在这种背景下,张锡纯主张衷中参西,在精研传统医学的基础上,巧妙地纳入现代医学的一些观点,于是在孰主神明这一问题上,创造性地提出了心脑相通理论,其在《医学衷中参西录》指出,"所谓神者,实有元神识神之别""然其所注重者在脑中元神,不在心中识神"。"脑中元神,体也;心中识神,用也。"元神无思无虑藏于脑,显然应是指深藏于脑髓中心的泥丸脑芯,为脑中之脑。由于有思有虑的大脑隶属于心,由于生理活动是心理活动的基础,所以脑芯元神为体,心中识神为用,体阴用阳,脑神是本,心神为用。

张锡纯认为,中西医之所以对神明有着不同的认识,中医学认为主张心主神明,而西医学则认为人的思维意识产生于脑,究其原因,是由于中医学和西医学所指神明的侧重点有所不同。具体而言,中医重视神明之用,认为"人之神明在心,故安神之药注重于心";西医重视神明之体,认为"人之神明在脑,故安神之药注重于脑"。从而提出了神明之体在脑、神明之用在心的观点。他认为,既然神明之体在脑,而神明之用发于心,那么思维的过程就是神明由脑及心而发挥作用。因此,心脑之间是相通的,这个通路就是神明运行的道路,这个通路也就是现代医学中的神经反射和体液调节等。生理状态下,心脑之间"息息相通",则神机通达,神明清灵,因此能"独照庶务,鉴别是非,而毫无错谬","人欲用神明,则自脑达心;不用其神明,则仍由心归脑"。心脑之间相通的道路畅通无碍,则是神志正常运转的重要保障。病理状态下,一旦心脑相通的道路受阻,则神机阻滞,神明失用。"若其心脑之间有所隔阂,则欲用其神明,而其神明不能由脑达心,是以神明顿失其司",重则"颠倒是非,狂妄背戾,而汩没其原来之知觉"。而"究其隔阂者果为何物,则无非痰涎凝滞而矣"。因此,若痰浊内生或痰火上泛,"瘀塞其心与脑相连窍络",使神明的正常活动受到阻碍,则"心脑不通,神明皆乱",而导致各种类型的神志疾病。张锡纯还认为心与脑各有分工,他把记忆的功能归属于脑,而将思考的过程归属于心。他说,"心与脑虽功用相辅助,有时亦有偏重于一部之时""人追忆往事,恒作抬头想象之状,此神于脑,以印证旧留之影也""若研究新理,恒作低头默思之状,此凝神于心无所依傍以期深造也"。思考和记忆是神明运行的两种不同方式,是神机升降的两种相对的过程。思考是神机发散的过程,神由脑及心而发挥作用;而记忆是神机收敛的过程,神由心及脑而贮藏积蓄。他的这一理论是对《灵枢·本神》中"心有所忆谓之意,意之所存谓之志,因志而存变谓之思"的进一步阐述。

张锡纯将其提出的心脑相通理论应用于临床。对于癫痫(epilepsy)、癫狂等多种神志疾病的治疗,取得了较好的疗效。他认为,神志疾病多由情志因素引起。人之神明,"属阳而性热",若忧思愤怒、思虑过度,使得心血暗耗,"心中生热,灼耗水饮,而为胶痰,其甚者或成顽痰","此痰随心血上行,最易凝滞于心脑相通之路"。故神明淆乱,轻者"性情颠倒,失其是非之明"而为癫,重者"无所畏惧,妄为妄言"而为狂。治疗从涤痰降火的角度出发,独创荡痰汤及荡痰加甘遂汤,以大黄、朴硝苦寒、咸寒清其火热,半夏燥湿化痰,甘遂下水行痰,郁金开郁通窍,尤妙在以代赭石一味,"借其重坠之力""能引其隔阂元神、识神之痰涎(或痰火)下行""俾(心脑之间)窍络之塞者皆通""毫无滞碍",则心脑相通,神明通行无碍而愈。

整体观念和辨证论治是中医学的基本特点,整体调节人体功能失衡状态以及未病养生的预防思想、辨"证"求"本"的诊断方法、发掘正气潜能、自组织自调节的治疗原则是中医独特的优势。脑心同治理论的提出,有利于抓住病机,更加利于对心脑血管疾病的辨证论治,加以合理、准确的用药,必将能提高临床疗效。进一步而言,脑心同治的观念增加了"异病同治"理论的实际可操作性,为脑心同治增加了可行性。

这一治疗方法最早开始于《内经》,经过历代众多医家的不断积累和完善,已经形成一套系统的辨证论治体系。以往大多数医家都是专病专治,从病因病机出发,脑部患病就治疗脑部,心脏有病又去治心脏,但心血管和脑血管疾病总是复发。这是因为我们忽视了一个重要的因素,那就是,心脑血管疾病是全身性的疾病,血管中会形成血栓。在脑会形成脑血栓,在心脏则会形成心肌梗死,也就是说心脑血管疾病的根源同在血栓,只有心脑同治,在生理状态下,心脑之间息息相通才能神机通达,神明清灵。心脑血管是同源的。一是本身血管的起源是同一个起源。同时,血液同样在心脑血管中循环。如果痰浊在体内生长或痰火向上泛舟,心与脑相连的血管就会瘀阻,心脑不通,心神得不到心血的濡养,神明皆乱,从而导致各种类型神志疾病。若心脑之间有所隔阂,则欲用神明,而神明不能由脑达心,是以神明安失他司。正如王清任所说,"元气既虚,必不能达于血管,血管无气,血液在血管中运行势必迟缓乃至瘀阻",此为络病的重要病机。心脑疾病病位在于心脑之间的络脉,其有着相同的发病机制,因虚致实、痰瘀互结、络脉瘀阻,其实质是虚、痰、瘀并存,其中络虚是心脑疾病的根本原因,其治疗应按照络病的治疗原则进行诊治,如益气活血、化瘀通络、理气活络、化痰通络等法。然而异病同治也具有明显的优势,心脏为身体和大脑输送血液,心脑密切相连,唇亡齿寒,心脑必须同治,才能保证心脑疾病的有效治疗,从而提高了心脑同治的药物的利用,使治疗事半功倍,同时也能节约治疗费用。

此外,中医藏象学说新体系的建立,最基本特点是将以五脏为中心的整体观转变为以脑神五脏为中心的整体观。张锡纯先生对心脑共主神明的认识,从中医理、法、方、药上论证与应用,参以道家及哲学的体悟,将元神与识神、脑与心在功能和结构上紧密结合,对后世神志病研究有重要指导意义。

(作者:冯培民　陈蕾;审校:陈蕾)

参 考 文 献

[1] 韩秀秀,张建林.心脑同治理论在心源性脑栓塞防治中的应用[J].中西医结合心脑血管病杂志,2020,18(12):1999-2000.

[2] 荆尚文,康超茹,张林旭,等.马云枝教授心脑同治法治疗中风经验[J].中国中医药现代远程教育,2020,18(6):58-60.

[3] 初世荣.中医药疗脑心综合征研究进展[J].湖南中医杂志,2019,35(9):151-154.

[4] 孙寒梅,李肖亮,陈东英,等."脑心同治"理论之中西医学考辨[J].中西医结合心脑血管病杂志,2018,16(22):3383-3386.

[5] 徐杨,王全年."心藏神"和"脑为元神之府"关系浅析[J].实用妇科内分泌杂志(电子版),2017,4(29):61-62.

[6] 刘悦,张哲,关雪峰,等.心脑合病中医临床辨识[J].中医杂志,2017,58(3):205-208.

[7] 肖倩,张光霁.心脑共主神明之理论体系建构探讨[J].陕西中医药大学学报,2016,39(04):6-8,12.

[8] 高长生.心脑同治理论及其应用[J].中国社区医师,2016,32(8):7,9.

[9] 余霖."脑心同治"的标本意义[J].中国食品药品监管,2016(1):60-61.

[10] 赵涛,赵步长,贾力夫,何子龙."脑心同治"理论研究进展[J].中医临床研究,2015,7(27):8-10,13.

[11] 杨晖,陈四清.略论"脑心同治"[J].光明中医,2015,30(8):1603-1604.

[12] 孙文军,唐启盛.张锡纯思想中的心脑相通理论[J].中华中医药杂志,2011,26(3):427-429.

第二节　心脑同治的中医学发展

随着我国经济飞速发展,人们生活水平日益提高,高脂肪高热量的饮食使得心脑血管疾病的发生率大大增加,心脑血管疾病已成为临床常见病、多发病,其"发病率高,死亡率高,致残率高,复发率高"的特点,严重危害人类健康。因此,心脑血管疾病的预防和治疗成为医疗卫生工作的重点之一。具体来讲,动脉粥样硬化是心血管疾病如冠心病、脑血管疾病如脑卒中等疾病的主要病因,是两类疾病共同的病理变化基础,因此预防和治疗动脉粥样硬化便成为预防和治疗心脑血管疾病的主要治疗方式,如采取降低血液黏稠度、降血脂、控制血糖血压等措施,同时调整生活方式,如低盐低脂饮食、适当运动、控制体重、戒烟戒酒等,达到预防和控制动脉粥样硬化的目的,进而也对冠心病和脑卒中两大类疾病起到了根本上的预防和治疗作用。

目前,现代医学对心脑同治理论有着颇深的研究和阐述。祖国的传统医学,对心脑同治理论,亦有相关认识,《内经》时代明确记载了心、脑等藏象各自生理功能和生理特性,作出了充分的认识和阐述,为脑心同治理论的形成奠定了坚实的基础;随着历代医家认识的深化,逐渐系统地阐明脑与心之间的关系,提出了心脑同病理论,并有了相关疾病的治疗思路和方法,使得心脑同治的中医学理论也趋于形成一个完备的理论。

一、近现代医家对心脑的进一步认识

在对传统医学不断的学习总结和发展中,逐渐有医家阐述"位于脑髓中心的脑芯才是本原本义本体的心,是人体的'真心''真主',故曰'心主',与血脉之心和神明之心相比,故曰'小心'"。并言之:心是象形字,甲骨文的心很像心脏。而战国时期的心和《说文》的心与甲骨文的心却大不相同,很像脑芯,应是脑芯的象形字,即脑芯的左右两侧是对称的丘脑,中间的间隔是第三脑室,最上面是左右两侧丘脑接受全身的感觉信息,经过其整合、中转后投射到大脑皮质的辐射线,而下面则是向下而行的脑干及长长的脊髓,再回头往上看,又似任脉反馈的躯体感觉信息上传到面部时分叉左右两支进入目睛命门后再随两目系的交叉(分叉的末端有交叉之势)进入对侧丘脑,所以冯闲野等以文章论述"《灵枢·本神》曰,'所以任物者谓之心,心有所忆谓之意,意之所存谓之志,因志而存变谓之思,因思而远幕为之虑,因虑而处物为之智'。任物,担任、接受事物的意思,处物,支配、处理事物的意思。即心接受躯体视听言行外界感觉信息的反馈后(任物),显然是经过大脑'意、志、思、虑、智'的综合分析后而支配处理(处物)一切外界事物的。"即言"处物为之智"是神志活动的最终结果,而大脑的识神活动是由心来表述的,所以任物者谓之心,这个心只是大脑的代名词。刘永明剖析了《黄庭内景经》中的脑主神明说及与之密切相关的心脑关系问题。认为其中的脑主神明说主要体现为脑为精神之主宰、生命之根本两个方面;心脑关系则体现为脑主神明而为百神之宗主,心主神明而统帅五脏六腑一身之生理运行;脑神静、心神动;脑神无为、心神有为;脑主神明之体,心主神明之用;二者相辅相成,缺一不可。朴顺天讨论了心脑共主神明的问题,提出"心神为体,脑神为用"的观点。认为脑在功能上是阴阳气血精明流注的通道,是五脏功能的通道,而且又贮藏精髓,是神汇注之处。心是五脏六腑之大主,而主神明,心是神明所出之根,脑是神明流注之所。因此,所有的五脏功能表现于"神明之体藏于心,神明之用发于脑"。体阴用阳,心主血脉是大脑神明活动的根本,二者是藏与象的关系。现代研究也证明心脏对脑和人的精神活动具有重要的控制和调节作用。心脏是生命代谢的中枢,脑的功能还必须依赖于心脏的指令。耿世钊认为"心主神明"之"主"是主持、操控的意思,不是执行的意思,血脉之心操控着大脑的生命线,心脉稍有供血不足,就会使大脑功能紊乱,说明心脉是大脑的命脉,优先保障大脑的血供,即"脉舍神"是心脉最突出的作用。冯前进指出:良好的"心脑耦合"关系对于良好的思维功能是非常重要的。陈静等综述近代中西医对"心主神明"与"脑主神明"认识的争论,认为心主血脉是大脑功能活动最重要的物质基础和先决条件,由此主张"心主神明"论。周美启等指出:心-脑-神志系统是心主神明的基本框架,心主血脉是大脑神志最基本的物质基础,而大脑神志的病变又往往从心论治,只要是脑的问题,治心没错。姜劲峰指出:脑主神明是心藏神的实质内容,五脏神是以五脏相关情志功能的形式替代脑主神明功能的部分功能,其实质是脑主神明部分功能的替代,所以脑病则"五脏六腑皆摇"、百病乃生,是情志抑郁心理疾病影响的结果。周逸平亦依据其心主神明的理论和临床实践提出了"心脑同病""心脑同治"的论点。

贾耿论述了命门、元神脑神、识神心神关系，表述了人体所有内脏和躯体的内外感觉信息都要集中反馈应透至中窍脑芯丹田泥丸宫，脑芯泥丸宫实为人体内外各种感觉信息的整合、中转中心。周身百节之神灵（躯体感觉信息）皆要反馈应透至脑芯元神泥丸宫，经脑芯元神的整合、中继后到达大脑才能引发出躯体的运动调控信息，躯体运动信息（识神）经皮质脊髓束、皮质脑干束（督脉）的传递而至躯体器官以主导视听言行（心神）的心理活动，认为其实际上是督脉的传导路径和功能；其言五脏之神灵（内脏感觉信息）反馈到脑芯泥丸宫后，经脑芯元神的整合后才能引发出内脏运动调控信息，内脏运动信息（元神）经脑芯-下丘脑-交感干（足太阳）的传递而至内脏器官以主宰五脏（五脏神）的生理活动，实际上是足太阳经的传导路径和功能，所以脑芯不仅是元神的物质基础，还是产生和主宰五脏神的源泉，符合黄合婷"元神不能离开物质基础而存在，以及元神对心神的调节是通过统辖'五脏神'的系统来发挥作用，其中包括促进五脏神的形成以及对五脏神进行调控两种作用"。其认为并表述《灵枢·大惑论》中"五脏六腑之精气，皆上注于目而为之精，精之巢为眼，骨之精为瞳子，筋之精为黑眼，血之精为络，其巢气之精为白眼，肌肉之精为约束，裹撷筋骨血气之精而与脉并为系，上属于脑，后出于项中"里包含了五脏六腑生理活动之精和躯体心理活动之筋骨肌肉的感觉信息皆反馈至目睛命门脑芯泥丸宫，五脏六腑之精的内脏感觉信息皆上注于目通过目系反馈至脑芯泥丸宫后可直接引发出内脏运动信息，内脏运动信息（元神之气）再经起源于脑心泥丸宫的足太阳经通过目系出生命之门目，然后上额循顶下项夹脊入十二脏之俞调控五脏六腑的生理活动，体现着元神的主宰作用；而视听言行之筋骨肌肉的躯体感觉信息经任脉上行至目睛命门时分两支入目后随目系反馈至脑心，经脑心的整合中继后转发到大脑皮质才能引发出躯体运动信息，躯体运动信息（识神之气）再经起源于大脑的督脉"后出于项中"而调控躯体视听言行之筋骨肌肉的心理活动，体现着识神的主宰作用。周德生指出：脑元神对包括心神在内的五脏六腑有调控主宰作用，而五脏六腑对脑元神则有反馈调节作用。王勇亦言人身之神可分为先天之神与后天之神，先天之神即元神，后天之神又可分为心理之神和生理之神。心与脑各主其神：脑藏元神，元神由元精元气所化，脑为肾命之使；心主后天之神，统帅调控人之后天生命活动（精神心理与生理活动）。脑神激发心神的化生并为之本原动力，心神通过调节生命活动而充养脑神并反馈调节其作用。心神与脑神相辅为用，协同形成人身之神的功能。

总言，近现代医家大多认为脑中元神为肾之元精、元气所化生，心神则是在先天元神的激发作用下而生成。《灵枢·天年》说："血气已和，营卫已通，五藏已成，神气舍心，魂魄毕具，乃成为人。"在胚胎时期，脑中元神下舍于心，激发心所主诸神如魂魄等的化生，从而形成形神合一的人。人出生后，心神受元神的推动及先、后天之精的滋养逐渐成熟，发挥"任物""统五志"等功能，调控脏腑经络的生理功能及心理活动。而心之神明，则能调节脏腑经络的生理功能，调节精气血津液的运行和代谢，后天养先天，使肾精充盛，脑神化生有源。心神又可通过调节肾之精气的代谢而控制脑神的功能，使脑神得到反馈性调节。如此则心神与脑神，相辅相成，相互为用，协调共济而为一身之神明。现代研究为心神与脑神的作用及关系提供了一些客观依据。据报道，心脏移植可引起人格、思想的改变，A·H克罗默发现，心脏可以利用其比脑大近百倍的生物磁场干扰、调控脑磁场而达到调整人的精神意识与思维的作用。现代研究发现，脑的生理活动有赖于心脏提供最佳生物电耦合频率才能维持正常。

二、心脑同治的应用

在张锡纯心脑相通理论的基础上,后代医家提出了心脑同治理论。所谓"同治"可有两种含义,一者为同样治疗,即异病同治之意,不同的疾病,在其发展过程中,由于出现了相同病机,采用相同的治疗方法,心脑血管疾病同源于动脉粥样硬化,因此同治于动脉粥样硬化;二者为同时治疗,近年来提出的双心疾病则是脑心同时治疗的例证。异病同治,中医治病,关键不在于病的异同,而在于病机是否相同。不同的疾病,在其发展过程中,由于出现了大致相同的病机,大致相同的证候,因而可以采用大致相同的治法和方药进行治疗,这就是异病同治的核心内容。异病同治的关键在于辨识不同疾病有无共同的病机,有无共同证候,既不取决于病因,也不取决于病症,辩证是基础。病机相同,才可采用相同的治法和方药。由此可见心脑血管疾病的病机大致相同,初期大多为气血瘀滞,气为血帅,气行则血行,气滞则血运不畅,脉道不利,血滞脉淤;后期大多为痰瘀交阻,这多是由于初期气血瘀滞的结果,气机阻滞,水湿内停,聚而成痰,血滞脉中或血溢脉外,停而为瘀,则出现心慌、胸闷、胸痛、头痛等心脑血管疾病常见症状,故对于心脑血管疾病的治疗,中医常采用行气活血、祛痰破瘀等相同治法进行治疗,往往可以取得不错的疗效。同时治疗,在张锡纯心脑相通理论的指导下,人们发现心脑血管疾病常常同时出现,在治疗上,同时采用活血祛瘀、平肝潜阳等治法和方药,心脑血管疾病症状常可同时缓解。

临床上,许多心脑血管方面的难治性疾病采用心脑同治都取得了较好的疗效,众多医家论举并讨论了成功典型医案。

由于人们工作压力巨大、精神紧张、焦虑等,睡眠障碍日益成为当今社会的一种常见病、多发病,严重影响人们日常工作、学习和生活。睡眠障碍在西医属于"失眠""神经官能症""发作性嗜睡病"等范畴,在中医属于"不寐""不得眠""不得卧"等范畴。尽管近代诸多医家对于失眠的病因、病机有许多不同的观点,但中医学认为阳盛阴衰、阴阳失交是其最基本的病机。基于前文所述张锡纯的心脑相通理论可知,气血与心脑在生理功能有着密切联系,所以应更加注意治心的同时兼顾治脑,结合六经辨证,整体全局出发,辨证论治,安神定志。且从病理角度看,如入睡困难者往往心神不宁,有较为明显的兴奋、紧张、焦虑等激烈的心理变化,从而有噩梦纷纭、睡眠不佳等病理表现。由于睡眠不足或深度不够,次日醒来常伴有疲怠感、头晕、头痛,甚则心悸怔忡。此之谓心病必影响于脑,反之亦然。故中医治疗睡眠障碍需同时兼顾心脑,二者同治方能显效。如使用交泰丸、天王补心丹、酸枣仁汤等方剂进行临证加减,注重心脑同治均可取得较好的疗效。

【病案举例】

张某,女,64 岁。初诊时间:2016 年 11 月 20 日。主诉:少寐多梦 5 年余,加重 1 周。现病史:少寐多梦,辗转难眠,心悸怔忡,五心烦热,时头晕乏力,纳可,二便可,舌红苔薄白,脉沉细数。既往史:冠心病病史 3 年。诊断不寐(气阴两虚型)。

处方:炒酸枣仁 15g、炒柏子仁 15g、天冬 15g、麦冬 15g、生地 30g、当归 15g、丹参 20g、桔梗 15g、党参 15g、蔓荆子 15g、薄荷 3g、龙齿 30g、远志 15g、黄连 9g、肉桂 3g、甘松 20g、炙甘草 12g

上诸药 14 剂,水煎日 1 剂,分 3 次口服。

二诊诸症悉减,多梦纷纭显著减轻,偶有心悸、乏力,头晕消失。舌淡苔薄白,脉沉细。

处方:酸枣仁 20g、川芎 15g、知母 15g、茯苓 15g、远志 15g、合欢花 15g、磁石 30g、党参

15g、炒白术 15g、炙黄芪 20g、升麻 6g、炙甘草 12g

上诸药 14 剂,水煎日 1 剂,分 3 次口服。随访至今,患者述睡眠障碍大幅好转,生活质量显著提高,几近痊愈。

(作者:冯培民;审校:陈蕾)

参 考 文 献

[1] 申杰,周惠芬,张宇燕,杨洁红.脑心同治理论与临床实践探讨[J].陕西中医学院学报,2015,38(2):19-21.

[2] 贾耿.命门、元神脑神、识神心神关系再探讨(三)识神心神[J].中国中医药现代远程教育,2019,17(9):24-28.

[3] 冯闲野,曹姗,杨晓丽,等.中医"神"与健康状态的关系[J].中医杂志,2014,55(14):1250-1252.

[4] 刘永明.《黄庭内景经》的脑学说和心脑关系[J].宗教研究,2005(1):11-14.

[5] 冯前进,刘润兰.基于中医学"心"理论对心电生物学作用的一个新假说[J].山西中医学院学报,2009,10(1):70.

[6] 陈静,刘巨海,王振国.近代关于"心主神明"与"脑主神明"的认识[J].江西中医学院学报,2013,25(3):6-8.

[7] 周美启,周逸平."心主神明"探要[J].安徽中医学院学报,2004(6):4-6.

[8] 周逸平,周美启,汪克明,等.经脉脏腑与脑相关研究是中西医理论结合的突破口[J].安徽中医学院学报,2008(1):1-7.

[9] 郑一,刘清心,于睿.于睿教授基于"心脑同治"理论治疗睡眠障碍经验撷菁[J].辽宁中医药大学学报,2017,19(10):162-164.

中英文名词对照索引